기능해부학 **스트레칭** 【상지 편】

JN496586

기능해부학 스트레칭

김효철 외 옮김

상지 (위팔) 편

Selective Stretching to Functional Anatomy for Therapists

- Upper Extremity

監修 Norio Hayashi
編著 Takeshi Ukai

영 문 출 판 사

■ 옮긴이

김효철 원광디지털대학교 한방미용예술학과 교수
이지환 힐링무브-자세 움직임 아카데미 대표
한상완 광주보건대학교 물리치료과 교수
정연옥 동원대학교 보건건강운동관리과 교수
채정병 마산대학교 물리치료과 교수
백형진 대한예방운동협회 협회장

기능해부학 스트레칭 【상지 편】

2020년 1월 23일 초판인쇄
2020년 1월 30일 초판발행

지은이 : Takeshi Ukai
옮긴이 : 김 효 철 외
발행인 : 박 병 조
발행처 : 도서출판 영문출판사
등 록 : 1987년 12월 21일 제2-419호
주 소 : 서울시 강남구 삼성동 69-1
전 화 : (02) 514-5590, 776-5590
팩 스 : (02) 756-8943
E-mail : yeongmunsa@empas.com
홈페이지 : www.ymsbook.net
정 가 : 40,000 원
ISBN 978-89-7224-471-4 93510

※ 파본은 교환해 드립니다.

감수의 글

이번에, 중부학원대학 간호재활치료학부 물리치료학과 부교수인 우카이다케시 선생님 집필하신 '기능해부학 스트레칭〈상지 편〉'이 출판되었습니다. 진심으로 축하드리며, 관계 자들의 노력에 감사드립니다.

제가 물리치료사로 지내온 많은 시간을 우카이선생님과 함께 공유해왔습니다. 헤세이 의료전문학원 이학요법 학과의 교직원을 권유하신 것을 계기로, 요시다 정형외과병원, 중부 학원대학과 직장을 함께 했습니다.(제 역사의 뒤에는 반드시 우카이 선생이 함께 계셨습니다.) 정말 제 인생에서 소중한 동료들 중의 한 사람이라고 해도 과언이 아닙니다.

우카이 선생님에게 있어서 내가 어떠한 존재였는지는 알 수 없지만 환자나 선수에 대한 프로로서 기술을 제공하기 위해서, "항상 정진하고 노력을 게을리 하지 않는 자세를 계속 유지할 것", 그리고 이런 기술들을, "해부학, 생리학, 운동학(기능해부학)으로 책으로 만들어 놓을 것"을 충분하게 이해하고 있었기 때문에 이번 출판을 할 수 있었다고 생각합니다. 정말로 축하드립니다.

우카이 선생님은 국립요양소 히가시나고야 병원 부속 재활치료학과 이학요법학과 3학년 후배이며, 정형외과 재활학회에서 초창기부터 많은 노력을 하셨습니다. 현재도 학회 상임이사로서 활약을 계속하고 있습니다. 정형외과 재활학회가 창설된 25년에, 우카이 선생님이 출판하신 서적에 무엇인가 운명적인 것을 느꼈습니다. 우카이 선생님은 스포츠 장애에 대한 이학 요법을 전문으로 교편을 잡는 것 외에 일류 팀의 서포트 및 후진양성 지도에도 시간을 할애하는 삶은, 이학요법사가 아니더라도 반드시 참고해 주셨으면 합니다.

이번에 출판되는 서적은 골격근의 스트레칭에 대한 사진을 아낌없이 사용하였고 전문적인 기술이 곳곳에 수록되어 있습니다. 스스로 할 수 있는 셀프 스트레칭은 간단하고, 알기 쉽고, 계속할 수 있는 것이 기본 원칙이지만, 이학요법사가 시행하는 스트레칭은 역시 이학요법사이기 때문에 가능한 기술이 있어야 합니다.

환자나 선수들은 이런 프로의 기술을 기대하고, 프로의 기술이기 때문에 얻을 수 있는 효과에 대해서 대가를 지불합니다. 이 기술은 다소 복잡할지도 모릅니다. 습득하는데 어느 정도의 연습이 필요할 지도 모릅니다. 하지만 이 기술을 잘 다룰 수 있는 이학요법사가 될 수 있는가에 대한 여부는 결국 자신의 일에 대한 자부심으로도 연결된다고 생각합니다. 반드시 이 책을 유용하게 활용하고, 치료에 대한 자신의 지식의 서랍을 하나 늘리십시오.

앞으로의 우카이선생의 더욱 더 큰 활약을 기원합니다.

2016년 9월
운동기 기능해부학연구소 대표
Norio Hayashi

서문

학창시절에 공부를 싫어했던 저는 해부학, 생리학을 비롯한 엄청난 양의 의학분야의 세밀한 곳까지 공부를 해야 하는 의미를 알지 못했습니다. 당연히 공부를 하지 않았기 때문에 그 의미를 알지 못했던 것일지도 모릅니다.

그때 당시에는 이학요법의 역사도 얕았고, 의학적 지식을 치료기술에 어떻게 활용하느냐가 명확하지 않은 시대였다고 생각합니다. 그 당시에 공부한 것들이 무슨 도움이 되는지 모르는 상태로 공부를 하게 되었습니다. 일과는 그다지 상관이 없는 방법론만이 눈에 띄었습니다. 이런 것을 좋아하고 배우고 싶어 하는 친구가 있었지만, 저는 "이렇게 하면 좋아진다"와 같은 다른 사람의 판매를 위한 메소드만을 기억할 생각은 없었습니다.

사람들과의 인연으로 일반 종합병원에서 프로야구팀 메디컬코치(트레이너)가 된 저는 팀을 위해 선수 때문에 매일 분발하였습니다. 최단시간에 치료할 수 있는 충분한 지식 · 기술이 결여되어 있다고 스스로 느끼게 되었습니다. (학생시절 소홀히 했던 공부들이 지금까지도 영향을 미치고 있구나라고 느끼게 되었습니다.)

그런 때에 가까운 곳에서 활약하고 계신 지식과 기술을 겸비한 젊은 리더의 존재를 깨달았습니다. 그것이 저의 이학요법사의 스승이며 이 책의 감수도 담당해 주신 하야시노리오 선생님입니다. 해부학, 생리학, 운동학 등 이학요법사 양성학교에서 배우는 지식을 바탕으로 순식간에 가동범위를 바꾸고, 통증을 제거하는 기술은 이론을 동반한 새로운 일이었습니다.

깊은 지식과 기술의 융합을 처음으로 느꼈던 저는 적극적으로 공부할 계기가 되었습니다. 공부하지 않으면 고칠 수 없다. 공부하면 고칠 수 있다는 것을 이때 깨닫게 되었습니다.

일류 운동선수들을 진찰하기에 적합한 관리사가 되기로 결심한 저는, 4년간 재직한 팀에 이별을 고하고 하야시 선생님이 계신 전문학교의 교원이 되어, 학생을 가르치면서 기초부터 다시 공부하기로 했습니다. 하야시 교수님의 강의를 교실 맨 뒤에서 학생들과 함께 들을 기회도 주셨습니다.

전문학교에서는 하야시 선생님의 실기 강의 조교를 역임하면서 그 안에서 이 책의 기술의 기초가 되는 "선택적 스트레칭"을 하게 되었습니다. 약 20년 전의 이야기입니다. 해부학과 운동학만 알면 효과를 낼 수 있는 스트레칭 실기는 아주 재미있었습니다. 그 전에는 스트레칭은 책으로 배워서 그대로 하는 것이라고 생각했습니다. 그러나 이 강의의 조교로 들어간 것으로, 근육의 주요한 주행만을 이해하고 있으면 스트레칭의 수기는 자기 몫으로 창작으로 끝난다. 라는 것을 깨달았습니다.

해부학이 머릿속에 들어 올 때마다 기술이 증가해 가고, 고정하는 방법, 잡는 방법 등을 고안하고 궁리하는 것으로 시술 시 불쾌감이 줄어들며, 급격하게 성장하는 것을 느끼게 되었습니다.

하야시선생님과 나는 체격이 다르기 때문에, 내게 맞춘 방법도 고안하게 되었고 독자적인 응용 방법을 더하게 되었습니다. 이 강의로 서서히 기술이 세련되어졌으며 그 동안의 힘으로 밀어 부치는 치료 기술에서, 힘을 봉인한 부드러운 터치 치료기술로 손놀림이 바뀌었습니다.

얼마 지나지 않아서 하야시선생님으로부터 이 강의를 계승 받았습니다. 강의 형식을 조금 바꾸고 학생들에게 생각하게 하도록 했습니다. 내 자신이 그랬던 것처럼 배우고자 하는 것보다 스스로 스트레칭법을 만드는 것이 더 즐겁다고 느꼈기 때문입니다. 요즘 학생들은 대체로 포부가 높고 이 강의 스타일을 즐기고, 이런 친구들과 토론하면서 좋은 스트레칭 방법을 찾도록 시행착오를 주었습니다. 외래 강사가 되고 나서도 이 강의는 그 전문학교에서 인기 넘버원을 계속했습니다. 강연에서 스트레칭을 다루는 경우에도 스스로 생각하는 스타일을 도입하고 있습니다.

이 스트레칭 기술은 하야시 선생님이 낳아 내가 키운 것으로 역대 학생과 현역 이학요법사의 아이디어도 조금씩 포함된 기술의 집대성이라고 할 수 있습니다.

이 책의 입지는 메디컬 뷰 사의 『개정 제2판 운동요법을 위한 기능해부학적 촉진 기술 상팔, 다리 및 몸통(하야시노리오 저)』(이하 촉진기술)과 『개정 제2판 관절기능해부학에 근거한 정형외과 운동요법 네비게이션 위팔, 다리 및 몸통(정형외과재활학회편)』(이하 네비게이션) 사이에 위치하는 중개적인 책이라고 생각합니다.

촉진기술로 사용되는 촉진방법은 수축과 신장을 이용하고 있으므로, 이 책을 이용하면 치료할 수 있습니다. 내비게이션 치료는 환부 보호를 비롯한 여러 가지 제약 때문에 사람의 한계와 수고가 더해져 있지만 이 책에서는 그 제약을 제외한 기본적인 기술방법을 간단하게 소개하고 이해하기 쉽게 만들었습니다.

이 책은 두 서적의 빈틈을 채울 수 있도록 사진을 충분하게 사용하였고 상세한 기술을 순서대로 단계별로 설명하고 있습니다. 촉진기술이 어떻게 치료에 도움될 수 있는지, 네비게이션을 읽어도 왜 그렇게 치료하는지 몰랐을 경우에도 이 책을 읽고 나면 분명히 이해할 수 있을 것입니다. 물론 두 책의 소유의 유무에 관계없이, 이 책 단독으로도 이용가치가 높은 책이라고 자부하고 있습니다. 스트레칭의 메소드를 모방하는 것만이 아니고, 지식을 기술로 변환해서 평가와 치료 기술을 스스로 창작하는 방법을 이 책에서 읽어 주시면 감사하겠습니다.

마지막으로, 이 책은 집필의 기회를 만들어주신 정형외과 의사 카토아키라 선생님, 생애에 걸친 러 오랜 은사인 하야시노리오 선생님, 항상 친절하게 지도해 주시고 있는 아사노 아키히로 선생님, 학창시절 믿음직한 동지 키시다 토시츠구 선생님, 정형외과 재활치료학회의 동료들, 트레이너로서의 스승인 키케카와 선생, 스포츠 영역의 이학요법사의 길을 만들어 주셨습니다.

우라베 유키오 선생님 코바야시 히로카즈 선생님, 이 책의 지면 작성을 해 주셔서, 거듭 되어지는 집필의 지연에도 완성까지 참을성 있게 격려해 주셨습니다. 메디컬 뷰사의 사이노미야 타쿠미하루씨, 사진 촬영에 협력해 주신 나카무라 모모코씨. 호리우치 나오미 씨 야마나카 사키코씨, 그 외에 글을 남길 수 없었지만 신세를 졌던 많은 분들, 환자들, 선수나 스포츠 지도자 여러분, 제자들에게 깊은 감사를 드립니다.

그리고 내가 사랑하는 삶을 넓은 마음으로 허락하고, 나와 아이들의 성장을 지탱해준 아내 요코씨에게도 깊이 감사드립니다.

그리고 이 책을 1년간의 투병 끝에, 2016년 1월 16일에 췌장암으로 타계한 어머니 히로코에게 바칩니다.

2016년 9월
중부학원대학
Takeshi Ukai

역자 서문

스트레칭의 사전적 정의는 "늘어남"입니다. 언어적으로는 Stern-, Strat-가 유래되어 원래는 "넓힌다"의 의미를 가지고 있습니다. 일반적으로 스트레칭이라고 말하면 근육을 늘리는 것을 말하지만, 스포츠에서는 워밍업(Warming up)과 쿨링다운(Cooling down)의 일환으로서, 의학적으로는 치료 수기로서 사용되어 왔습니다. 이는 근육을 천천히 스트레칭하면 근육의 신장과 함께 근육힘줄이음부에 물리적인 신장자극이 더해지고 그 정보가 척수를 통해 전달되어 신장된 근육의 긴장을 낮추는데 도움이 되기 때문입니다.

특히 이 책에서 소개하고 있는 "선택적 스트레칭(Selective Stretching)"은 복합적 근육군이 아닌 하나의 근육에만 스트레칭을 적용하는 방법으로 부상이 있는 환자의 경우에 부상부위에 신장 스트레스가 가해지지 않도록 하면서 스트레칭 효과를 줄 수 있는 장점이 있습니다.

이번 편은 위팔 근육의 스트레칭 방법을 다양한 사진과 상세한 설명으로 단계별로 소개하고 있어 임상가들이나 학생들이 선택적 스트레칭 방법을 이해 · 학습하고 현장에서 적용하는데 큰 도움이 될 것으로 생각합니다.

이 책에 표시된 스트레칭의 기본적인 순서를 참고하여 스트레칭의 개념을 이해하고, 나아가 대상자의 체격, 본인의 체격과 체력, 가동범위 등에 맞는 스스로 스트레칭 방법을 고안하여 가장 적합한 스트레칭 방법을 만들어 가는데 도움이 되길 바랍니다.

더불어 이 책이 나오기까지 물심양면으로 도와주신 영문출판사의 박병조 사장님과 번역하는데 많은 도움을 준 김나용님에게 감사한 마음을 전합니다.

2019년 11월
원광디지털대학교
김효철

목차

제 I 장 개념

제 II 장 스트레칭의 실제

제 I 장 개념

1 스트레칭이란? 개요

신장운동(stretching)은 stern-, strat-가 유래된 것으로 늘린다. 『넓힌다』라는 의미를 가진다. 일반적으로 스트레칭이라고 말하면 근육을 늘리는 것을 말한다. 스포츠에서 워밍업(warming up)과 정리운동(cooling down)의 일환, 의학적으로는 치료 수기로서 사용되어져 왔다.

스트레칭의 역사와 종류

스트레칭의 역사는 의외로 얕고, 1960년대 미국에서 스포츠과학 논문에서 발표되어 사용하기 시작하였다. 1975년에 밥 앤더슨(Bob Anderson)이 『스트레칭(Stretching)』을 출판하였다. 현재에도 앤더슨이 제창한 정적 스트레칭은 반동을 이용한 준비운동에서 비교적 안전하고 효율적으로 유연성을 개선하는 것으로 세계적으로 널리 퍼지게 되었다. 그 후, 이 스트레칭법은 일본에서도 서서히 알려지기 시작하여 1981년에 서적으로 번역 되어지고 국민체조와 같은 반동을 사용한 준비운동을 대신하여 널리 이용되어져 왔다.

기존의 반동을 이용한 스트레칭은 탄성 스트레칭(ballistic stretching)이라 불리운다. balistic은 ball(차다. 던지다)에서 유래되어졌고 탄성을 이용하여 동작에 반동을 주는 스트레칭이다. 반대로 밥앤더슨의 스트레칭은 정적 스트레칭(startic stretching)이라 불리고, Startic 이라는 것은 정적인, 정지라는 의미로 느리고 일정한 속도로 스트레칭 동작을 수행한다.

또한 static의 반대어로 dynamic은 동적이라는 의미이다. 움직이면서 스트레칭을 하는 동적 스트레칭(dynamic stretching)은 탄성 스트레칭과 구별하기 힘들다. 야마구찌는 동력을 이용한 반동을 사용한 스트레칭을 탄성 스트레칭, 동력에 저항하듯이 움직이는 스트레칭을 동적 스트레칭이라고 하였다. 동적 스트레칭은 그 안전성과 유효성으로 최근에 넓게 보급되어 왔다. 정적 스트레칭이 스포츠 퍼포먼스를 저하시키는 것에 비해서, 동적 스트레칭은 유연성을 향상시켜도 근력은 저하되지 않는다(표 1)라는 여러 연구결과가 있다. 이런 연구들은 1998년부터 나오기 시작하여 그 후 많은 연구에서 정적 스트레칭에 의한 근력

표 1 정적 스트레칭과 동적 스트레칭의 장점과 단점

	장 점	단 점
정적 스트레칭 (startic stretching)	• 3차원적으로 신장이 가능하다. • 통증경감, 소실가능하다. • 가동범위개선에 효과적이다. • 근육길이 증대가 가능하다	• 실시 직후에서는 근력 (특히, 폭발적 근력)이 저하된다. • 경기참가까지 시간이 걸린다.
동적 스트레칭 (dynamic stretching)	• 가동범위를 개선시키지만 근력은 저하되지 않는다. • 단시간에 경기참가를 가능하게 한다.	• 3차원적인 신장은 곤란하다. • 근육길이 증대에 의한 장기간 효과는 얻기 힘들다.

(특히, 폭발적 근력)의 저하가 확인되고 있고, 공부를 많이 해야 하는 임상지도자들이 있는 일반 스포츠 현장에서도 이런 사실을 확인할 수 있다. 그 때문에 스포츠 현장에서는 동적 스트레칭을 즐겨 사용하고 있다.

단 이런 연구는 하나의 근육에 대한 정적 스트레칭의 시간이 몇 분 정도 영향을 주고 시간이 길어지게 되면 스트레칭 직후 퍼포먼스 검사를 시행할 때 , 실제 스포츠 현장에서는 적합하지 못한 설정으로 시행되고 있다. 스포츠현장에서는 스트레칭을 시행한 후 어느 정도 워밍업을 하고 나서 경기에 들어간다. 이 상황 등을 설정한 연구에서 정적 스트레칭을 했을 때 퍼포먼스가 향상된 것을 확인할 수 있다.

필자는 최근에 알려져 있는 부정적인 결과는 연구설정 범위 내에서의 것이라 생각하고 지금까지의 스포츠현장에서 시행되어진 방법에서는 문제가 없다고 생각한다. 또한 정확한 정적 스트레칭은 임상경험상 근육자체의 통증을 경감. 소실시키는데 매우 높은 효과가 있다. 근육통을 가진 경우, 퍼포먼스에서 정적 스트레칭은 오히려 퍼포먼스를 향상시키는 가능성이 있다고 생각한다(이것에 관해서는 향후 검증이 필요하다), 반대로 동적 스트레칭은 해부학적으로 정확한 3차원적인 신장은 우선적으로 불가능하다는 단점이 있다. 따라서 길항근 억제 등에 의한 근육긴장의 단기적인 경감은 그려져도 스트레칭의 궁극적인 목표인 근육길이 증대를 도모하는 장기적인 효과를 얻는 것은 곤란하다고 생각한다.

이러한 정적 스트레칭과 동적 스트레칭은 상황에 따라 양쪽의 장점을 효과적으로 활용하여 구분해서 사용하는 것이 중요하다.

■ 引用文献

1) 山口太一：ストレッチングの研究を語る–ダイナミックストレッチングとスタティックストレッチングの用い方. Sports Medicine 151：4-21, 2013.

2) 山本利春：目的に合ったストレッチングの方法を求めて–長年の研究, 実践とともに. Sports Medicine 137：2-11, 2012.

2 근육의 운동학

이마면(frontal plane) (모음, 벌림)

그림 1에서 표시한 축(●)은 시상, 수평축으로 있는(알기 쉽게 하기 위해서 이후는 모음, 벌림축이라고 표기한다).

일반적으로 각각 관절의 모음, 벌림축의 가쪽, 또는 위쪽을 지나는 근육(—)은 모음작용을 한다(그림 1b). 모음(내전), 벌림(외전)축 안쪽 또는 아래쪽을 지나는(—) 모음작용을 한다(그림 1c).

시상면(sagittal planes) (굽힘, 벌림)

그림 2에 표신한(●)은 이마, 수평축으로 있는 〔알기 쉽게 하기 위해서 이후는 굽힘, 폄축이라고 표기한다〕.

굽힘, 폄축의 앞쪽 또는 위쪽을 지나는 근육(—)은 굽힘작용을 한다(그림 2a). 굽힘, 폄축의 뒤쪽 또는 아래쪽을 지나는 근육(—)은 폄작용을 한다(그림 2c).

단, 예외도 있고 무릎에서 굽힘, 폄축의 앞쪽을 지나는 근육이 폄작용, 뒤쪽을 지나는 근육이 굽힘작용을 하게 된다. 원칙적으로는 가동범위가 큰 쪽이 굽힘작용, 가동범위가 작은 쪽이 폄작용을 하는 규칙이 있다. 일반적으로는 앞쪽올림(전방거상)이 크기 때문에 굽힘작용이 되고 뒤쪽올림(후방거상)은 작기 때문에 폄작용이라고 하는 경우가 많은데 무릎은 그 반대가 되기 때문에 작용도 반대가 된다.

수평면(horizontal plane) (모음, 가쪽돌림)

그림 3에 나타나는 축은 수직축으로 있는(알기 쉽게 하기 위해 이후는 안쪽돌림, 가쪽돌림축이라고 표시한다).

그림 1 근육의 모음, 벌림(이마면)

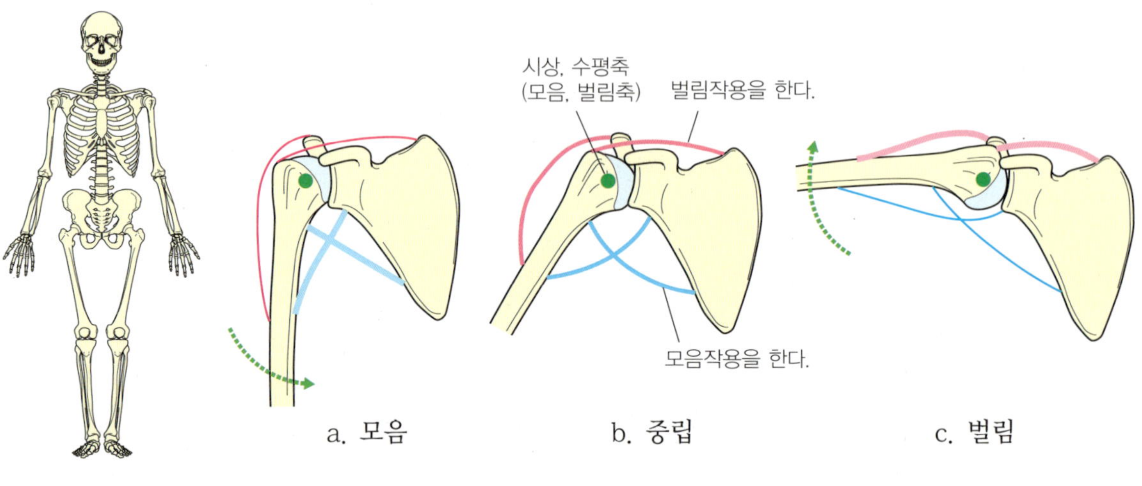

그림 2 근육의 굽힘, 폄(시상면)

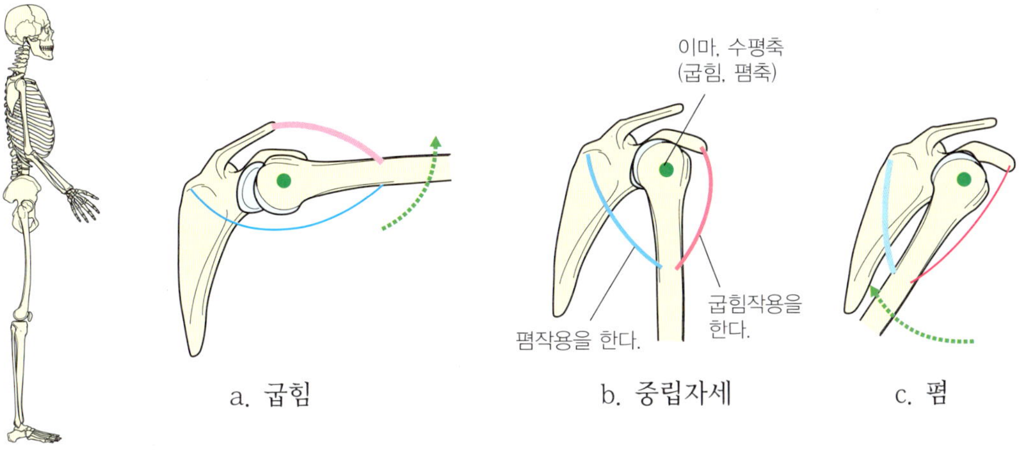

안쪽돌림·가쪽돌림축은 앞쪽을 지나는(—) 안쪽돌림작용을 한다(그림 3b). 안쪽돌림·가쪽돌림축의 뒤쪽을 지나는 근육(—)은 가쪽돌림작용을 한다(3c).

일반적으로 수평면에서 살펴볼 때 이는곳이 안쪽, 닿는곳은 가쪽으로 있는 경우가 많기 때문에 위에서 설명한 것처럼 작용한다. 가쪽돌림에서 넙다리빗근(봉공근)처럼 이는곳이 가쪽, 닿는곳이 안쪽이 되는 근육의 경우에는 앞쪽에 위치하지만 작용은 가쪽돌림(벌림)이 된다.

그림 3 근육의 안쪽돌림, 가쪽돌림(수평면)

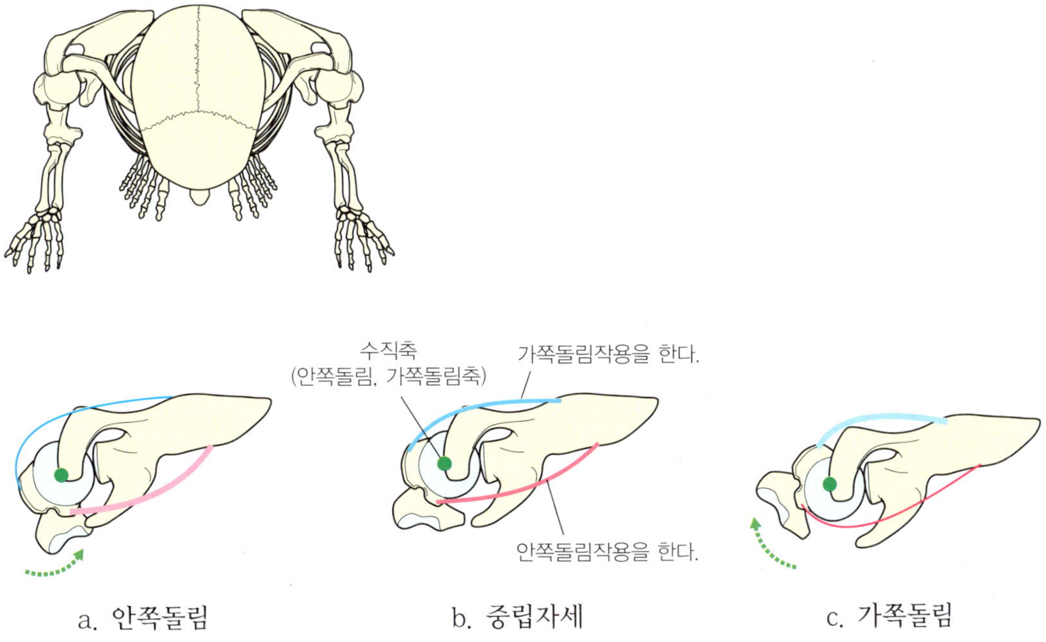

3 스트레칭 운동학

이마면(모음, 벌림)

그림 4에 표시한 축(●)은 시상면, 수평면으로 있는(알기 쉽게 하기 위해서 이후는 모음, 벌림축이라고 표기한다).

모음, 벌림축 가쪽이나 위쪽을 지나는 근육(—)은 모음작용으로 스트레칭이 가능하다. 또한 모음, 벌림축 안쪽이나 아래쪽을 지나는 근육(—)은 벌림조작으로 스트레칭이 가능하다.

시상면(굽힘, 폄)

그림 5에 표시된 축(●)은 이마, 수평축으로 있는(알기 쉽게 하기 위해서 이후는 굽힘, 폄축으로 표기한다).

스트레칭할 때는 굽힘, 폄축의 앞쪽을 지나는 근육(—)은 폄조작으로 스트레칭이 가능하다. 또한 굽힘 폄축의 뒤쪽을 지나는 근육(—)은 굽힘조작으로 스트레칭이 가능하다.

단, 예외도 있는데 무릎에서는 굽힘, 폄축의 앞쪽을 지나는 근육은 굽힘조작, 뒤쪽을 지나는 근육은 폄조작에서 스트레칭이 가능하다.

수평면(안쪽돌림, 가쪽돌림)

그림 6에 표시된 축(●)은 수직축으로 있는(알기 쉽게 하기 위해서 이후는 안쪽돌림, 가쪽돌림축으로 표기한다). 스트레칭을 할 때는 안쪽돌림, 가쪽돌림축을 앞쪽을 지나는 근육(—)은 폄조작으로 스트레칭이 가능하다. 또한 안쪽돌림, 가쪽돌림축의 뒤쪽을 지나는 근육(—)은 안쪽돌림조작으로 스트레칭이 가능하다.

단 예외도 있는데 예를 들면 넙다리빗근(봉공근)은 안쪽돌림, 가쪽돌림축의 앞쪽을 지나는데 안쪽돌림조작으로 신전된다.

그림 4 모음, 벌림조작에 의한 스트레칭(이마면)

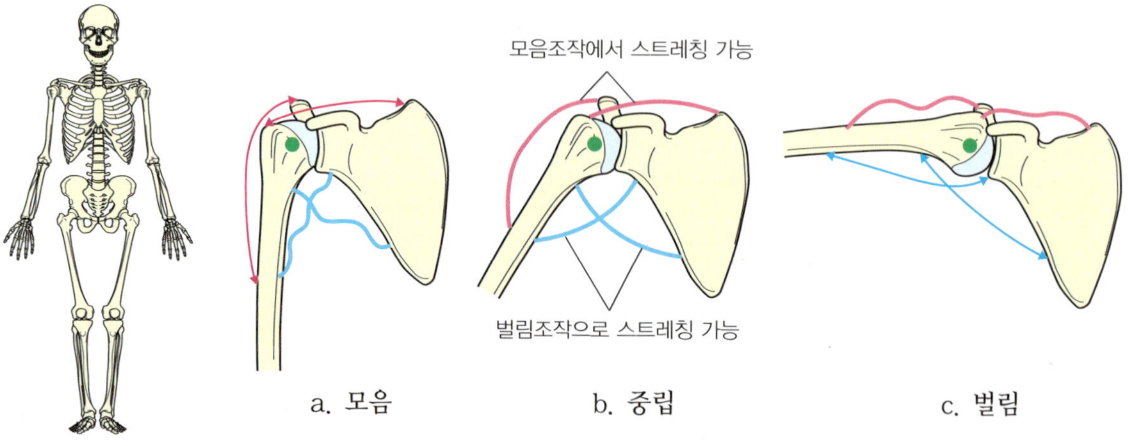

그림 5 굽힘, 폄 조작에 의한 스트레칭(시상면)

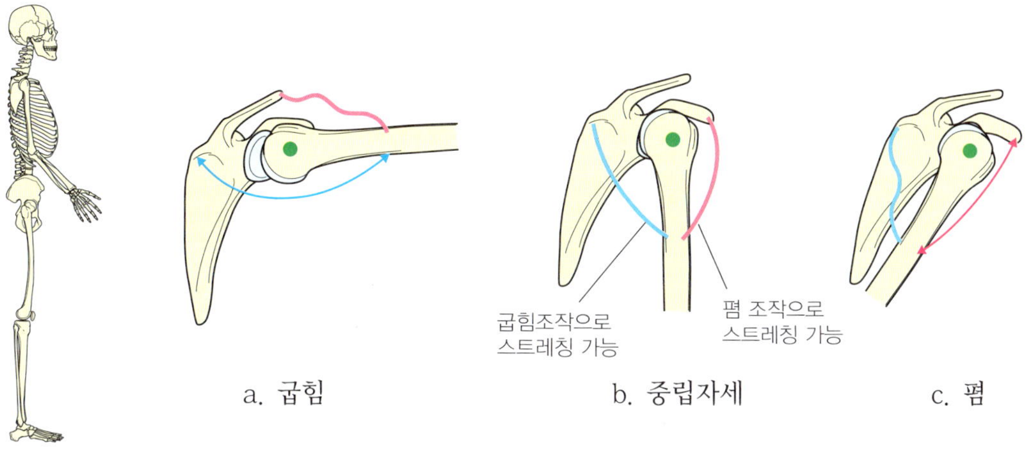

세 평면의 총합

스트레칭을 할 때는 위에서 서술한 수평면, 시상면, 이마면의 축과 주행의 관계를 조합해서 생각해야 한다. 근육 수축작용의 반대방향이 신장방향으로 있는 경우가 있는데, 일반 해부학책에서는 작용과 근육의 신장방향성을 충분히 파악하지 못하고 스트레칭을 하는 것으로 충분한 신장감을 얻을 수 없는 경우가 많았다. 따라서 근력전체의 운동면에서 생각해서 실시해야 한다〔예: 위팔두갈래근 긴갈래(상완이두근 장두)는 어깨의 돌림작용에 관해서 알려진 것이 것이 거의 없는데 스트레칭에서 어깨의 돌림운동도 고려해서 실시해야 한다. p.147 참조〕.

그림 6 안쪽돌림, 가쪽돌림조작에 의한 스트레칭(수평면)

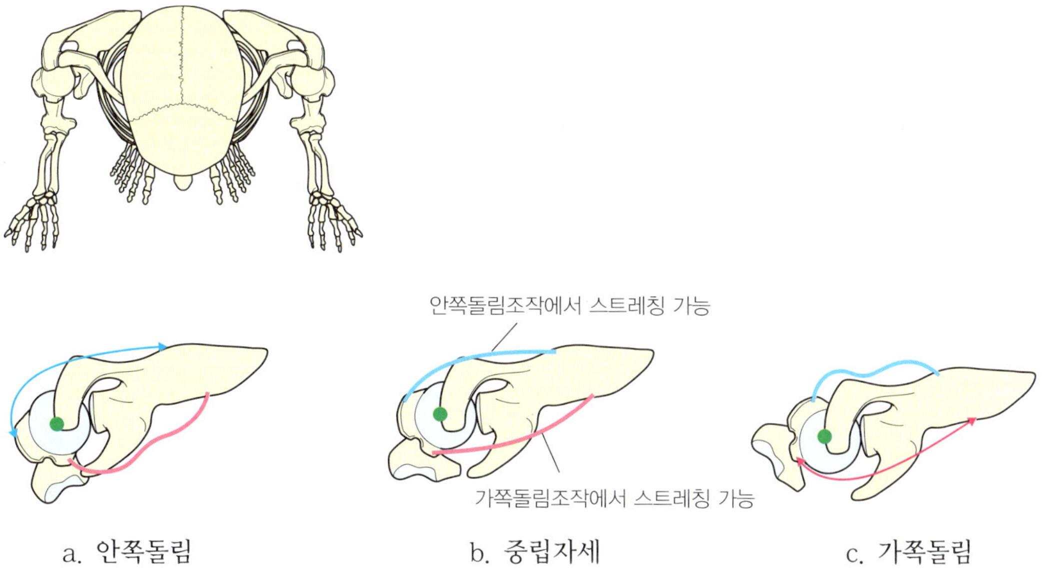

세 평면을 총합할 때에 신경써야 할 것은「각각의 정도」이다. 가장 중요한 것은 단순하게 각각의 움직임을 조합하는 것만이 아니라 3차원적으로 가장 효율좋게 이는곳과 닿는곳을 멀어지게 하는 것이다. 예를 들면, 어떤 면의 움직임을 강조하기 위해 다른 면의 움직임에 제한을 주어 늘어나지 못하게 하는 것처럼 모든 면에서 가동범위를 제한시키면 좋다는 의미는 아니다. (과도한 굽힘 때문에 안쪽돌림과 벌림조작이 들어가기 어렵게 되어 충분하게 늘어나지 못하는 경우)

원래대로라면 세 평면에서 움직임을 각도까지 규정해서 지시해야 하지만 세밀한 설정까지 하는 것은 상당히 어려운데다가 대상자에 따라서 상황이 다르기 때문에 규정하는 것은 곤란하다. 따라서 이 책의 사진 위에 대략적인 방향을 확인하고, 나머지는 각자 조정을 하고 가장 늘어날 수 있는 자세, 방향을 확인하길 바란다. 또한 미세조정을 할 때에는 끝느낌(end feel) 최종범위에서의 신장감, 시각에서의 신장감, 촉진에서의 신장감, 대상자의 신장느낌 등을 고려해서 방향을 규정하면 좋다.

4 스트레칭으로 기대할 수 있는 효과

스트레칭에 의한 가동범위개선의 효과

스트레칭을 하는 것으로 대상이 되는 근육은 Ⅰb억제에 의해서 이완된다. 근육을 천천히 스트레칭하면 근육 신장과 함께 근육힘줄이음부(근건이행부, musculotendinous junction)에도 물리적인 신장자극이 더해진다. 근육힘줄이음부에 있는 골지힘줄기관(Golgi tendon organ)에 신장자극이 더해지면 그 정보는 Ⅰb의 구심성섬유에서 상행되고 뒤뿌리(후근, dorsal root)에 의해 척수로 들어간다. 이 척수(Spinal cord) 안에서 억제성뉴런을 따라 이 억제정보가 척수앞뿔(척수전각)에서 α운동뉴런(neuron)에 시냅스(synapse)전달을 한다. α운동뉴런이 억제되어지기 때문에 신장된 근육은 생리적인 긴장이 저하되어 이완된다(그림 7).

등척성 수축(isometric contraction) 에 의한 가동범위개선의 효과

임상현장에서 자주 사용되는 등척성 수축의 이완요법을 설명하겠다. 등척성 수축은 효과적인 Ⅰb 억제를 할 수 있다. 등척성 수축에서는 이는곳, 닿는 곳 사이의 거리와 힘줄(건)의 길이는 변하지 않는다. 단, 힘살부분은 수축하여 짧게 된다. 그러면 어느 부분이 신장되는 것인가에 대해 말하면 근육힘줄이행부이다. 근육힘줄이행부는 앞에서 설명하였듯이 신장자극에 반응하는 수용기로 있는 골지힘줄기관이 존재하기 때문에 스트레칭 같은 메커니즘에서 Ⅰb억제가 걸리게 된다(그림 8).

그림 7　스트레칭에 의한 Ⅰb 억제

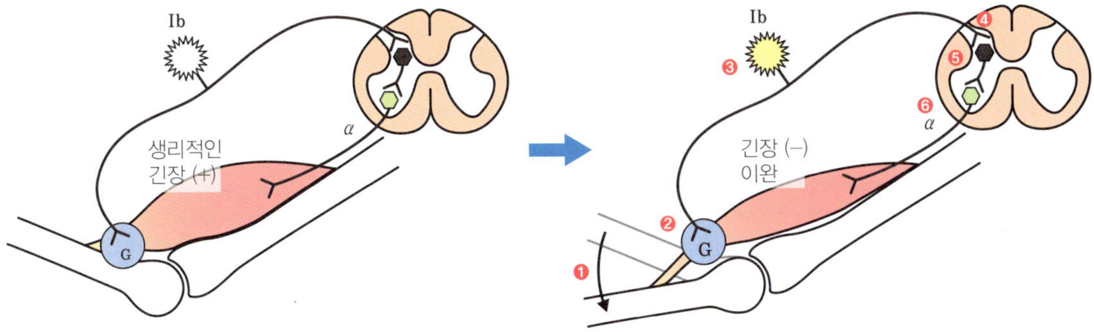

❶ 관절을 움직여 스트레칭한다.
❷ 근육의 신장과 함께 근육힘줄이음부에 있는 골지힘줄기관(건방추기관)이 신장된다.
❸ Ⅰb 억제로 구심성에 정보가 전달된다.
❹ Ⅰb 섬유가 뒤뿌리에서 척수로 들어간다.
❺ 척수 내에서 억제성뉴런을 통한다.
❻ 억제성뉴런이 α뉴런을 억제한다.
❼ 근육이 이완되어 릴렉스 된다.

그림 8　등척성 수축에 의한 Ⅰb 억제

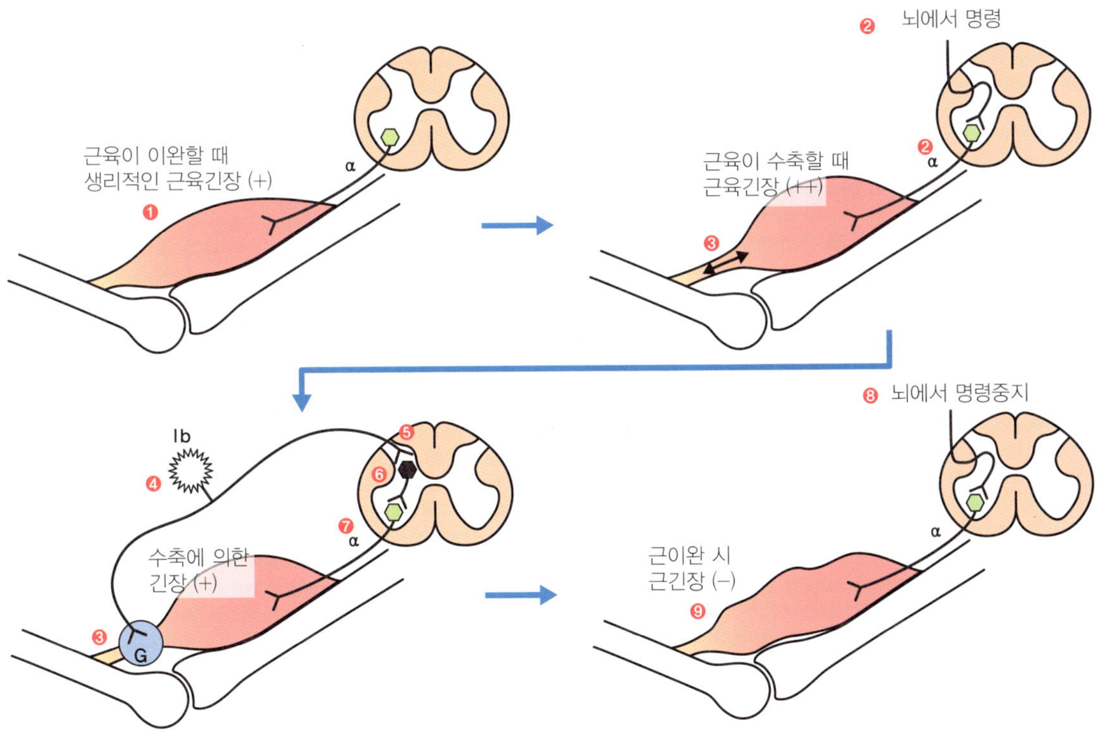

❶ 이완상태에서도 생리적인 긴장감은 존재한다.
❷ 뇌에서 명령으로 α운동뉴런이 흥분되어 수축한다.
❸ 근육의 등척성 수축에 의하여 근육힘줄이음부에 있는 골지힘줄기관이 신장되어진다.
❹ Ⅰb섬유에 구심성으로 정보가 전달된다.
❺ Ⅰb섬유가 뒤뿌리(후근)에서 척수로 들어간다.
❻ 척수 안에서 억제성뉴런과 통한다.
❼ 억제성뉴런이 α 운동뉴런을 억제시킨다.
❽ 뇌에서 근수축 명령을 중지시킨다.
❾ 근육이 이완되어 근긴장이 저하된다.

5 선택적 스트레칭(selective stretching)의 기본적인 생각법 - 복합관절근(다관절근)과 단순관절근(단관절근)의 구분법

선택적 스트레칭은 근육의 이는곳, 닿는 곳을 3차원적으로 멀어지게 하는 것으로 근육을 효과적으로 늘리는 수기이다. 근육무리(근군)에서 스트레칭을 하는 것이 아니라 선택적으로 하나의 근육만을 스트레칭하는 것이 컨셉이다. 따라서 같은 작용을 가진 근육의 경우에서 그 외 다른 작용을 이용하거나 작용하는 비율을 변화시키면서 최대한 단독으로 스트레칭을 한다.

같은 작용을 가진 근육의 한쪽이 복합관절근(—)으로 다른 한쪽이 단순관절근(—)의 경우 각각을 선택해서 시행하는 방법은 간단하다. 단순관절근을 신장시키고 싶은 경우는 모든 관절에서 신장조작을 시행하면 단순관절근이 늘어나지 않는 단계에서 복합관절근은 신장되어진다(그림 9).

이 순서로는 먼저 같은 작용을 가진 관절에 신장조작을 한다. 이 시점에서 단순관절근이 과신장 되려고 하면 약간 관절조작의 각도를 감소시킨다. 이어서 다른 관절로 신장조작을 더해서 충분하게 신장시킨다. 예를 들면, 위팔세갈래근의 긴갈래(이관절근)와 안쪽갈래(단순관절근)라면 공통작용을 가진 팔꿉관절의 굽힘조작을 먼저 시행해 준다. 다음으로 어깨관절을 굽힘조작하고 위팔세갈래근의 긴갈래를 신장시킨다.

위팔세갈래근의 안쪽갈래를 선택적으로 신장하고 싶은 경우 어깨관절을 폄자세로 하여 위팔세갈래근의 긴갈래를 조이고 이어서 팔꿉관절을 굽힘조작을 하여 위팔세갈래근의 안쪽갈래를 신장시킨다. 정상적이라면 여기에서 충분히 신장감을 얻을 수 없기 때문에 손으로 리프팅 조작을 더해주는 것으로 팔꿉관절의 굽힘조작에서 신장된다.

위팔세갈래근의 스트레칭에 관해서는 이 책 p.166 참조.

6 선택적 스트레칭 순서

① 늘리고 싶은 근육의 이는 곳, 닿는 곳을 확인한다.

먼저 스트레칭을 하는 근육을 선택했으면 이 근육의 이는곳, 닿는곳을 이 책에서 확인 한다. 선택적 스트레칭으로 이는곳과 닿는곳을 3차원적으로 멀어지게 하는 것이 중요하기 때문에 이는곳과 닿는곳이 불명확한 상태로 스트레칭을 시작해서는 안 된다.

② 이 근육의 입체적, 3차원적 주행을 확인한다.

이 책에서 확인된 각운동면(이마면, 시상면, 수평면)에서 이차원적인 근육의 주행을 확인하여 대상자의 신체에서 입체적, 3차원적으로 종합하여 주행을 확인한다.

③ 각운동면에서 관축과 근육의 주행의 위치관계를 생각해 보고, 신장조작의 이미지를 만들어보자.

각운동면에서 운동축(모음, 벌림축, 굽힘, 폄축, 안쪽돌림, 가쪽돌림축 등)과 근육의

그림 9　복합관절근과 단순관절근의 구분법

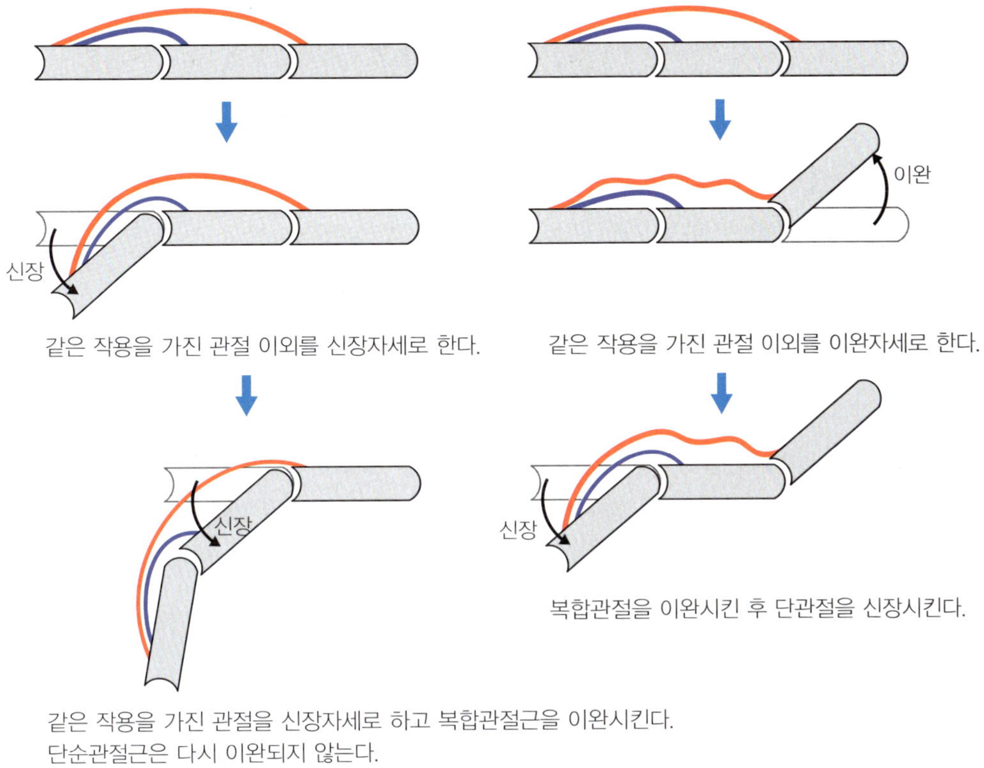

a. 복합관절근을 이완하는 경우　　b. 단순관절을 이완하는 경우

주행과의 위치관계를 확인하여 가장 효율 좋게 멀어지게 하는 방향을 고려하여 신장조작의 이미지를 만든다.

④ 이는곳, 닿는곳의 어느 쪽을 고정조작을 하고 어느 쪽을 신장조작을 할 것인지를 결정한다.

신장시키는 방향의 이미지가 만들어졌으면 이는곳, 정지하는 쪽의 어느 쪽을 고정조작을 하고 어느 쪽으로 신장조작을 할 것인지를 결정한다. 규칙은 없지만, 기본적으로는 이는 곳을 고정하고 닿는 곳 쪽으로 신장조작하는 것이 많다.

⑤ 고정하는 쪽은 확실하게 고정한다.

고정이 느슨해지면 신장되지 않으므로 고정하는 쪽은 확실하게 고정한다. 신장조작을 하면 고정조작에 대한 의식이 소홀해지고 고정이 느슨해지기 때문에 주의가 필요하다.

필자의 경험상, 강습회 같은데서 실기지도를 하고 있으면 신장방향은 바른데도 고정이 느슨해지게 되고 능숙하게 스트레칭하지 못하는 경우가 종종 있다. 그 경우에서도 바르게 고정을 하면 신장감을 얻을 수 있다. 따라서 신장조작만큼이나 고정조작에서도 신경을 써서 시행해 줄 필요가 있다.

⑥ 신장조작 시 관절부분에 부담이 걸리지 않도록 주의한다.

장애의 예방과 치료를 위한 스트레칭에서 관절에 부담이 가게 된다. 관절을 짓누르는 스트레스를 전해주는 것이 아니라 요철법칙을 고려하여 적절한 근육의 신장자극을 전달할 수 있는 방법으로 실시한다(그림 10).

⑦ 신장조작을 할 때는 신장방향을 미세조정한다.

3차원적으로 바르다고 생각하는 방향으로 신장조작을 한다. 대상자의 주관적인 신장감을 확인하고 시각적인 신장감. 촉진 시 신장감, 관절의 끝느낌(end feel) 등을 고려해서 신장방향을 미세조정하고 가장 효과적인 신장방향을 맞춰서 신장방향을 미세 조정하고 가장 효과적인 신장방향을 찾는다.

⑧ 스트레칭 정도는 통증 없이 기분 좋은 강도로 시행해 준다.

선택적 스트레칭의 신장 정도는 통증이 없고 기분 좋은 강도로 시행해 주도록 한다. 단, 환자(스포츠선수)에게 시행하기 전에 사전연습을 할 때는 신장감을 얻을 수 있을 정도로 정확하게 신장되고 있는지 시험해 보기 위해서 대상자가 신장통을 호소하는 정도까지 시행해도 좋다. 단 정도를 지나쳐서는 안 된다.

⑨ 신장시간은 30초 정도를 기준으로 한다. 또는 신장효과가 얻어지는 범위에서 시행해 준다.

신장시간은 30초 전후로 시행해 주는 것이 일반적인데 필자는 단시간(2초 정도)의 간헐적인 선택적 스트레칭을 반복하여 이완효과를 얻을 수 있으면(반복하는 것에 의해 신장도가 증가한다) 계속 시행해 주고, 효과를 얻을 수 없다면 그 시점에서 종료하도록 한다.

그림 10 정확한 관절조작

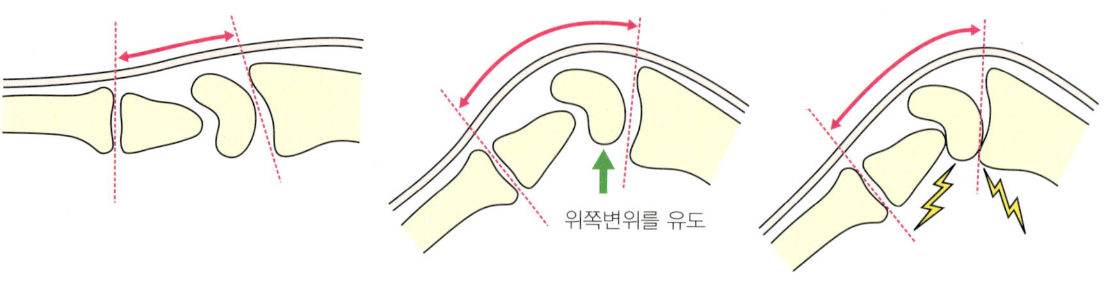

a. 신장 전　　b. 요철법칙을 생각한 바른 신장　　c. 요철법칙을 고려하지 않은 신장

신장 전(a)과 비교하여 정확한 정확하게 신장을 한 (b)는 크게 신장되어진 관절에 부담이 적다.
단, 요철법칙을 고려하지 않은 신장(c)을 시행하면 얼핏 보면 차이를 알아채기 어려워도 관절의 압박스트레스에 의한 부담이 크기 때문에 신장거리는 약간 경감되고 힘줄의 굽혀짐이 크게 되기 쉽다. 따라서 신장감을 충분히 얻지 못한 채 통증만 유발시킬 가능성이 높다.

7 스트레칭에서 근육을 잡는 방법-근육을 잡지 않는 때의 중요성

잡는 법은 신장조작을 할 때에도 고정할 때에도 기술적으로 매우 중요하다. 기술이 미숙한 사람은 깊은손가락굽힘근잡기(그림 11a)가 되기 쉽다. 벌레근잡기(그림 11b)가 유명한데 필자는 필요에 따라서 깊은손가락굽힘근잡기(그림 11c)도 사용한다.

중요한 것은 대상자의 「뼈를 잡는 것」이다. 연부조직을 통해서도 대상자의 뼈를 조작할 수 있도록 확실하게 자신의 손을 상대의 형태에 밀착시켜 손안에서 뼈가 미끌어지거나 흔들리지 않도록 할 필요가 있다.

잡을 때에 깊은손가락굽힘근을 사용하면 MP관절, PIP관절, DIP관절(그림 11a) 굽힘자세(굴곡위) 된다.

이것에 의해서 손가락 앞쪽에서 압력이 높아지기 때문에 대상자는 통증을 느끼게 되고 잡고 있는 손부위의 형태와 맞지 않기 때문에 간격이 발생하여, 뼈가 깊은 부위에서 움직이게 된다. 이것을 멈추기 위해서 강하게 잡으면 한층 더 손가락 끝의 압력이 높아지게 되고 통증과 간격이 만들어지는 악순환이 발생된다.

따라서 먼저 벌레근 같은 손가락 내재근(intrinsic muslce)에서 잡을 수 있도록 한다. (MP관절 굴곡, PIP · DIP관절 폄자세(그림 11b). 형태에 맞추기 위해서 필요에 따라 PIP관절도 굽힘자세가 되면 얕은손가락굽힘근(천지굴근)을 사용하는 경우도 있다(그림 11c). 강연에서는 확실하게 조작하는 모습을 보여주기 위해서 강하게 잡고 있는 모습을 수강자가 많이 보게 되는데, 형태에 맞춰서 감싸듯이 손의 형태를 만들고 조작하여 그 형태를 흐트러지지 않도록 유지할 수 있을 정도의 힘을 사용하면 좋다. 볼트를 돌릴 때 스패너를 강하게 쥐지 않고 형태에 맞춰서 돌리는 것이다(그림 11d). 형태에 밀착되면 통증 없이 확실하게 조작할 수 있다.

깊은손가락굽힘근을 사용하지 않고 잡기 위해서 집게손가락 또는 새끼손가락을 손가락 폄근을 사용하여 폄자세로 하는 것으로 억제된다(그림 11c). 집게손가락과 새끼손가락은 새끼고유폄근(extensor digiti quinti)으로 있기 때문에 완전 폄자세를 취하기 쉽다. 깊은손가락굽힘근은 각손가락으로 분화가 불충분하기 때문에 한 손가락을 세워 놓으면 상반억제에 의해서 움직임이 어렵게 된다. 필자는 집게손가락과 새끼손가락을 세우는 것으로 깊은손가락굽힘근을 사용하기 어렵게 하여 잡도록 하고 있다.

그림 11 스트레칭에서 근육을 잡는 방법

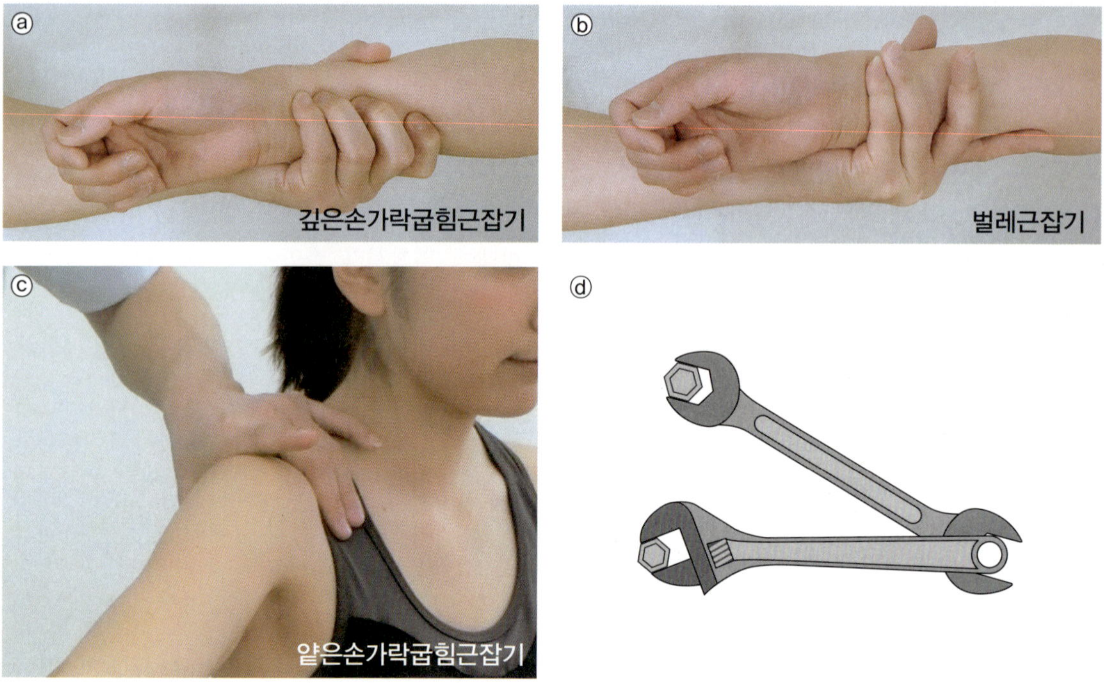

8 선택적 스트레칭(selective stretching)의 임상응용 예

스트레스에 걸리기 쉬운 부위

운동기 질환에서 근육자체의 통증은 근육과 힘줄의 뼈부착부나 근육힘줄이음부 같은 조직의 경도변화가 큰 부위에 물리적인 스트레스가 집중되기 쉽고 통증이 발생하기 쉬워진다. 근육과 힘줄의 부착부에서 장애가 뼈접합부(Enthesis) 장애이며 근육힘줄 이음부에서의 장애가 근육이 수축되어 끊어지게 된다. 이런 장애에 의해서 근연축(muscle spasm)을 초래하기 때문에 더욱 더 장애부분으로의 신장 스트레스가 증가함과 동시에 통증이 초래되는 악순환이 발생된다.

스트레칭은 아픈부위에 부담이 가게 된다.

이러한 이런 근연축에 의해서 근긴장을 경감하기 위한 스트레칭을 실시하는데 이것에 의해서 신장자극이 통증발생부위로 한층 더 스트레스가 되어 버린다. 따라서 교과서적으로는 「환부로의 부담이 가지 않는 범위에서 시행한다」라는 주석이 붙게 되는데 어떻게 연구해봐도 효과가 없는지 장애부로의 역학적인 부담을 증가시킬 뿐이다.

선택적 스트레칭은 근육의 이는곳, 닿는곳을 3차원적으로 멀어지게 하는 것으로 근육을 효과적으로 늘이는 수기이다. 운동기 질환에서 근육자체에 통증을 가진 환자에게 일반적인 선택적 스트레칭을 시행하는 것은 스트레칭보다도 한층 더 장애부위로 신장 스트레스를 주게 되어 악화시킬 가능성이 있다. 그렇기 때문에 아픈 부위로 부담이 적은 방법으로 스트레칭을 실시할 필요가 있다.

안전한 선택적 스트레칭 방법

여기서 필자가 시행하는 방법은 장애부분에 부담이 가지 않게 충분하게 스트레칭을 시행하고 임상적인 스트레칭을 한다. 장애부분에 대하여 신장 스트레스가 더해지지 않도록 손으로 장애부분을 느슨하게 하면서 선택적 스트레칭을 시행한다. 이 방법에는 대상이 되는 근육의 장애부분에는 신장자극이 가해지지 않거나 오히려 느슨해진 상태이며 그 외의 부분에는 충분한 신장자극이 더해진다. 예를 들면, 근육이 수축하여 끊어져 있는 근육에 대해서는 이 부분을 도수적으로 느슨하게 해놓고 이외의 부위를 선택적 스트레칭 방향으로 신장조작을 한다. 이것에 의해서 장애부분으로 신장 스트레스가 없는 곳에서 선택적 스트레칭의 Ⅰb 억제효과를 그리는 것이 가능하게 되고 근긴장이 저하되고 장애부분으로의 신장 스트레스가 감소하기 때문에 통증도 경감되고 악순환이 소실된다. 이것에 의해서 회복기전이 움직이기 쉽게 되고 장애부분의 증상이 소실된다.

9 선택적 스트레칭의 응용

본서는 스트레칭을 주제로 설명하고 있는데 스트레칭 수기만을 전달하는 것이 목적이 아니다. 스트레칭 습득을 위해 필요한 해부학, 운동학의 지식, 효과적인 스트레칭을 하기 위한 기술은 스트레칭 이외의 치료기술에 응용이 가능하다.

스트레칭은 근육의 이는곳과 닿는곳을 3차원적으로 멀어지게 하는 기술이다. 반대로 근육의 이는곳과 닿는곳을 3차원적으로 가깝게 하도록 움직이게 하면 근수축이 된다.

정확하게 근수축을 사용하는 것으로 상반억제(reciprocal inhibition) 의해 길항근을 억제할 수 있다. 또 반회성억제(recurrent inhibition)(그림 12)에 의한 반복수축을 이용하여 이완시킨다면, 일단 스트레칭 자세에서 수동적으로 조작한 다음에 정확한 방향으로 능동적으로 수축시키는 것이 보다 효과적이다. 정확한 근수축은 근육, 힘줄을 효율 좋게 활주시키기 때문에 근육과 힘줄의 유착예방에도 도움이 된다.

또한 특정 근육섬유군에서 근육활동의 활성화를 노리는 것이라면 근섬유를 신장자세로 한 다음에 길항을 사용하여 수축을 시킨다면 도수저항으로 근력 트레이닝을 할 수 있다. 같은 방법으로 특정 근육섬유군의 수축 시 통증을 체크하고 싶은 경우도 길항량을 증가시키는 것으로 가능하다.

근육 이외의 연부조직으로 있는 관절주머니와 인대를 신장하는 치료 수기와 스트레스 검사에서도 근육의 스트레칭과 같은 방법으로 조직의 이는곳과 닿는곳을 3차원적으로 멀어지게 하면 가능하다(표 3).

그림 12 상반억제(a)와 렌쇼세포(renshaw cell)에 의한 반회성억제(b)

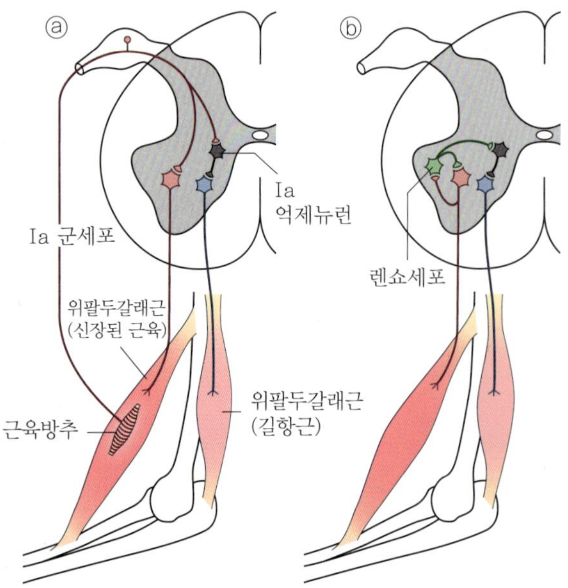

(本間研一ほか：標準生理学(小澤瀞司ほか監), 第8版, p.318, 医学書院, 2014より引用)

표 3 선택적 스트레칭의 응용(정리)

정확한 근수축으로 얻을 수 있는 효과	1. 상반억제에 의한 길항근의 억제 2. 반회성억제에 의한 이완효과 3. 근육, 힘줄의 유착예방, 활주개선 4. 관절주머니(joint, articular capsule), 인대, 뼈사이막(interosseous membrane) 유래의 구축예방
길항아래에서 근수축으로 얻을 수 있는 효과	1. 특정 근섬유군에 있는 근육활동의 활성화 2. 특정 근섬유군의 수축 시 통증 체크
근육 이외에 대한 신장기술의 응용	1. 관절주머니나 인대를 신장하는 치료 수기 2. 관절주머니와 인대에 대한 신장 스트레스 검사

여기서 중요한 것은 스트레칭이나 근수축의 정확한 방향을 숙지해 놓는 것으로 내가 생각한 대로 자유자재로 시술할 수 있는 나만의 기술을 가져야 한다. 기술적으로 정확하지 않으면 지식이 아무리 많아도 그림에 떡에 불과하다. 환자(스포츠선수)에게 정확하게 실시할 수 있다면, 처음부터 가치 있는 것이 된다. 스트레칭 기법의 응용은 운동기 질환에 대한 평가 및 치료에 있어서 매우 중요하며, 환자를 치료하는데 필수적인 요소이다(그림 13).

그림 13 선택적 스트레칭의 응용

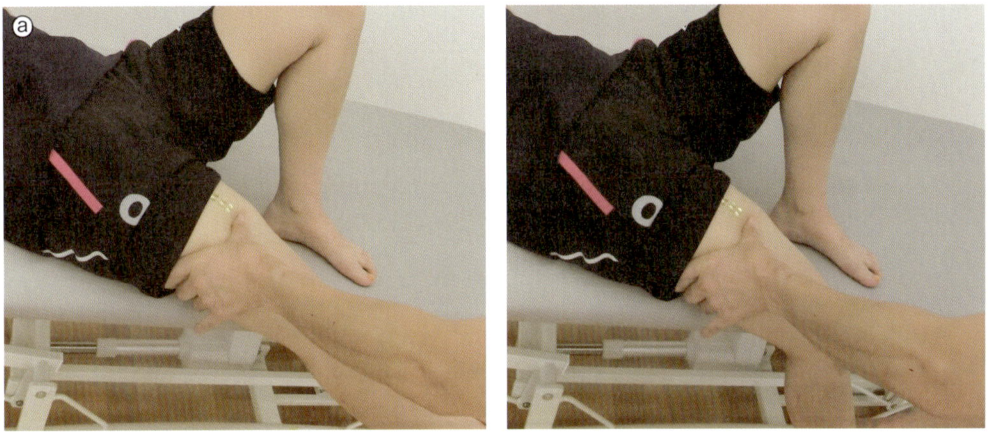

a: 넙다리곧은근(대퇴직근)의 근육좌상(muscle strain) 넙다리곧은근에 대한 스트레칭의 예이다. 근육좌상 부분으로 부담경감을 위해 왼손으로 무릎굽힘에 의한 신장조작에 맞춰서 오른손으로 근육좌상 부분을 느슨하도록 먼쪽부터 힘살(근복)을 모아서 신장자극을 차단시킨다. 정확하게 넙다리곧은근의 힘살을 따라 몸쪽으로 모으는 조작이 가능하다면, 근육좌상 부분으로 여분의 신장 스트레스를 차단시키고 맨손으로 압박부분보다 먼쪽의 넙다리곧은근 힘살에 신장자극을 더해줄 수 있다.

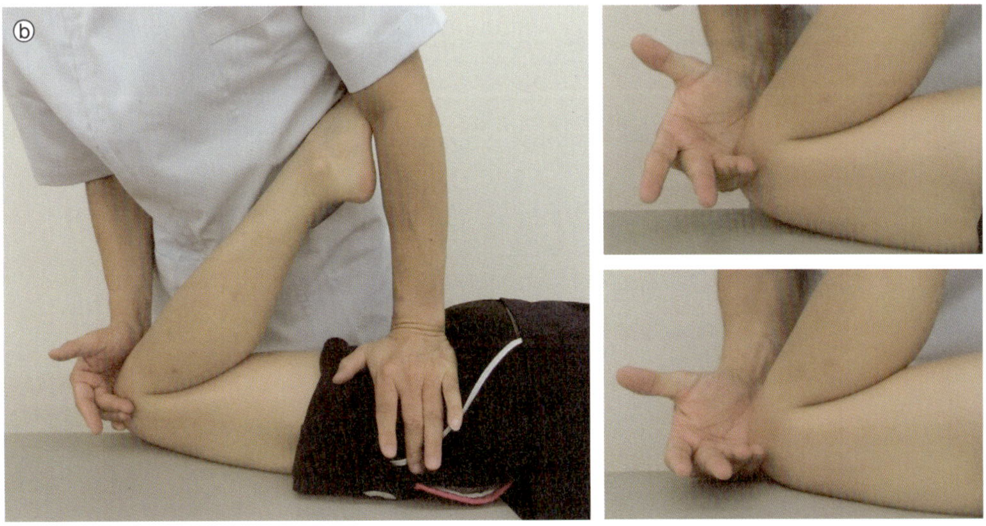

b: 오스굿-슐라터병(Osgood-Schlatter disease) 환자의 넙다리곧은근에 대한 스트레칭 예이다. 정강뼈거친면(경골조면)으로 부담경감을 하기 위해 무릎굴곡의 신장조작에 맞춰 다른 한쪽 손으로 무릎뼈를 먼쪽으로 당겨 내려준다(무릎뼈거친면에 모아준다). 정확하게 무릎조작을 했으면 무릎인대와 정강뼈거친면에 여분의 신장 스트레스를 주지 않고 넙다리곧은근의 힘살로 신장자극을 더해줄 수 있다.

10 이 책의 이상적인 이용방법

이 책의 가장 좋은 이용법은 책에 표시된 스트레칭의 기본적인 순서를 참고하고 각자 먼저 스스로 스트레칭 방법을 만들어 내는 것이다. 그 후 책의 방법과 비교하면서 좋은 점을 융합시켜 각자에게 가장 적합한 방법을 창조해내는 것이다. 선택적 스트레칭은 창조적인 스트레칭이다.

이 책은 스트레칭 방법을 세세하게 기술을 높이는 데까지 전달하는 것이 특징이지만 모든 근육을 망라하는 것은 아니다. 또 대상자의 체격, 관리사의 체격과 체력, 가동범위는 각각 다르기 때문에 모든 상황에 맞춘 규정은 아니다. 그렇기 때문에 단순하게 방법론을 모방하는 것이 아니라 스트레칭의 컨셉을 알고 스스로 스트레칭 방법을 고안할 수 있는 것이 가장 중요하다.

스스로 스트레칭 방법으로 확인할 수 있다면 기술적인 능력이 충분히 준비되어 있는지 그렇지 아닌지를 각자 확인할 수 있다. 실제로 대상자에게 실시하고 피드백을 얻는 것으로 보다 좋은 스트레칭 방법을 고안할 수 있다. 단. 먼저 관리사끼리 시행하는 등 사전에 완성도를 높여 환자(스포츠선수)에게 실시하도록 하자.

11 이 책의 스트레칭 사진 위의 화살표, 동그라미 표기룰에 관해서

이후에 기재되는 스트레칭 각론에서는 아래의 룰에 근거해서 화살표와 색으로 차별화를 두었다.

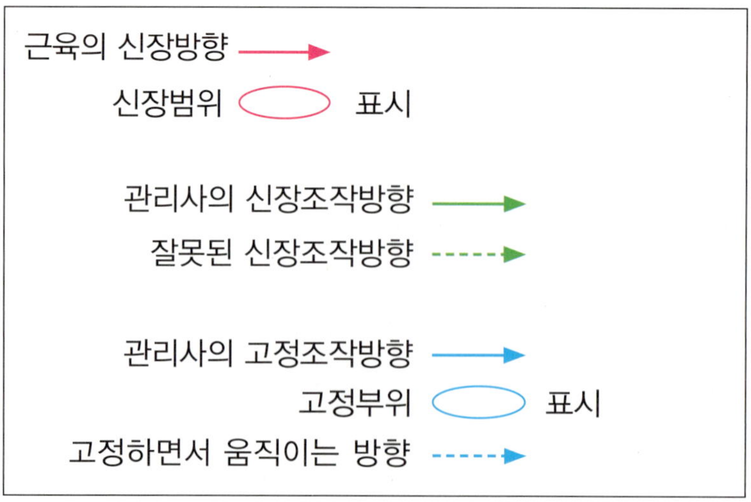

제 Ⅱ 장

스트레칭의 실제

1. 어깨가슴우리관절(견갑흉곽관절)의 근육
2. 어깨위팔관절(견갑상완관절)의 근육
3. 팔꿉관절(주관절)의 근육
4. 손목관절(손목관절) 및 손가락(수지)의 근육

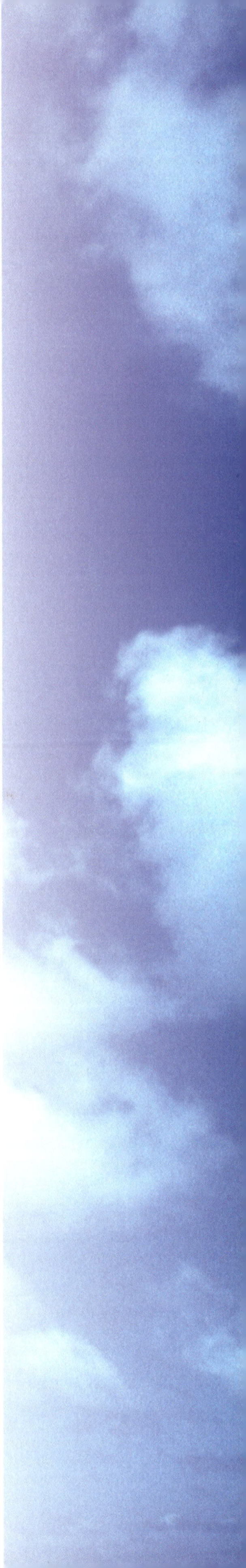

등세모근 위섬유(승모근상부섬유) upper fiber of trapezius muscle

이는곳	뒤통수뼈위목덜미선(후두골상항선), 바깥뒤통수뼈융기(외후두융기), 목덜미인대(항인대)	지배신경	더부신경(부신경)・목신경(경신경)
닿는곳	빗장뼈가쪽 1/3뒤모서리(쇄골외측후연)	위치	C2~C4

기술상의 지침

근육의 주행・기능	■목 부위의 앞쪽을 지난다.	▶ 머리・목 부위의 같은쪽으로 가쪽굽힘(측굴)작용을 한다.
	■목 부위의 뒤쪽을 지난다.	▶ 목 부위의 굽힘(굴곡)작용을 한다.
	■위목덜미선, 바깥뒤통수뼈융기, 목덜미인대부터 기시하고 있다.	▶ 머리부위・목 부위의 반대쪽돌림(회전)작용을 한다.
	■봉우리빗장관절(견쇄관절)을 통해서 어깨뼈중심의 위가쪽을 위안쪽으로 당긴다.	▶ 어깨뼈의 위쪽돌림(상방회전)・내전(모음)・올림(거상) 작용을 한다.
고정 조작 포인트	■목 부위로의 신장은 위험을 동반한다.	▶ 머리・목 부위 쪽을 신장자세까지 조작했으면 고정시킨다.
	■머리 부위・목 부위의 반대쪽으로 가쪽굽힘・굽힘・같은쪽으로 돌림으로 어느 정도 신장시켰으면 고정	▶ 머리 부위・목 부위의 조작에서 어깨(견갑대, shoulder girdle)가 당겨져 왔으면 신장되고 있다.
신장 조작 포인트	■머리 부위와 목 부위를 확실하게 고정시킨 뒤에 어깨를 조작한다.	▶ 고정을 느슨하게 하면 안 되고, 어깨에서 신장조작을 하는 것이 중요하다.
	■어깨 조작은 닿는곳으로 있는 빗장뼈가쪽(쇄골외측)1/3이 가쪽아래로 당겨주듯이 시행해 준다.	

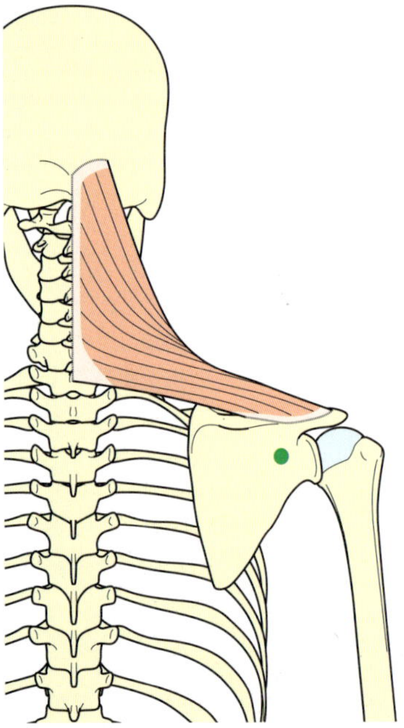

이마면

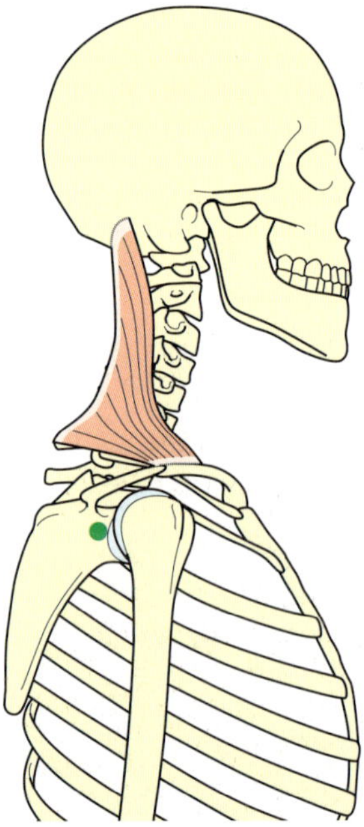

시상면

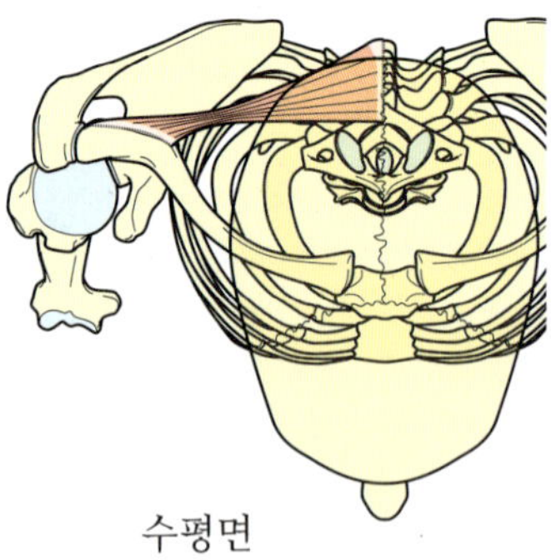

수평면

등세모근 위섬유는 뒤통수뼈위목덜미선, 바깥뒤통수뼈융기, 목덜미인대부터 빗장뼈가쪽 1/3 뒤모서리로 주행한다. 빗장뼈를 통해 어깨뼈에 작용하지만 어깨뼈의 위쪽돌림・아래쪽돌림축(어깨뼈 중심)의 위가쪽을 안쪽・위쪽으로 당기기 때문에 위쪽돌림・모음・올림작용을 한다.

그림 1-1 등세모근 위섬유의 스트레칭―전체 모습 (1)

대상자의 목 부위를 굽힘·반대쪽 가쪽굽힘, 같은쪽 돌림시키고, 신장감을 얻을 수 있는 위치를 발견하였으면 관리사 쪽의 가쪽 가슴부위에서 고정시킨다. 관리사는 오른손으로 대상자의 오른쪽 빗장뼈를 가쪽 아래쪽으로 조작하고 어깨를 벌림(외전), 내림(어깨뼈의 아래쪽돌림)하면 신장된다.

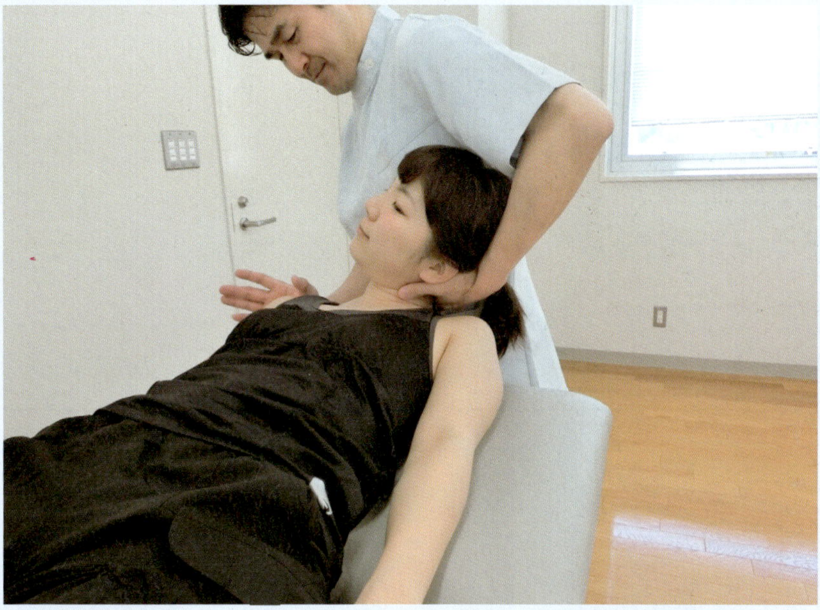

그림 1-2 등세모근 위섬유의 스트레칭―전체 모습 (2)

대상자는 이완된 상태에서 스트레칭을 받는다. 긴장된 힘이 풀어지지 않는 경우는 목빗근(흉쇄유돌근)의 근수축이 확인하면서 말을 걸어주거나 가벼운 동작을 주어, 이완된 상태에서 목 부위 조작을 시작한다. 또한, 대상자의 위팔은 어깨의 벌림·내림(어깨뼈의 아래쪽돌림) 조작이 쉽도록 팔을 내린 상태(중립자세)를 한다.

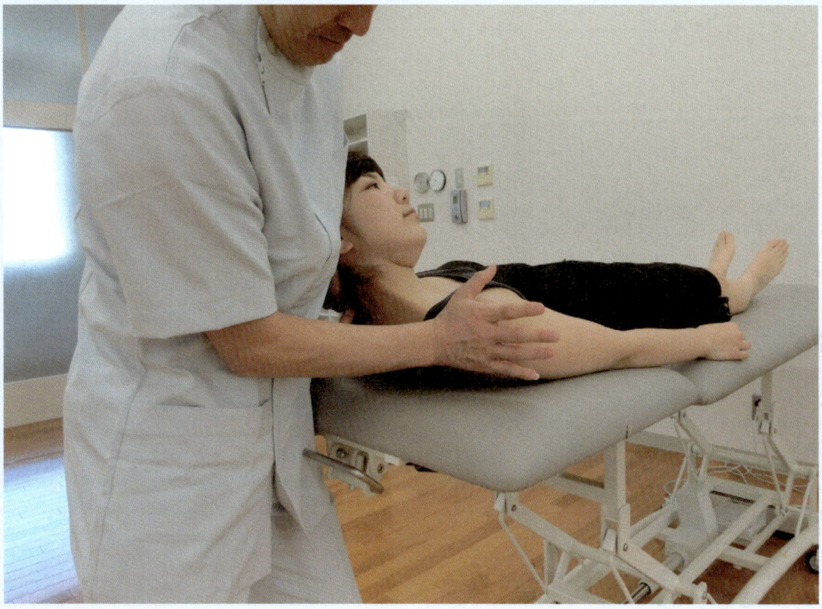

그림 1-3 등세모근 위섬유의 고정조작-순서(목 부위조작)

아래 그림처럼 굽힘(①②), 반대쪽 가쪽굽힘(③④), 같은쪽 돌림(⑤⑥)의 조작순서로 시행해 가는데 마지막으로 목 부위에서 당겨진 어깨가 함께 따라오게 되는데 이때 위섬유가 신장되고 있는지 여부를 판별해야 한다. 효율 좋게 어깨가 목 부위로 당겨지는 정도를 관찰해가면서 시행해 준다.

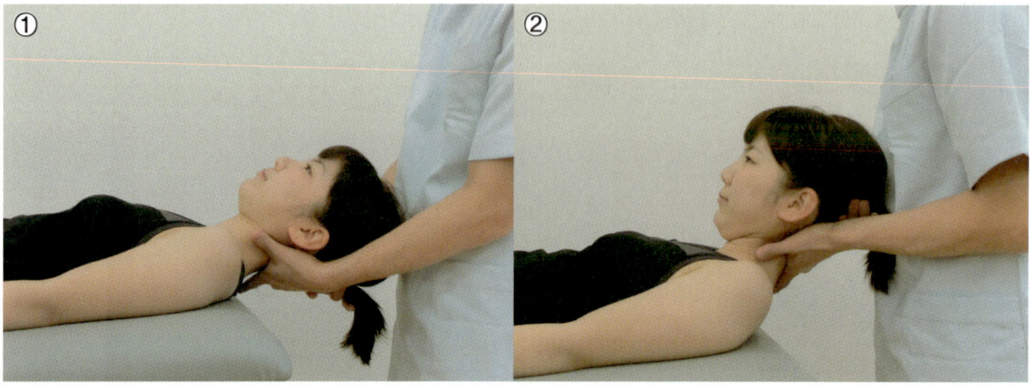

굽힘(굴곡) →

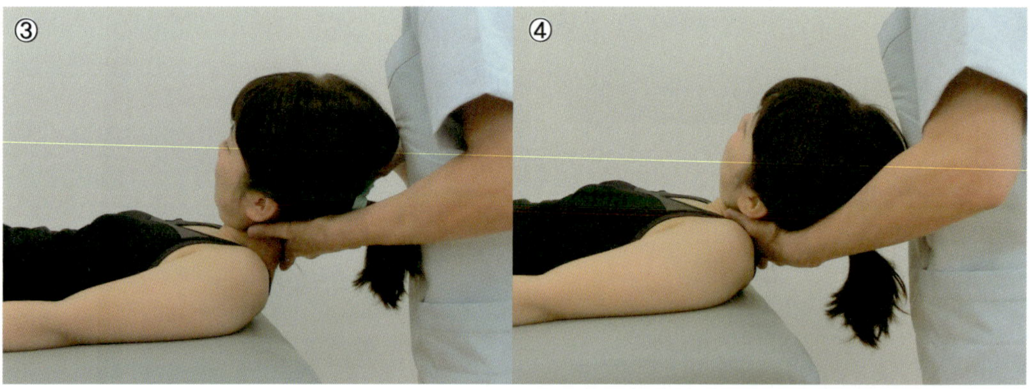

반대쪽 가쪽굽힘(측굴) →

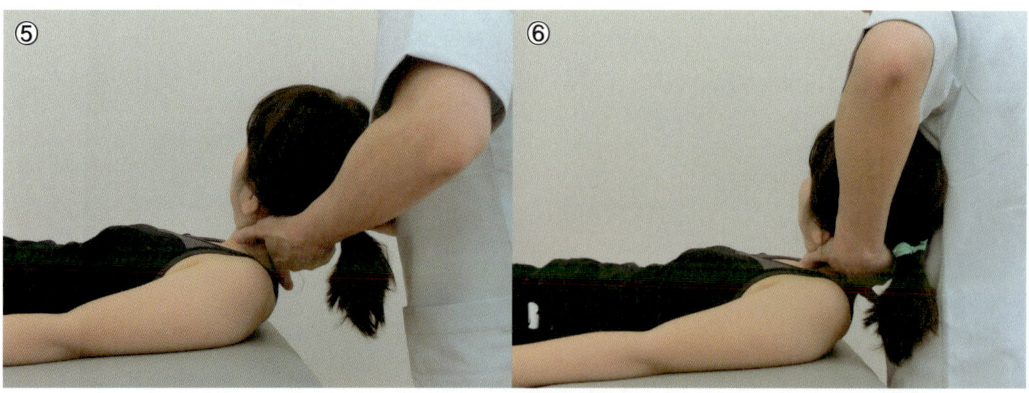

같은쪽 돌림(동측회전) →

그림 1-4 등세모근 위섬유의 고정조작 (1)

관리사는 양손으로 대상자의 목 부위 조작을 시행하고 등세모근의 위섬유가 어느 정도 신장되는 위치를 찾는다(그림 1-3).

관리사는 왼손으로 머리 목 부위를 지탱하면서 대상자의 반대쪽 머리부위를 관리사의 왼쪽 가슴부위에 놓고 고정한다. 이것에 의해서 관리사의 가쪽 가슴부위에서 대상자의 목 부위조작을 하면 목 부위의 통증을 유발시킬 가능성이 있으므로 시행하지 않도록 한다.

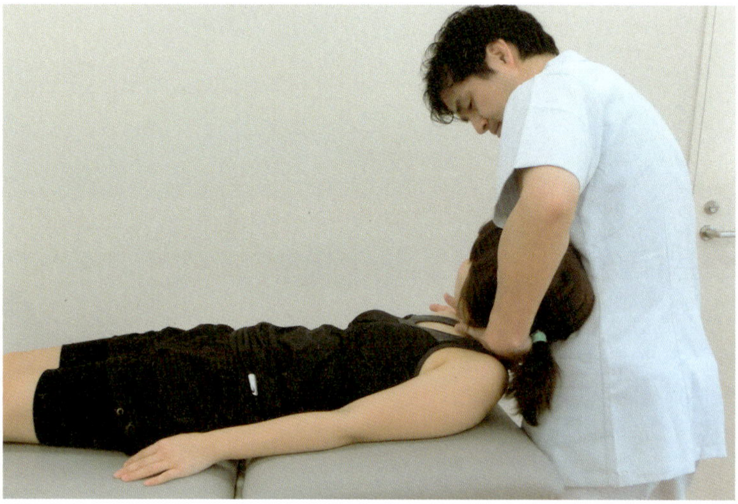

그림 1-5 등세모근 위섬유의 고정조작 (2)

등세모근의 위섬유의 신장조작에서 대상자의 목 부위는 관리사의 오른손에 의해서, 오른쪽(⇢)로 움직이려고 한다. 따라서 관리사는 가쪽 가슴부위로 이 부위를 고정시켜야 한다(→)

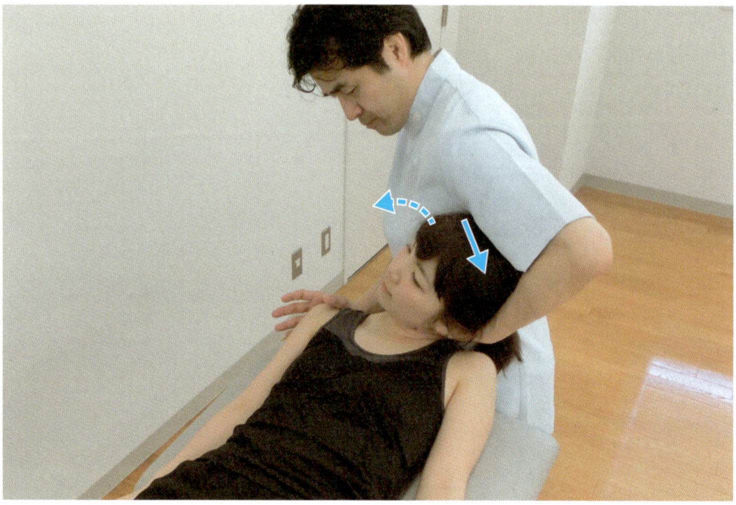

그림 1-6 등세모근 위섬유의 신장조작 (1)

관리사는 오른손의 엄지두덩(무지구)을 대상자의 빗장뼈 가쪽에 놓는다. 이때 약간 가쪽 아래로 향하도록 놓는다(신장조작을 의식해서는 안 된다.)

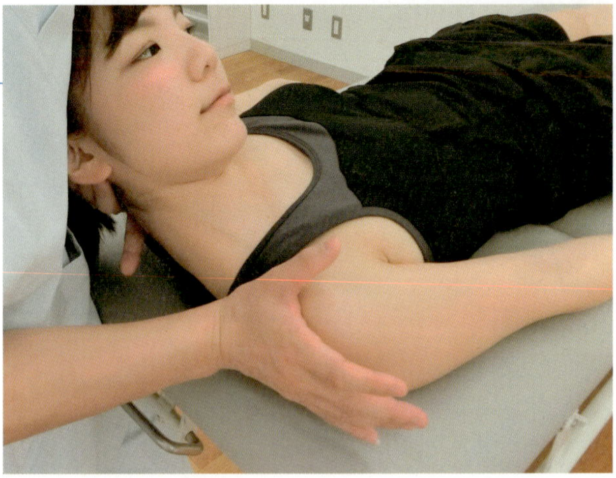

그림 1-7 등세모근 위섬유의 신장조작 (2)

대상자의 머리 목 부위의 위치가 오른쪽으로 움직이지 않도록 고정시키는 것을 의식하면서 관리사는 오른손 엄지두덩으로 빗장뼈를 내린다.

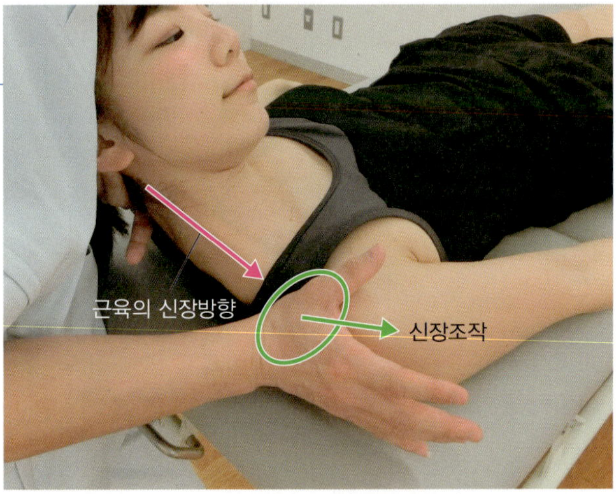

그림 1-8 등세모근 위섬유의 신장방향(상세)

빗장뼈의 내림으로 신장조작을 시행하는데 빗장뼈를 내리려 하면 X 방향으로 누르게 된다. 근육의 주행을 고려하면 O방향으로 근육을 신장시키는 것이 효율적이다.

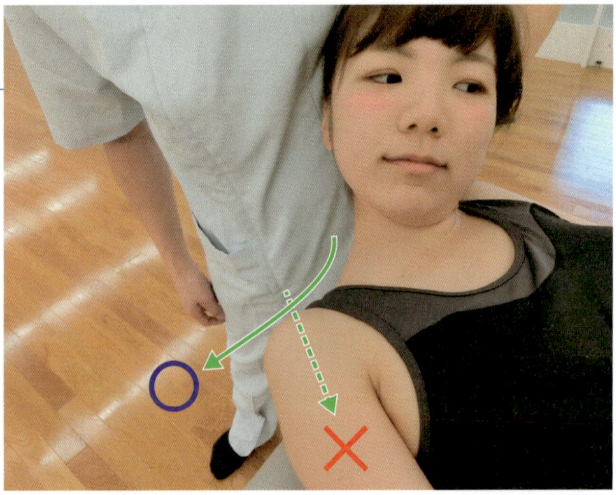

등세모근 중간섬유(승모근 중부섬유) middle fiber of trapezius muscle

이는곳	제 1-6등뼈가시돌기(흉추극돌기)	지배신경	더부신경(부신경), 목신경(경신경)
닿는곳	봉우리(견봉)의 안쪽, 어깨뼈가시위모서리	위치	C2~C4

■ 기술상의 지침

근육의 주행 · 기능	▪ 윗부분 등뼈가시돌기에서 시작한다.	▶ 수축에 의한 가시돌기는 같은쪽으로 당겨진다.(윗부분 등뼈의 반대쪽 돌림작용을 한다.)
	▪ 어깨뼈의 어깨뼈가시와 봉우리 안쪽을 안쪽방향으로 당긴다.	▶ 어깨뼈의 모음(내전)작용을 한다.
	▪ 어깨뼈의 위쪽・아래쪽 돌림축의 위를 안쪽으로 주행한다.	▶ 어깨뼈의 위쪽돌림(상방회전)작용을 한다.
	▪ 어깨위팔관절(견갑상완관절)은 넘어가지 않는다.	▶ 어깨관절을 개입시킨 신장조작은 피한다.
고정 조작 포인트	▪ 몸통의 고정과 윗부분 등뼈가시돌기의 고정 양쪽을 시행한다.	
	▪ 몸통고정은 몸통 굽힘자세로 가슴우리(흉곽)를 고정시킨다.	
	▪ 윗부분 등뼈가시돌기에서 고정은 신장 쪽으로 가시돌기가 당겨지는 것을 맨손으로 고정한다.	
신장 조작 포인트	▪ 먼저 신장조작의 전 단계에서 어느 정도는 어깨뼈를 벌림(외전)・아래쪽 돌림자세(하방회전위)로 조작해 놓는다.	
	▪ 닿는 곳으로 있는 어깨뼈의 어깨뼈가시위모서리 및 봉우리 안쪽으로 신장조작을 한다.	
	▪ 어깨뼈의 벌림(외전)조작에서는 가슴우리의 굽힘에 맞춰서 시행한다.	

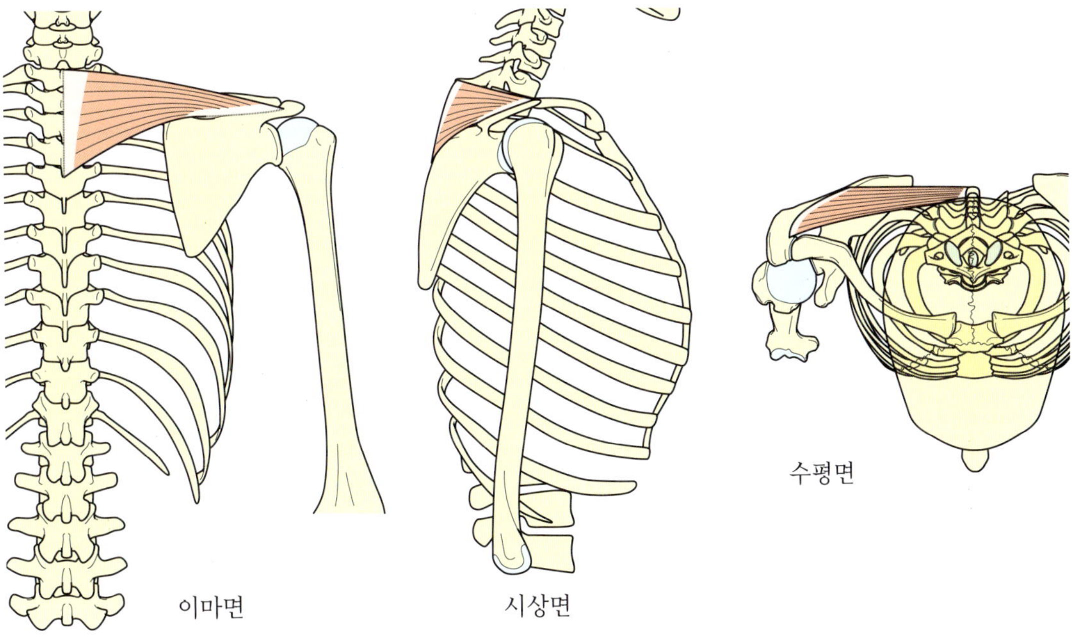

등세모근 중간섬유는 제 1 – 제 6 등뼈가시돌기에서 봉우리의 안쪽, 어깨뼈가시위모서리로 주행한다. 어깨뼈중심의 위쪽을 안쪽으로 당기기 때문에 어깨뼈의 모음・위쪽돌림 작용을 한다.

그림 2-1 등세모근 중간섬유의 스트레칭—전체 모습

대상자를 옆으로 누운자세로 하고 전체적으로 몸통 굽힘자세를 한다. 관리사는 넓적다리 부분 가쪽면에 대상자의 왼쪽위팔로 앞쪽에서 몸통을 고정시킨다.

관리사는 대상자의 윗부분 등뼈가시돌기 및 반대쪽의 갈비뼈를 왼손으로 고정하면서 오른손으로 대상자의 어깨뼈의 아래쪽돌림, 벌림 및 앞쪽기울임(전경) 방향으로 조작하여 신장시킨다. 벌림방향의 조작은 가슴우리의 둥근형태에 맞춰서 시행한다.

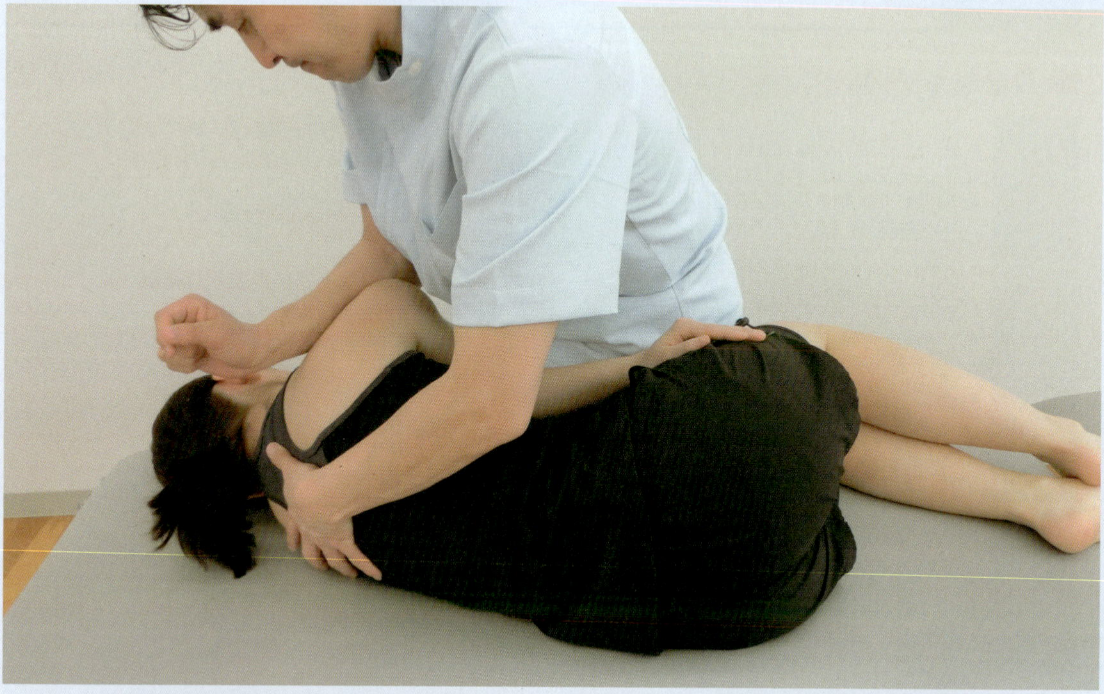

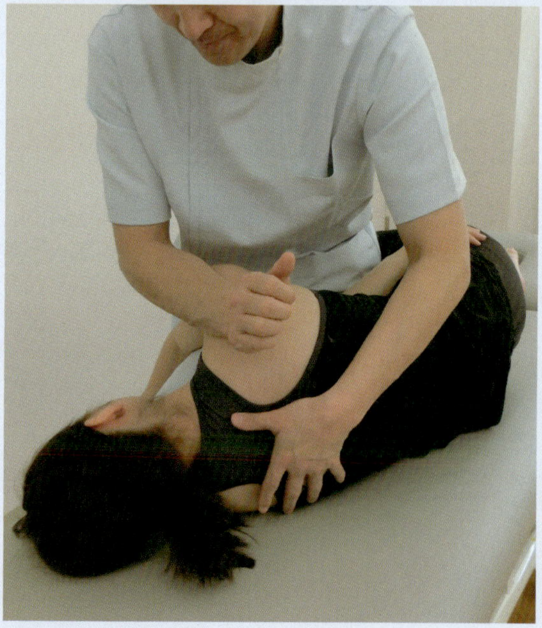

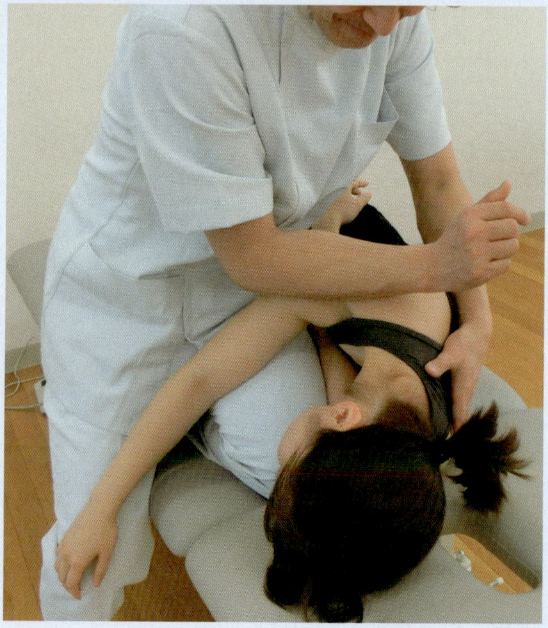

그림 2-2 등세모근 중간섬유의 스트레칭—전체적인 흐름 (1)

먼저 대상자는 옆으로 누운자세로 전체적으로 굽힘자세를 취한다(①). 몸통의 고정은 대상자의 왼쪽 위팔을 통해 시행해 준다. 왼손을 몸통 앞쪽으로 모으는데, 이때에 왼쪽 어깨뼈를 벌림·아래쪽 돌림자세를 취한다(②). 이것에 의해서 대상자의 몸통은 바로 누운자세 방향으로 돌림되고(회전), 신장조작에 의해서 바로 누운 방향으로 누운 방향으로 몸통돌림 고정이 쉬워진다. 관리사의 넓적다리부위에서 고정할 때는 대상자의 위팔 뒷면 가쪽과 관리사의 넓적다리 가쪽 윗부분이 닿도록 한다(③).

①
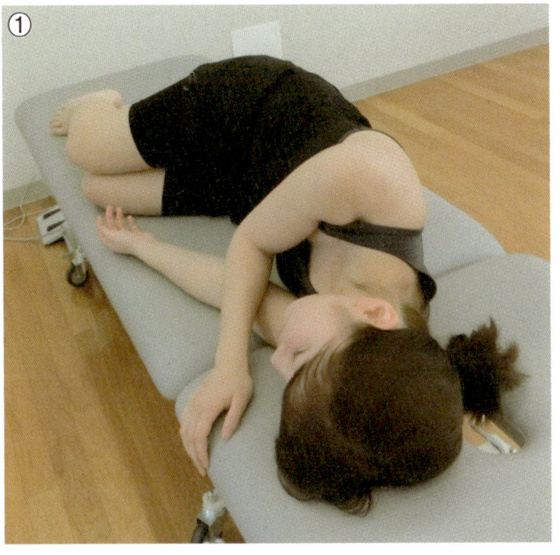

②
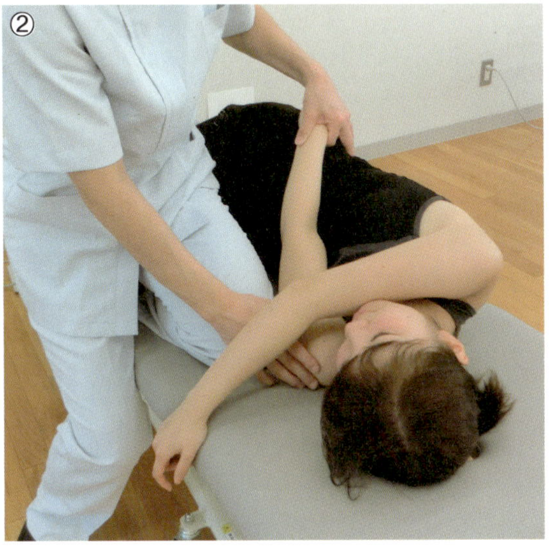

③
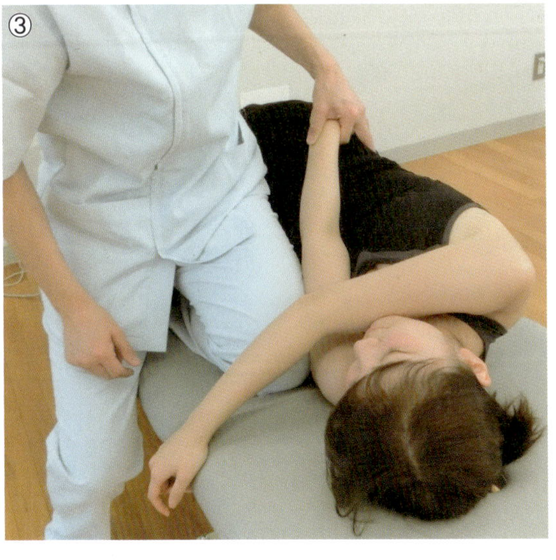

그림 2-3 등세모근 중간섬유의 스트레칭—전체적인 흐름 (2)

신장조작에서 관리사의 오른손으로 대상자의 오른쪽 위팔을 앞쪽 및 가쪽아래로 당기고 왼손으로 어깨뼈를 벌림 • 아래쪽 돌림자세로 유도한다(①). 정확한 위치에서 어깨뼈를 조작했으면 오른손은 뗀다(②).

어깨뼈의 벌림 • 아래쪽 돌림자세를 느슨해지지 않도록 신경쓰면서 세라피스는 오른쪽 아래팔을 어깨뼈가시 위모서리 및 어깨뼈 봉우리 안쪽에 놓는다(③). 그 상태에서 관리사는 어깨뼈벌림(④) • 아래쪽돌림(⑤)조작을 시행하고 스트레칭조작을 한다.

①
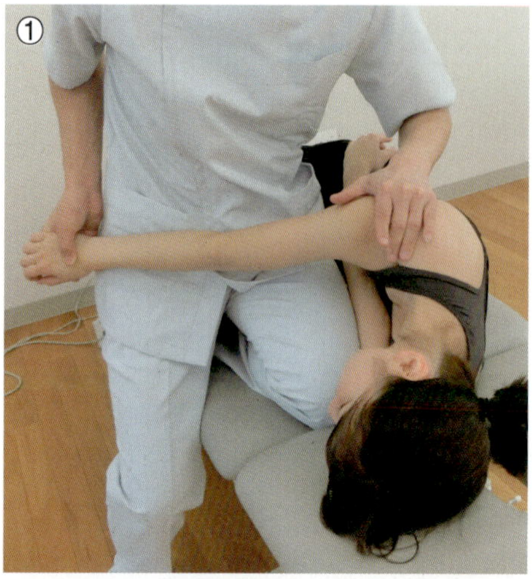

②
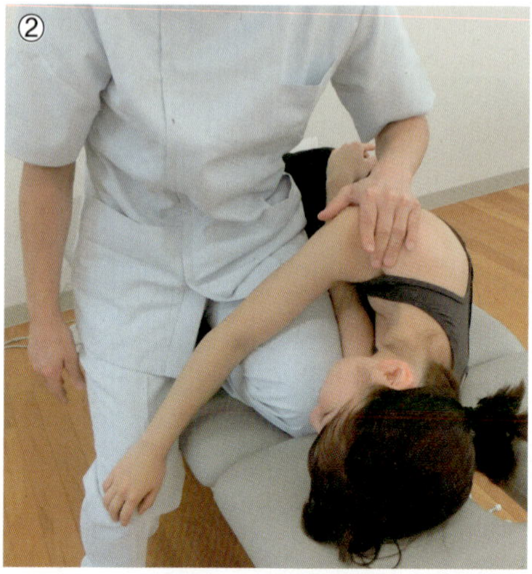

③
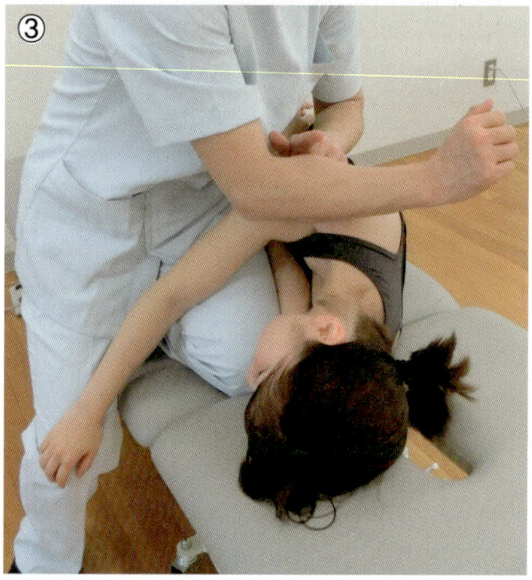

④
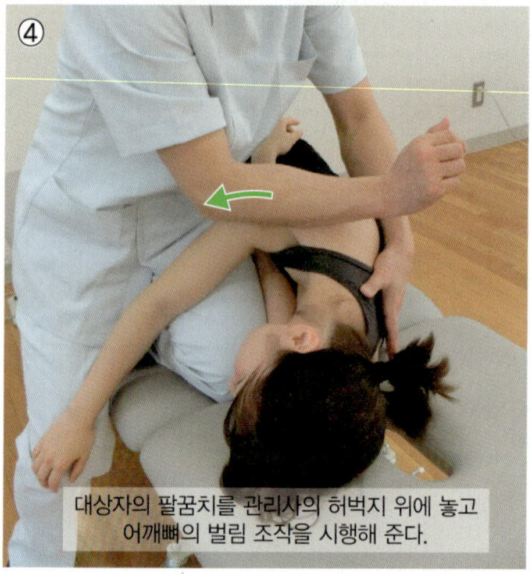

대상자의 팔꿈치를 관리사의 허벅지 위에 놓고
어깨뼈의 벌림 조작을 시행해 준다.

⑤
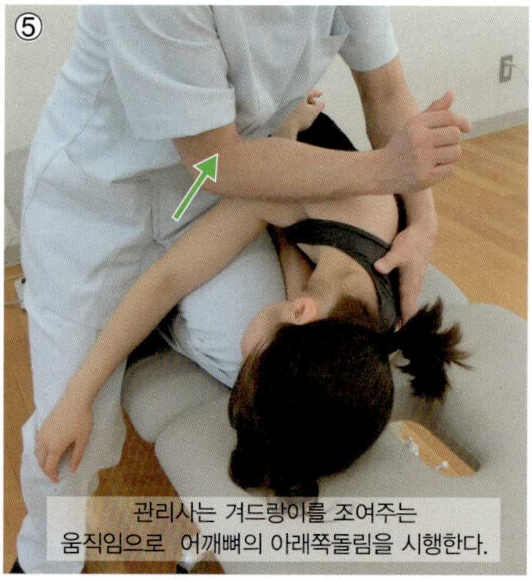

관리사는 겨드랑이를 조여주는
움직임으로 어깨뼈의 아래쪽돌림을 시행한다.

그림 2-4 등세모근 중간섬유의 고정조작

대상자의 몸통을 관리사의 넓적다리 부위로 고정하는데 직접 넓적다리 부위를 가슴우리에 놓으면 가슴우리 부위의 형태에 의해서 움직이게 되므로 충분하게 고정시키지 않으면 안 된다. 따라서 아래에 있는 대상자의 왼쪽 위팔의 어깨뼈 벌림, 아래쪽돌림시키고 몸통의 앞으로 모음시킨다. 대상자의 왼손 관절부위가 오른쪽 위앞엉덩뼈가시(상전장골극) 부근에 올 수 있을 정도의 모음자세로 놓는다(①).

모음이 크면 팔꿈치도 굽힘자세가 되고 대상자의 오른쪽 어깨뼈아래각 부근에 왼손이 오게 됨으로 신장 조작시 방해가 된다. 대상자의 위팔 뒷면 가쪽과 관리사의 넓적다리 가쪽 윗부분이 닿을 수 있도록 조작해 주면(②) 신장조작 시 몸통을 엎드린다.

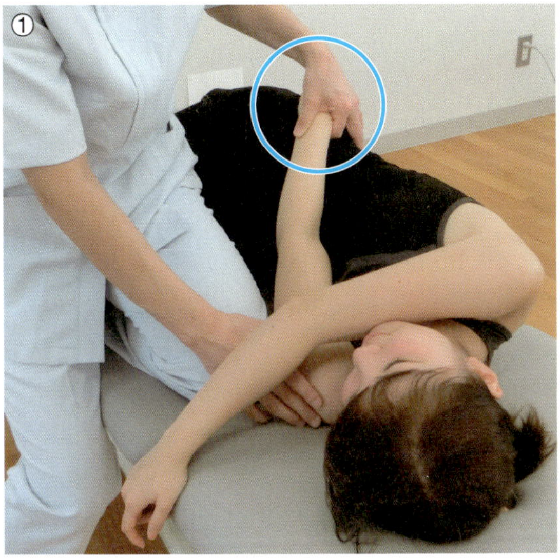

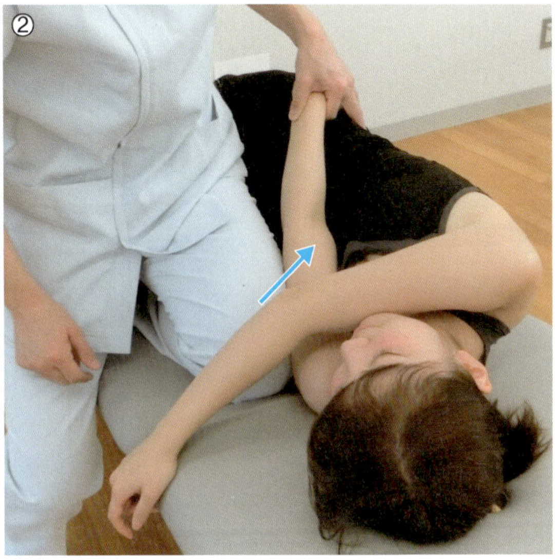

그림 2-5 등세모근 위섬유의 신장준비 (1)

어깨뼈조작은 관리사의 아래팔에서 시행한다. 관리사는 양손으로 대상자의 어깨뼈를 벌림·아래쪽 돌림자세로 한 다음(①). 오른쪽 아래팔을 대상자의 어깨뼈 가시위모서리 및 어깨뼈 봉우리 안쪽에 놓는다(②). 이때 왼손으로 어깨뼈의 벌림·아래쪽 돌림자세를 유지하고, 계속해서 오른손으로 아래팔 엎드린 굽힘쪽에 놓는데 이때 손을 바꿔줄 때에 어깨뼈의 벌림, 아래쪽돌림자세가 느슨해지지 않도록 주의가 필요하다. 만약 느슨해진 경우에는 다시 한번 신장준비 자세를 고쳐주는 것이 좋다.

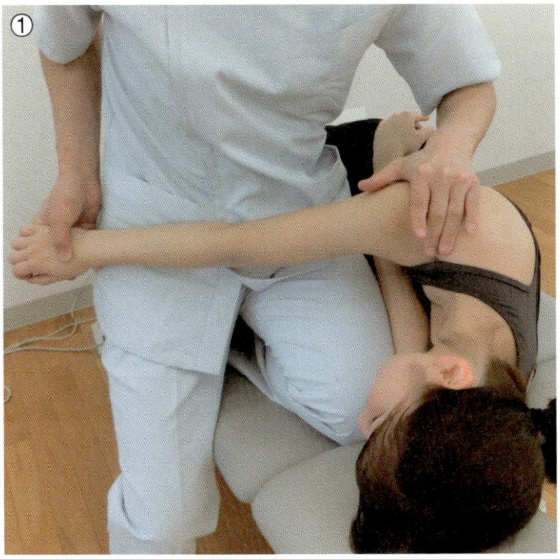

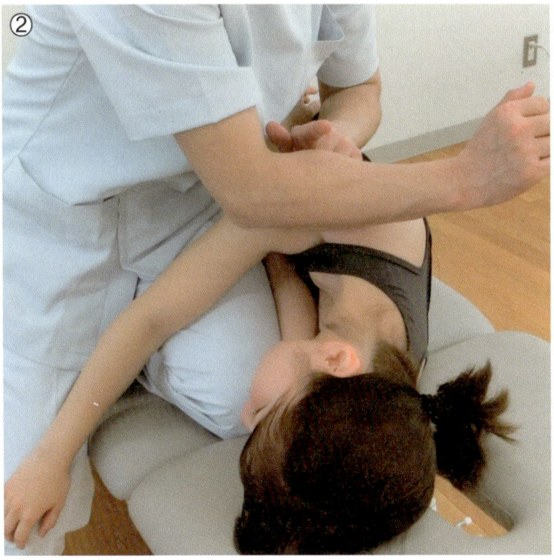

그림 2-6 등세모근 윗부분 섬유의 신장준비 (2)

손을 바꿔준 다음 관리사의 왼손은 엄지두덩을 포함하여 엄지손가락 전체로 윗부분 등뼈가시돌기를 고정한다(①). ②는 대상자 뒤쪽에서 본 전체 모습이다. 여기까지가 신장준비의 단계인데 이 시점에서 약간의 신장감을 느꼈다면 신장조작 시 충분한 신장감을 얻을 수 있다.

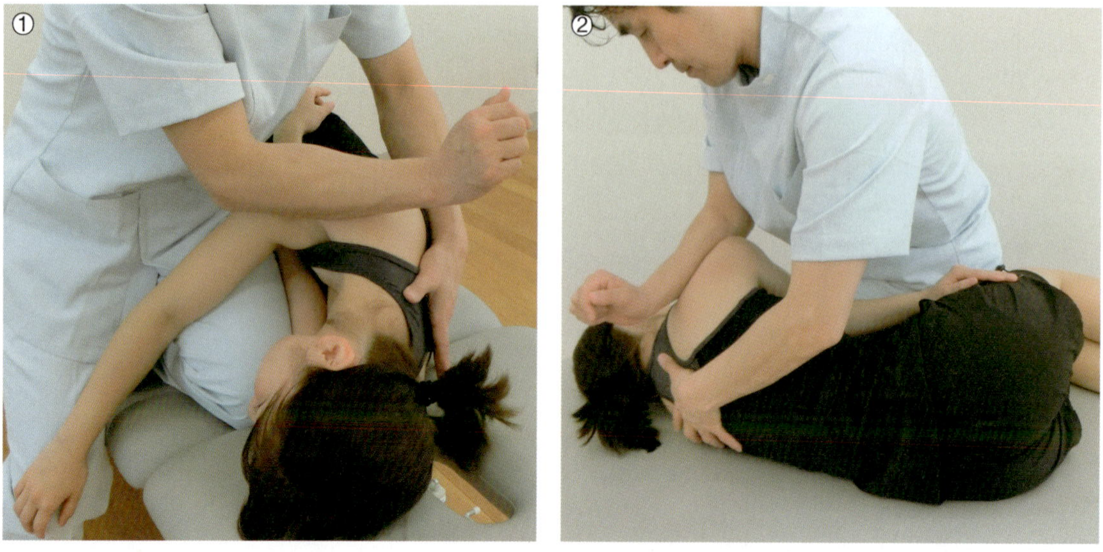

그림 2-7 등세모근 중간섬유의 준비조작

관리사의 겨드랑이를 좁혀주듯이 어깨관절을 모음시키는 것으로 대상자의 어깨뼈가 아래쪽돌림이 된다(①). 관리사는 팔꿈치를 앞쪽으로 당겨 어깨관절을 폄조작을 하는 것으로 대상자의 어깨관절 벌림자세를 만든다(②).

어깨뼈의 벌림조작을 시행할 때는 가슴우리 위를 어깨뼈가 부딪치지 않도록 미끌어지듯이 대상자의 가슴우리의 형태(둥근형태)를 의식하여 시행해 준다.

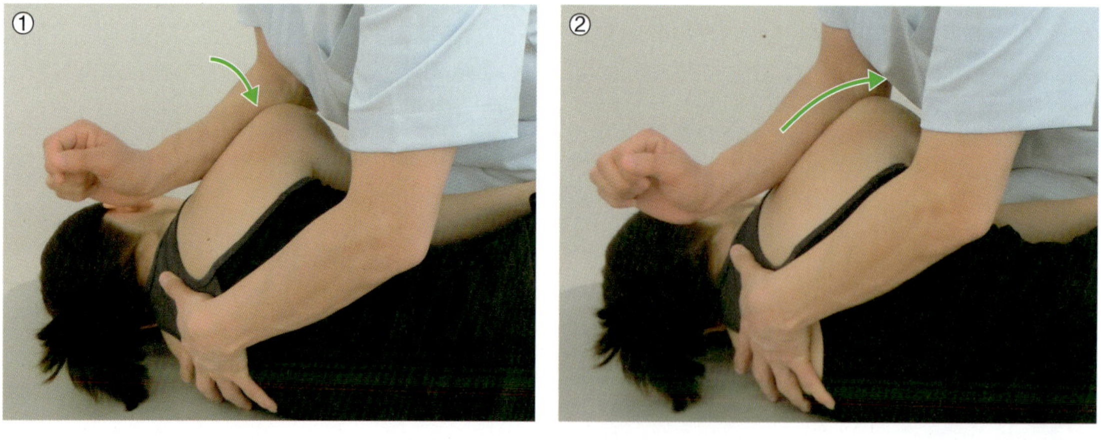

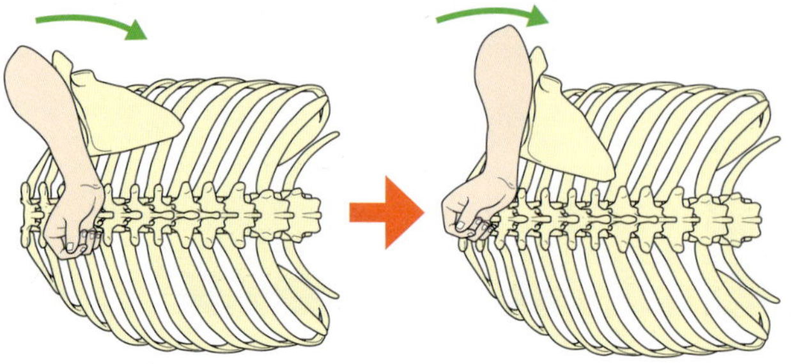

등세모근 아래섬유(승모근 하부섬유) lower fiber of trapezius muscle

이는곳	제7~제 12등뼈가시돌기	지배신경	더부신경, 목신경
닿는곳	어깨뼈가시세모부분 (견갑골극삼각부)	위치	C2~C4

■ 기술상의 지침

근육의 주행 · 기능	■ 아래 등뼈가시돌기부터 시작된다.	▶ 수축에 의해서 가시돌기는 같은쪽으로 당겨진다. (아래 등뼈의 반대쪽 돌림작용을 한다.)
	■ 어깨뼈의 가시세모부분을 안, 아래쪽으로 당긴다.	▶ 어깨뼈의 모음, 내림작용을 한다.
	■ 어깨뼈의 위쪽, 아래쪽돌림축의 안쪽을 아래쪽으로 주행한다.	▶ 어깨뼈의 위쪽돌림작용을 한다.
	■ 어깨위팔관절(견갑상완관절)은 넘어가지 않는다.	▶ 어깨관절을 통한 신장조작은 피한다.
고정 조작 포인트	■ 몸통고정은 몸통굽힘자세에서 다리를 통해 시행한다.	
신장 조작 포인트	■ 닿는 곳으로 있는 어깨뼈의 가시세모(극삼각)에서 신장조작을 시행한다.	
	■ 어깨뼈의 올림 · 벌림조작은 가슴우리의 둥근형태에 맞춰서 시행해 준다.	

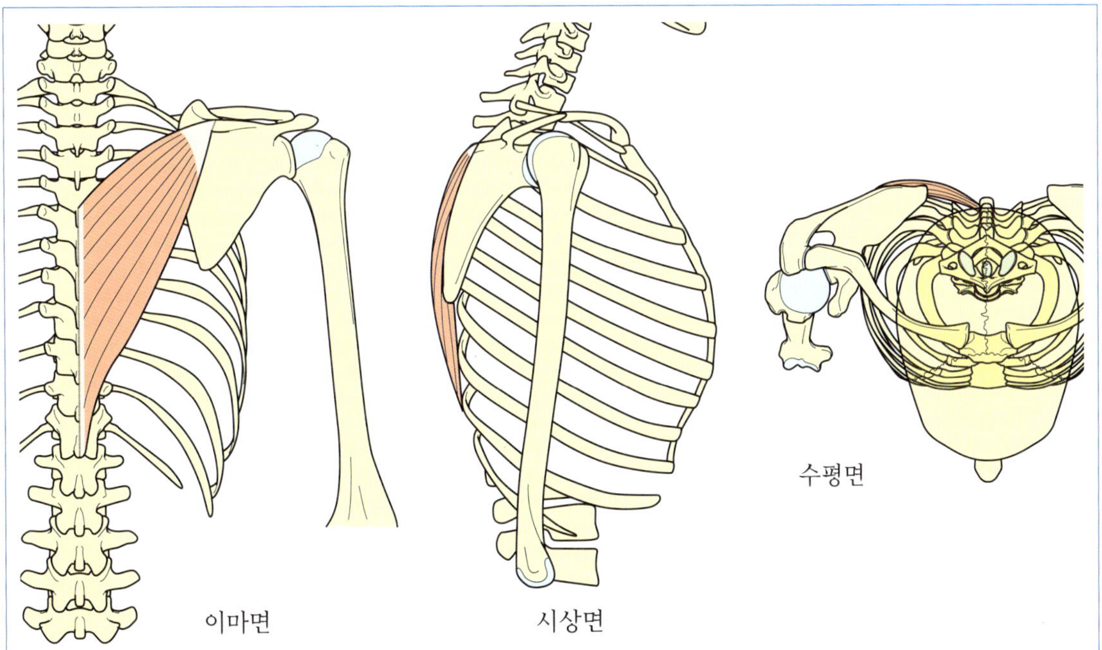

등세모근 아래섬유는 제 7~제 12 등뼈 가시돌기에서 어깨뼈가시 세모부분으로 주행한다.
어깨뼈중심의 안쪽을 아래 · 안쪽으로 당기기 때문에 어깨뼈의 당김 아래쪽돌림 · 모음 작용을 한다.

그림 3-1 등세모근 아래섬유의 스트레칭—전체 모습

대상자를 옆으로 누운자세로 하여 전체적으로 몸통굽힘자세를 취한다. 엉덩관절(고관절)은 깊은 굽힘자세로 한다. 관리사는 대상자의 넓적다리 앞면을 자신의 골반~넓적다리 부위의 가쪽에 놓고, 간접적으로 몸통을 고정시킨다.

관리사는 양손으로 대상자의 어깨뼈가시 세모부분을 아래쪽돌림·올림·벌림 및 앞쪽기울임 방향으로 조작하여 신장시킨다. 올림·벌림 방향으로의 조작은 가슴우리의 둥근형태에 맞춰서 시행하도록 한다.

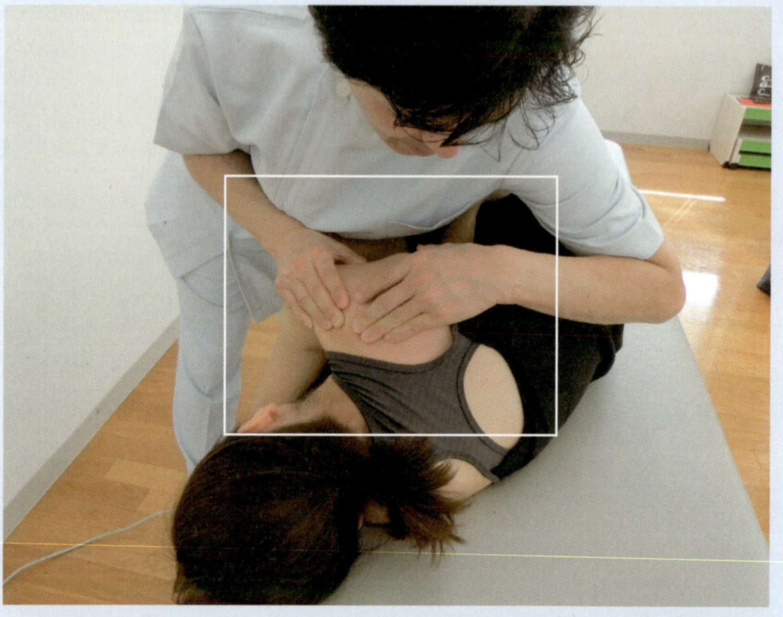

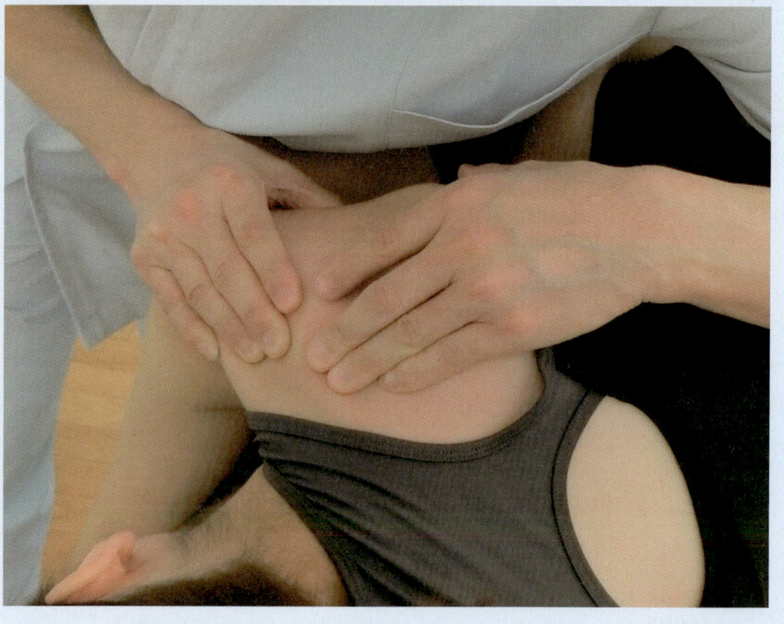

그림 3-2 등세모근 아래섬유의 고정조작

대상자를 옆으로 누운자세로 하고 대상자의 왼쪽 어깨는 어깨뼈벌림·아래쪽 돌림자세로 하고(①), 신장조작에서 몸통이 엎드린 자세방향으로 돌림 운동되는 것을 방지한다. 전체적으로 확실한 몸통굽힘자세를 취하고(②), 엉덩관절은 깊은 굽힘자세로 하여 아래 등뼈 가시돌기 사이를 벌려주듯이 시행해 준다. 관리사는 대상자의 넓적다리 앞면을 자신의 골반~넓적다리 부분 가쪽에 놓고, 몸통을 간접적으로 고정시킨다(③).

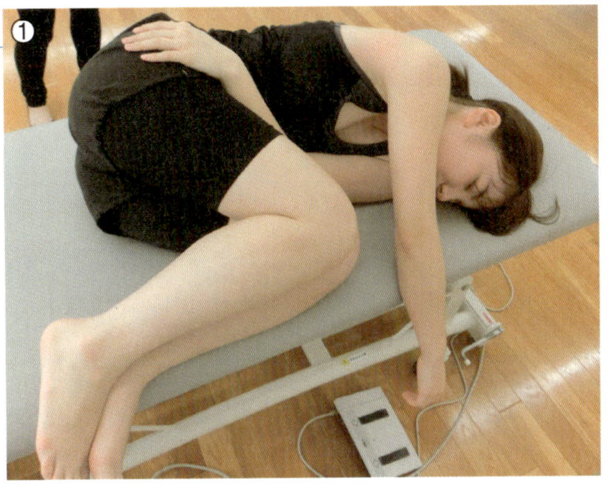

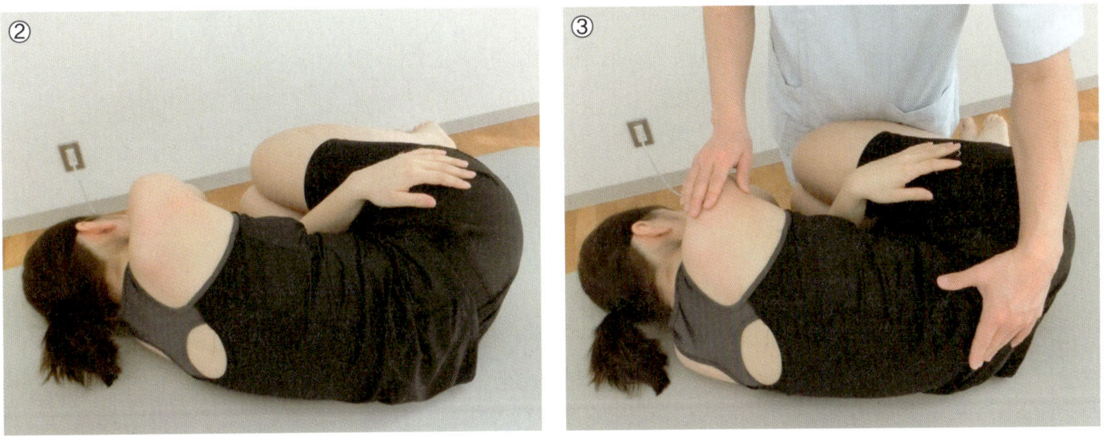

그림 3-3 등세모근 아래섬유의 신장준비

관리사는 오른손으로 대상자의 오른쪽 위팔부분을 잡고 굽힘·수평모음방향으로 조작한다. 맞춰서 관리사는 왼손으로 어깨뼈가시 세모부분을 위·가쪽으로 조작한다. 이때 대상자에게 가슴호흡의 들숨(흡기)을 시행하게 하면 약간의 신장감을 느낄 수 있다.

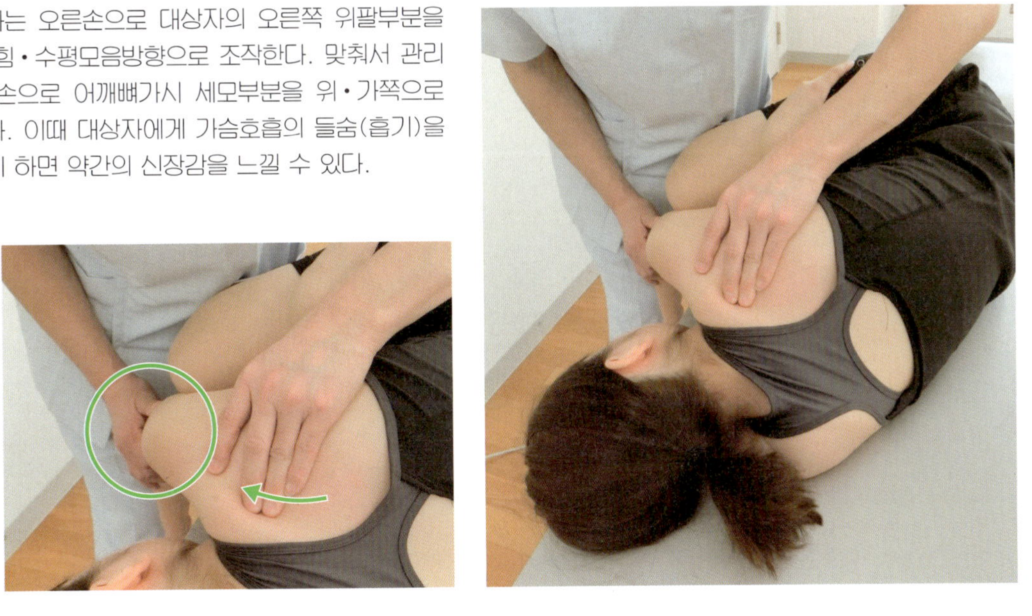

그림 3-4 등세모근 아래섬유의 신장조작 (1)

관리사는 대상자의 오른쪽 위팔부분을 잡고 있는 오른손을 놓고, 왼손과 함께 어깨뼈가시 세모부분을 올림·아래쪽돌림·벌림조작을 시행한다.

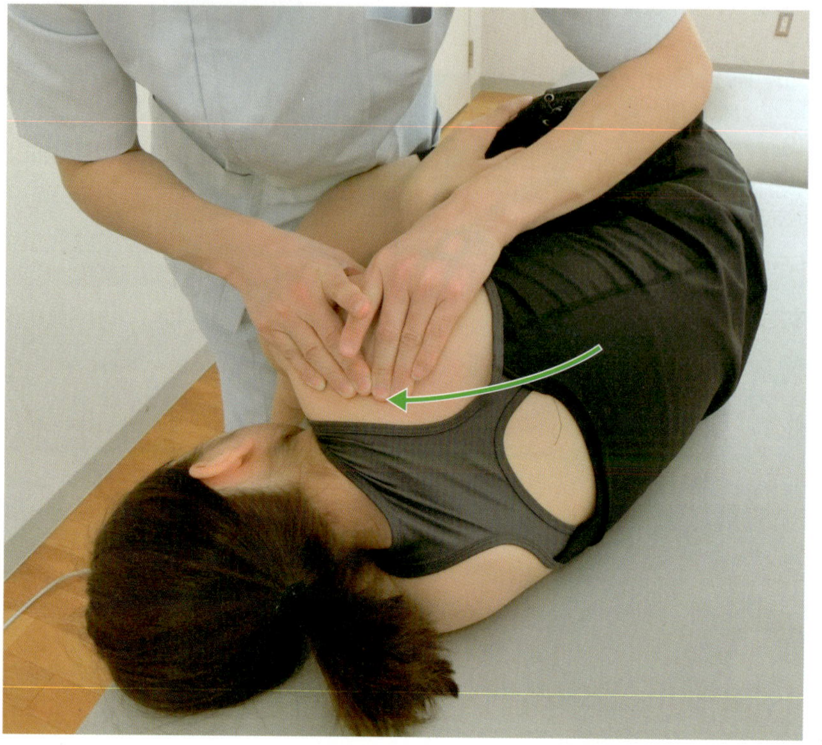

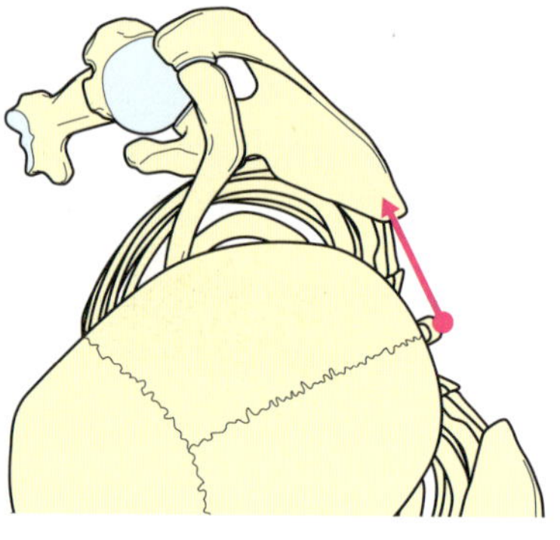

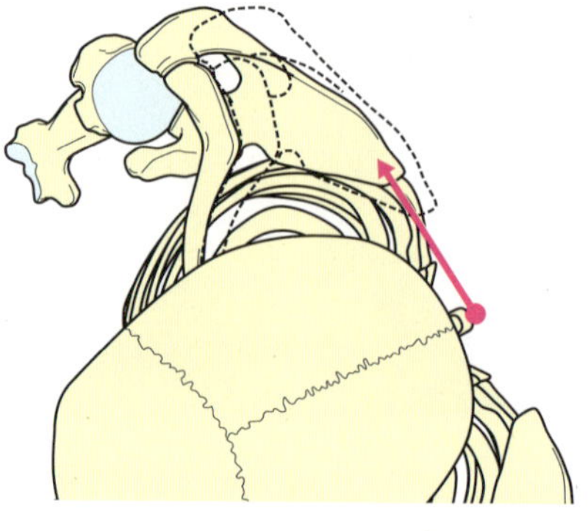

그림 3-5 등세모근 아래섬유의 신장조작 (2)

관리사는 가시세모에서 시작하고 있는 아래 등뼈가시돌기에서 멀어지도록 조작한다.

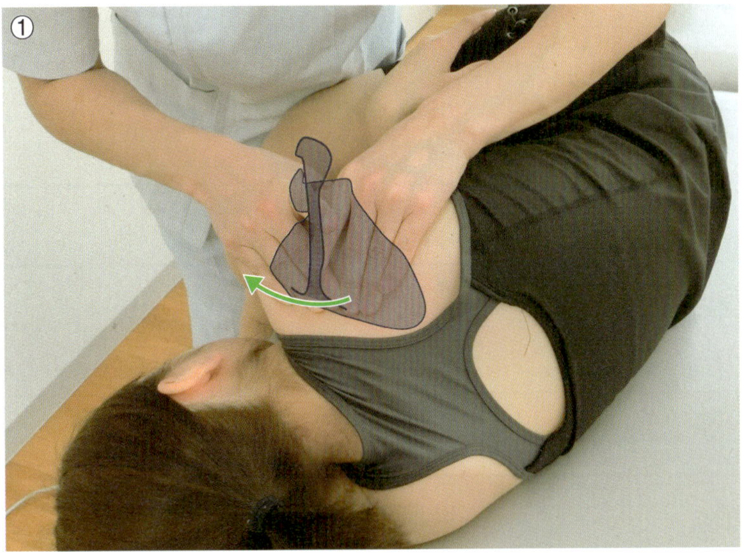

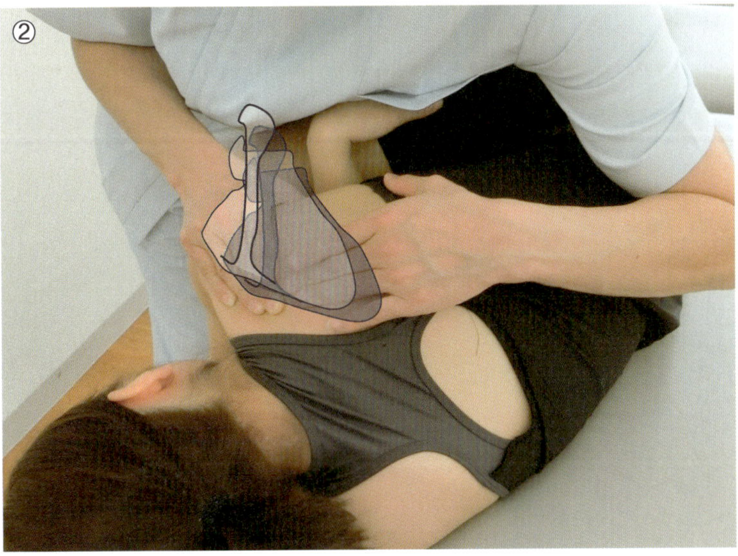

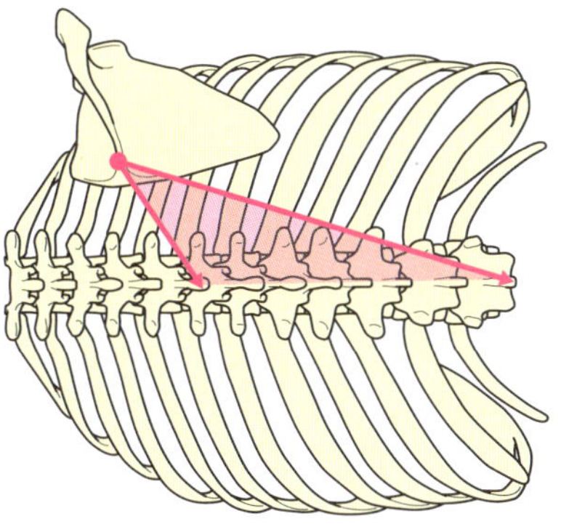

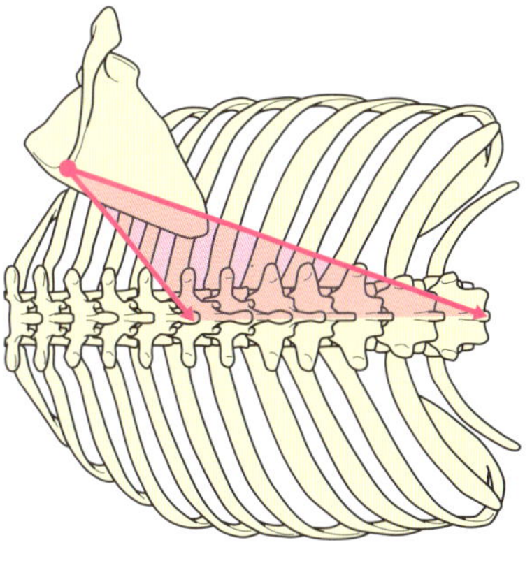

큰마름근(대능형근) rhomboid major muscle
작은마름근(소능형근) rhomboid minor muscle

큰마름근

이는곳	제2~제5 등뼈가시돌기	지배신경	등쪽어깨신경(견갑배신경)
닿는곳	어깨뼈가시세모부분에서 아래각에 이르는 안쪽모서리	위치	C5

작은마름근

이는곳	제7목뼈가시돌기, 제1등뼈가시돌기	지배신경	등쪽어깨신경(견갑배신경)
닿는곳	어깨뼈 가시세모부분의 밑변을 구성하는 안쪽모서리	위치	C5

기술상의 지침

근육의 주행·기능	■가시돌기(극돌기)에서 시작한다.	▶ 수축에 의해 가시돌기는 같은쪽으로 당겨진다.(이는곳 부분의 반대쪽돌림작용)
	■어깨뼈모음방향의 작용벡터(vector)를 가진다.	▶ 어깨뼈의 벌림으로 신장된다.
	■어깨뼈올림방향의 작용벡터를 가진다.	▶ 어깨뼈의 내림으로 신장된다.
	■어깨뼈위쪽돌림·아래쪽돌림축의 안쪽을 위쪽으로 당기는 작용벡터를 가진다.(아래쪽돌림 작용을 한다.)	▶ 어깨뼈의 위쪽돌림으로 신장된다.

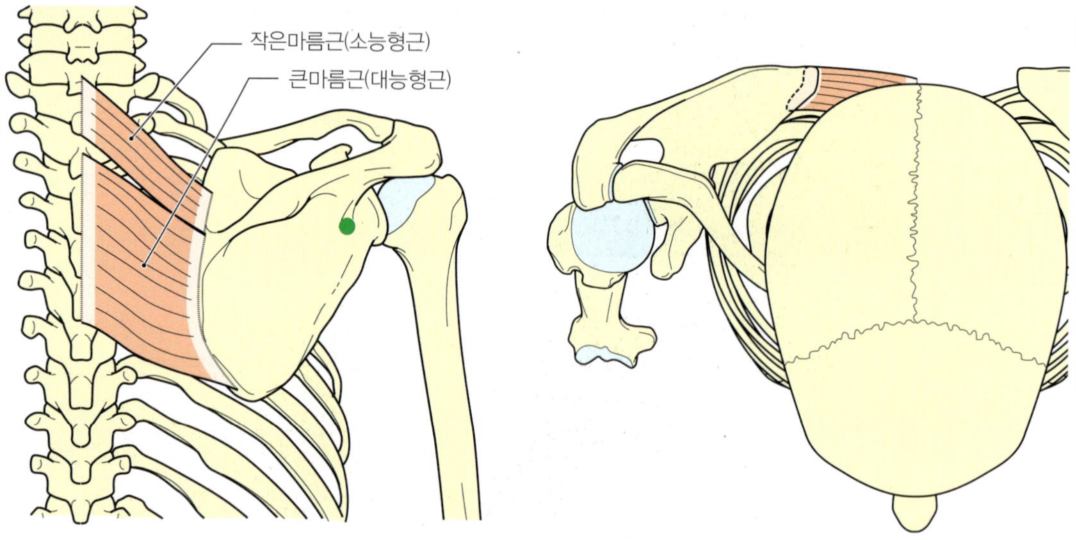

이마면 수평면

큰마름근은 제 2~제 5 등뼈가시돌기부터 어깨뼈가시세모부분~아래각에 이르는 안쪽모서리로 주행한다. 작은마름근은 제 7 목뼈가시돌기, 제1등뼈가시돌기에서 어깨뼈가시세모부분의 밑변을 구성하는 안쪽모서리로 주행한다.

큰마름근은 어깨뼈중심의 안쪽~아래쪽을 위·안쪽으로 당기기 때문에 어깨뼈모음·아래쪽돌림·올림작용을 한다. 작은마름근은 어깨뼈중심의 안쪽을 위·안쪽을 당기기 때문에 어깨뼈모음·아래쪽돌림·올림작용을 한다. 여기에서는 큰·작은마름근이 동시에 신장된다.

고정 조작 포인트	■ 어깨뼈조작 시 몸통이 돌림되지 않도록 한다.	▶ 반대쪽 어깨뼈를 확실하게 벌림자세로 한다.
신장 조작 포인트	■ 어깨뼈조작은 목표로 하는 조작을 모두 동시에 시행하지 않으면 안된다.	▶ 어깨뼈의 위쪽돌림과 내림을 동시에 시행하도록 주의할 필요가 있다.
	■ 어깨뼈벌림조작을 할 때는 이마면(frontal plane)에서 움직이는 이미지를 떠 올리면서 시행해야 한다.	▶ 가슴우리의 둥근형태에 맞춰서 어깨뼈 조작을 한다.
	■ 어깨뼈조작 시 갈비뼈 압박스트레스를 주의해야 한다.	

그림 4-1 큰·작음마름근의 스트레칭—전체 모습

대상자를 옆으로 누운자세로 하고 전체적으로 몸통굽힘자세를 취한다. 관리사의 넓적다리 부분 가쪽면에 대상자의 앞쪽에서 몸통을 고정시킨다.

관리사는 대상자의 제7목뼈~제5등뼈가시돌기 및 반대쪽의 갈비뼈를 왼손으로 고정하고 오른쪽 아래팔을 대상자의 어깨뼈 안쪽모서리에 놓고 어깨뼈의 벌림·위쪽돌림·내림 방향으로 조작하여 신장시킨다. 벌림방향으로의 조작은 가슴우리의 둥근 형태에 맞춰서 시행해 주도록 한다.

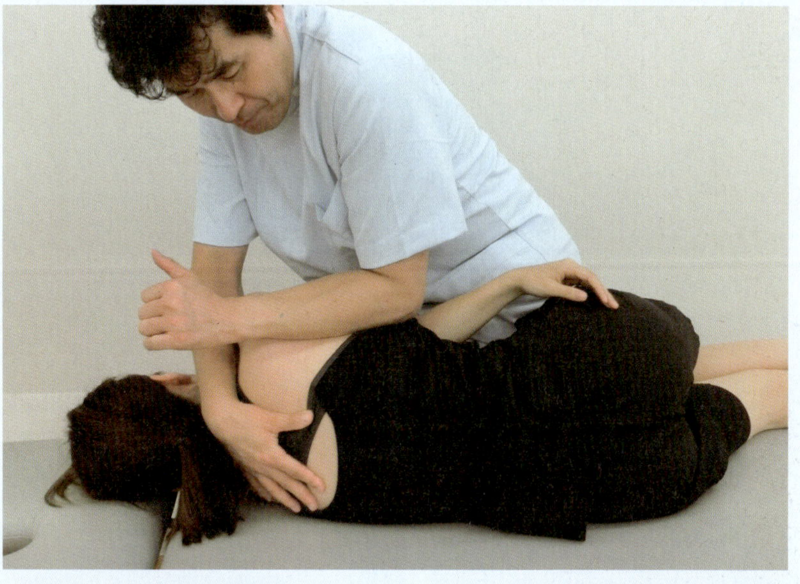

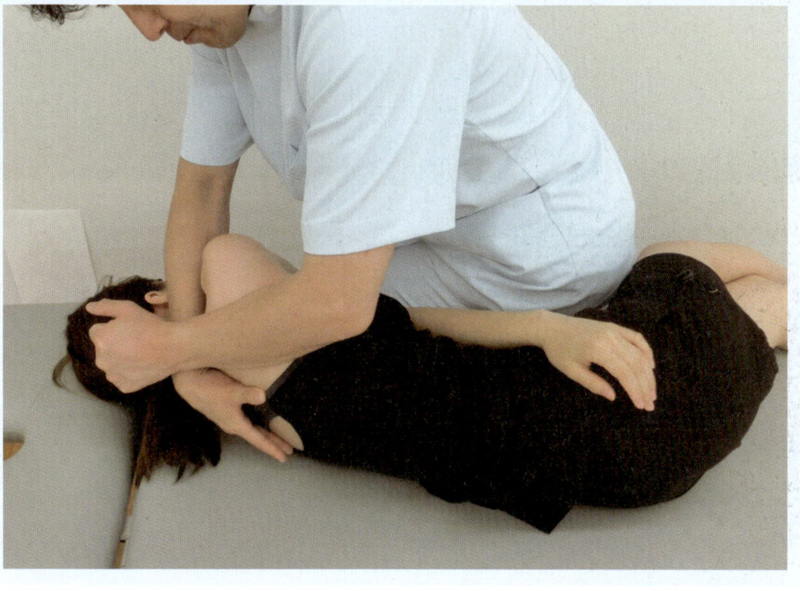

그림 4-2 큰·작은마름근의 고정조작

대상자는 등을 둥글게 하듯이 오른쪽을 위로하여 옆으로 누운자세를 취한다. 왼쪽 어깨뼈가 벌림자세가 되도록 왼쪽 위팔은 오른쪽 위앞엉덩뼈가시(상전장골극) 방향으로 당기고(①). 왼쪽위팔은(위팔의 뒤 가쪽부분에) 관리사의 넓적다리 앞 아래쪽에 놓고 고정시킨 다음 몸통 앞쪽사이에서 끼우듯이 고정시킨다(②).

마름근육군의 신장조작을 할 때는 대상자의 몸통이 엎드린 자세방향으로 돌림(회전)되기 때문에 대상자의 왼쪽 위팔과 관리사의 넓적다리 부위로 몸통을 고정시킨다(③).

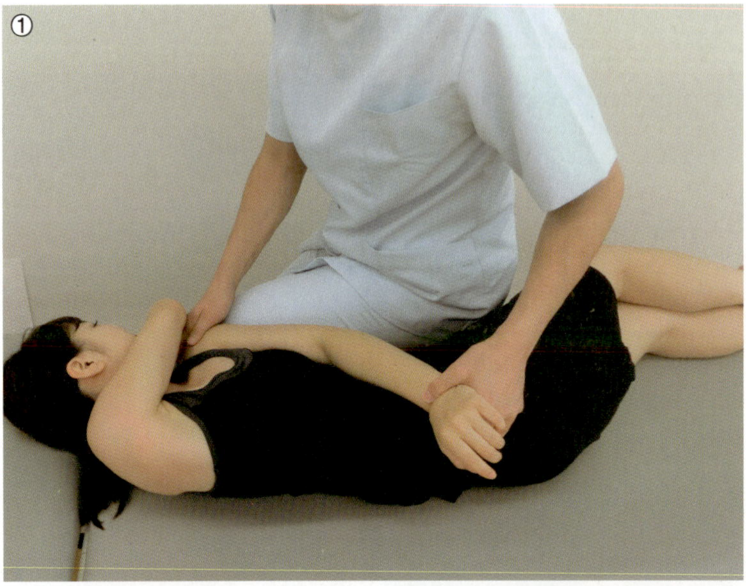

①

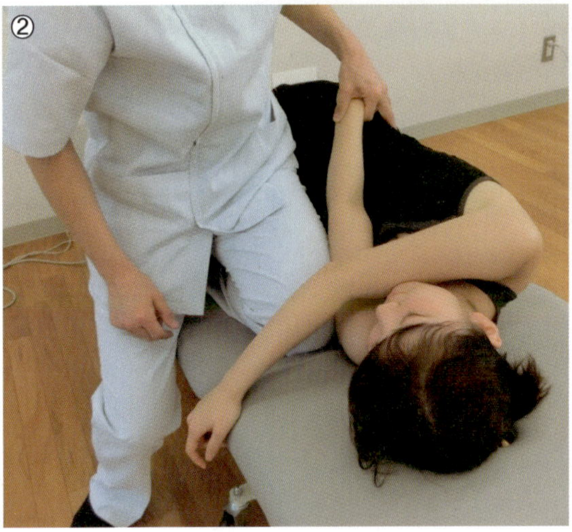

②

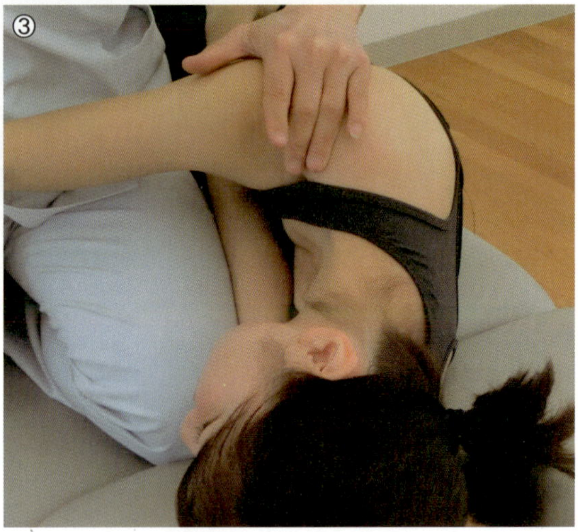

③

그림 4-3 큰·작은마름근 스트레칭 (1)

마름근육군 스트레칭을 할 때는 순서를 하나하나 확실하게 시행하는 것이 중요하다. 여기서 조작이 빗나가면 신장되어지지 않으므로 정확한 조작과 시진에 의한 확인이 필요하다.

①: 어깨뼈 위쪽돌림자세를 쉽게 하기 위해서 관리사는 대상자의 위팔을 굽힘자세로 조작한다.

②: 단순한 올림조작만으로는 어깨뼈의 올림(거상)을 동반한 위쪽돌림조작이 되어 버린다.

③: 따라서 어깨뼈가 올림되지 않도록 관리사는 대상자의 봉우리 또는 큰결절(대결절) 뒤쪽 부근을 지점으로 대상자의 가시위~어깨뼈가시의 안쪽을 관리사의 가운데손가락, 반지손가락의 바닥쪽 전체로 당겨 내리고 위쪽돌림자세로 한다(어깨뼈의 안쪽모서리가 내려온 상태에서 위쪽돌림).

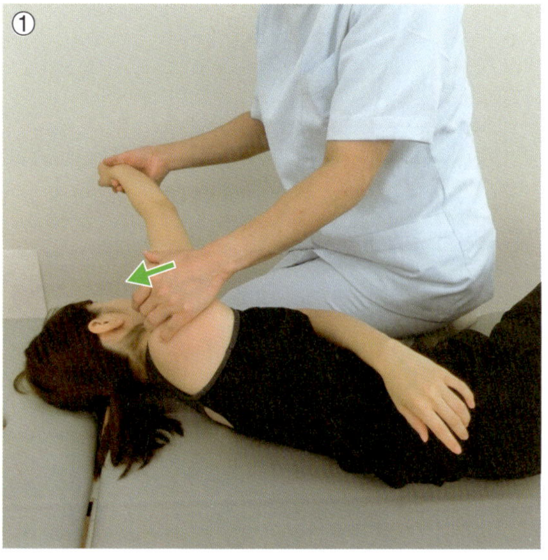

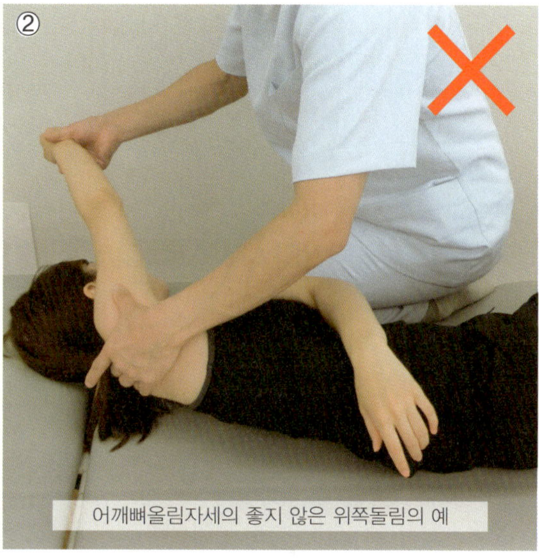

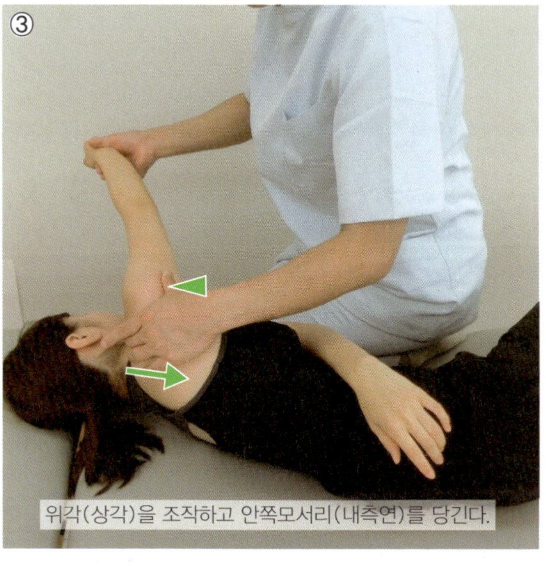

그림 4-4 큰 • 작은마름근 스트레칭 (2)

어깨뼈의 안쪽모서리를 당겨내리면서 위쪽돌림이 되었으면 어깨뼈의 위치가 변하지 않도록 신경쓰면서 대상자의 오른쪽 위팔을 침대쪽으로 내린다.

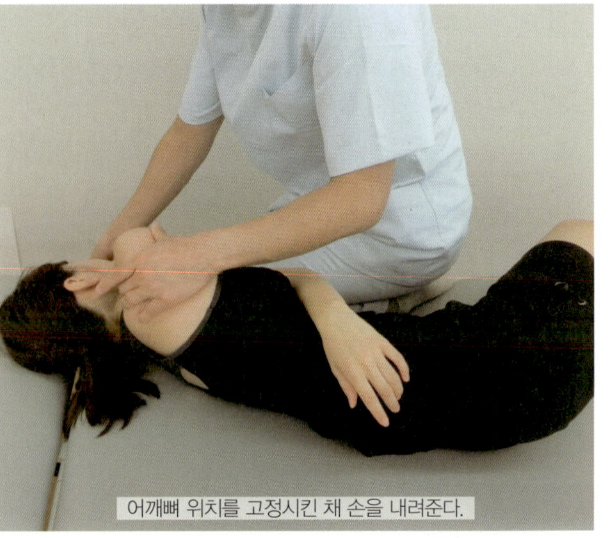

어깨뼈 위치를 고정시킨 채 손을 내려준다.

그림 4-5 큰 • 작은마름근 스트레칭 (3)

신장조작으로 사용하는 관리사의 왼손을 만들기 위해서 오른손으로 어깨뼈의 위치를 유지한다. 우선 관리사의 왼손 엄지두덩과 오른손의 엄지두덩(무지구)을 바꿔준다. 오른손의 엄지두덩~엄지손가락은 봉우리 또는 큰결절 뒤쪽 근처에서 꼬리 쪽(근미)에 놓고 어깨뼈가 아래쪽으로 돌림되지 않도록 한다.

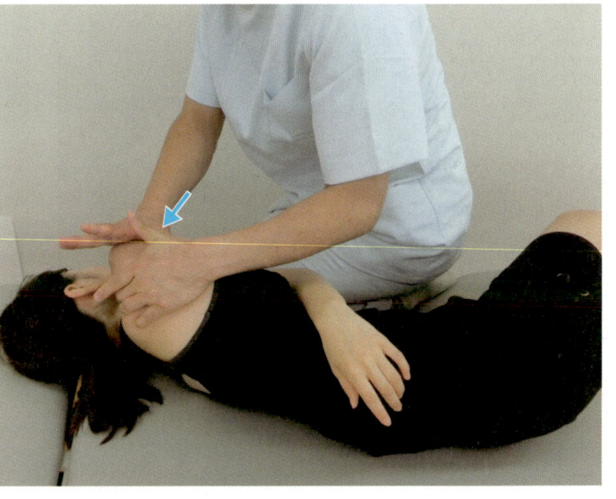

그림 4-6 큰 • 작은마름근 스트레칭 (4)

어깨뼈 가쪽부분의 형태에 관리사의 가운데손가락 • 반지손가락을 가시위오목(극상와)에 놓는다. 대상자의 어깨뼈 가쪽에 놓은 관리사의 오른손은 어깨뼈 가쪽의 형태에 맞춰서 놓고 위쪽돌림방향으로 고정조작을 한다. 관리사의 각 IP관절이 굽혀지지 않도록 주의한다.

잡는 힘이 들어가 IP관절이 굽혀지게 되면 대상자의 어깨뼈와 관리사의 손가락사이에 간격이 생기고 능숙하게 어깨뼈조작을 할 수 없게 되므로 잡는 것이 아니라 어깨뼈의 형태에 맞춰서 놓도록 신경써야 한다.

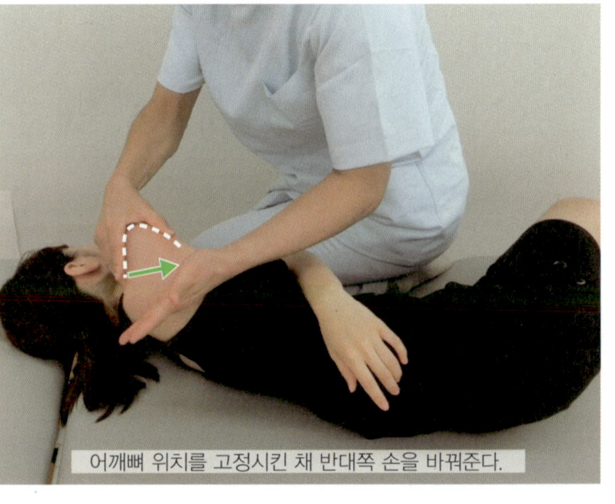

어깨뼈 위치를 고정시킨 채 반대쪽 손을 바꿔준다.

그림 4-7 큰 · 작은마름근 스트레칭 (5)

어깨뼈 안쪽모서리에 맞춰서 관리사의 왼쪽 아래팔부분을 놓는다.

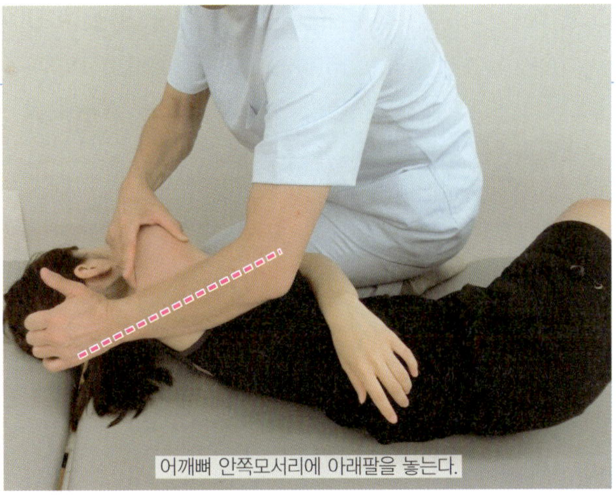

그림 4-8 큰 · 작은마름근 스트레칭 (6)

관리사의 왼손을 어깨뼈에서 떼고 이는곳 부분의 가시돌기 오른쪽에 엄지두덩부터 엄지손가락 전체를 놓고 다른 손바닥으로 왼쪽 갈비뼈나 가슴우리를 고정시킨다.

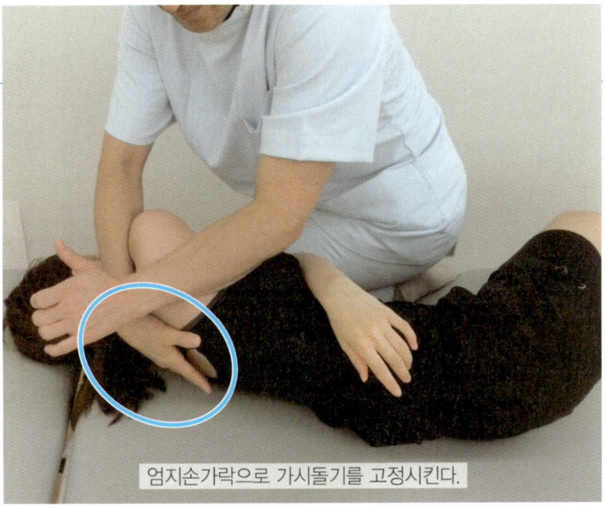

그림 4-9 큰 · 작은마름근 스트레칭 (7)

관리사는 왼쪽 겨드랑이를 조여주는 것으로 어깨뼈를 위쪽돌림 조작을 하고 팔꿈치를 대상자의 가슴우리의 둥근형태에 맞춰서 당겨주는 것으로 벌림과 내림을 만들어 준다.

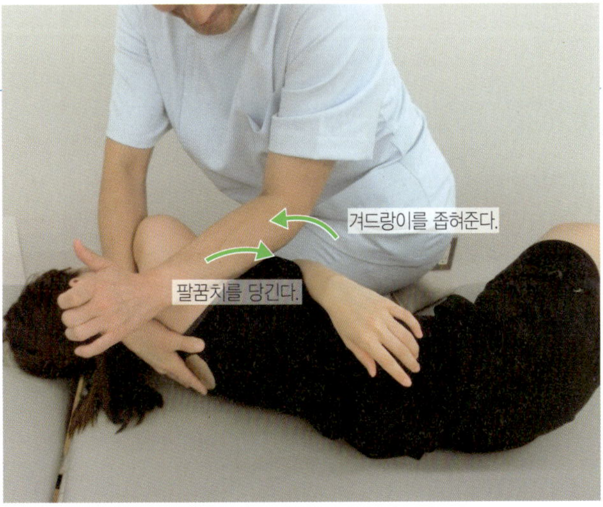

그림 4-10 큰 • 작은마름근의 신장에 필요한 어깨뼈의 조작

어깨뼈(복합체)를 굽힘시키는 것으로 어깨뼈를 위쪽돌림 • 벌림자세로 가지고 오게 된다. 이때에 어깨뼈가 올림되면 충분한 신장감을 얻을 수 없으므로 위쪽돌림시키는 방법에 주의가 필요하다.

어깨뼈가쪽(위팔뼈머리)을 축으로 안쪽모서리가 당겨지도록 위쪽돌림시킨다. 어깨관절의 굽힘시키는 단계에서 이 어깨뼈조작을 시행하는 것이 중요하다(①).

정확하게 어깨뼈 위치에 준비가 되었으면 위팔뼈 이외의 조작은 불필요하므로 어깨뼈 위치가 변화되기 않도록 살짝놓는다(②).

마지막으로 관리사의 왼손으로 신장조작을 하기 위해서 오른손으로 어깨뼈를 바꿔잡는다(③). 어깨뼈의 위치가 변화되지 않도록 안쪽모서리가 내려가는 형태로 위쪽돌림을 유지시킨다.

①

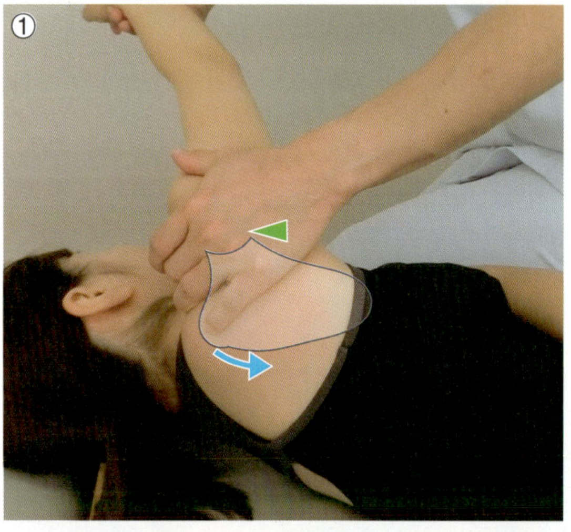

②

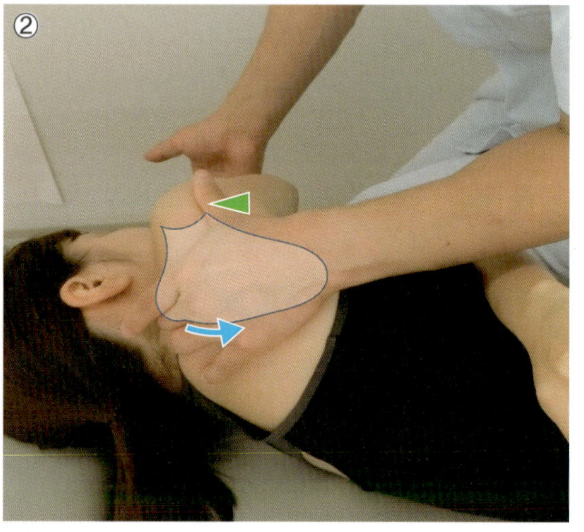

③

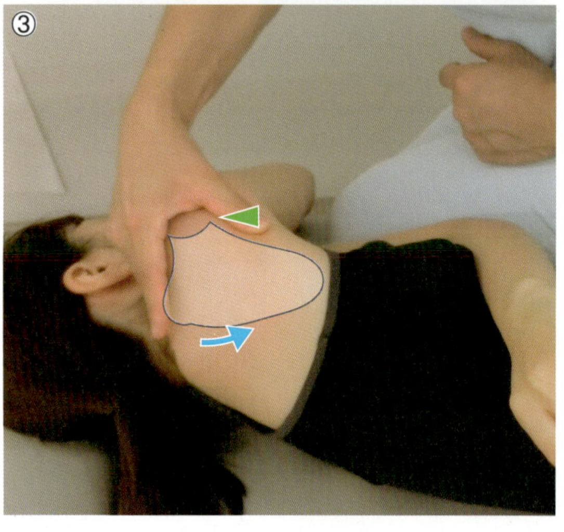

그림 4-11 큰 • 작은마름근의 신장에 필요한 어깨뼈의 조작

어깨뼈 안쪽모서리의 위치를 확인하고(①), 그 위치와 기울기에 맞춰서 관리사의 아래팔 부분에 놓는다(②). 뼈의 딱딱함이 느껴지는 아래팔 등쪽부분이 아니라 아래팔 굽힘근육군의 힘살부분에 놓으면 밀착감이 좋다. 관리사의 손목관절은 등쪽굽힘 자세로 하는 것이 미끄러지지 않게 조작할 수 있다.

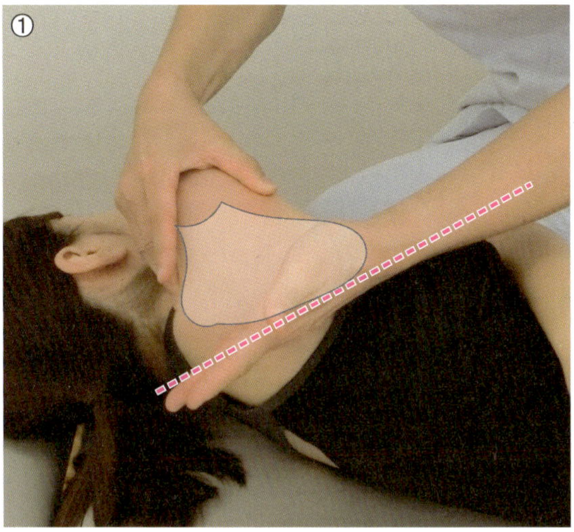

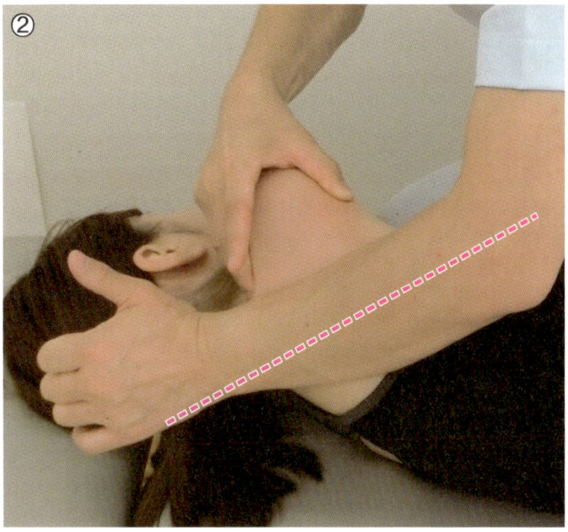

그림 4-12 큰 • 작은마름근의 신장조작 (상세)

관리사의 왼쪽 겨드랑이를 좁히는 (팔꿈치를 안쪽으로) 것으로 대상자의 어깨뼈가 위쪽돌림방향으로 조작된다(①). 계속해서 관리사는 팔꿈치를 손 앞으로 당기고 벌림 • 내림 조작을 더해주고 신장시킨다(②).

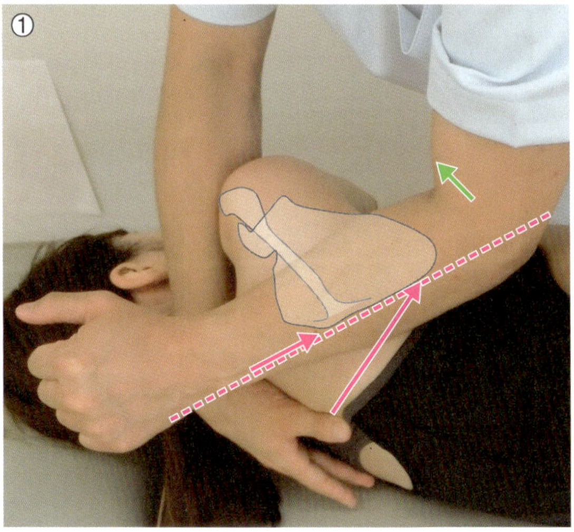

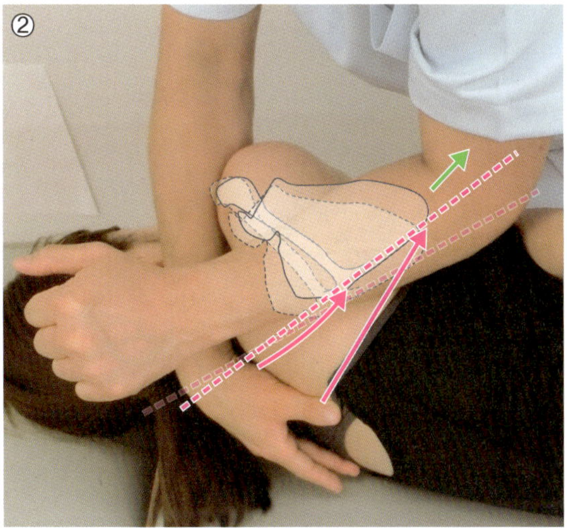

그림 4-13 몸통의 고정조작

이는곳 부분의 가시돌기 오른쪽에 관리사의 엄지손가락을 놓는다. 다른 네 손가락은 왼쪽갈비뼈를 고정하듯이 놓는다. 가시돌기, 등 부위가 왼쪽방향(앞면이 오른쪽 방향)을 향하는 방향으로 고정한다.

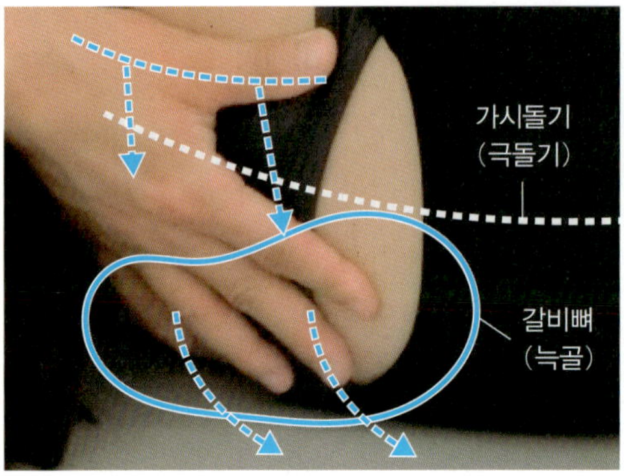

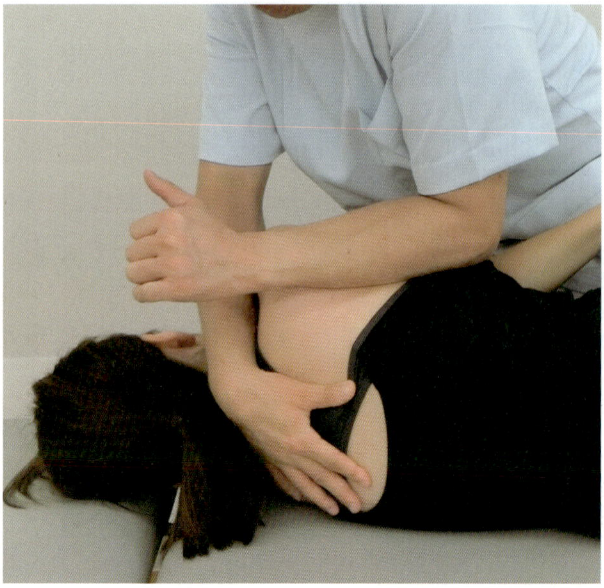

그림 4-14 큰 • 작은마름근의 신장조작

어깨뼈의 올림을 신경쓰면서 위쪽돌림 • 벌림으로 신장시키는데 신장조작에서 더욱 더 신경써야 하는 점은 가슴우리의 둥근 형태의 이미지이다. 가슴우리 위를 어깨뼈가 부딪치지 않도록 미끌어 지도록 가슴우리의 둥근 형태를 따라 위쪽돌림 • 벌림 • 내림 조작을 시행하는 것이 중요하다.

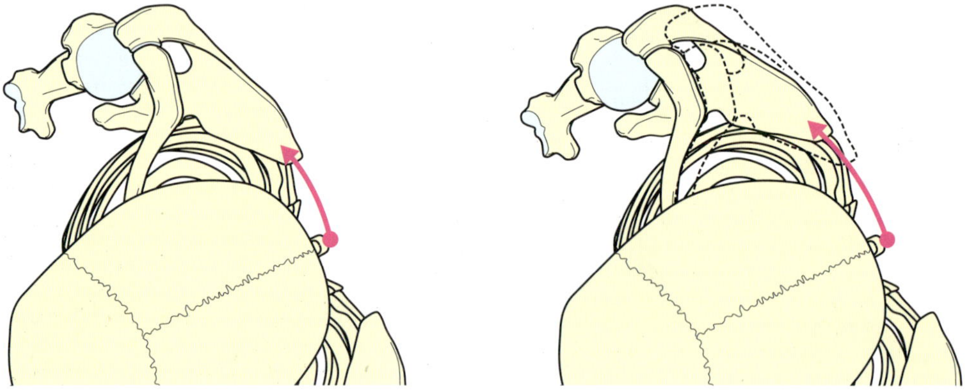

어깨올림근(견갑거근) levator scapulae muscle

이는곳	제1~제4 목뼈가로돌기(경횡돌기)	지배신경	등쪽어깨신경(견갑배신경)
닿는곳	어깨뼈위각의 안쪽모서리	위치	C5

기술상의 지침

근육의 주행・기능		
	■ 가로돌기(횡돌기)에서 시작한다.	▶ 목부분의 같은쪽돌림, 같은쪽 가쪽굽힘, 폄 작용을 한다.
	■ 어깨뼈의 안쪽방향으로 작용 벡터(vector)를 가진다.	▶ 어깨뼈의 모음(내전)작용을 한다.
	■ 어깨뼈 위쪽으로 작용벡터를 가진다.	▶ 어깨뼈의 거상(올림)작용을 한다.
	■ 어깨뼈 위쪽돌림・아래쪽돌림 축의 안쪽을 위쪽으로 당기는 작용벡터를 가진다.	▶ 어깨관절의 아래쪽돌림(하방회전)의 작용을 한다.

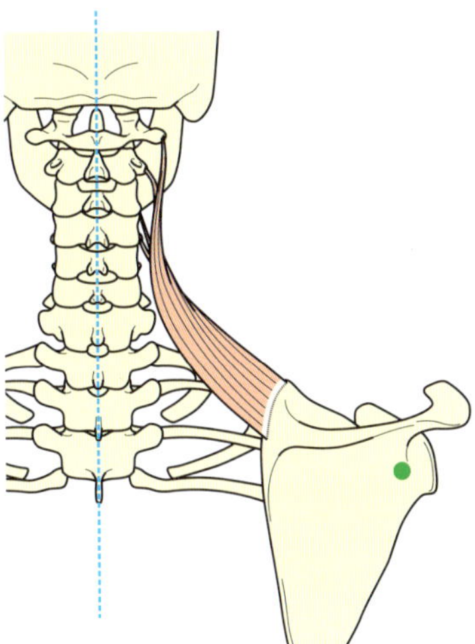
이마면

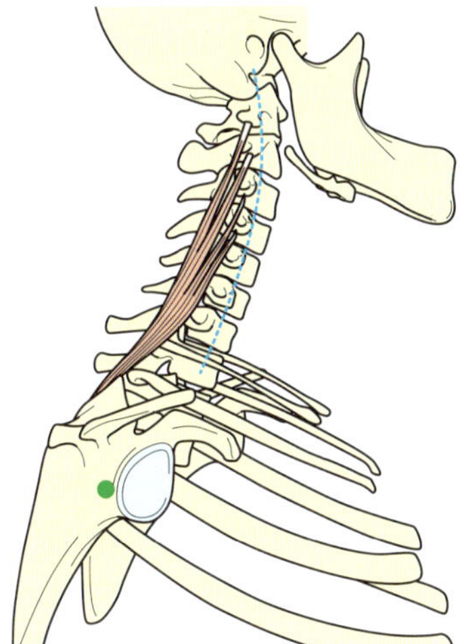
시상면

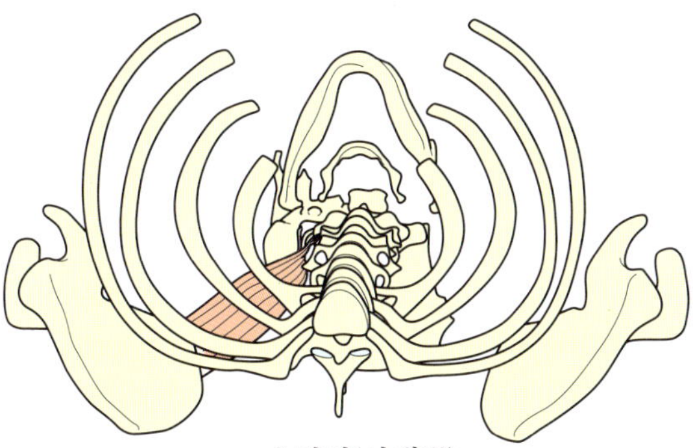
수평면(아래쪽)

어깨올림근은 제 1 ~ 제 4 목뼈가로돌기부터 어깨뼈 위각의 안쪽모서리로 주행한다.
어깨뼈중심의 안쪽을 위・안쪽으로 당기기 때문에 어깨뼈 올림・아래쪽돌림・모음 작용을 한다.

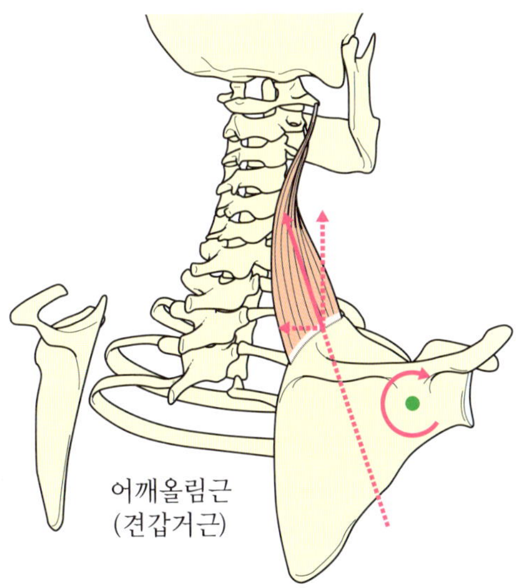

어깨뼈중심의 윗부분을 안쪽으로 당기면 위쪽돌림이라고 생각해서는 안 되고, 안쪽을 위쪽으로 당기는 아래쪽돌림근이다.

고정 조작 포인트	■ 목 부위 조작으로 신장은 리스크를 동반한다.	▶ 머리 부위・목 부위 쪽을 신장자세까지 조작했으면 고정한다.
	■ 머리부위・목 부위의 반대쪽으로 가쪽굽힘・굽힘・돌림으로 어느 정도 신장되었으면 고정한다.	▶ 머리부위・목 부위의 조작으로 어깨가 당겨져 왔으면 신장된 것이다.
신장 조작 포인트	■ 어깨관절의 벌림, 가쪽돌림자세로 한다.	▶ 어깨뼈의 위쪽돌림과 내림 조작을 하기 쉽게 하기 위한 준비이다.
	■ 머리부위, 목 부위를 확실하게 고정시킨 다음 어깨조작을 한다.	▶ 고정이 느슨해지지 않도록 어깨에서 신장조작을 하는 것이 중요하다.
	■ 어깨뼈 내림 조작은 봉우리각을 중심으로 위각을 내려 주듯이 조작하는 것이 중요하다.	▶ 이것에 의해 내림과 벌림이 동시에 가능하다.

그림 5-1 어깨올림근의 스트레칭–전체 모습 (1)

목 부위를 굽힘・반대쪽으로 가쪽굽힘・반대쪽으로 돌림시켜 고정시킨다. 같은쪽의 어깨관절을 벌림・가쪽돌림자세(외회전)로 하고 어깨뼈의 위각부분을 어깨뼈 내림・위쪽돌림・벌림방향으로 조작한다.

대상자의 오른쪽 어깨관절을 벌림・가쪽돌림자세로 놓는 것은 (오른쪽) 어깨뼈의 위쪽돌림・내림자세를 촉구하기 위해서 이다.

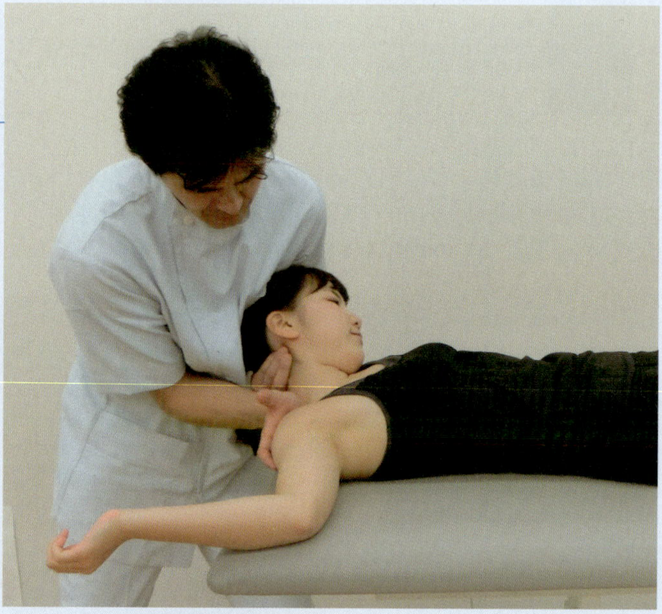

그림 5-2 어깨올림근의 스트레칭–전체 모습 (2)

목 부위 조작에서 스트레칭을 시행하면 목에 통증을 일으킬 위험성이 있기 때문에 목 부위의 고정조작을 한 다음 고정하고 어깨뼈조작으로 스트레칭을 시행한다.

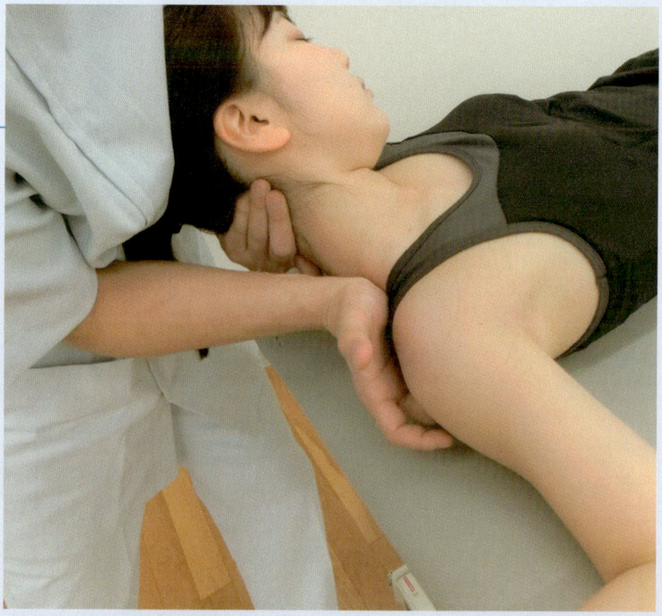

그림 5-3 어깨올림근의 고정조작-목 부위 고정(1)

목 부위를 고정(①)・반대쪽으로 가쪽굽힘(②)・반대쪽으로 돌림(③) 순서대로 각각의 상태를 조절하고 관리사의 왼손으로 목 부위, 오른손으로 뒤통수 부위를 지탱하면서 어깨올림근의 가장 신장되는 자세를 결정한다. 기준은 목 부위에서 대상자의 오른쪽 어깨가 가까워지기 쉬운 방향이 스트레칭에 적당한 방향이다.

관리사의 왼손 가운데손가락과 반지손가락 끝이 어깨올림근의 이는곳 부근에 올 수 있도록 시행해 주면 신장방향의 이미지를 쉽게 쉽게 떠 올릴 수 있다.

①

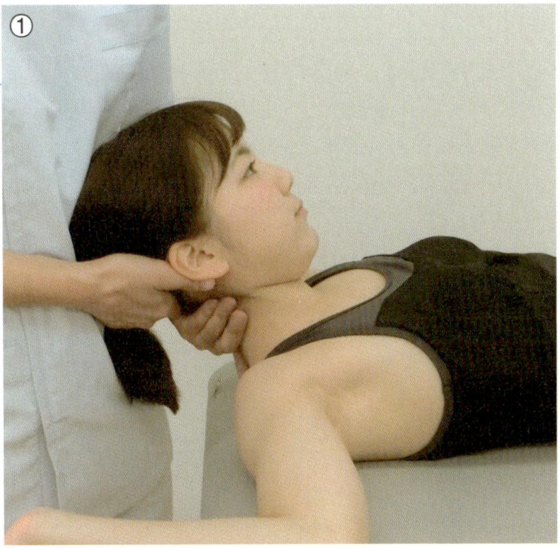

②

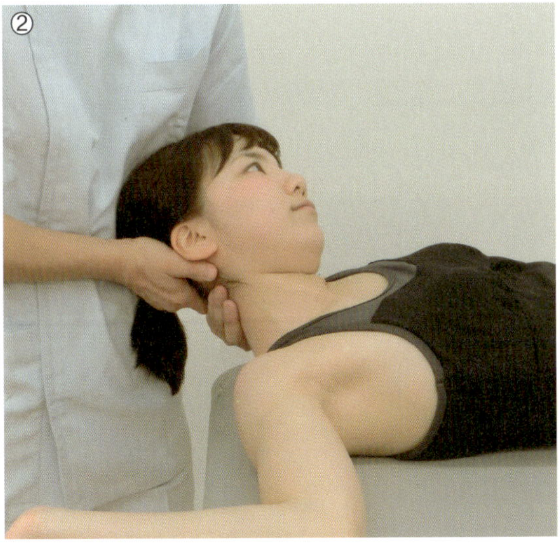

③

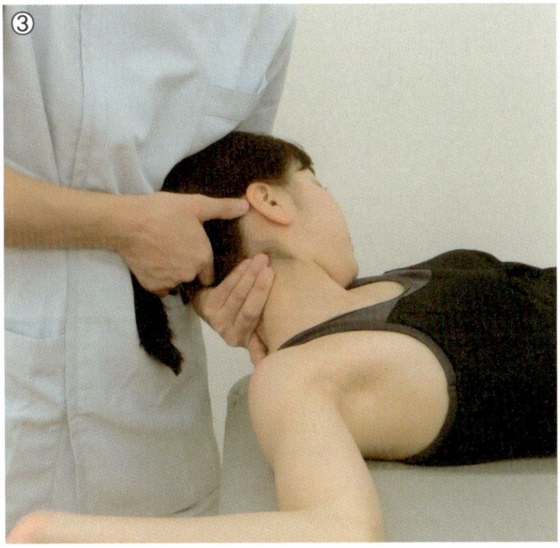

그림 5-4 어깨올림근의 고정조작-목 부위 고정(2)

목 부위에서 신장방향을 결정했으면 관리사의 왼쪽 가슴우리를 사용하여 고정한다(①). 대상자의 오른쪽 머리부분 뒤쪽을 관리사의 왼쪽 가슴우리 부분에 놓는 것으로(②), 어깨뼈로 신장조작을 할 때에 왼쪽으로 가쪽굽힘이 느슨해지고 목 부위가 직립화되는 것을 방지한다.

①

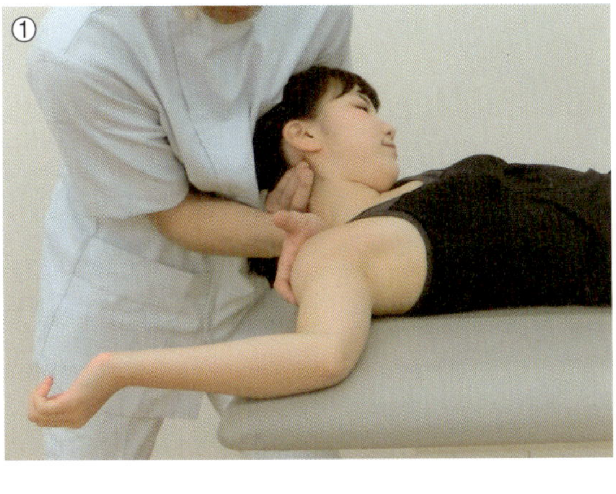

②

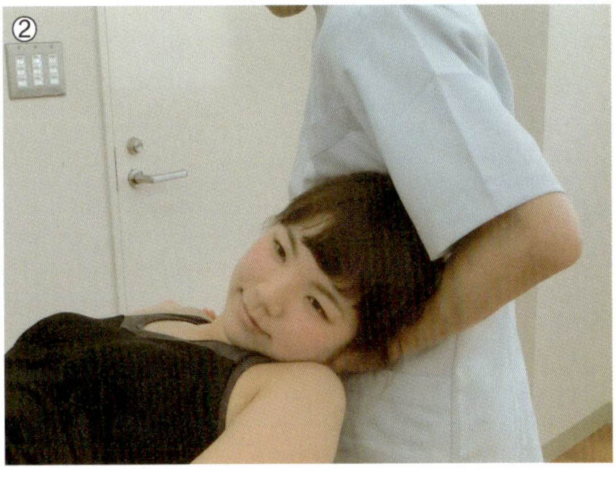

그림 5-5 어깨올림근의 신장조작(1)

우선 봉우리각의 아래쪽에 관리사의 오른손 가운데손가락을 놓는 지점으로 한다(①). 대상자의 어깨올림근의 힘살 먼쪽(근미) 부위를 닿는 곳으로 있는 어깨뼈 위각에 모아주듯이 관리사가 잡아준다(②). 이것에 의해서 위각 부분에 과도한 국소압박을 방지함과 동시에 신장조작 전에 가볍게 신장자극을 넣어줄 수 있다(③).

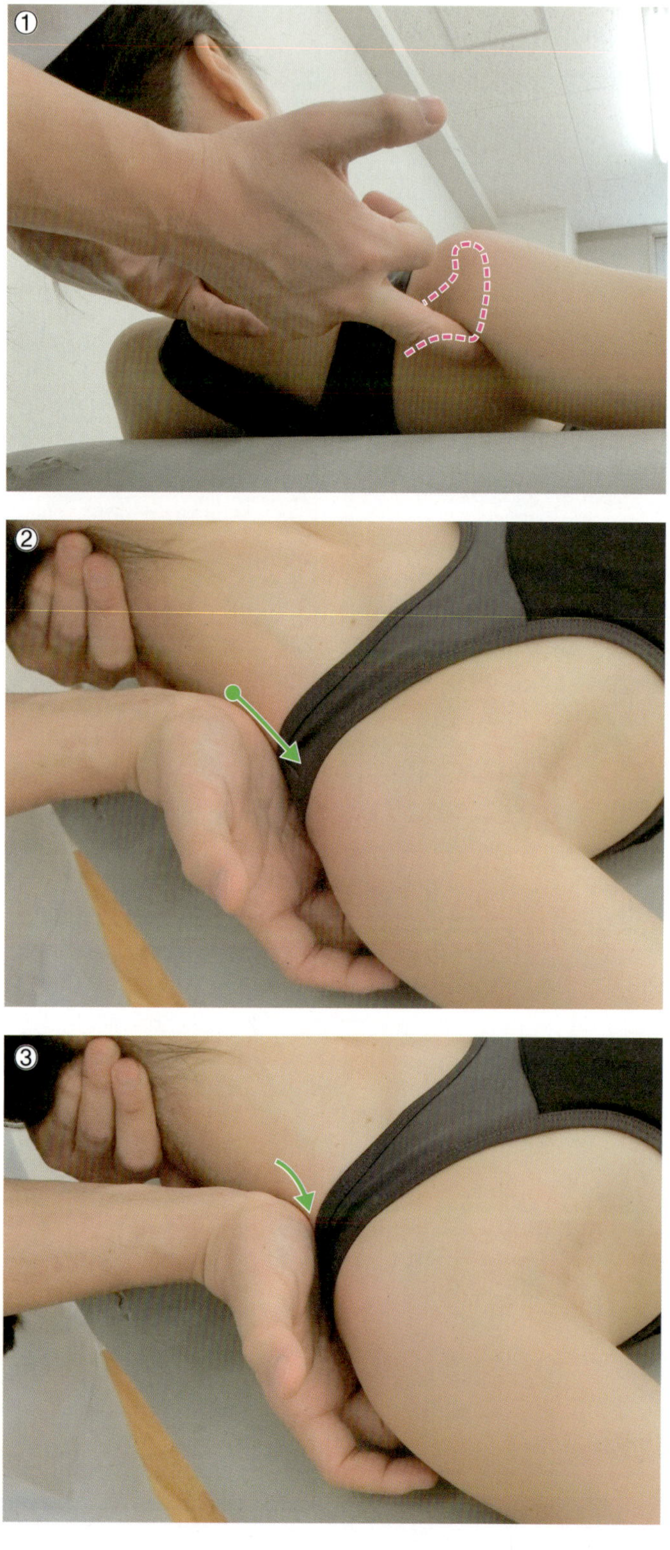

그림 5-6 어깨올림근의 신장조작(2)

관리사는 오른손 가운데손가락을 중심으로 새끼두덩으로 대상자의 위각부분(주변)에 놓고(①), 어깨뼈를 내림 • 위쪽돌림 • 벌림으로 조작하여 신장시킨다(②).

위쪽돌림을 할 때에 대상자의 봉우리의 위치가 올라가면 어깨뼈가 올라가게 되므로 봉우리를 중심으로 위각이 내려가도록 조작한다.

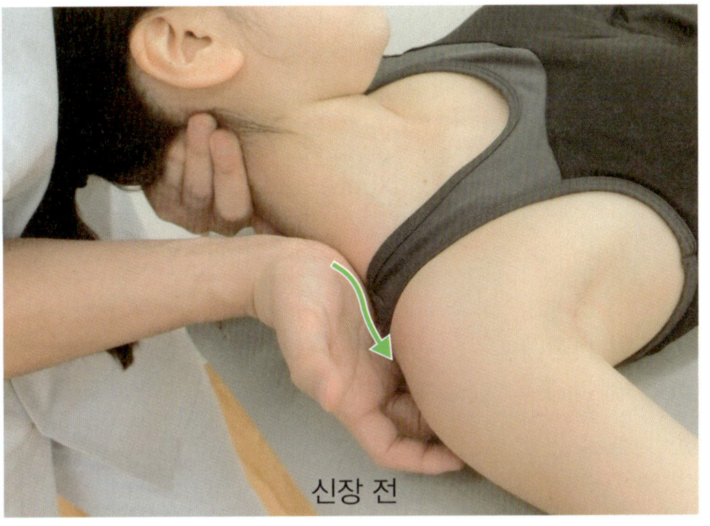

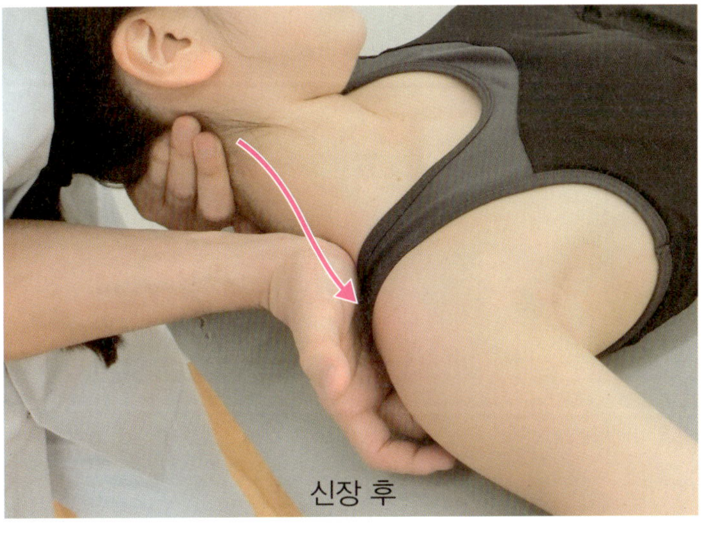

그림 5-7 어깨올림근의 신장에 필요한 어깨뼈의 조작 (1)

어깨뼈조작에서 관리사의 왼손새끼두덩으로 대상자의 어깨뼈 위각을 조작하는데 등쪽에 미끌어져 들어가듯이 조작을 의식해 준다.

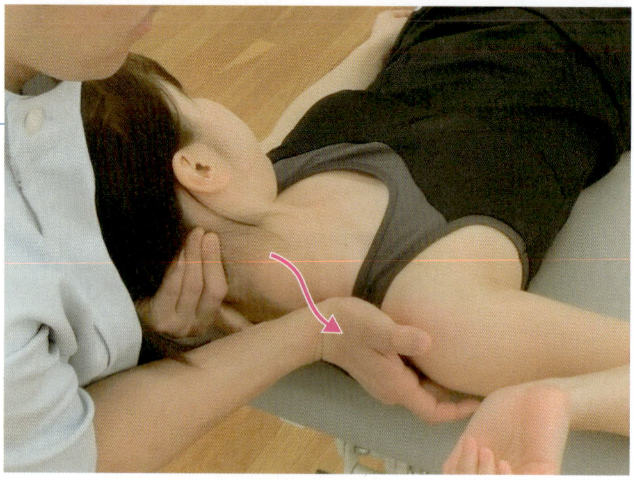

그림 5-8 어깨올림근의 신장에 필요한 어깨뼈의 조작 (2)

관리사의 엄지두덩이 대상자의 어깨에 닿게 되면 갈비뼈의 등쪽에 미끄러져 들어가므로 어깨뼈 조작을 할 수 없게 됨으로 벌려서 엄지손가락두덩을 접촉하지 않도록 주의해야 한다.

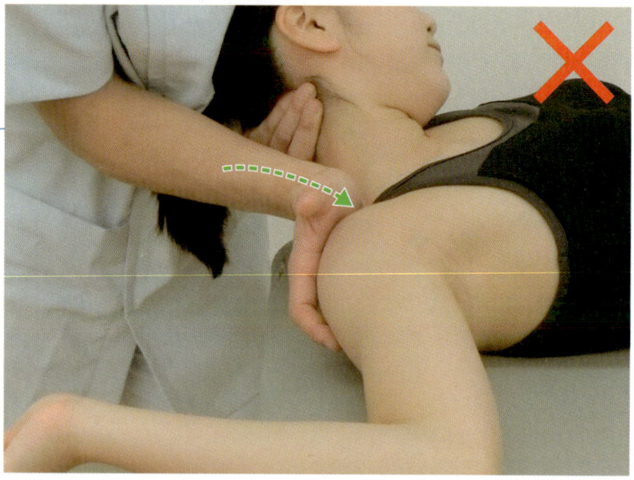

작은가슴근(소흉근) pectoralis minor muscle

이는곳	제 2~제 5갈비뼈앞면	지배신경	가슴근신경(흉근신경)
닿는곳	어깨뼈 부리돌기(오훼돌기)	위치	C5~T1

■ 기술상의 지침

근육의 주행 · 기능		
	■ 이마면에서 보고 갈비뼈 앞면 윗부분에서 부리돌기(오훼돌기)로 위 가쪽으로 향한다.	
	몸통 앞쪽을 안쪽에서 가쪽으로 향한다.	▶ 어깨뼈의 벌림(외전) 작용을 한다.
	몸통 앞쪽을 아래쪽에서 위쪽으로 향한다.	▶ 어깨뼈의 당김(하제) 작용을 한다.
	■ 어깨뼈면에서 보고 어깨뼈의 가쪽(부리돌기)을 아래쪽으로 당긴다.	▶ 어깨뼈의 아래쪽돌림(하방회전) 작용을 한다.
	■ 시상면에서 보고 어깨뼈의 앞쪽을 아래쪽으로 당긴다.	▶ 어깨뼈의 앞쪽기울임(전경) 시킨다.

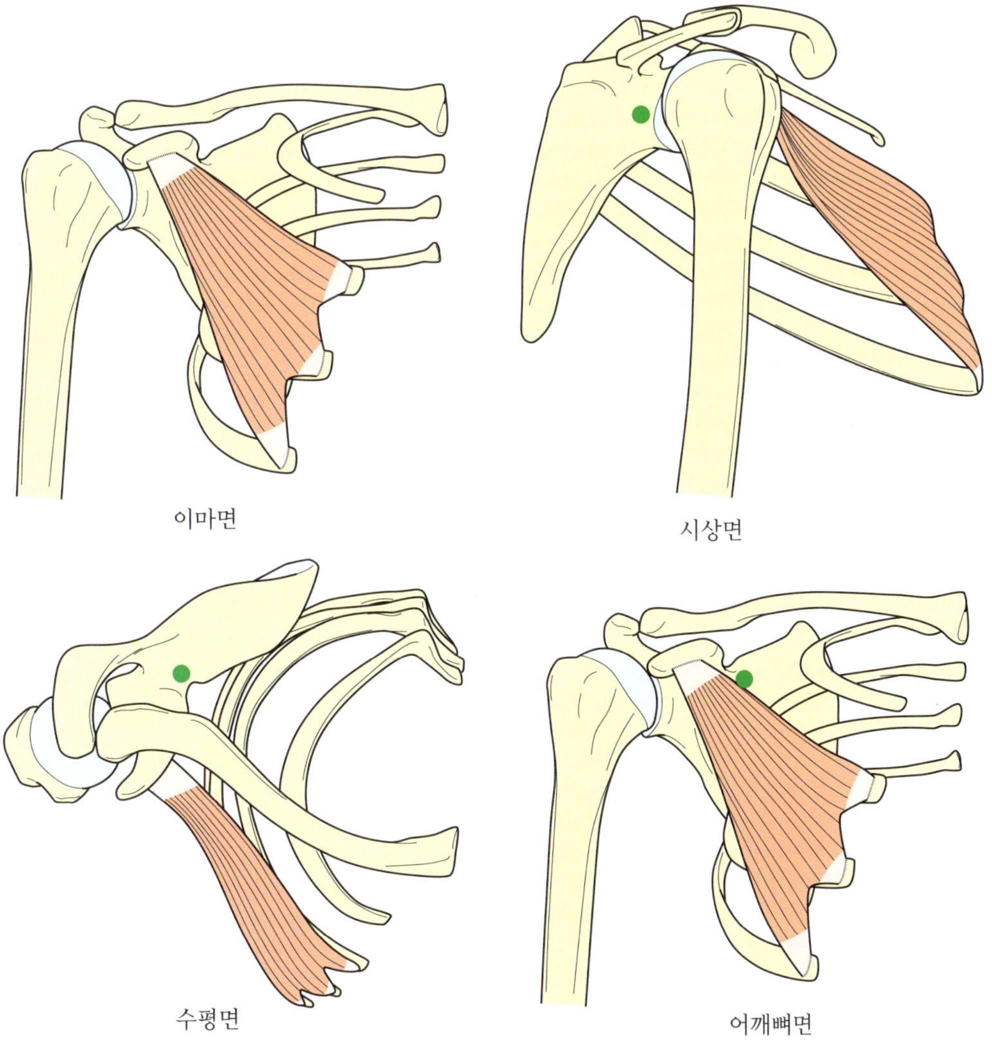

작은가슴근은 제 2~제 5갈비뼈 앞면에서 어깨뼈의 부리돌기로 주행한다.
어깨뼈중심의 가쪽을 아래 · 앞쪽으로 당기기 때문에 어깨뼈의 벌림 · 아래쪽돌림 · 내림 · 앞쪽기울임 작용을 한다.

고정 조작 포인트	▪ 이는곳의 고정은 어떻게 시행하는가?	▶	신장하는 쪽 다리를 반대쪽으로 교차해서 몸통을 돌려준다. 관리사의 넓적다리 부분에서 가슴우리(흉곽)를 뒤쪽으로 고정시킨다.

신장 조작 포인트	▪ 양손으로 확실하게 어깨뼈를 잡고 어깨뼈를 가쪽 위로 당긴다.		
	▪ 신장조작에서 어깨뼈가 모음(내전)되지 않도록 한다.	▶	어깨뼈의 안쪽모서리가 척주에 가까워지지 않도록 잡고 있는 손으로 고정시킨다.
	▪ 수평면에서 살펴보면 어깨뼈가 안쪽모서리를 축으로 가쪽모서리가 등쪽으로 기울도록(뒤쪽기울임) 조작한다.		

그림 6-1 작은가슴근의 스트레칭—전체 모습

대상자는 옆으로 누운 자세를 취한다. 위로 한 오른쪽 다리를 굽힘자세로 하고 대상자 스스로 왼손으로 무릎을 침대에 고정시킨다. 오른쪽 팔을 몸쪽에 놓는다.

관리사는 오른손으로 어깨 앞쪽에서 왼손으로 어깨뼈 안쪽모서리에서 양손으로 잡아준다. 관리사의 오른쪽 넓적다리 부분을 아래 등뼈 근처에 놓고 몸통을 고정한다.

관리사가 양손으로 잡은 대상자의 어깨뼈를 위 가쪽으로 일단 끌어 올렸으면 위쪽돌림・벌림・올림 및 뒤쪽기울임(후방경사)으로 조작하여 신장시킨다.

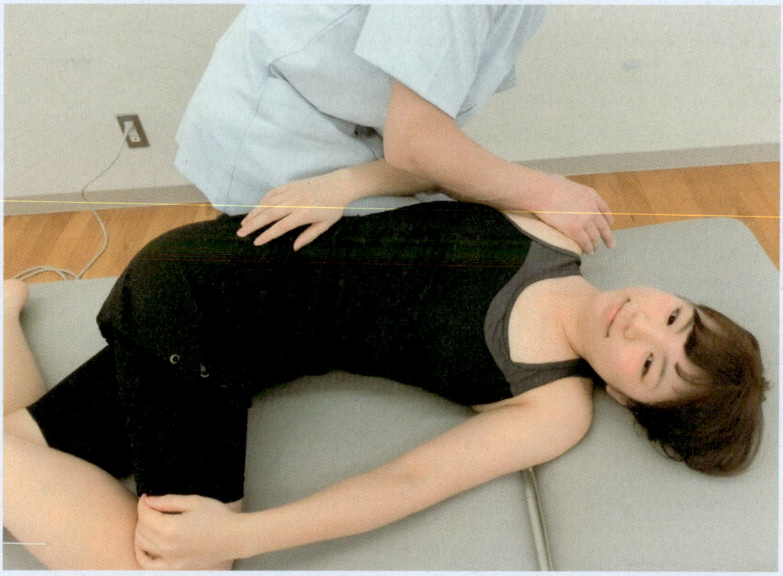

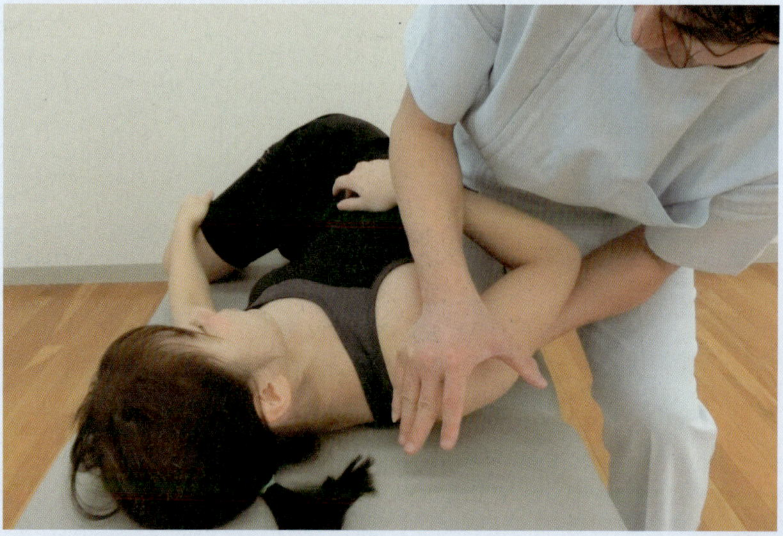

그림 6-2 작은가슴근의 고정조작(시작하는 자세)

대상자는 옆으로 누운자세를 취한다. 오른쪽 다리의 엉덩관절(고관절)과 무릎관절(슬관절)을 굽힘자세로 한다. 대상자가 자신의 다른 한쪽 손으로 무릎을 고정하고 늘임조작 시 무릎이 들뜨지 않도록 한다.

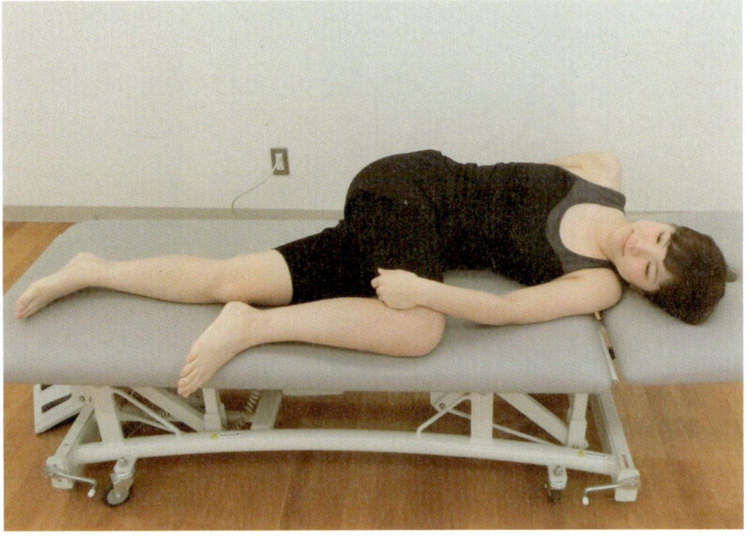

그림 6-3 작은가슴근의 고정조작(몸통고정)

관리사는 오른쪽 넓적다리 부분의 가쪽을 대상자의 대상자의 아래 등뼈에 놓는다. 가능한 높은 위치로 고정해야 하는데 어깨뼈 조작이 방해가 되지 않도록 아래각 부분보다도 골반쪽 위치에서 고정시킨다.

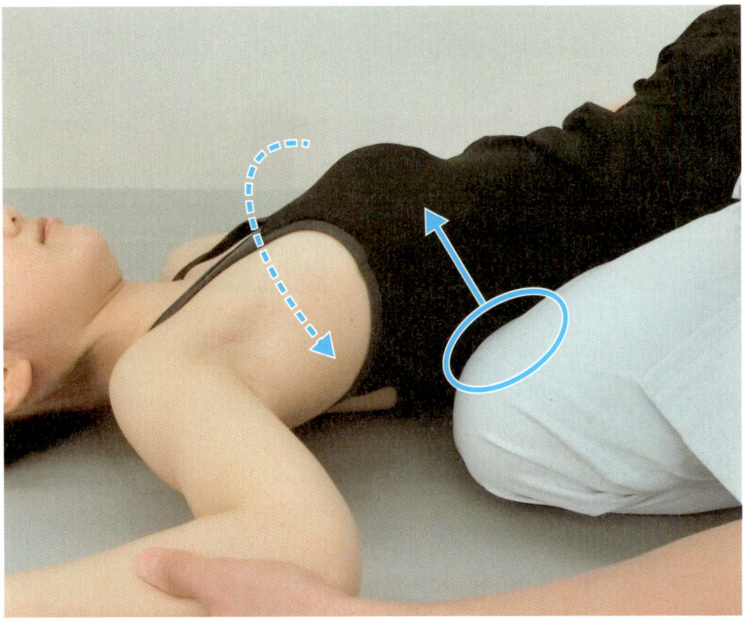

그림 6-4 작은가슴근의 조작-어깨뼈

① 부리돌기를 확인한다.

② 같은 쪽 손의 새끼두덩을 놓는다.

③ 몸통을 고정하고 있는 넓적다리 부분에서 반대쪽 손목관절을 아래팔 뒤침자세(회외위)로 놓고(◌), 어깨뼈의 안쪽모서리의 약간 안쪽에 손가락을 놓는다.

④ 같은 쪽 손으로 부리돌기를 누르면서 반대쪽 손가락으로 어깨뼈가 올라오지 않도록 한다. 무리하게 안쪽모서리로 손가락을 집어넣으면 통증과 긴장을 유발시키므로 주의가 필요하다.

⑤ 양손으로 어깨뼈를 몸통에서 떠오르게 하여 위 가쪽으로 내림(견인)시켜 준다.

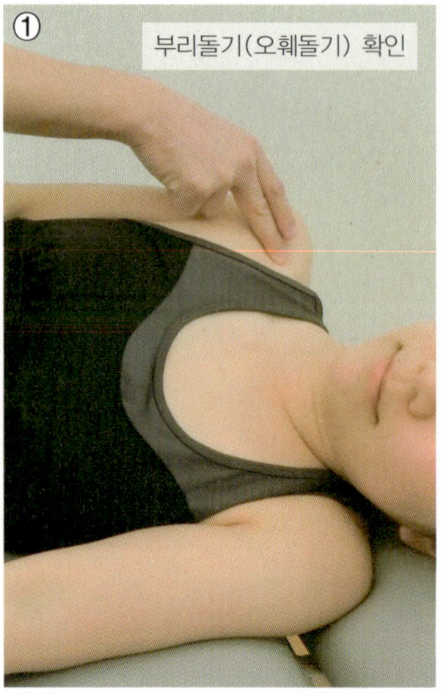

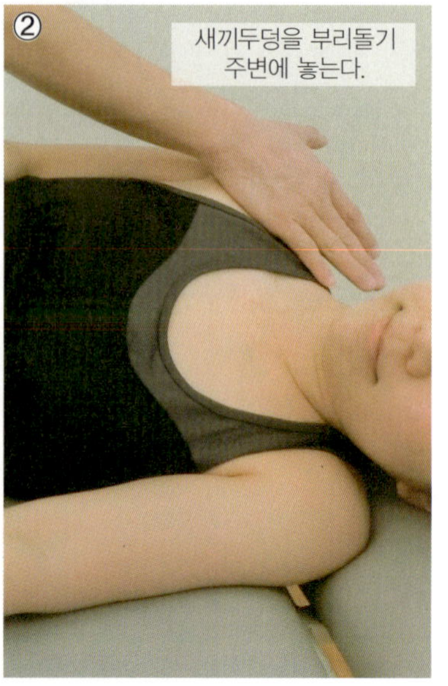

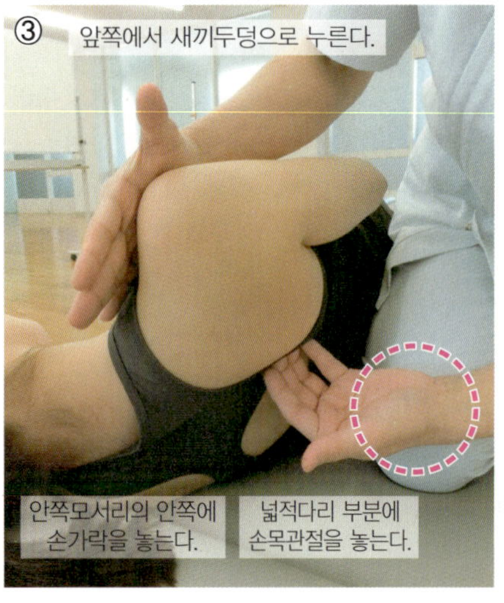

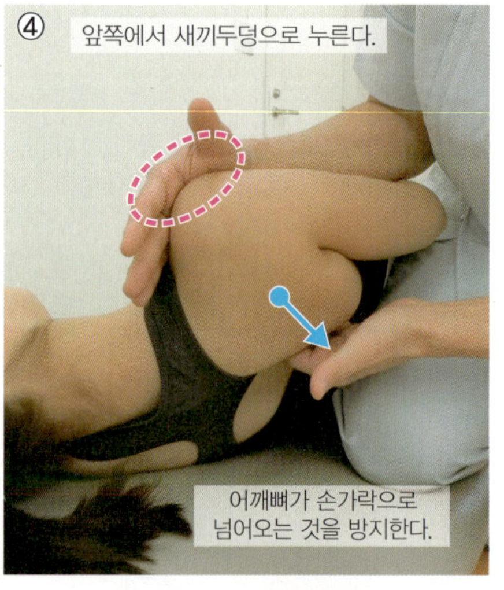

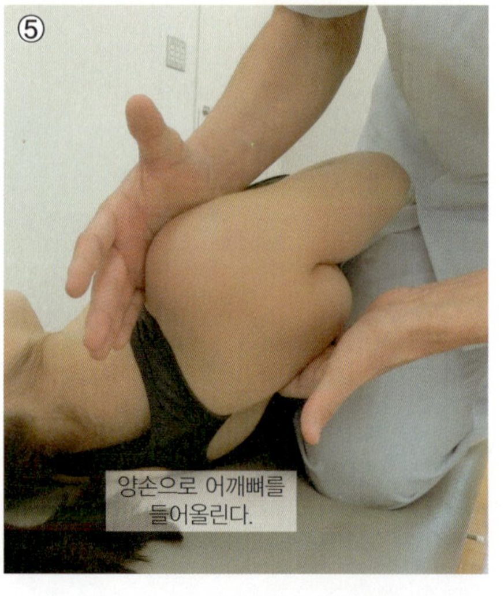

그림 6-5 작은가슴근의 신장조작 (위가쪽에서)

먼저 관리사가 양손으로 잡고 있는 대상자의 어깨뼈를 위가쪽으로 일단 당겨 올리고 어느 정도 신장자세를 만들어 준다. 그 다음에 어깨뼈의 위쪽돌림・벌림・올림 및 뒤쪽기울임 조작을 하여 신장시킨다.

단, 순서는 관리사의 왼손으로 잡고 있는 어깨뼈 안쪽모서리를 지점으로 닿는 곳으로 있는 부리돌기를 가쪽・위쪽(머리 쪽)으로 조작하면서 침대 쪽으로 눌러 붙이 듯이 바닥쪽으로 조작한다.

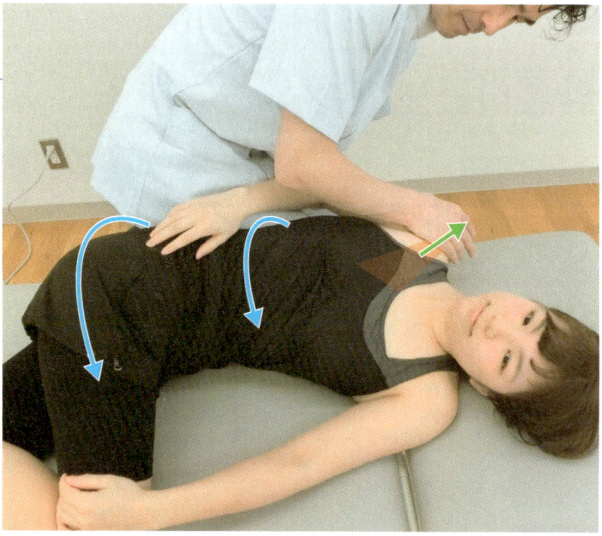

그림 6-6 작은가슴근의 신장조작 (머리 쪽에서)

머리 쪽에서 본 어깨뼈의 신장조작이다. 이 면에서 관찰하면 침대쪽으로 눌러 붙이는 이미지로 조작을 하면 보다 이해하기 쉬울 것이다.

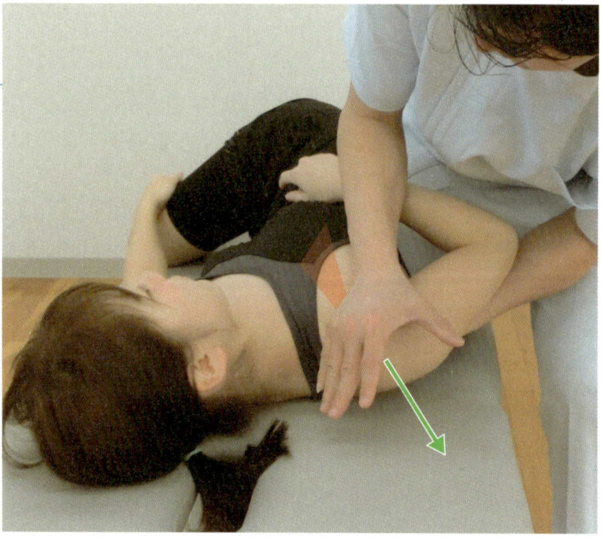

그림 6-7 작은가슴근의 신장조작(이미지)

이 조작에서는 작은가슴근의 신장뿐만 아니라, 어깨뼈 가쪽(부리돌기)을 가슴우리에서 떠오르게 하는 효과도 합쳐진 것이다.

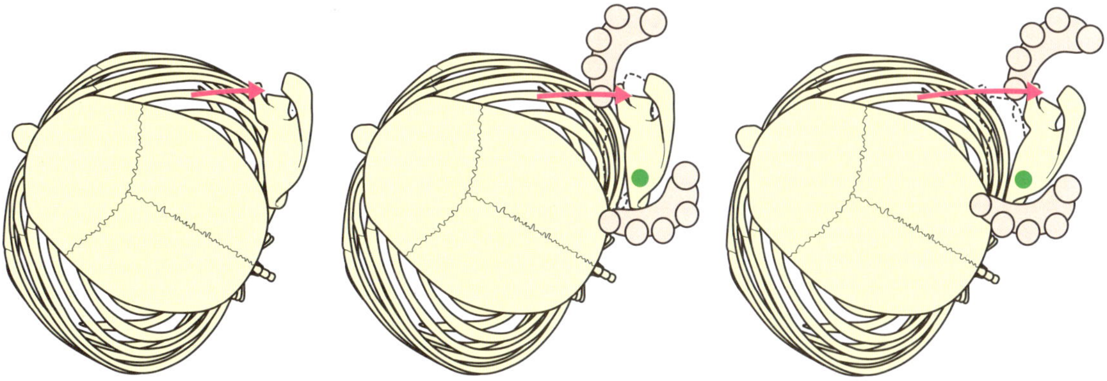

시작하는 자세　　　양손으로 잡아주고 위가쪽으로 내림(견인)　　　신장조작

앞톱니근(전거근) serratus anterior muscle

이는곳	제1~제 9갈비뼈 가쪽면	지배신경	긴가슴신경(장흉신경)
닿는곳	어깨뼈갈비뼈면의 안쪽모서리의 전체길이	위치	C5~ C7

■ 기술상의 지침

근육의 주행 · 기능	▪아래각 부분 섬유는 제 4~제 9 갈비뼈에서 시작	▶ 어깨뼈의 벌림 · 위쪽돌림작용을 한다.
	▪중간섬유는 제 2.3 갈비뼈에서 시작	▶ 어깨뼈의 벌림작용을 한다.
	▪위각(상각)부분 섬유는 제 1 · 2 갈비뼈에서 시작	▶ 어깨뼈의 벌림 · 아래쪽돌림작용을 한다.
고정 조작 포인트	▪어깨뼈 모음에서 몸통이 돌아가지 않도록 한다.	▶ 넓적다리 부위에서 몸통의 같은쪽 돌림을 고정한다.
신장 조작 포인트	▪어깨뼈 안쪽모서리에서 확실하게 잡아주고 몸통에서 잡아떼주는 조작을 시행한다.	
	▪아래각 부분 섬유는 어깨뼈의 모음과 아래쪽돌림으로 신장된다.	▶ 어깨뼈의 아래각을 이는곳(제 4~제 9 갈비뼈 가쪽면)에서 멀어지도록 잡아 당긴다.
	▪중간섬유는 안쪽모서리 중앙부분의 모음조작으로 신장된다.	▶ 어깨뼈안쪽모서리를 이는곳(제 2 · 4갈비뼈 가쪽면)에서 멀어지도록 잡아 당긴다.
	▪위각부분 섬유는 어깨뼈의 모음과 위쪽돌림으로 신장된다.	▶ 어깨뼈 위각부분을 이는곳(제 1 · 2 갈비뼈 가쪽면)에서 위각을 멀어지도록 잡아 당긴다.

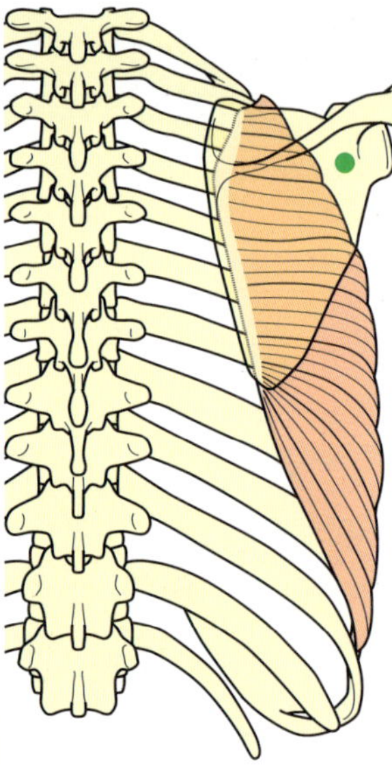
이마면

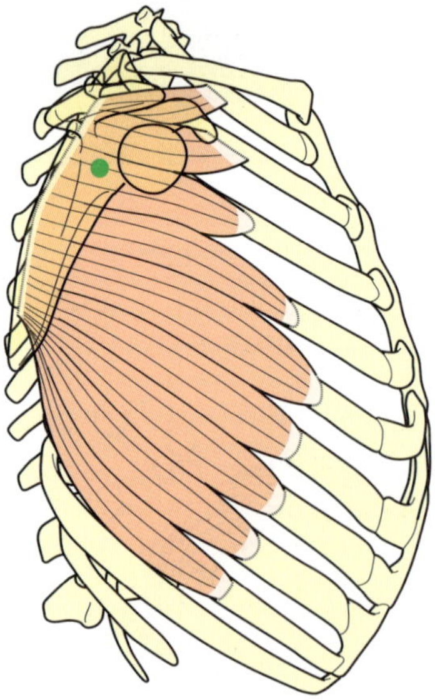
시상면

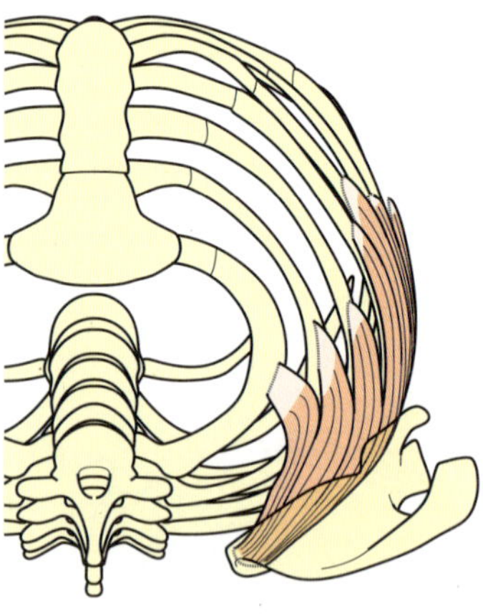
수평면 · 위쪽

앞톱니근은 제 1~제 9갈비뼈 가쪽면에서 어깨뼈 갈비뼈면의 안쪽모서리로 넓게 주행한다. 전체적으로 벌림작용을 하는데 어깨뼈중심의 위쪽 섬유는 어깨뼈 아래쪽돌림 · 앞쪽기울임 작용을 하고 아래쪽의 섬유는 어깨뼈 위쪽돌림 · 앞쪽기울임의 작용을 한다.
또 어깨뼈 안쪽모서리가 가슴우리에서 떠오르는 winging scapula 를 방지하는 기능이 있다.

그림 7-1 앞톱니근 아래각 부분 섬유의 스트레칭—전체 모습 (1)

대상자는 오른쪽이 위가 되는 옆으로 누운 자세를 취한다. 어깨뼈 아래각부근의 안쪽모서리와 위팔근몸쪽부분(어깨 앞쪽)을 잡는다. 관리사의 왼손은 어깨뼈 아래각부근의 안쪽모서리에서 어깨뼈를 몸통에서 떠오르게 하는 조작에서 통증이 나오지 않도록 주의하면서 어깨뼈를 잡아 당기면서 아래쪽돌림 조작을 한다. 관리사의 오른손은 봉우리 및 위팔 몸쪽 부위에서 어깨뼈를 아래쪽돌림 • 돌림방향으로 조작하여 신장시킨다.

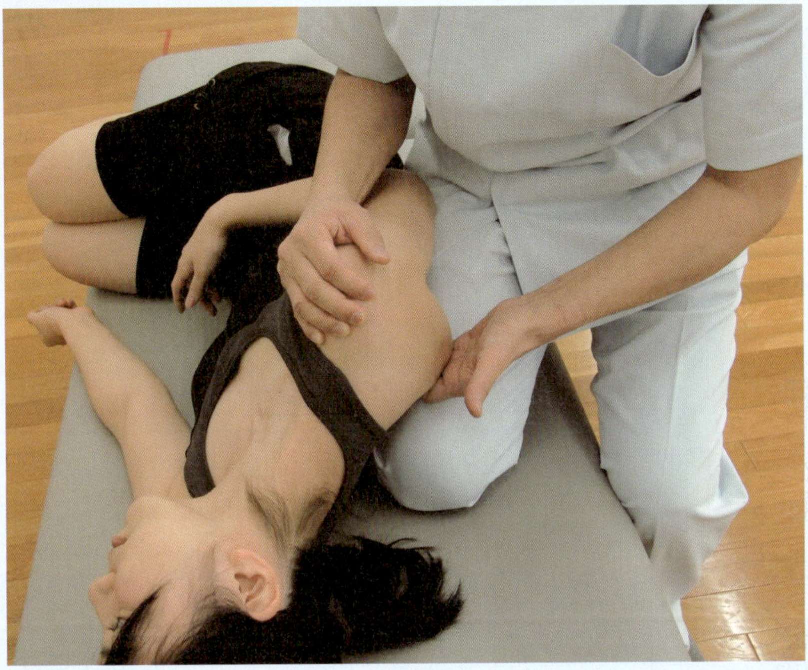

그림 7-2 앞톱니근 아래각 부분 섬유의 스트레칭—전체 모습 (2)

관리사는 오른쪽 넓적다리 부분에서 대상자의 몸쪽돌림이 일어나지 않도록 고정한다. 관리사는 양손을 운동시켜 대상자의 어깨뼈의 아래쪽돌림 및 모음(아래각을 몸통부터 떠오르게 하는 방향)으로 조작한다.

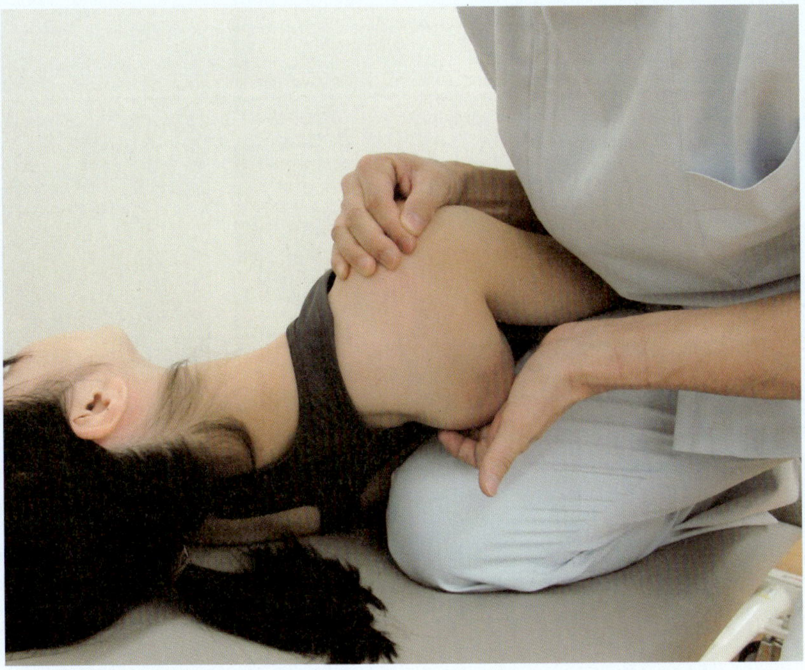

그림 7-3 앞톱니근 아래각 부분 섬유의 고정조작

대상자는 오른쪽이 위가 되는 옆으로 누운 자세를 하고 관리사는 오른쪽 넓적다리 가쪽 부분을 대상자의 등 부분에 놓고 고정한다. 이때 어깨뼈 아래각의 위치를 확인하고, 계속해서 어깨뼈 조작이 방해되지 않는 위치로 관리사의 오른쪽 넓적다리 부분 위치를 정한다.

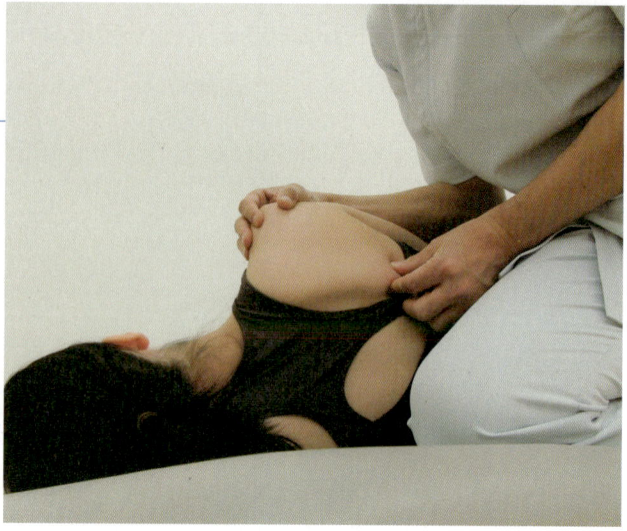

그림 7-4 앞톱니근 아래각 부분 섬유의 신장조작(잡는부위)

관리사가 신장조작을 시행할 때는 어깨뼈 아래각 부분의 안쪽모서리에서 확실하게 잡아서 시행해 주는 것이 중요하다. 먼저 대상자에게 충분히 힘을 빼게 한다. 관리사는 아래각 부근의 안쪽모서리의 안쪽에서 왼손 집게손가락에서 새끼손가락의 손끝을 모아서 놓는다(①).

관리사의 오른손은 대상자의 봉우리 근처에 놓고 아래쪽 돌림방향으로 가볍게 조작하면 아래각 부분이 (안쪽모서리 아래쪽을 포함하여) 떠오르게 된다(②).

계속해서 관리사의 오른손으로 대상자의 위팔 몸쪽부분(어깨앞쪽)에서 어깨뼈를 모음방향으로 누르는 것으로 아래각 근처의 안쪽모서리가 관리사의 왼쪽손가락 위로 올라가게 된다(③).

대상자의 심리적인 긴장이 강하면 근육을 잡으려 할 때 대상자의 근긴장(수축)으로 관리사의 손가락이 튀어나오므로 말을 걸거나 어깨를 움직이게 하여 이완되어 힘이 빠진 상태에서 시술할 수 있도록 유념해야 한다.

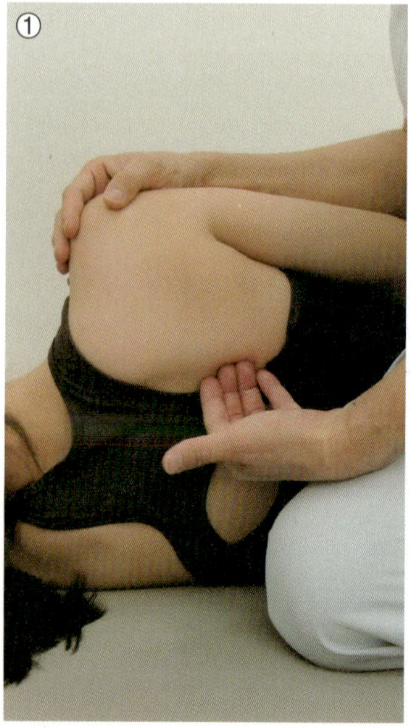

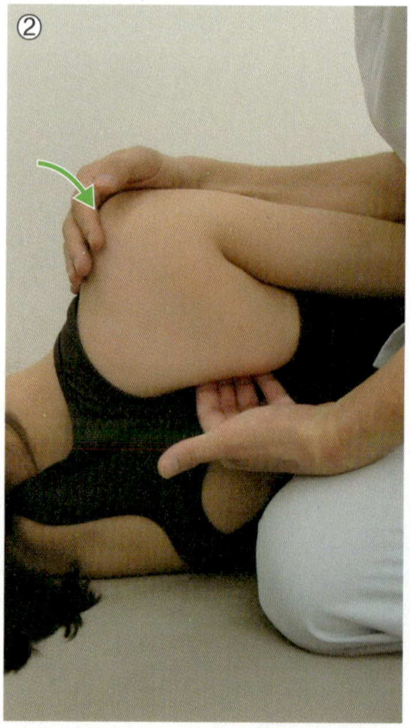

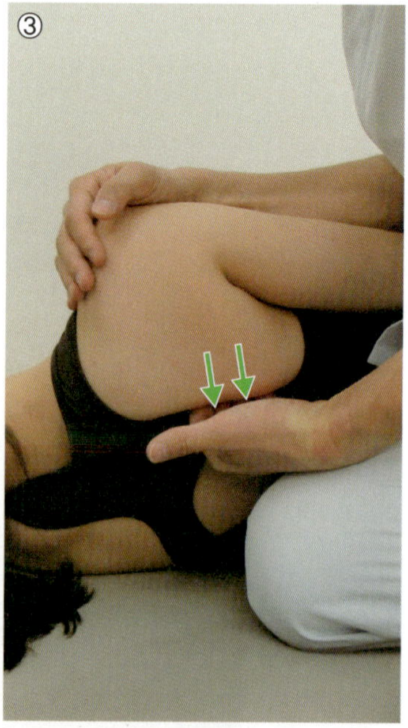

그림 7-5 앞톱니근 아래각 부분 섬유의 신장조작

관리사는 대상자의 어깨뼈 아래각에서 안쪽 모서리를 왼손으로 확실하게 잡았으면 오른손으로 봉우리를 아래쪽돌림조작을 시행하면서 양손으로 어깨뼈의 아래쪽돌림·모음 및 어깨뼈을 들어올리는 조작을 시행한다(①).

오른손으로 어깨뼈 모음조작을 더해주고 이는곳으로 있는 갈비뼈 가쪽면에서 아래각 부분이 3차원적으로 멀어지도록 들어올리는 방향을 조정한다(②).

들숨(흡기)에 맞춰서 가슴우리가 벌어지는 위치에서 고정하면 쉽게 신장감을 얻을 수 있다.

①

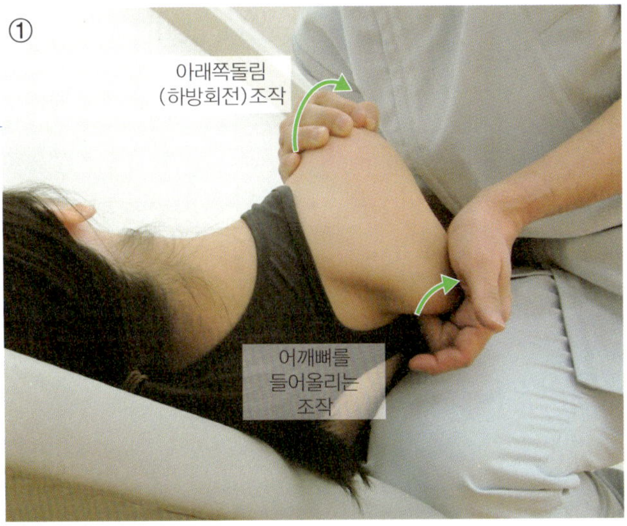

②

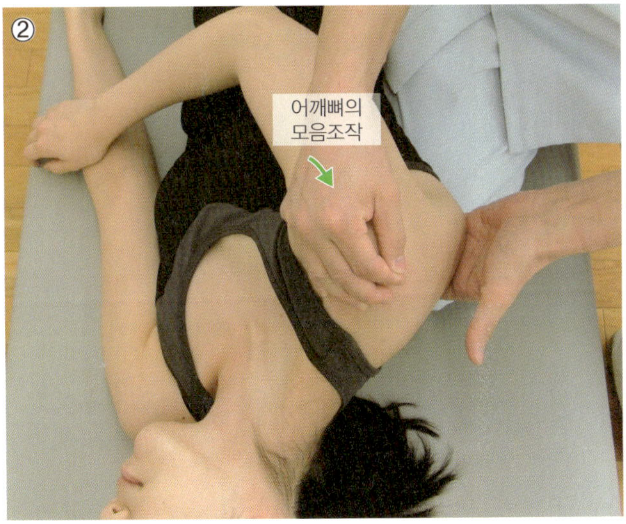

그림 7-6 앞톱니근 중간섬유의 스트레칭—전체 모습 (1)

대상자는 오른쪽이 위로 향하는 옆으로 누운 자세를 취한다. 어깨뼈 아래각 부분의 스트레칭 후, 안쪽모서리 중앙부분에서 스트레칭을 시행한다. 대상자의 어깨뼈 안쪽모서리와 위팔 몸쪽부분에서 잡는다.

관리사의 왼손은 어깨뼈 안쪽모서리 중앙부분에서 어깨뼈를 몸통에서 들어 올리는 조작에서 통증이 나오지 않도록 고려해야 한다. 어깨뼈를 들어올리면서 모음조작을 한다. 관리사의 오른손은 위팔 몸쪽부위(어깨앞쪽)에서 어깨뼈를 모음 방향으로 조작하여 신장시킨다.

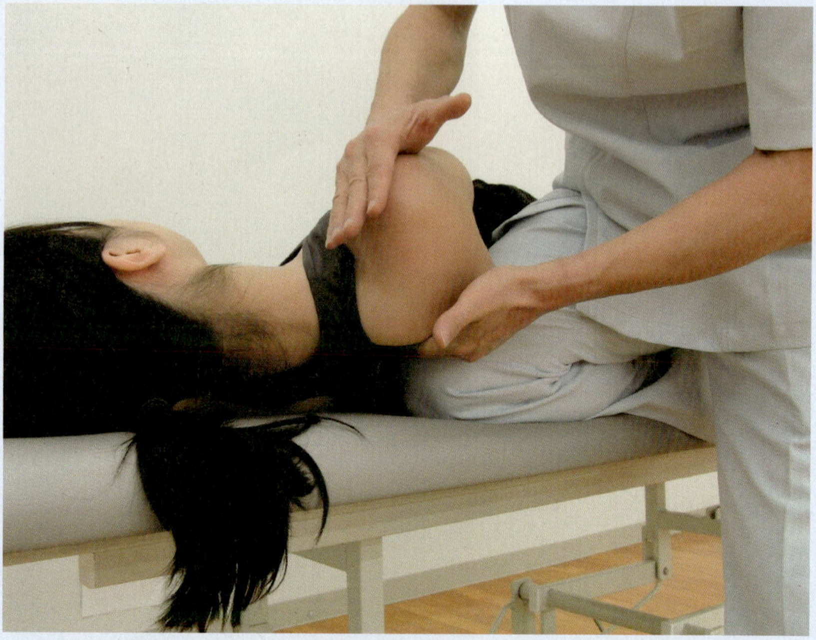

그림 7-7 앞톱니근 중앙섬유의 스트레칭—전체 모습 (2)

관리사는 대상자의 어깨뼈 안쪽모서리를 왼손으로 잡을 때 아래각 부분과 비교해보면 잡기 어려운 부분이므로 가능하면 확실하게 잡을 수 있도록 손가락을 깊게 넣어준다. 대상자에게 힘을 빼도록 하고 몸통에서 어깨뼈 안쪽모서리를 들어 올리고 모음 방향으로 조작하면 신장된다.

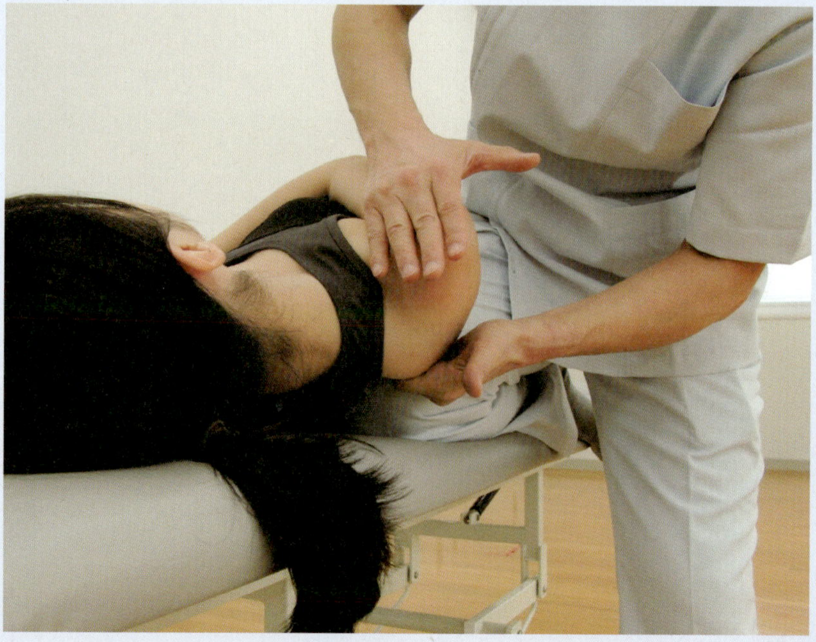

그림 7-8 앞톱니근 중간섬유의 고정조작

대상자는 오른쪽이 위로 향하는 옆으로 누운 자세로 하고 관리사는 오른쪽 넓적다리 가쪽부분에 대상자의 등 부분을 놓고 고정시킨다. 이때 어깨뼈 아래각의 위치를 확인한 다음 어깨뼈 조작이 방해되지 않는 위치에서 관리사의 오른쪽 넓적다리 부분의 위치를 결정한다.

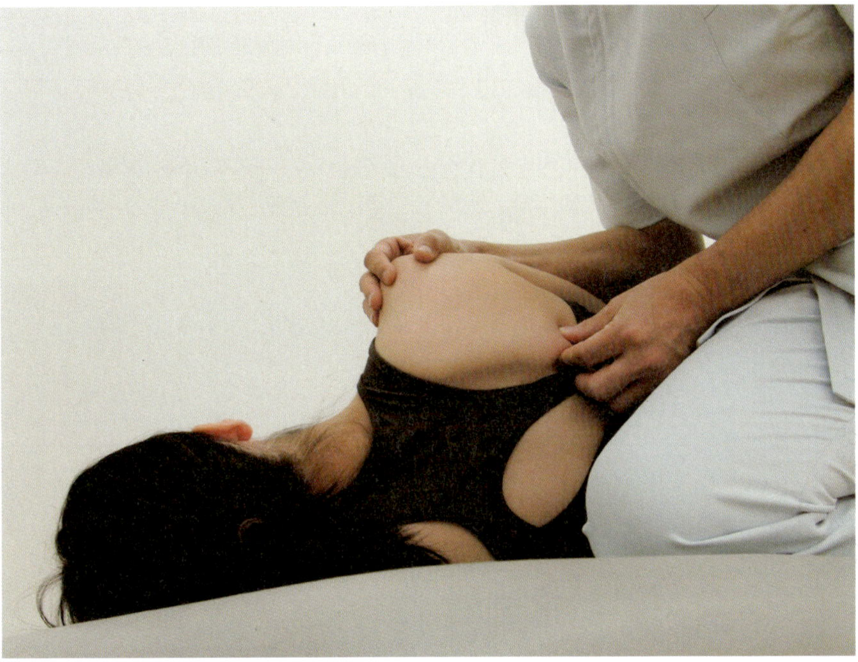

그림 7-9 앞톱니근 중앙부분 섬유의 신장조작(잡는 방법)

관리사가 신장조작을 시행할 때에는 어깨뼈 안쪽모서리에서 확실하게 잡아서 방법을 시행하는 것이 중요하다.

먼저 대상자에게 확실하게 힘을 빼게 한다. 관리사는 어깨뼈 안쪽모서리의 한층 더 안쪽에서 왼손의 집게손가락에서 새끼손가락 끝부분을 모아서 놓는다(①).

관리사의 오른손은 대상자의 위팔 몸쪽부분(어깨 앞쪽)에 놓고 어깨뼈를 모음방향으로 밀어 넣는다(②).

한층 더 확실하게 위팔 몸쪽부위를 밀어 넣으면 안쪽모서리가 관리사의 왼손 두덩 위로 올라오게 확실하게 잡을 수 있다(③).

대상자의 심리적인 긴장이 강하게 되면 잡으려고 할 때에 대상자의 근긴장(수축)에 의해 관리사의 손가락을 튕겨내므로, 말을 걸거나 어깨뼈를 흔들어 주는 동작 등으로, 이완시키고 힘을 빼게 한 다음 시술 하는 것을 명심해야 한다.

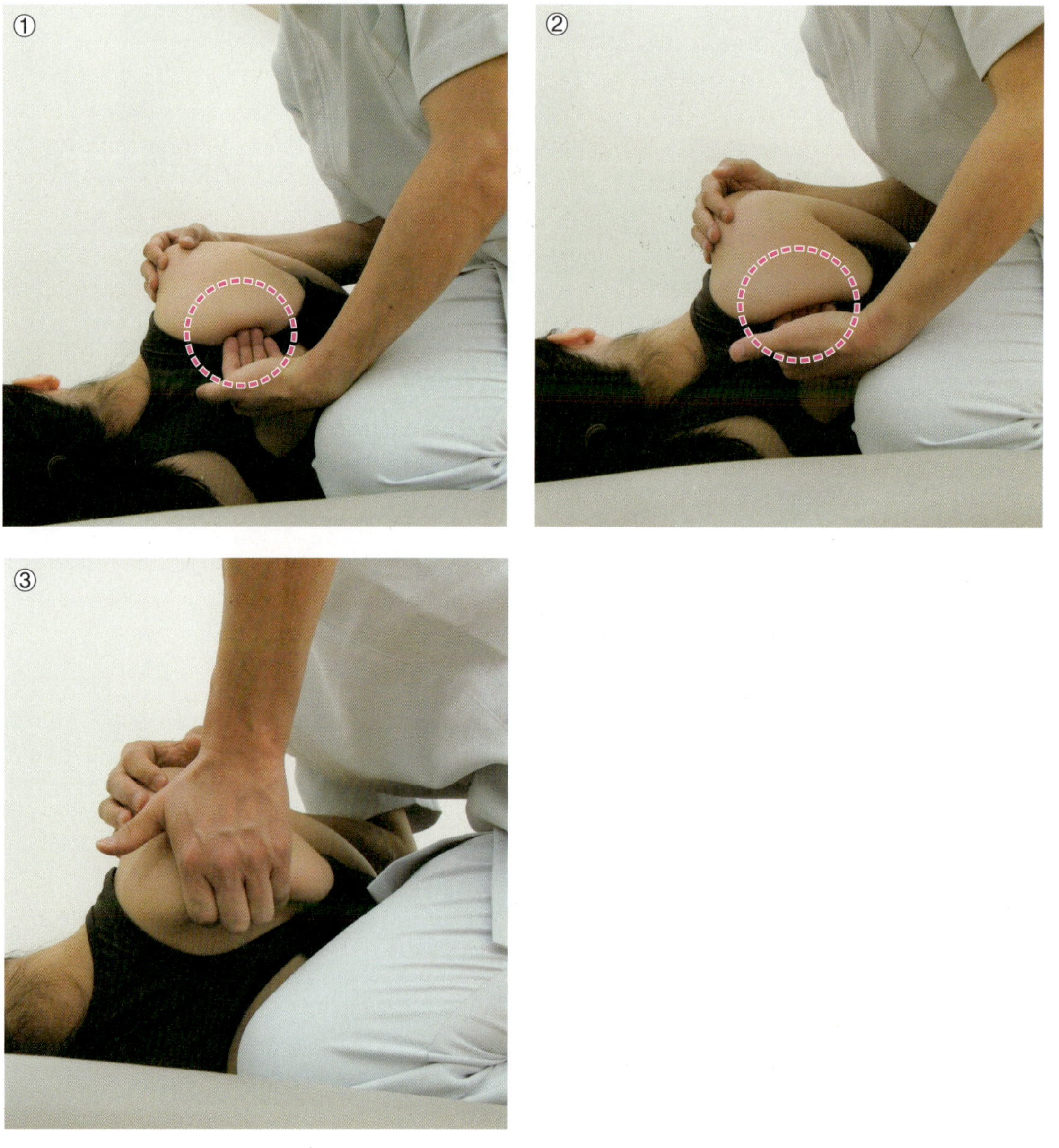

그림 7-10 앞톱니근 중앙부분 섬유의 신장조작

관리사는 대상자의 어깨뼈 안쪽모서리를 왼손으로 확실하게 잡았으면 오른손으로 위팔 몸쪽부분을 통해 관절오목(관절와)을 누르고 어깨뼈의 모음조작을 하면서 왼손으로 어깨뼈의 모음 및 들어 올리는 조작을 시행한다(①).

오른손으로 어깨뼈 모음 조작을 더해주고 이는 곳으로 있는 갈비뼈 가쪽면에서 안쪽모서리가 3차원적으로 멀어지도록 들어 올리는 방향을 조정한다(②).

들숨(흡기)에 맞춰서 가슴우리가 넓어진 위치에서 고정하면 쉽게 신장감을 얻을 수 있다.

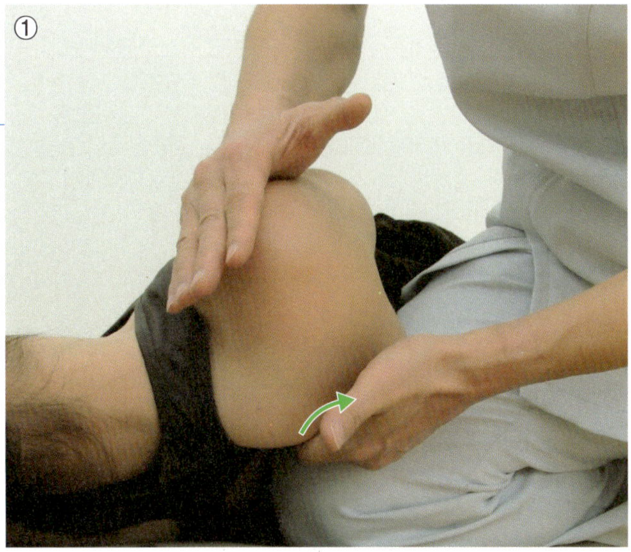

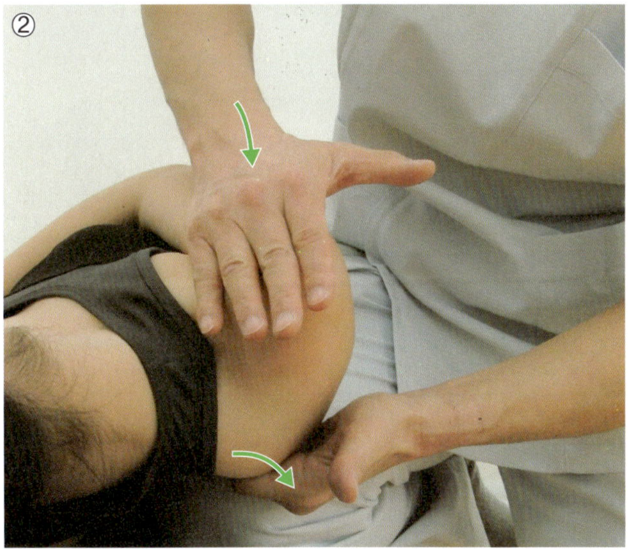

그림 7-11 앞톱니근 위각부분 섬유의 스트레칭—전체 모습 (1)

대상자는 오른쪽이 위로 향하는 옆으로 누운 자세를 한다. 어깨뼈 위각부근과 위팔 몸쪽부분에서 잡아 준다. 관리사의 왼손은 어깨뼈 위각부근의 안쪽모서리를 집게손가락에서 새끼손가락까지 네 손가락으로 위각부분 가쪽을 엄지손가락으로 잡는다. 관리사의 오른손은 위팔 몸쪽부분 (어깨앞쪽)에서 어깨뼈를 위쪽돌림·모음 방향으로 조작하여 신장시킨다. 어깨뼈 위각 부분을 몸통에서 떠오르게 하면서 통증이 나오지 않도록 들어 올리면서 위쪽돌림 조작을 한다.

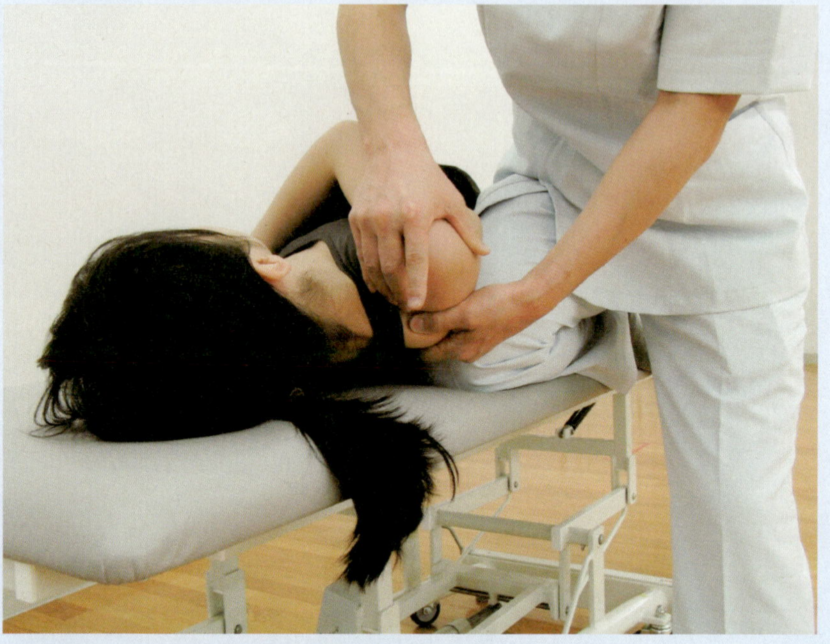

그림 7-12 앞톱니근 위각부분 섬유의 스트레칭—전체 모습 (2)

관리사는 대상자의 어깨뼈 안쪽모서리의 위각부근을 왼손으로 잡는데 다른 부위와 비교해 보면 가장 잡기 어려운 부분이기 때문에 시간이 걸려도 상관 없다. 확실하게 잡을 수 있도록 이완시키면서 깊게 손가락을 넣어준다. 대상자에게 힘을 빼게 하고 몸통에서 어깨뼈 위각을 떠오르게 하고 모음·위쪽돌림 방향으로 조작하여 신장시킨다.

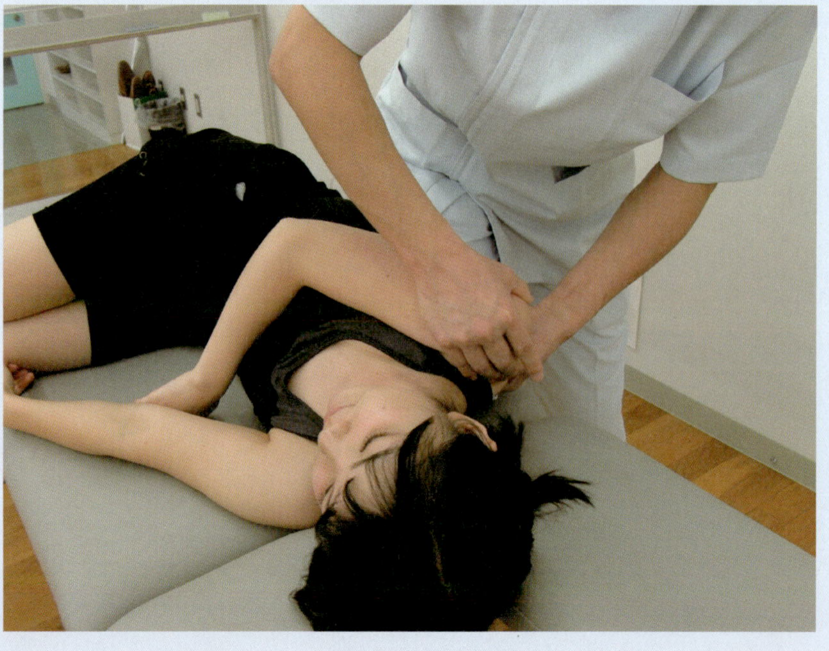

그림 7-13 앞톱니근 위각부분 섬유의 고정조작과 위각의 위치확인

대상자는 오른쪽이 위로 향하는 옆으로 누운 자세를 하고, 관리사는 오른쪽 넓적다리 가쪽부분을 대상자의 등 부분에 놓고 고정한다. 이때 어깨뼈 위각의 위치를 확인한다. 계속해서 어깨뼈조작이 방해되지 않는 위치에서 관리사의 오른쪽 넓적다리 부분의 위치를 결정한다. 아래각 부분 섬유 • 중간섬유와 비교하여 약간 머리 쪽으로 고정한다.

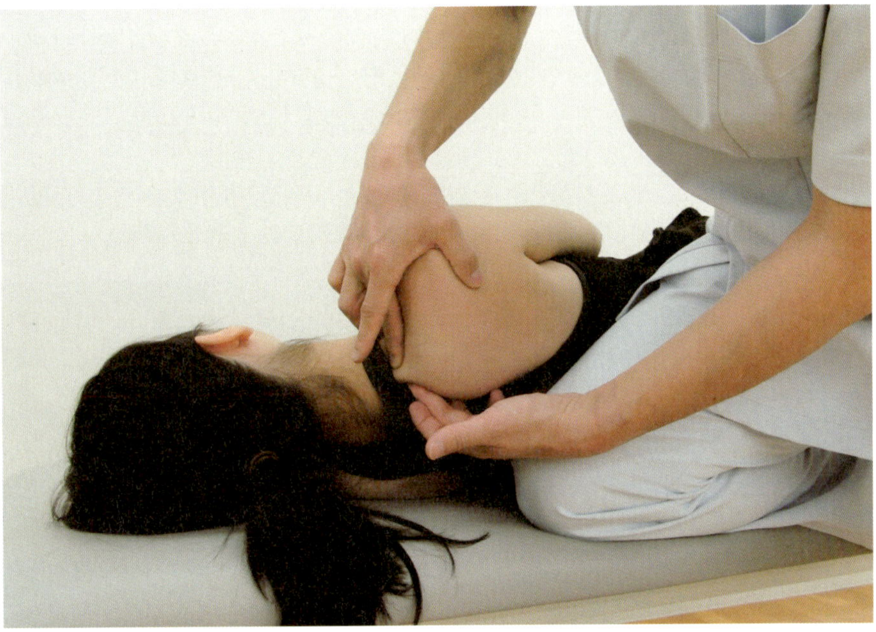

그림 7-14 앞톱니근 위각부분 섬유의 신장조작(잡는법)

관리사가 신장조작을 할 때 어깨뼈 위각부분의 안쪽모서리에서 잡는 동작을 확실하게 시행해 주는 것이 중요하다. 먼저 대상자에게 확실하게 힘을 빼게 한다. 관리사는 위각 근처 안쪽모서리의 안쪽에서 왼손 집게손가락에서 새끼손가락까지 네 손가락 끝을 모아서 놓는다(①).

관리사의 오른손은 대상자의 위팔 몸쪽부분(어깨 앞쪽)에 어깨뼈를 모음·위쪽돌림 방향으로 밀어 넣는다. 이것에 의해서 어깨뼈 위각부분(안쪽모서리 위쪽을 포함한다)이 떠오르게 된다(②).

관리사의 왼손두덩에서 위각~안쪽모서리가 올라올 때까지 관리사는 오른손으로 위팔 몸쪽부분을 통해 어깨뼈 위쪽돌림(상방회전), 모음 방향으로 조작한다(③). 어느 정도 위각에서 안쪽모서리 윗부분이 왼손두덩에 충분히 올라왔으면 왼손 엄지손가락을 위각 가쪽부분에 놓고 왼손 엄지손가락과 다른 네 손가락으로 끼우듯이 잡아준다(④).

대상자의 심리적인 긴장이 강해지면 잡으려고 할 때에 대상자의 근긴장(수축)으로 관리사의 손가락을 튕겨내므로 말을 걸거나 어깨를 움직여서 먼저 이완시켜 힘을 빼게 하는 것을 명심한다.

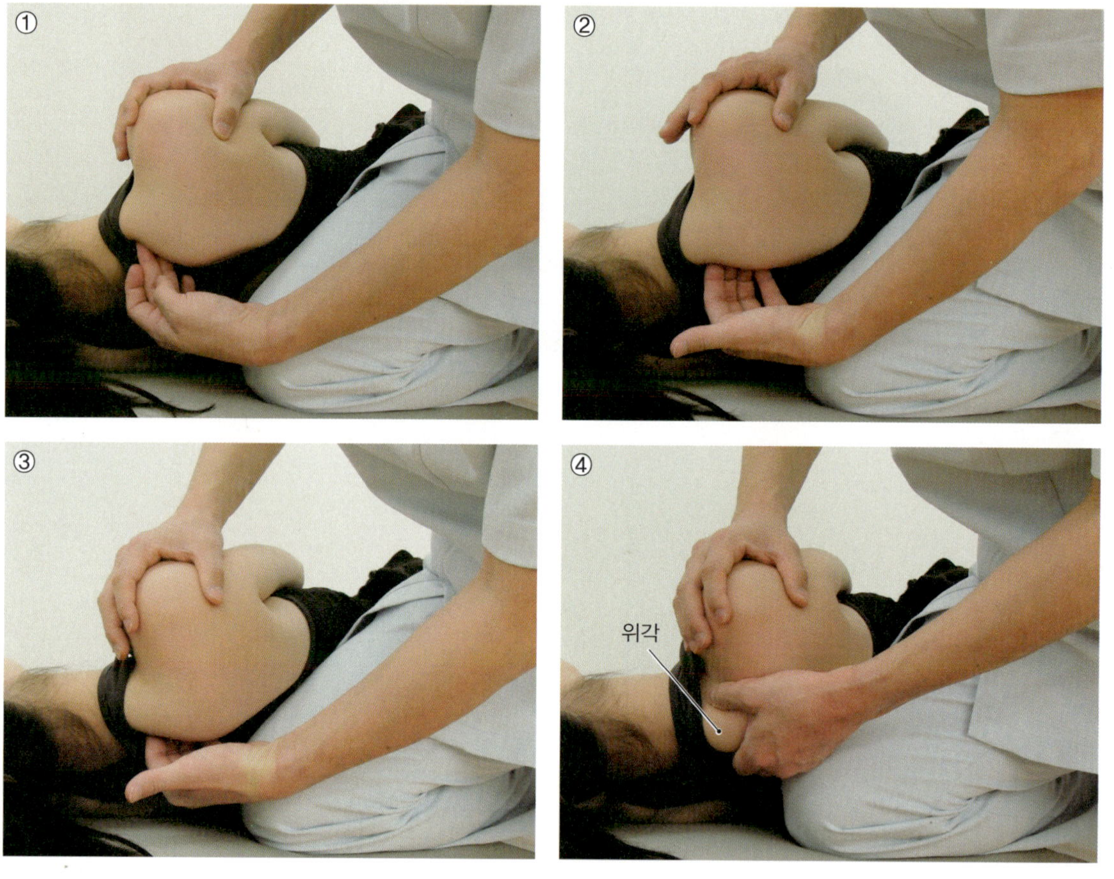

그림 7-15 앞톱니근 위각부분 섬유의 신장조작 (1)

관리사는 대상자의 어깨뼈 위각을 왼손으로 확실하게 잡았으면(①), 오른손으로 어깨뼈부근(어깨앞쪽)을 어깨뼈위쪽돌림・모음 조작을 한다. 그리고 위각부분을 잡고 있는 왼손으로 어깨뼈의 위쪽돌림・모음 및 떼어내는 조작을 시행한다(②). 이는곳으로 있는 제1갈비뼈 가쪽면에서 위각 부분이 3차원적으로 멀어지도록 들어 올리는 방향을 조정한다.

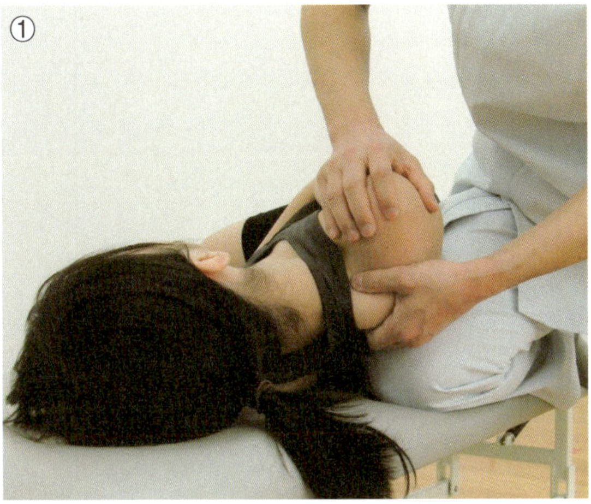

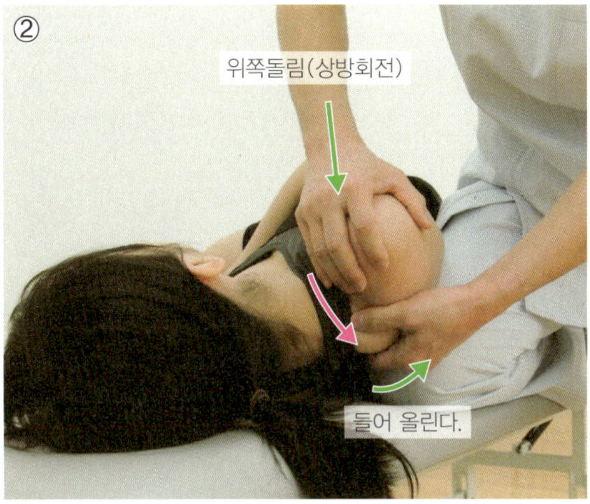

그림 7-16 앞톱니근 위각부분 섬유의 신장조작 (2)

앞톱니근 위각섬유의 신장조작을 할 때는 위쪽돌림 조작이 포인트이다. 섬유에 집중되어 있는 아래각 부분의 영향으로 앞톱니근의 작용은 벌림・위쪽돌림의 이미지를 가지고 있지만, 윗부분 섬유의 작용은 벌림・아래쪽 돌림이다. 따라서 모음・위쪽돌림으로 신장된다.

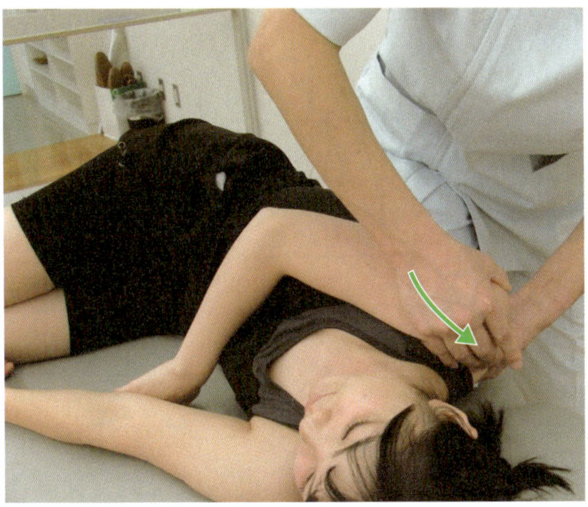

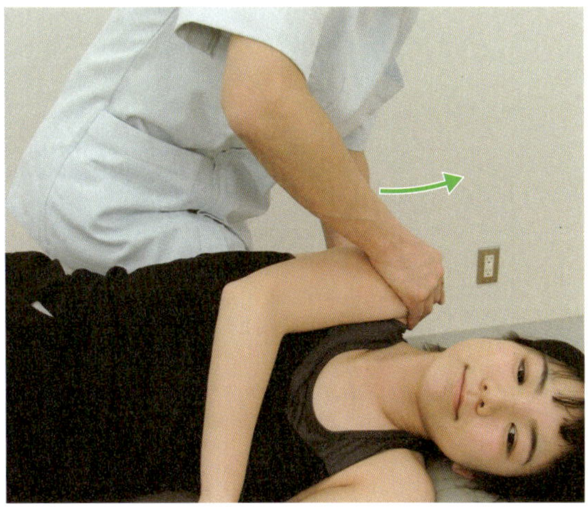

그림 7-17 앞톱니근 각 부분의 스트레칭 방향 정리-수평면과 시상면으로 관찰

	수평면	시상면
	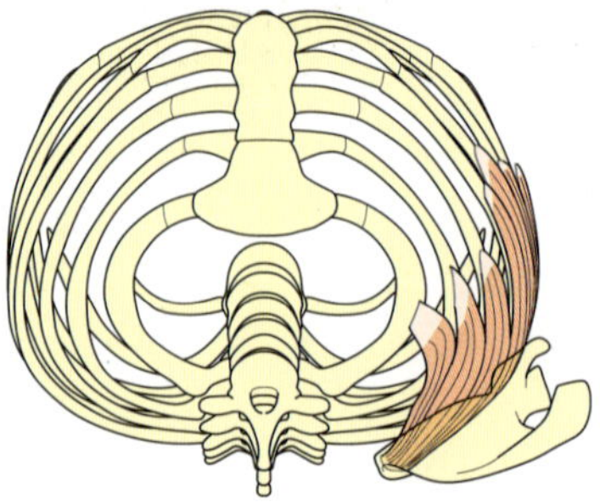	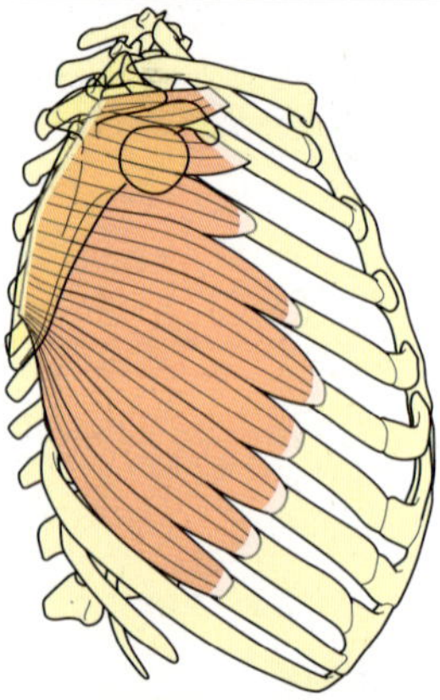
아래각 부분 섬유	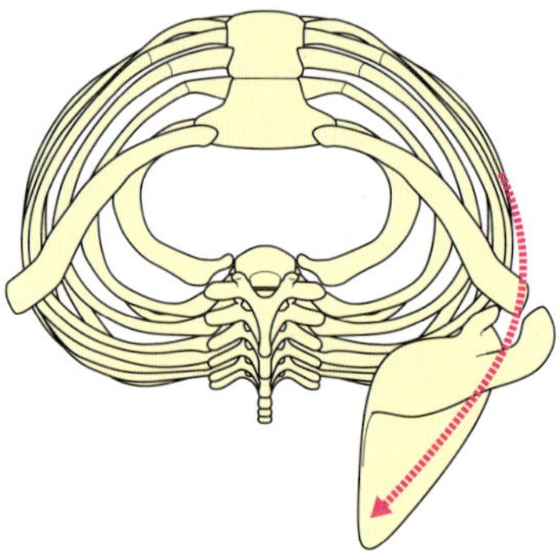	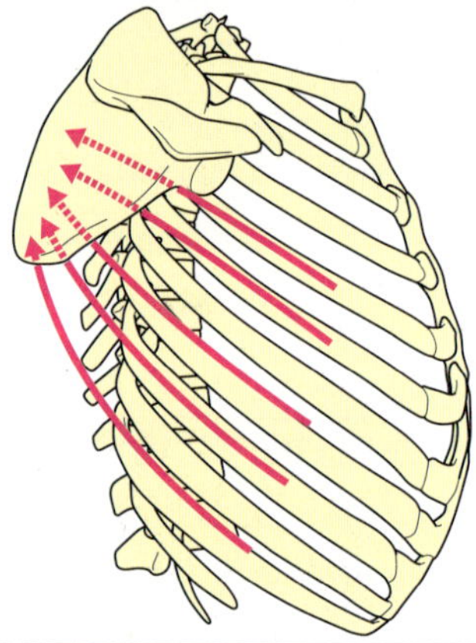
중간섬유	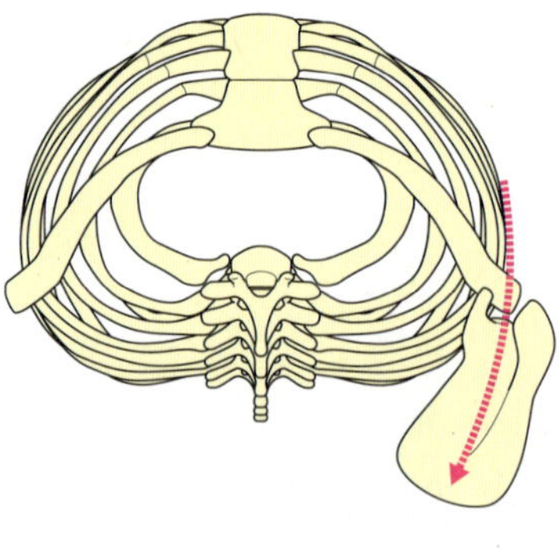	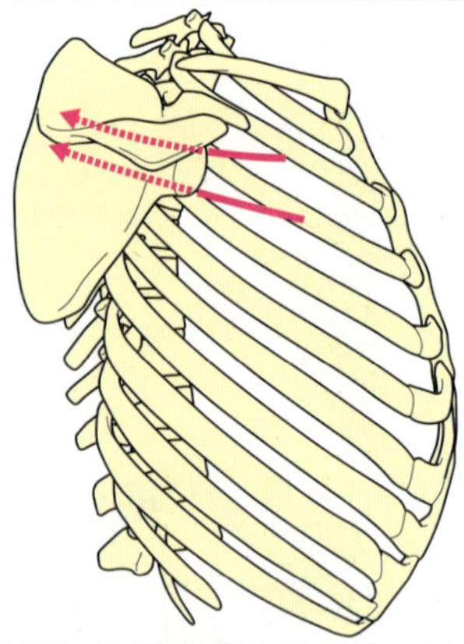
위각 부분 섬유	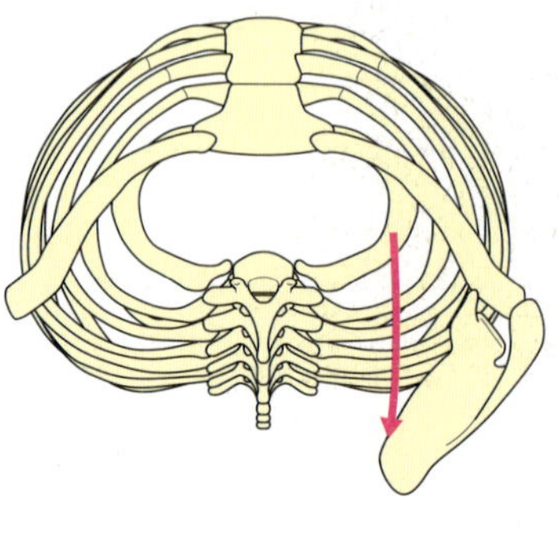	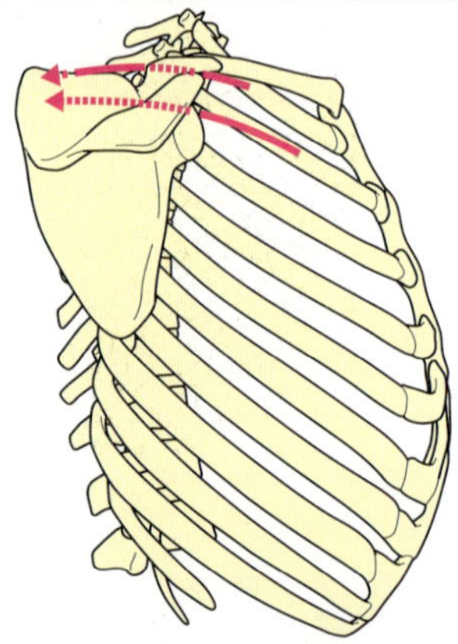

어깨세모근(삼각근) 앞부분 섬유 anterior fiber of deltoid muscle

이는곳	빗장뼈가쪽 1/3앞 모서리	지배신경	겨드랑신경(액와신경)
닿는곳	위팔뼈 중앙가쪽의 어깨세모근 거친면	위치	C5 • C6

기술상의 지침

근육의 주행 • 기능	▪어깨위팔관절의 굽힘 • 폄 축의 앞쪽을 지난다.	▶ 어깨위팔관절의 굽힘작용을 한다.
	▪어깨위팔관절의 안쪽 • 가쪽 축의 안쪽을 지난다.	▶ 어깨위팔관절의 모음작용을 한다.
	▪어깨위팔관절의의 안쪽 • 가쪽 축의 안쪽을 지난다.	▶ 어깨위팔관절의 안쪽돌림작용을 한다.
	▪어깨위팔관절의 수평굽힘 • 수평 폄 축의 앞쪽을 지난다.	▶ 어깨위팔관절의 수평굽힘작용을 한다.
고정 조작 포인트	▪어깨위팔관절(견갑상완관절)의 가벼운 벌림자세(외전위)에서 수평 폄조작으로 어깨뼈는 어떻게 움직이는가?	▶ 어깨뼈는 아래쪽돌림 • 모음 된다.
다른 근육을 억제하는 포인트	▪위팔두갈래근(상완이두근)을 신장시키지 않는다.	▶ 팔꿉관절은 굽힘자세가 된다.
	▪큰가슴근(대흉근) 빗장뼈부분을 과도하게 신장시키지 않는다.	▶ 어깨관절을 과도하게 가쪽돌림(외회전)시키지 않는다.

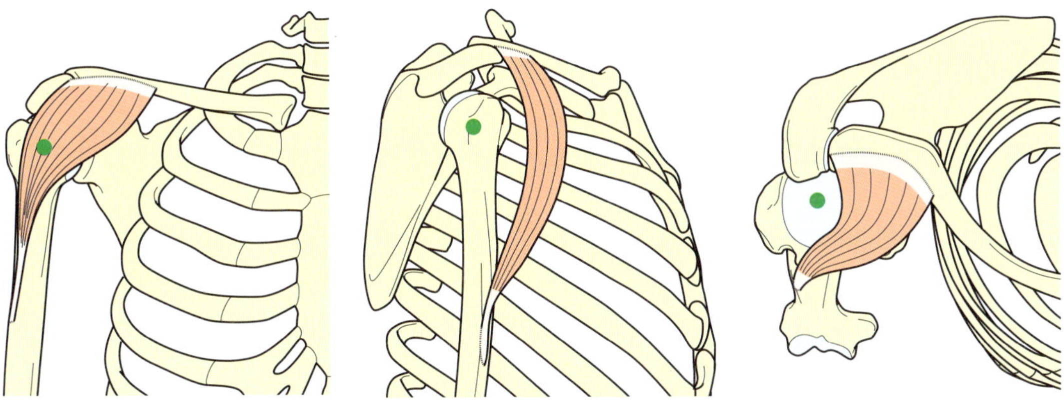

이마면 시상면 수평면(윗면)

어깨세모근 앞부분 섬유는 빗장뼈 가쪽 1/3 앞쪽모서리에서 위팔뼈 중앙가쪽의 어깨세모근 거친면으로 주행한다. 어깨위팔관절의 굽힘 • 폄 축의 앞쪽, 모음 • 벌림 축의 안쪽, 안쪽돌림 • 가쪽돌림 축의 앞쪽, 수평굽힘 • 수평 폄 축의 앞쪽을 지나기 때문에 어깨위팔관절의 굽힘, 모음, 안쪽돌림, 수평굽힘 작용을 한다. 크게 벌림자세까지 가지고 오면 근육의 주행 축을 넘어가 벌림작용을 하게 된다.

그림 1-1 어깨세모근 앞부분 섬유의 스트레칭—전체 모습 (1)

관리사는 왼손으로 어깨뼈를 위쪽돌림•벌림방향으로 고정한다. 오른손으로 대상자의 팔꿈치~아래팔을 잡고 어깨위팔관절을 가볍게 벌림자세에서 수평 폄 방향과 약간 가쪽돌림이 동반된 조작을 한다. 이때에 위팔뼈에 약간 압을 주면 좋다.

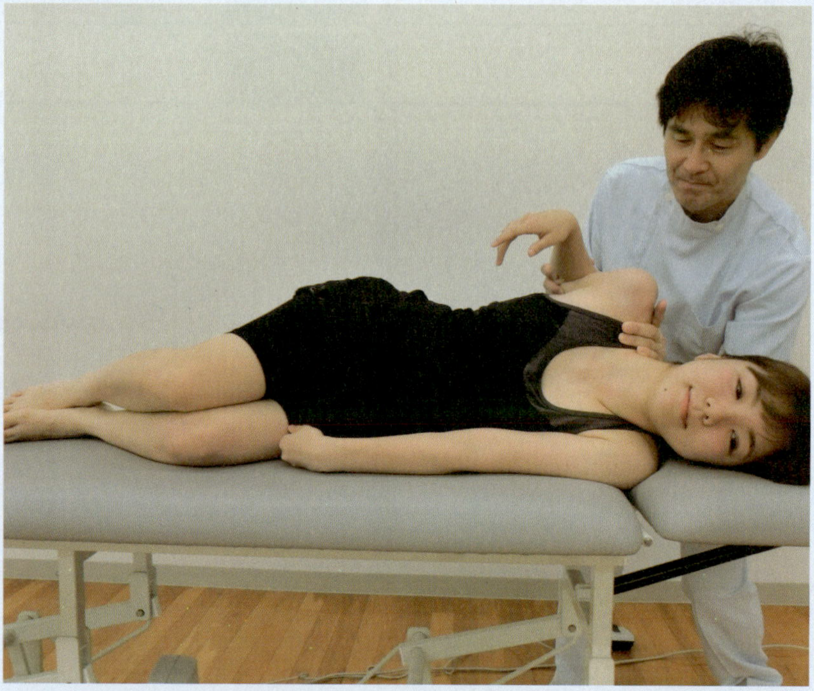

그림 1-2 어깨세모근 앞부분 섬유의 스트레칭—전체 모습 (2)

이 장면에서 관찰하면 알 수 있듯이 대상자의 겨드랑이는 닫혀지지 않는다(어깨위팔관절의 모음조작은 아니다). 어깨위팔관절의 가볍게 벌림자세를 한 수평 폄 조작이다.

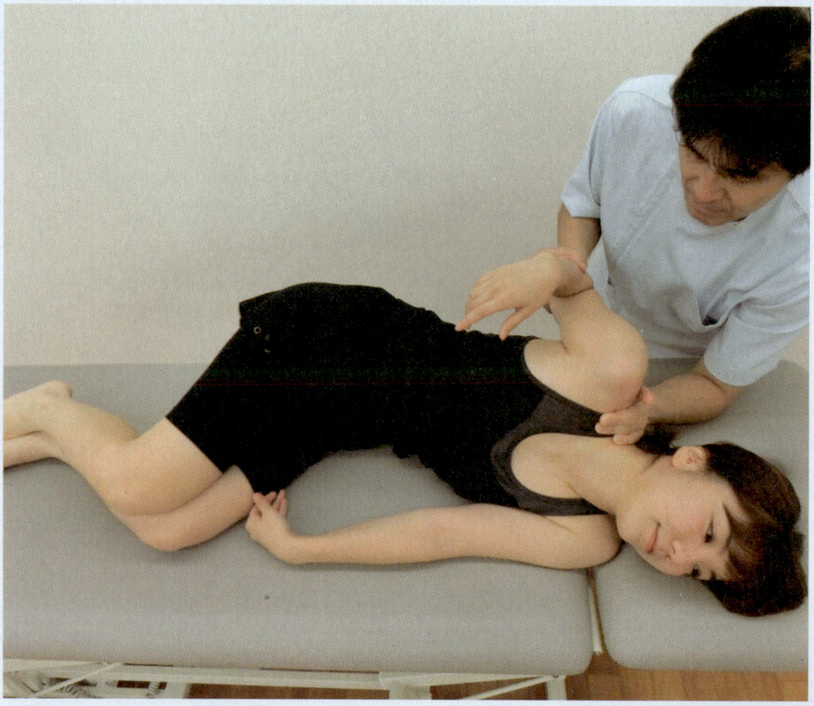

그림 1-3 어깨세모근 앞부분 섬유의 스트레칭

관리사의 오른손은 대상자의 팔꿈치~아래팔 몸쪽을 잡고 어깨관절을 약간 가쪽돌림자세로 한다. 그대로 어깨위팔관절을 가볍게 벌림자세로 하여 수평 폄 방향으로 조작하고 동시에 축압을 더해준다.

위팔뼈의 장축방향으로 축압을 더해주는 것으로 어깨뼈가 위쪽돌림되기 쉬워지고 어깨위팔관절로 쉽게 폄 조작이 가능하다. 이것에 의해서 관리사의 왼손으로 시행하면 어깨뼈 위쪽돌림 방향의 고정도 편하게 시행할 수 있다.

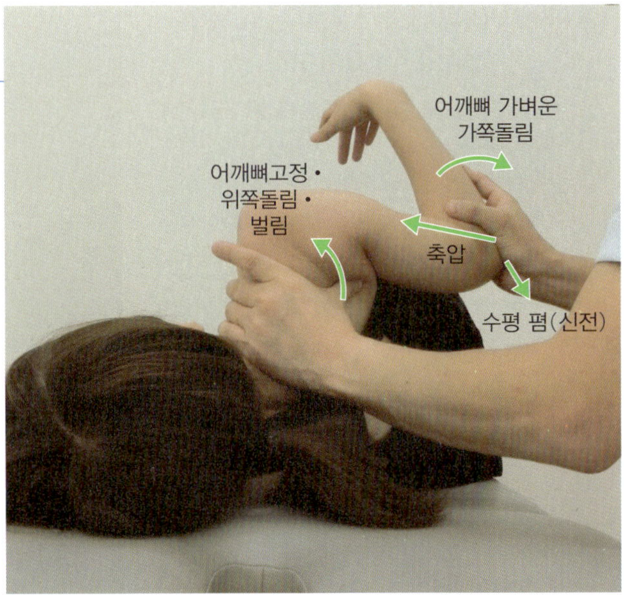

그림 1-4 어깨세모근 앞부분 섬유의 고정조작

a처럼 어깨뼈의 고정이 충분하지 않으면 어깨위팔관절의 조작에 의해서 어깨뼈가 아래쪽 돌림 • 모음이 된다. 따라서 어깨뼈의 고정은 **b**처럼 왼손으로 가운데손가락 • 반지손가락을 위각 부근 등쪽에 놓고 지점으로 왼손 엄지두덩(무지구)부터 엄지손가락 두덩 전체를 가시아래오목(극하와)에 면으로 놓고 위쪽돌림 • 벌림 방향으로 고정한다.

어깨뼈를 고정하기 위한 비결은 왼손을 어깨뼈와 가능한 많은 면으로 접촉하여 형태를 맞춰주는 것이다. 가운데 손가락과 반지손가락으로 잡는 것이 아니라 엄지손가락으로 지압을 해서는 안된다. 관리사의 왼손은 접촉면적을 가능한 크게 하고 대상자의 어깨뼈에 균등한 압을 주는 것이 중요하다.

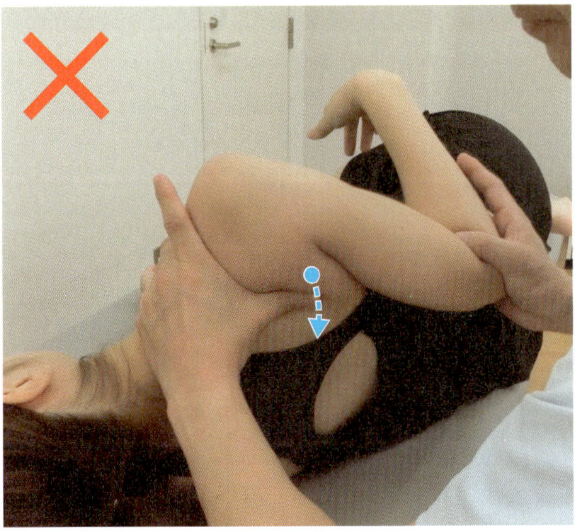

a. 어깨뼈의 고정이 충분하지 않은 예

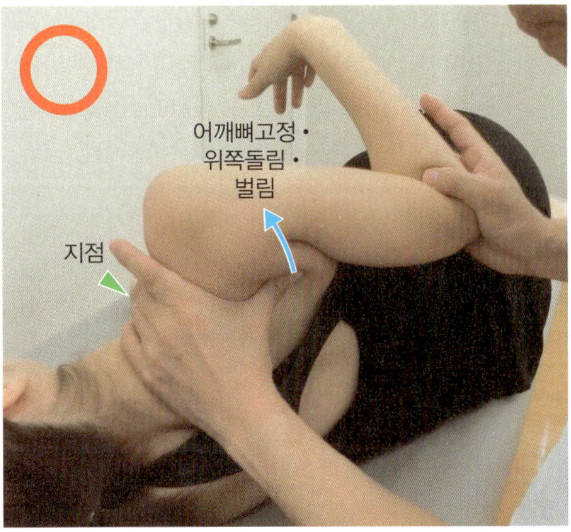

b. 어깨뼈고정

그림 1-5 어깨세모근 앞부분 섬유의 신장조작(고정보조)

① 관리사의 오른손으로 대상자의 위팔뼈 장축방향으로 축압을 주면서 조작하면 관리사 왼손으로 어깨뼈 고정 부담이 적어지기 때문에 고정을 편하게 확실하게 시행할 수 있다.

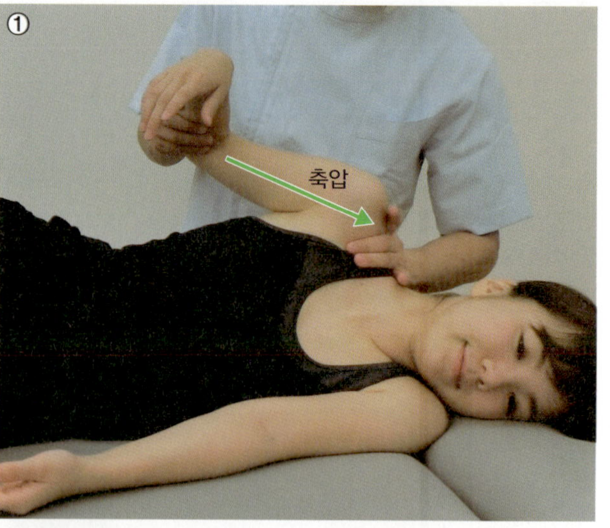

② 스트레칭 조작 시 대상자의 봉우리의 위치가 원래의 위치이거나, 약간 올림·위쪽돌림자세가 되도록 오른손으로 위팔뼈 장축방향으로 축압을 더해준다.

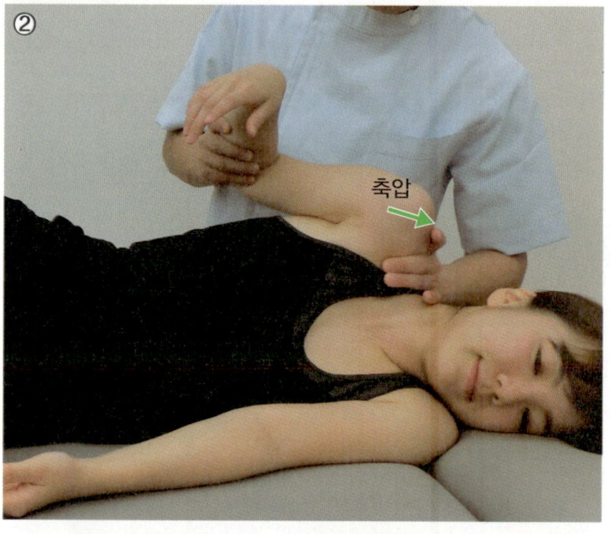

③ 축압과 동시에 관리사의 오른손은 어깨위팔관절의 모음과 약간 가쪽돌림조작을 시행한다. ①처럼 가볍게 벌림 자세로 하고 수평 폄 방향으로 조작하는데 결코 모음조작은 아니다. 과도한 가쪽돌림 조작은 큰가슴근 빗장뼈부분의 신장이 되므로 적당한 가감조작이 필요하다.

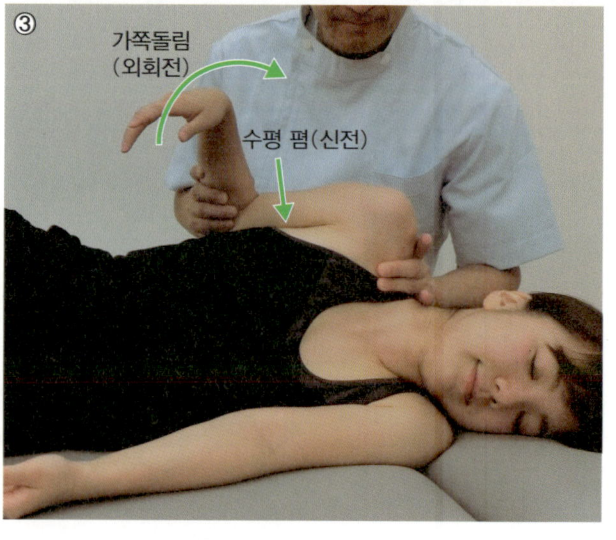

어깨세모근 중간섬유 middle fiber of deltoid muscle

이는곳	봉우리의 가쪽모서리	지배신경	겨드랑신경
닿는곳	위팔뼈중앙가쪽의 어깨세모근 거친면	위치	C5 • C6

■ 기술상의 지침

근육의 주행 • 기능	■ 어깨위팔관절의 굽힘 • 폄 축의 위를 지난다.	▶ 어깨위팔관절은 굽힘폄 중간자세가 된다.
	■ 어깨위팔관절의 안쪽 • 가쪽 축의 가쪽을 지난다.	▶ 어깨위팔관절의 벌림작용을 한다.
	■ 어깨위팔관절의 안쪽 • 가쪽 축의 위를 지난다.	▶ 어깨위팔관절은 안쪽돌림 • 가쪽돌림 • 중간자세가 된다.
	■ 어깨위팔관절의 수평굽힘 • 수평 폄 축 위를 지난다.	▶ 어깨위팔관절은 수평굽힘 • 수평 폄 중간자세가 된다.
신장 조작 포인트	■ 어깨위팔관절의 정확한 모음방향은 어떤 방향인가?	▶ 어깨뼈면 위에서 모음자세를 한다.
고정 조작 포인트	■ 어깨위팔관절의 어깨뼈면 모음에서 어깨뼈는 어떻게 움직이는가?	▶ 어깨뼈는 아래쪽돌림(모음) 된다.

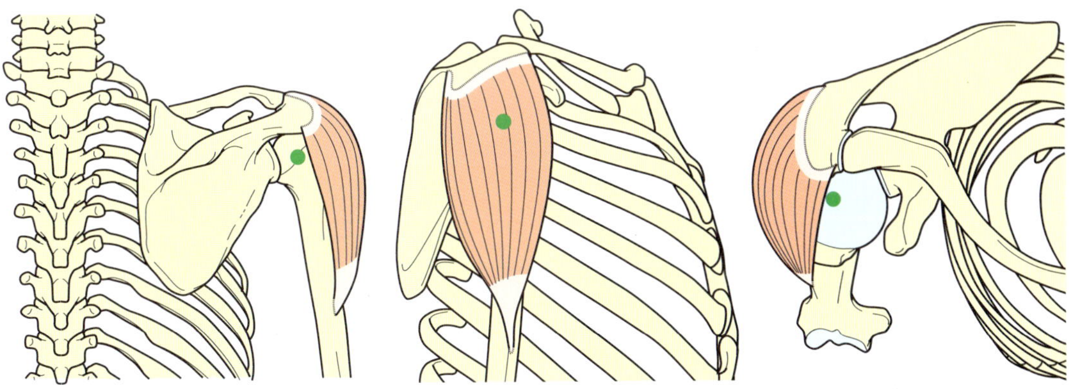

이마면　　　시상면　　　수평면

어깨세모근 중간섬유는 어깨뼈봉우리의 가쪽모서리부터 위팔뼈 중앙가쪽의 어깨세모근 거친면으로 주행한다. 어깨위팔관절의 모음 • 벌림 축의 가쪽을 지나기 때문에 어깨위팔관절의 벌림작용을 한다.

그림 2-1 어깨세모근 중간섬유의 스트레칭—전체 모습 (1)

관리사의 왼손으로 대상자의 어깨뼈를 위쪽돌림 방향으로 고정한다. 오른손은 대상자의 팔꿉관절 부근을 잡고 축압을 주면서 어깨뼈면 위에서 모음조작을 하여 신장시킨다. 축압을 주는 목적은 어깨뼈의 아래쪽돌림을 방지하고 효율 좋게 모음조작을 하기 위해서이다.

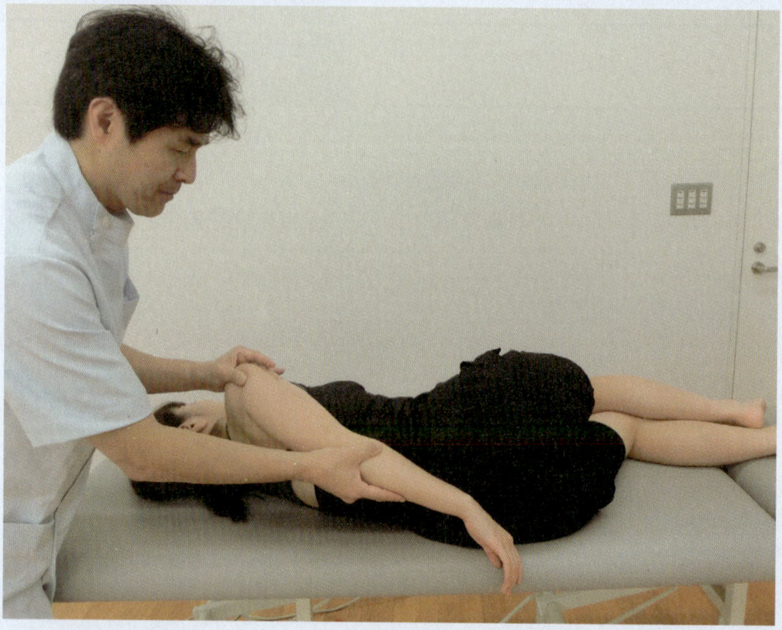

그림 2-2 어깨세모근 중간섬유의 스트레칭—전체 모습 (2)

모음은 기본적으로 어깨뼈면에서의 모음이다. 따라서 대상자의 위팔은 등쪽으로 향하여 조작한다. 어깨위팔관절의 안쪽돌림•가쪽돌림은 들어가지 않는데 중간섬유의 앞쪽섬유를 비틀 때는 아주 약간 가쪽돌림, 뒤쪽섬유를 목표로 조작을 할 때는 아주 약간의 안쪽돌림을 넣어준다.

대상자의 팔꿈치가 굽혀지면 몸통과 부딪치기 때문에 팔꿈치를 폄 자세로 유지한다. 관리사는 팔꿉관절의 먼쪽(아래팔의 몸쪽)을 잡아준다.

관리사의 왼손은 대상자의 어깨뼈를 위쪽돌림 방향으로 고정한다.

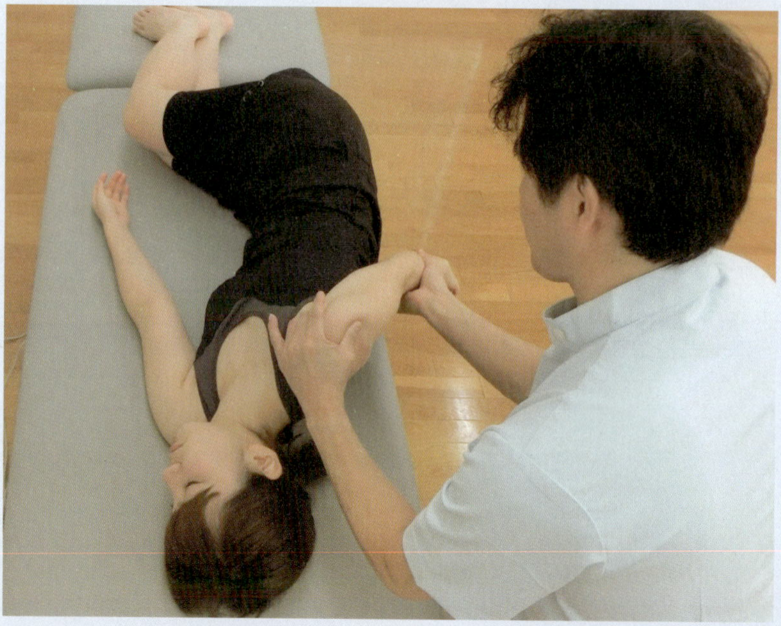

그림 2-3 어깨세모근 중간섬유의 고정조작 (1)

어깨위팔관절의 어깨뼈면 모음에 의해서 어깨뼈는 아래쪽돌림이 되어 버리기 때문에 관리사의 왼손은 대상자의 어깨뼈를 위쪽돌림 방향으로 고정시킨다.

관리사의 왼손 엄지손가락과 가운데손가락은 대상자의 봉우리 앞뒤에서 끼우듯이 잡아준다. 계속해서 왼손의 새끼두덩(소지구)으로 위각을 어깨뼈를 위쪽돌림 시킨다.

또한 어깨뼈 고정은 신장조작을 시행하기 전 어깨관절 벌림자세 시점에서 시행해 준다.

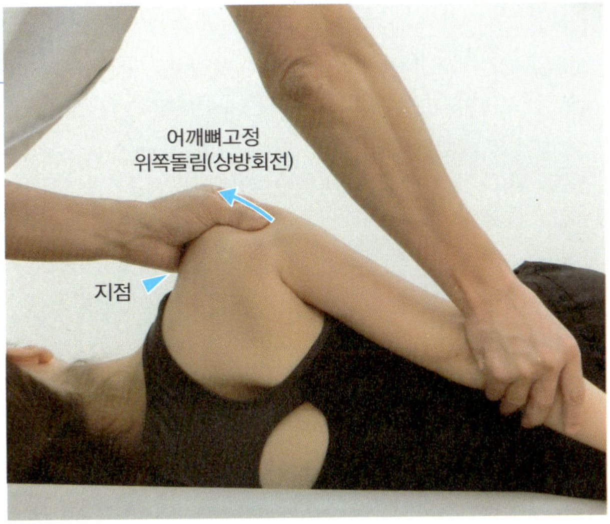

그림 2-4 어깨세모근 중간섬유의 고정조작 (2) - 봉우리 잡는 법

우선 봉우리의 위치와 앞뒤의 폭을 확인하고 그 사이즈를 머릿속에서 이미지화시킨다(①). 그 사이즈에 맞춰서 관리사는 왼손의 엄지손가락과 가운데손가락을 IP관절 폄자세(신전위)로 한 채 첫마디뼈(기절골) 부분에서 대상자의 봉우리를 앞뒤에서 끼우듯이 잡아준다(②). 그 후 엄지손가락•가운데손가락의 길이 전체를 사용하여 어깨세모근 중간섬유를 앞뒤에서 감싸듯이 잡아준다. 관리사의 엄지손가락•가운데손가락의 IP관절이 굽힘자세가 되어 버리면 봉우리와 근육과의 사이에 간격이 만들어지고 능숙하게 고정이 되지 않아서 손가락 끝에서 압이 높아지게 되어 통증을 유발시키는 경우가 있다. IP관절의 폄자세를 유지하여 잡아주는 것이 중요하다.

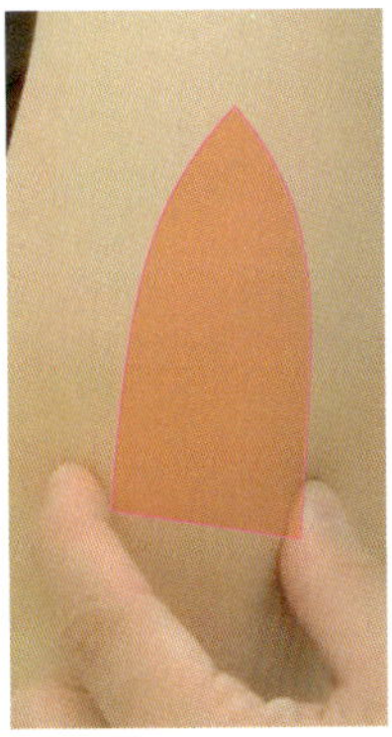

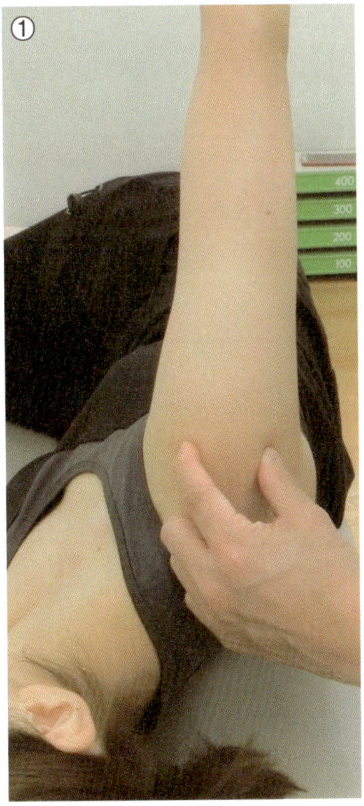

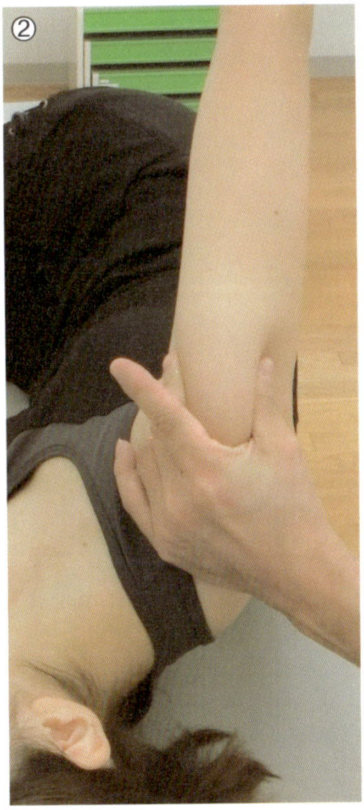

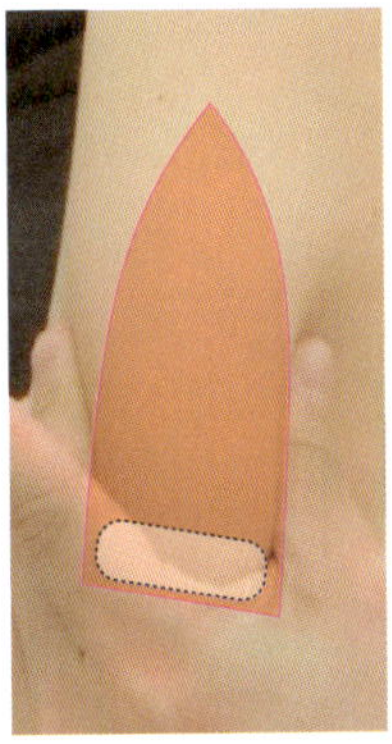

그림 2-5 어깨세모근 중간섬유에 의한 임상 스트레칭

대상자의 긴장이 전체적으로 높아지게 되거나 무엇인가의 원인에 의해서 관절운동을 동반한 스트레칭을 시행하기 어려운 경우는 아래와 같은 이완방법을 사용해도 좋다.

관리사의 오른손은 어깨뼈 고정할 때와 마찬가지로 봉우리에서 엄지손가락•가운데손가락 전체로 같은 근육의 몸쪽 절반을 잡는다. 왼손은 어깨세모근 거친면 부분쪽에서 엄지손가락•가운데손가락 전체로 같은 근육의 먼쪽 절반을 잡아준다.

양손 엄지손가락•가운데손가락으로 확실하게 어깨세모근 중간 섬유전체를 잡아줬으면 앞뒤에서 서서히 압을 주어 깊은 층 조직에서 들어 올리듯이 잡아준다(①). 한층 더 힘살을 깊은 층 조직에서 들어 올리듯이 리프트업시켜 준다(②).

중간섬유보다 앞쪽을 목표로 할 때는 엄지손가락쪽을 들어 올려주고 뒤쪽을 목표로 할 때는 가운데 손가락쪽을 들어 올려준다.

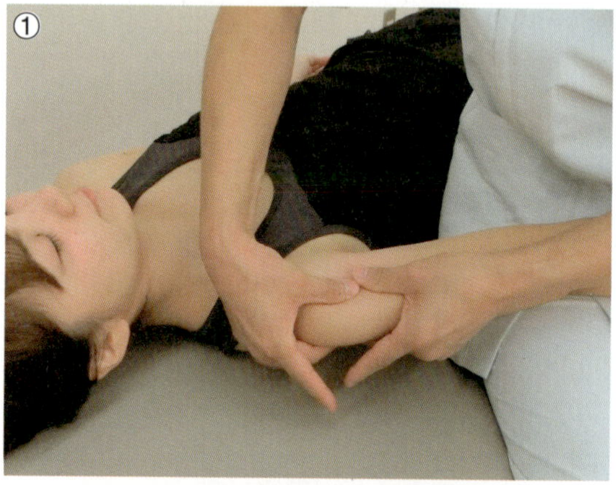

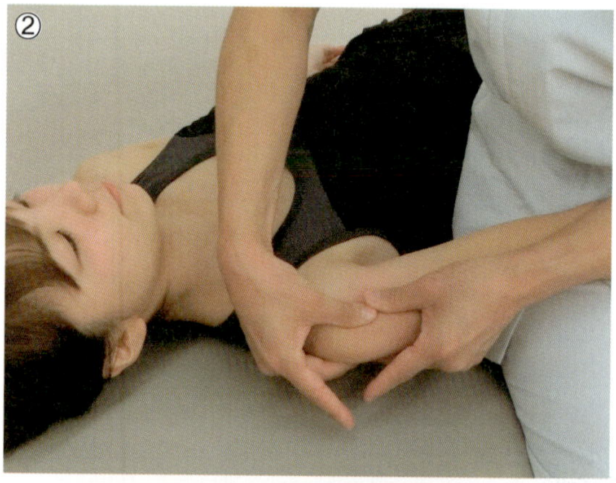

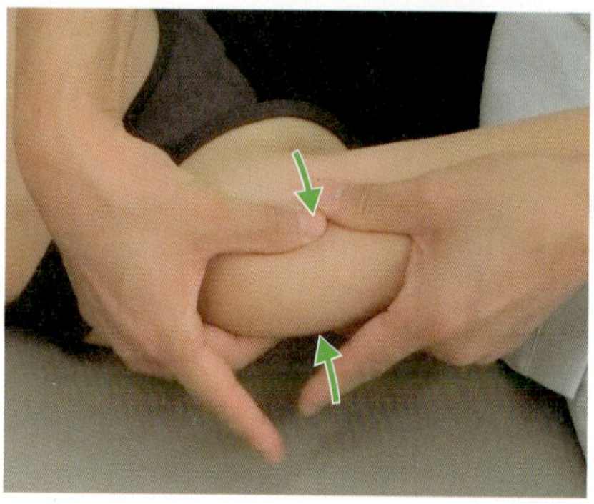

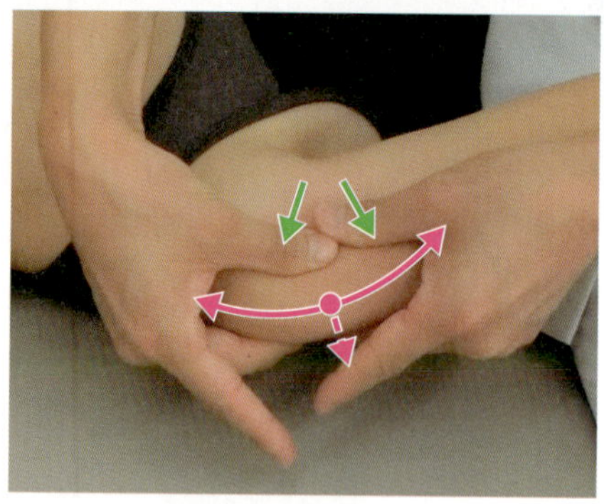

어깨세모근 뒤섬유 posterior fiber of deltoid muscle

이는곳	어깨뼈가시의 아래모서리	지배신경	겨드랑신경
닿는곳	위팔뼈중앙가쪽의 어깨세모근 거친면	위치	C5・C6

기술상의 지침

근육의 주행・기능	■ 어깨위팔관절의 굽힘・폄 축의 뒤쪽을 지난다.	▶ 어깨위팔관절의 폄작용을 한다.
	■ 어깨위팔관절의 모음・벌림축의 안쪽을 지난다.	▶ 어깨위팔관절의 모음작용을 한다.
	■ 어깨위팔관절의 안쪽돌림・가쪽돌림 축의 뒤쪽을 지난다.	▶ 어깨위팔관절의 가쪽돌림작용을 한다.
	■ 어깨위팔관절의 수평굽힘・수평 폄축 위를 지난다.	▶ 어깨위팔관절의 수평 폄작용을 한다.
고정 조작 포인트	■ 어깨위팔관절의 수평굽힘에서 어깨뼈는 어떻게 움직이는가?	▶ 어깨뼈는 벌림・올림・위쪽돌림 된다. (어깨뼈는 모음・내림・아래쪽돌림으로 고정된다.)
폄(신전) 조작 포인트	■ 굽힘・수평굽힘・ 가벼운 안쪽돌림조작으로 신장된다.	
	■ 과도한 안쪽돌림은 어깨세모근 뒤섬유보다 작은원근(소원근)과 가시아래근(극하근)의 신장이 우선적으로 일어나므로 주의해야 한다.	

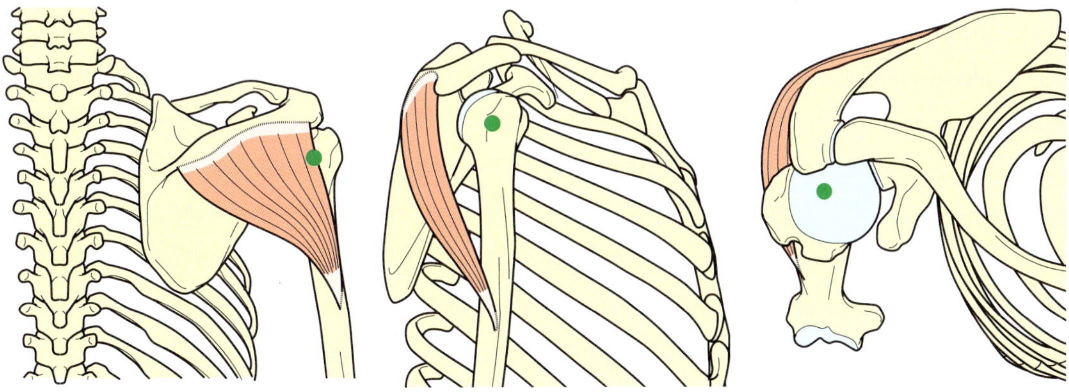

이마면　　　　시상면　　　　수평면(윗면)

어깨세모근 뒤섬유는 어깨뼈가시의 아래모서리에서 위팔뼈 중앙가쪽의 어깨세모근거친면으로 주행한다.
어깨위팔관절의 굽힘・폄 축의 뒤쪽, 모음・벌림축의 안쪽, 안쪽돌림・가쪽돌림축의 뒤쪽, 수평굽힘・수평 폄축의 뒤쪽을 지나기 때문에 어깨위팔관절의 폄, 가쪽돌림, 수평 폄작용을 한다. 크게 벌림자세까지 가져오게 되면 근육의 주행 축을 넘어가게 되어 벌림작용을 하게 된다.

그림 3-1 어깨세모근 뒤섬유의 스트레칭—전체 모습 (1)

관리사는 왼손으로 대상자의 어깨뼈를 모음•아래쪽돌림•내림방향으로 고정한다. 오른손은 대상자의 팔꿉관절부근을 잡고 위팔뼈에 축압을 주면서 어깨위팔관절의 수평굽힘과 굽힘, 약간의 안쪽돌림을 가하여 신장시킨다.

축압을 주는 목적은 어깨뼈의 벌림을 방지하고 효율 좋게 수평굽힘을 하기 위해서 이다.

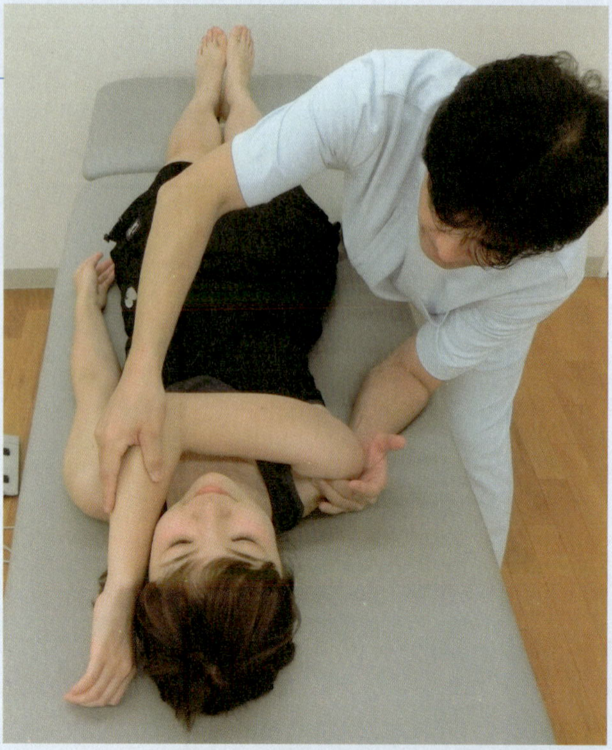

그림 3-2 어깨세모근 뒤섬유의 스트레칭—전체 모습 (2)

어깨위팔관절의 조작은 순수한 수평굽힘이 아니라 모음과 굽힘을 동반한다. 대상자의 위팔이 60° 정도 벌림자세에서 신체의 앞을 가로질러 대각선 위로 조작하는 이미지이다. (시계문자판으로 대략 8시부터 2시 방향으로 조작한다.)

어깨위팔관절의 과도한 안쪽돌림 조작을 하면 가시아래근과 작은원근이 우선적으로 신장되기 때문에 적절하게 안쪽돌림으로 고정시킨다. 이때는 고정하고 있는 왼손과 시각적 정보, 오른손으로 관절의 끝느낌(end-feel)을 느끼면서 미세조정한다.

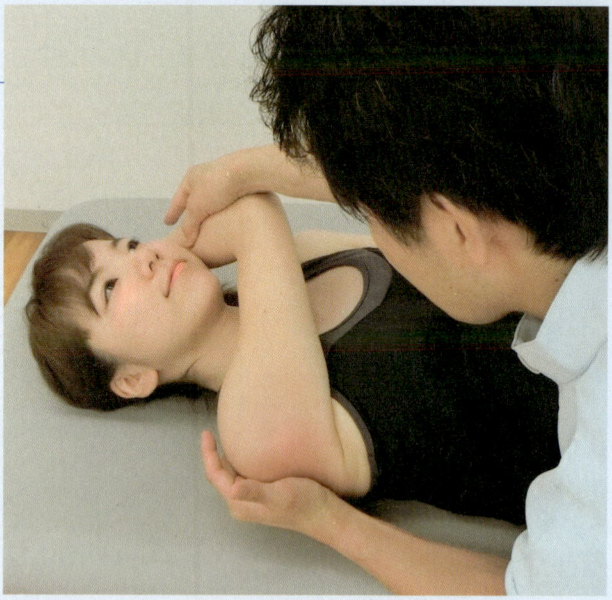

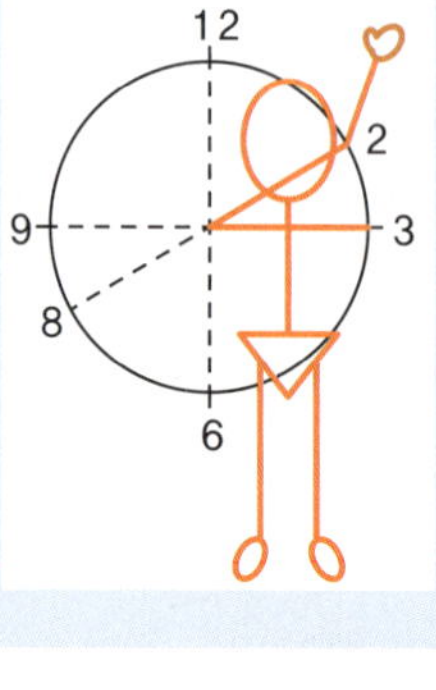

그림 3-3 어깨세모근 뒤섬유의 고정조작 (1)

어깨뼈 고정조작은 어깨뼈의 보상운동이 일어난 시점에서 시행하는 것은 늦다. 따라서 어깨위팔관절조작 전 단계에서(어깨뼈가 움직이기 전) 어깨뼈를 고정하지 않으면 안 된다.

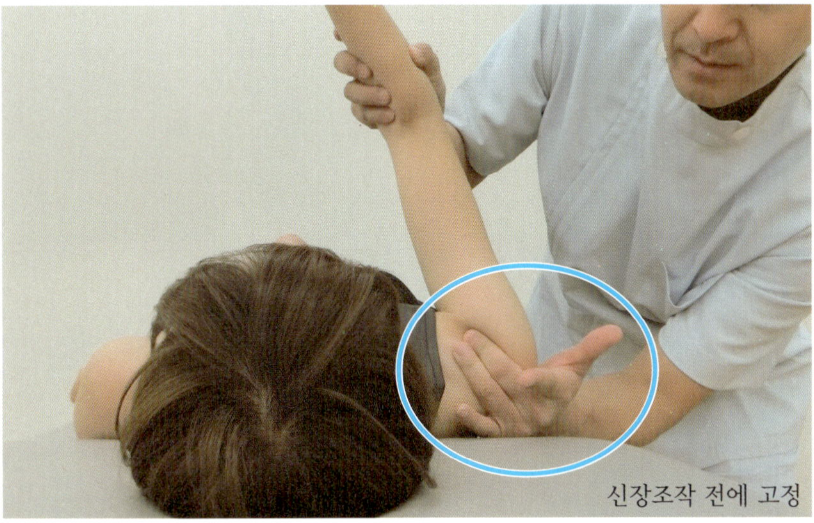

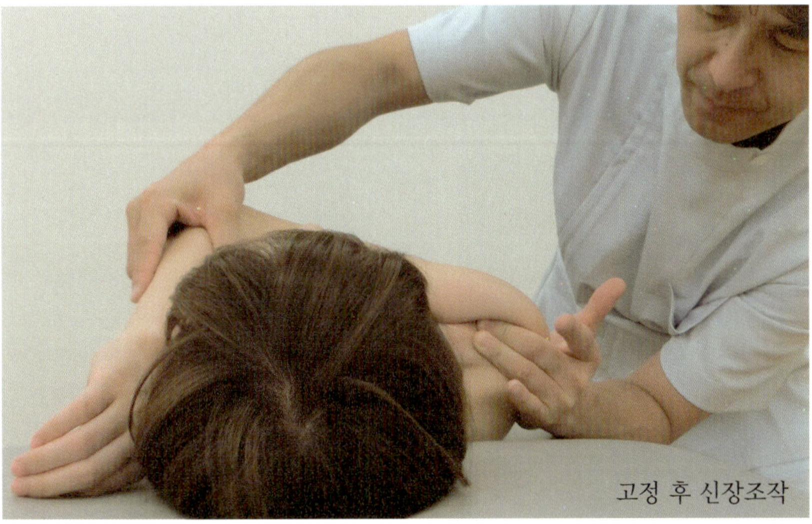

그림 3-4 어깨세모근 뒤섬유의 고정조작 (2)

어깨뼈의 고정이 없으면 가동범위가 크게 된다. 언뜻보기에는 신장된 것처럼 보이지만 뒤섬유의 신장감은 얻을 수 없다(①). 어깨뼈 고정이 가능하면 가동범위는 작아지고 뒤섬유는 충분하게 신장된다(②).

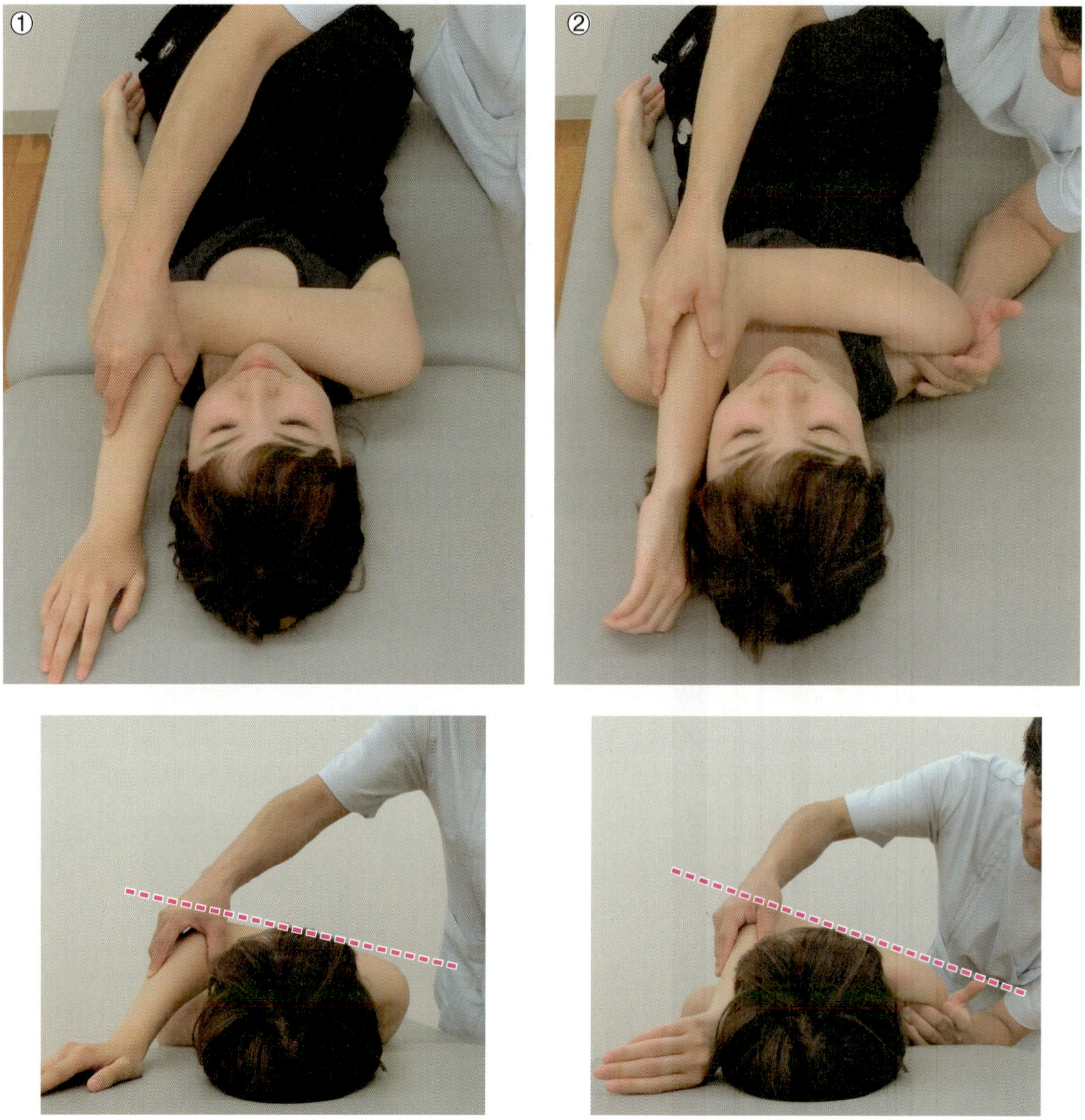

그림 3-5 어깨세모근 뒤섬유의 고정조작(3)

관리사의 왼손 가운데 손가락을 대상자의 빗장뼈 먼쪽 끝에 놓는다. 계속해서 관리사의 왼손 새끼두덩을 대상자의 어깨뼈가시~가시아래오목에 놓고 끼우듯이 잡는다. 관리사의 가운데손가락으로 빗장뼈 먼쪽 끝에 놓고 손을 놓은 부분을 지점으로 하고(①), 새끼두덩 부분으로 어깨뼈를 모음방향으로 고정조작을 한다(②).

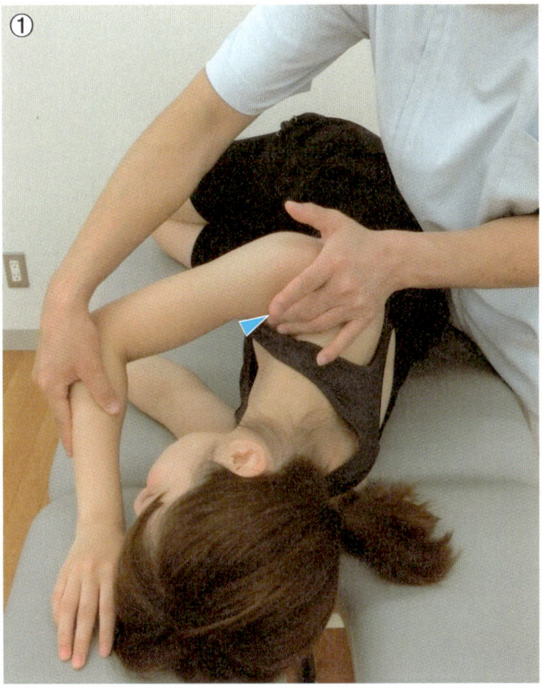

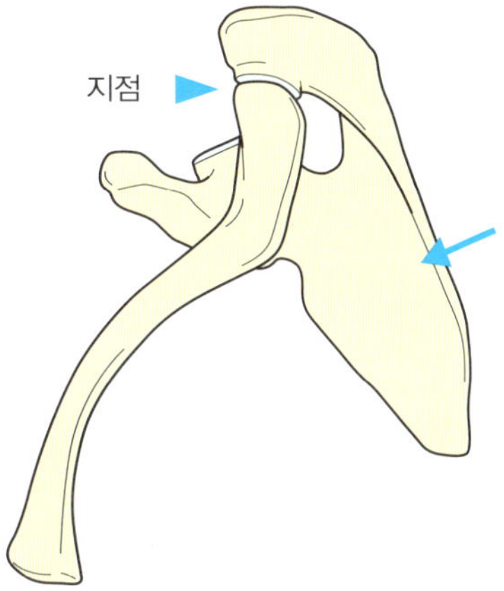

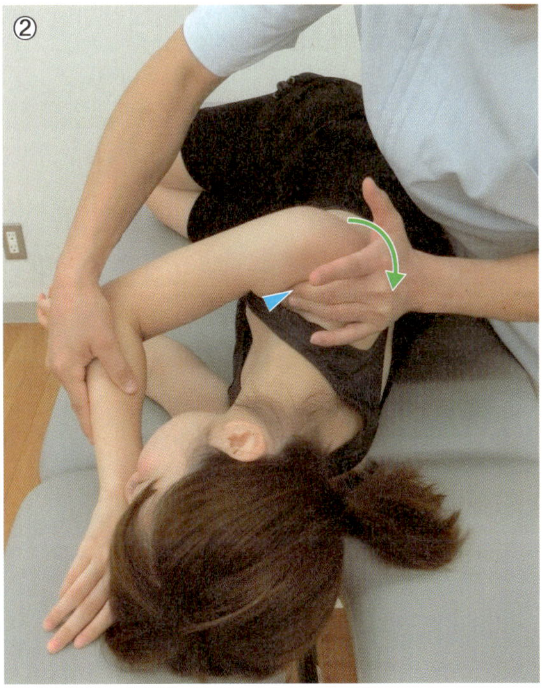

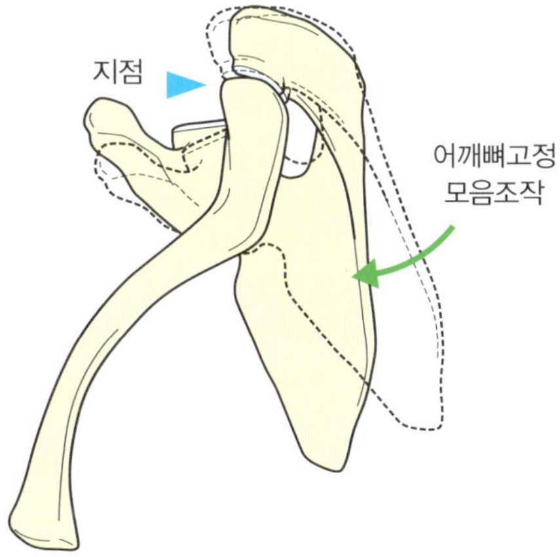

뒤쪽에서 관찰하면 관리사에 의해서 모음방향으로 고정과 동시에 내림과 아래쪽돌림 방향으로 고정된다.

빗장뼈 먼쪽 끝에서 고정 시 지점형성은 빗장뼈 먼쪽 끝 위쪽에서 가운데 손가락을 놓는 것으로 올림 및 위쪽돌림이 멈춘다(①′).

새끼두덩으로 어깨뼈모음(벌림방지) 조작은 위쪽돌림 방지(아래쪽돌림 유도)조작이 된다(②′).

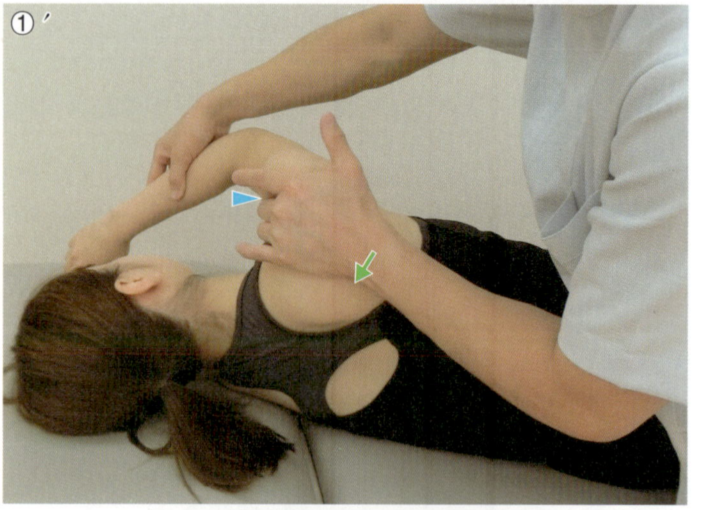

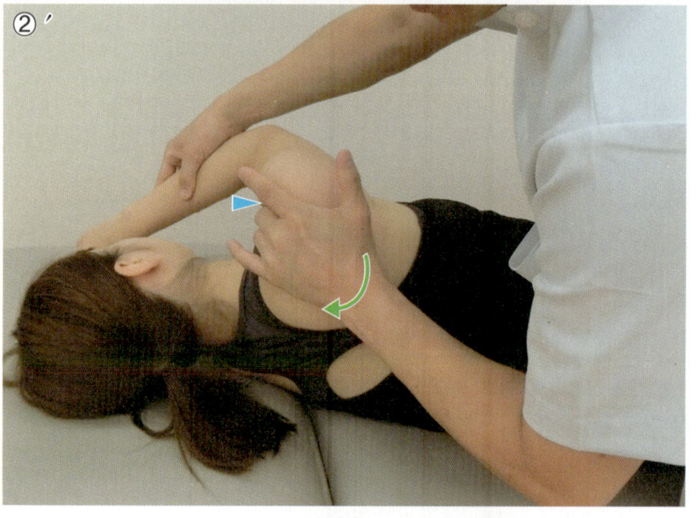

그림 3-6 어깨세모근 뒤섬유의 신장조작 (1)

관리사의 오른손은 대상자의 팔꿉관절 부근을 잡고 위팔뼈에 축압을 더해주면서 어깨위팔관절의 수평굽힘과 굽힘, 약간의 안쪽돌림을 더해서 신장시킨다. 축압을 주는 목적은 어깨뼈의 벌림을 방지하고, 효율 좋게 수평굽힘을 하기 위해서이다.

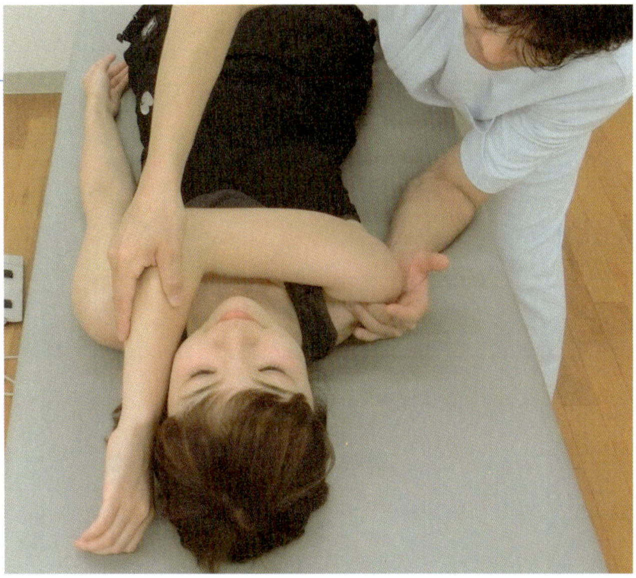

그림 3-7 어깨세모근 뒤섬유의 신장조작 (2)

어깨위팔관절의 조작은 순수한 수평굽힘이 아니라 모음과 동반된다. 대상자의 위팔이 60° 정도 벌림자세에서 신체 앞을 가로지르고, 대각선 위에서 조작하는 이미지로 한다(시계문자판으로 대략 8시부터 2시 방향으로 조작).

어깨위팔관절의 과도한 안쪽돌림조작은 가시아래근과 작은원근이 먼쪽으로 신장되기 때문에 적당하게 안쪽돌림으로 고정시킨다. 이때에는 고정하고 있는 왼손과 시각적인 정보, 오른손으로 관절의 끝느낌을 느끼면서 미세조정을 한다.

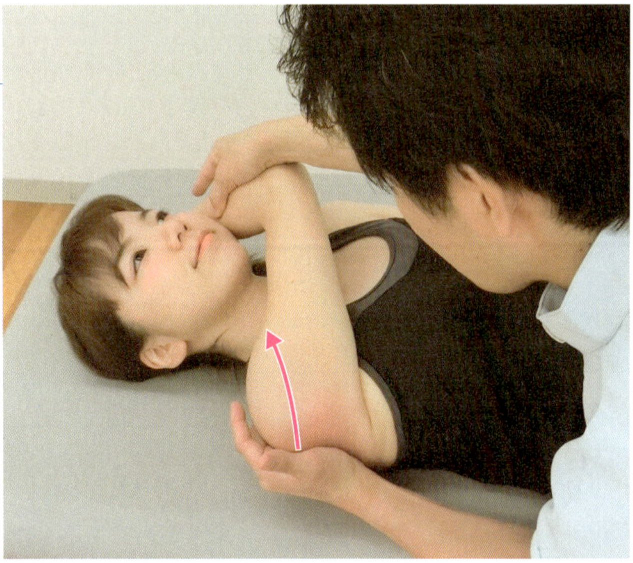

큰가슴근 빗장뼈부분 섬유(대흉근쇄골부섬유)

clavicular fiber of pectoralis major muscle

이는곳	빗장뼈 안쪽1/2 앞면	지배신경	가슴근신경(흉근신경)
닿는곳	위팔뼈 큰결절능선 (상완골대결절릉)	위치	C5~T1

■ 기술상의 지침

근육의 주행·기능	■ 빗장뼈에서 시작한다.	▶ 빗장뼈고정이 필요하다.
	■ 어깨관절의 모음·벌림에 의해 근육이 운동 축을 넘어간다.	▶ 목표로 하는 근섬유가 모음·벌림축 위를 주행하고 있을 때가 최대 신장자세가 된다.
	■ 어깨관절의 모음·벌림축의 앞쪽을 지난다.	▶ 어깨관절의 가쪽돌림작용을 한다.
	■ 어깨관절의 수평굽힘·폄축의 앞쪽을 지난다.	▶ 어깨관절의 수평 폄작용을 한다.
	■ 어깨관절의 굽힘·폄축의 앞쪽을 지난다.	어깨관절의 폄작용을 한다.
고정 조작 포인트	■ 어깨위팔관절의 수평 폄으로 어깨뼈는 어떻게 움직이는가?	▶ 빗장뼈의 폄과 함께 어깨뼈를 모음한다. (어깨뼈를 벌림 방향으로 고정한다.)
	■ 빗장뼈의 고정은 어떻게 시행하는가?	▶ 빗장뼈를 고정하면서 극쇄각(수평면 위에서 봤을 때 빗장뼈와 어깨뼈가시가 이루는 각도)을 멈춘다.
신장 조작 포인트	■ 어깨관절의 모음·벌림의 정도를 어떻게 결정하는가?	▶ 촉진하여 가장 신장되는 자세에서 시행한다. 어깨의 벌림 45°~70° 정도를 기준으로 해도 좋다.
	■ 어깨위팔관절의 벌림·가쪽돌림 자세를 신장자세로 유지하면서 최후에 수평 폄으로 신장된다.	

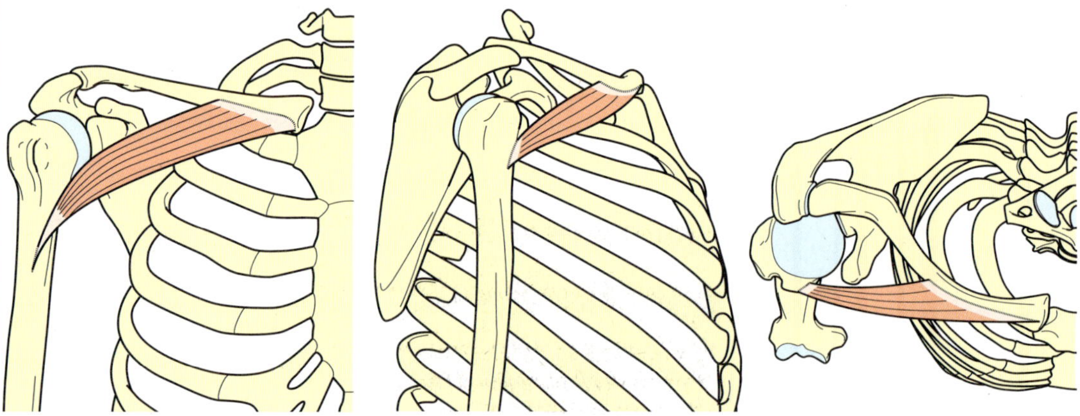

이마면　　　시상면　　　수평면(윗면)

큰가슴근 빗장뼈섬유는 빗장뼈안쪽 ½ 앞면부에서 위팔뼈큰결절능선으로 주행한다.
어깨관절의 45°~70° 벌림자세로 어깨위팔관절에서 모음·벌림축을 넘어간다. 또 어깨위팔관절의 안쪽돌림·가쪽돌림축의 앞쪽 , 수평굽힘·수평 폄 축의 앞쪽, 굽힘·폄축의 앞쪽을 지나기 때문에 어깨위팔관절의 안쪽돌림, 수평굽힘, 굽힘작용을 한다. 빗장뼈에서 시작하고 있기 때문에 빗장뼈를 고정한다.

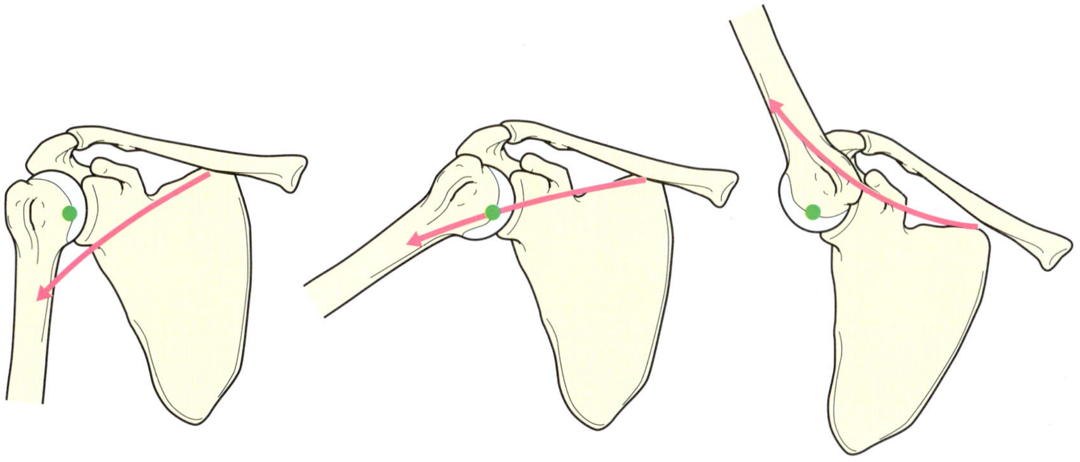

위팔 올림 시, 어깨관절 운동축과 큰가슴근 빗장뼈부분 섬유의 주행

그림 4-1 큰가슴근 빗장뼈부분 섬유의 스트레칭—전체 모습 (1)

어깨관절의 가쪽돌림조작은 한 손으로 시행한다. 조작하는 손(오른손)은 팔꿉관절 부근에서 조작한다. 아래팔 몸쪽부분 안쪽에서 엄지손가락을, 가쪽에는 가운데손가락 • 반지손가락을 놓고 어깨관절을 가쪽돌림 시킨다.

최대 폄 자세를 얻을 수 있는 벌림자세를 촉진하여 확인하고, 신장조작에서는 어깨의 벌림 • 가쪽돌림자세를 유지한 채, 수평 폄시킨다.

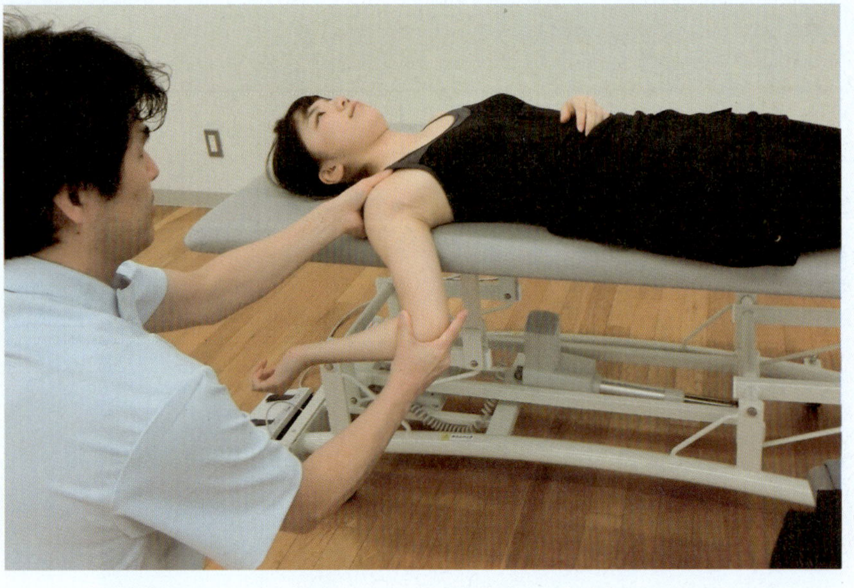

그림 4-2 큰가슴근 빗장뼈부분 섬유의 스트레칭—전체 모습 (2)

수평 폄 조작 시 어깨뼈의 뒤쪽이동 (어깨뼈의 모음, 빗장뼈의 폄) 방지를 위해 고정이 필요하다. 고정손 (왼손) 엄지손가락으로 이는곳 부위로 있는 빗장뼈의 내림을, 가운데손가락, 반지손가락으로 어깨뼈의 뒤쪽이동, 모음을 방지한다.

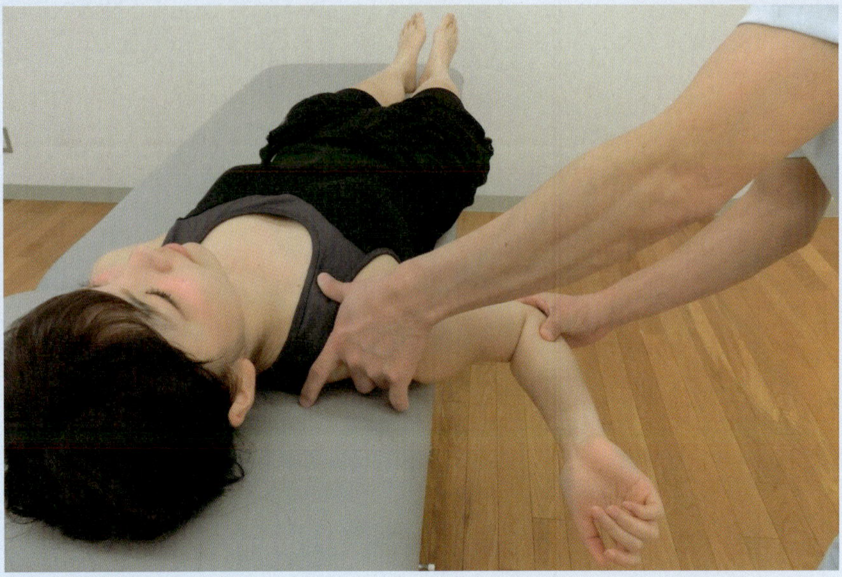

그림 4-3 큰가슴근 빗장뼈부분 섬유의 스트레칭-전 단계

스트레칭 조작 전 단계에서 어떻게든 신장자세를 만들어 놓는 것이 중요하다. 기술적으로는 조작하는 손 한 손가락으로 어깨를 벌림자세로 조작하고 유지할 수 있는지가 포인트가 된다.

고정하는 손(왼손)의 엄지손가락은 빗장뼈의 내림을 방지하기 위해서 최대한 이는곳 가까운 부위에 놓는다. 어깨뼈는 확실하게 침대에 놓은 상태로 하고 침대에서도 고정을 한다.

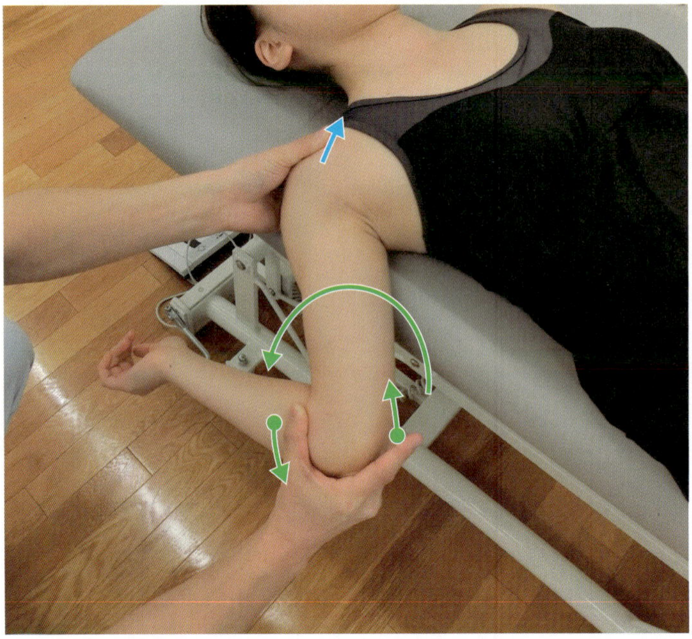

그림 4-4 큰가슴근 빗장뼈부분 섬유의 고정조작 (1)

큰가슴근 빗장뼈부분 섬유의 고정은 앞쪽에서 빗장뼈아래쪽과 뒤쪽에서 봉우리~어깨뼈가시 가쪽에 걸쳐서 시행한다. 엄지손가락을 빗장뼈 앞면 아래쪽에 놓고, 빗장뼈 내림을 방지한다.

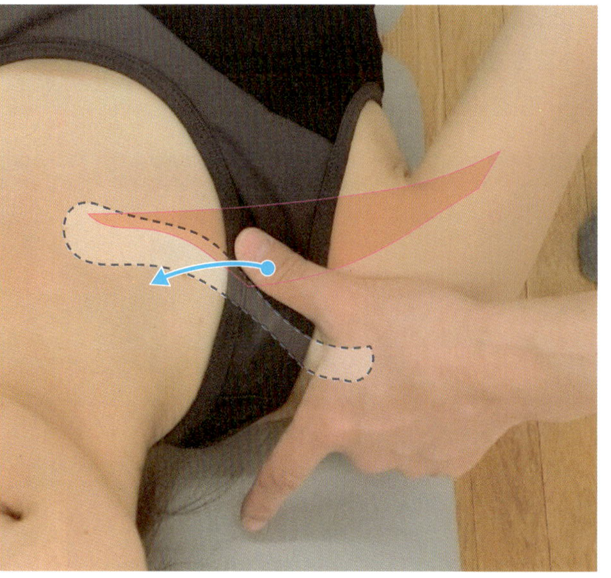

그림 4-5 큰가슴근 빗장뼈부분 섬유의 고정조작 (2)

가운데손가락과 반지손가락을 봉우리~어깨뼈가시 가쪽에서 뒤쪽에 놓고 앞쪽으로 향하여 고정하고 어깨뼈의 모음을 방지한다. 빗장뼈 앞면 아래부분에 놓은 엄지손가락은 가운데손가락•반지손가락이 고정 지점이 된다.

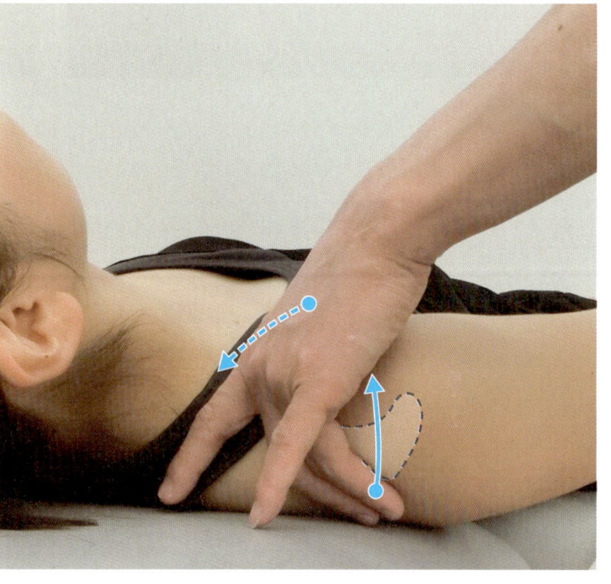

그림 4-6 큰가슴근 빗장뼈부분 섬유의 신장조작 (1)

관절의 끝느낌(end-feel)을 느끼면서 무리하지 않는 범위에서 수평 폄•가쪽돌림자세로 유지해 놓는다.

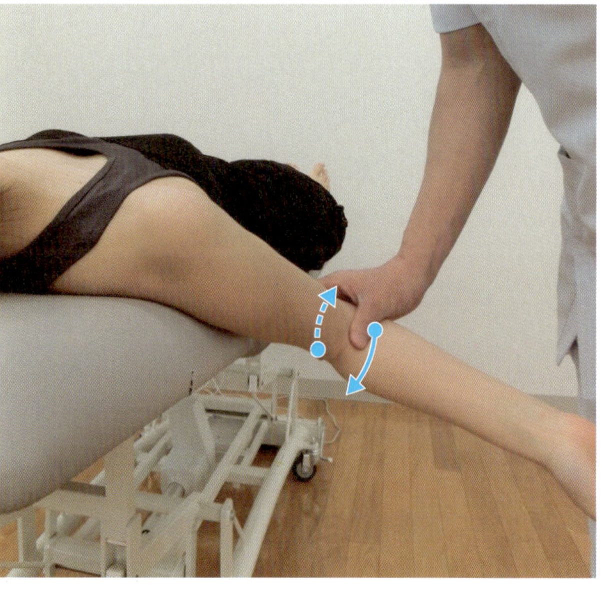

그림 4-7 큰가슴근 빗장뼈부분 섬유의 신장조작 (2)

가쪽돌림자세 상태에서 어깨관절의 모음·벌림을 시행하고(①), 큰가슴근 빗장뼈부분 섬유가 가장 긴장되는 벌림각도를 확인한다(②).

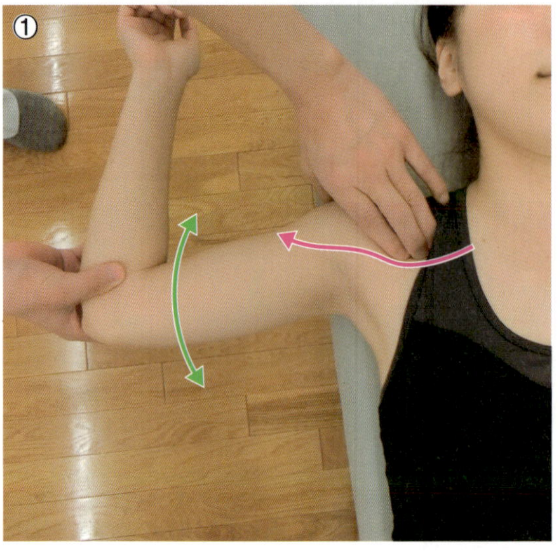

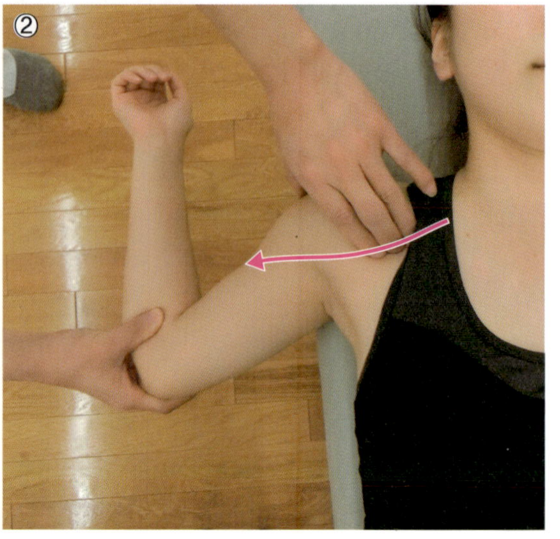

그림 4-8 큰가슴근 빗장뼈부분 섬유의 신장조작(3)

어깨관절의 가쪽돌림을 한 손으로 시행하기 위해서 팔꿉관절 부근에서 조작한다. 아래팔 몸쪽부분 안쪽에서 엄지손가락을, 가쪽에 가운데 손가락·반지손가락을 놓고, 어깨관절을 가쪽돌림시킨다.

아래팔을 들어서 돌리는 것이 아니라 엄지손가락과 가운데손가락·반지손가락이 다른 위치에서 다른 방향으로 벡터(vector)를 가해준다.

어깨관절 가쪽돌림에서 관절의 끝느낌(end-feel)을 느꼈으면, 안쪽돌림되지 않도록 확실하게 유지시킨다.

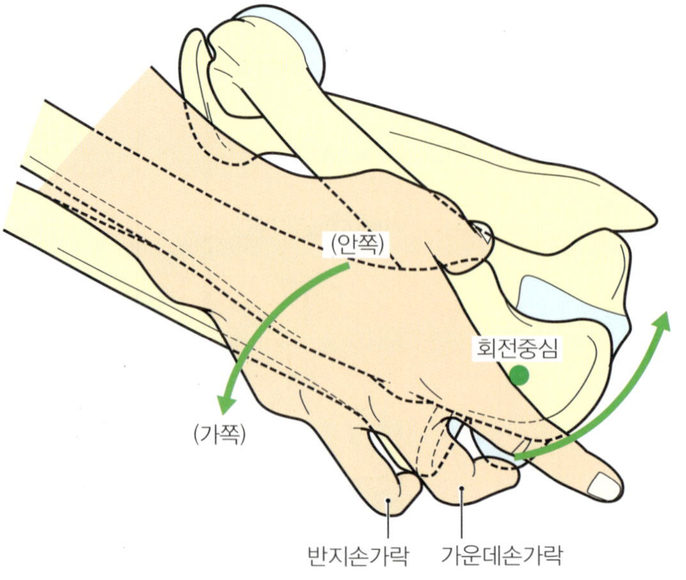

그림 4-9 큰가슴근 빗장뼈부분 섬유의 신장조작

신장준비가 되었다면 마지막에 어깨관절의 수평 폄 조작을 시행한다. 이때 어깨관절의 가쪽돌림 고정이 느슨해지거나 고정부분이 움직이지 않도록 주의해야 한다.

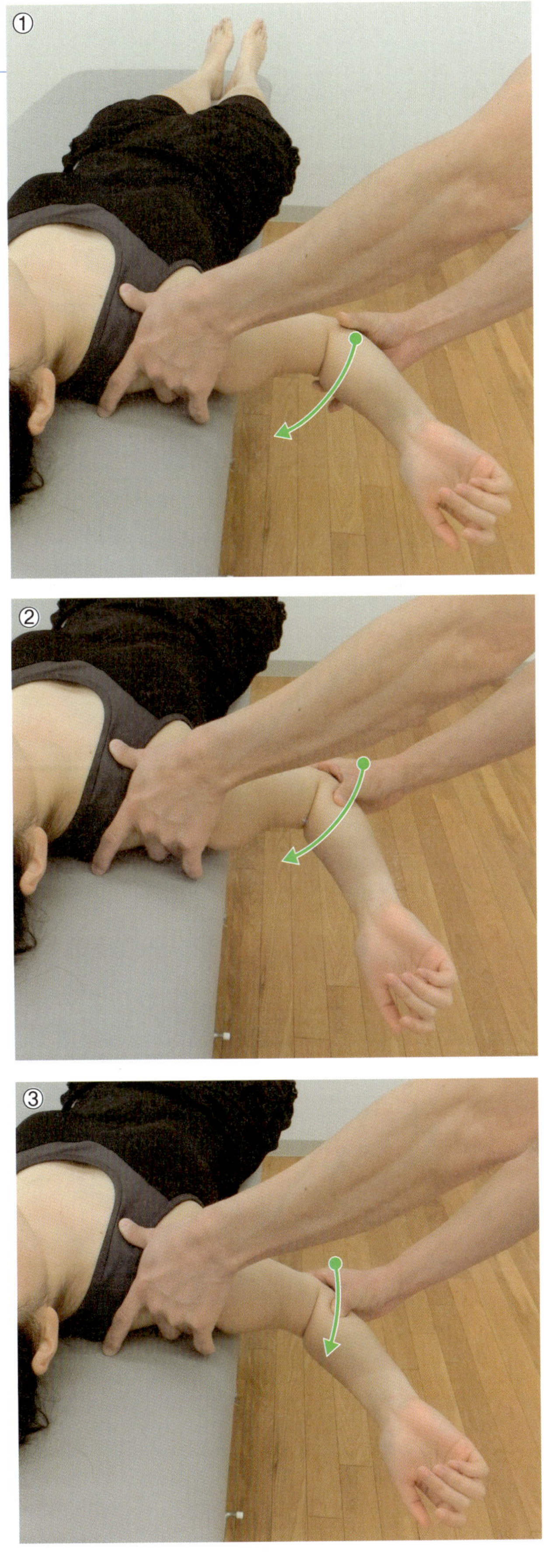

큰가슴근 복장갈비부분 섬유 (대흉근흉늑부섬유)

sternocostal fiber of pectoralis major muscle

이는곳	복장막(흉골막), 제2~제6갈비연골(늑연골)	지배신경	가슴근신경
닿는곳	위팔뼈큰결절능선	위치	C5~T1

■ 기술상의 지침

근육의 주행·기능	■ 복장뼈(흉골)·갈비뼈에서 시작한다.	▶ 이는곳을 반대쪽으로 돌림시킨다.
	■ 어깨관절의 모음·벌림에 의해 운동축을 넘어가게 된다.	▶ 목표로 하는 섬유가 모음·벌림축 위를 주행할 때가 최대 폄자세가 된다.
	■ 어깨관절의 모음·벌림축의 앞쪽을 지난다.	▶ 어깨관절의 **안쪽돌림**작용을 한다.
	■ 어깨관절의 수평굽힘·폄축의 앞쪽을 지난다.	▶ 어깨관절의 **수평굽힘**작용을 한다.
	■ 어깨관절의 굽힘·폄축의 앞쪽을 지난다.	▶ 어깨관절의 **굽힘**작용을 한다.
고정 조작 포인트	■ 이는곳의 고정은 어떻게 시행하는가?	▶ 신장하는 쪽의 다리를 반대쪽으로 교차해서 몸통을 회전시킨다.
신장 조작 포인트	■ 어깨관절의 모음·벌림의 정도를 어떻게 결정하는가?	▶ 촉진하여 가장 신장되는 자세에서 시행한다. 어깨의 벌림 90°~120° 정도 기준으로 해도 좋다.
	■ 어깨관절의 앞쪽 탈구방지를 위해 어떤 것들을 고려해야 하는가?	▶ 겨드랑이 부위에서 앞아래쪽에서 위팔뼈머리를 고정해 놓는다.
	■ 목표로 하는 섬유가 신장되기 쉬운 어깨위팔관절에서 벌림·가쪽돌림·수평 폄자세를 결정했으면 어깨가슴우리관절(견갑흉곽관절)에서 조작하여 신장시킨다. 어깨위팔관절은 각도 변화가 일어나지 않도록 어깨가슴우리관절의 움직임에 따라가게 한다.	

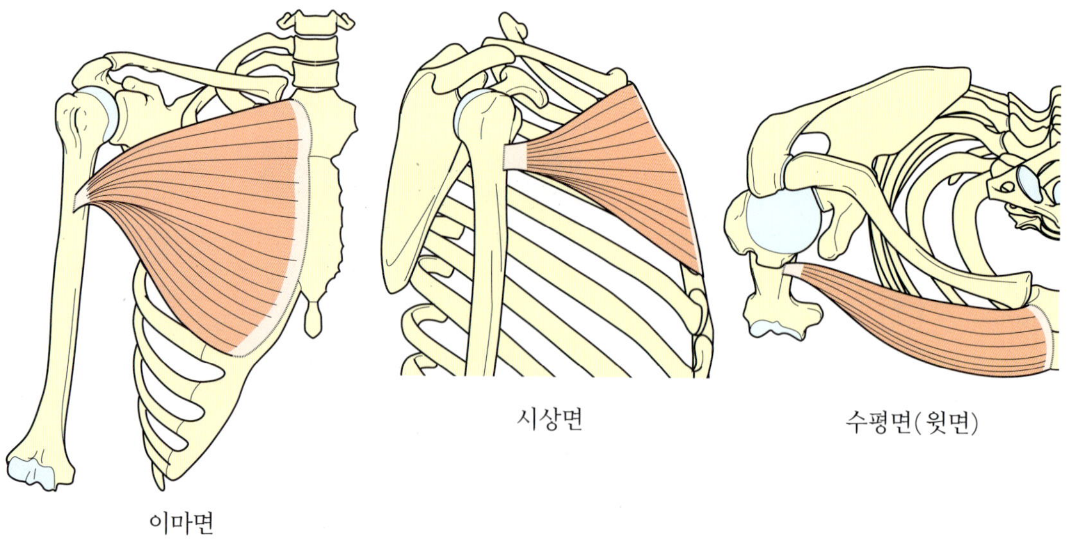

큰가슴근 복장갈비부분 섬유는 복장뼈막(늑골막), 제2~제6갈비연골에서 위팔뼈큰결절능선으로 주행한다. 어깨관절의 90°~120° 벌림자세에서 어깨위팔관절의 모음·벌림축과 굽힘·폄축을 넘어간다. 또 어깨위팔관절의 안쪽돌림·가쪽돌림축의 앞쪽, 수평굽힘·수평 폄 축의 앞쪽을 지나기 때문에 어깨위팔관절의 안쪽돌림, 수평굽힘 작용을 한다.

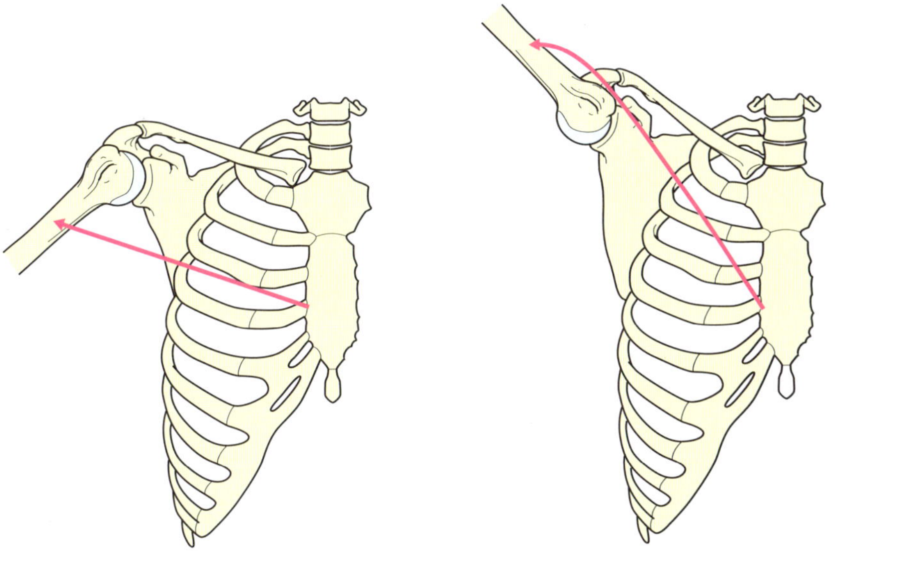

위팔올림 시, 어깨관절운동축과 큰가슴근 복장갈비부분 섬유

그림 5-1 큰가슴근 복장갈비부분 섬유의 스트레칭—전체 모습 (1)

옆으로 누운자세로 취한다. 사진처럼 위로 올라간 같은쪽(오른쪽) 다리를 굽힘자세로 하고 대상자 자신의 손으로 무릎을 고정한다. 같은쪽 위팔은 수평 폄을 하여 열어둔다. 가쪽돌림조작은 관리사의 왼손으로 시행하고 앞쪽 탈구예방을 오른손으로 시행한다.

먼저 어깨관절을 90° 정도 벌림자세로 놓는다. 관리사는 아래팔 몸쪽부분을 왼손으로 조작하고 어깨관절을 가쪽돌림자세로 유지한다. 목표로 하는 섬유가 최대 폄자세가 되는 자세를 찾고 벌림각도를 조절한다.

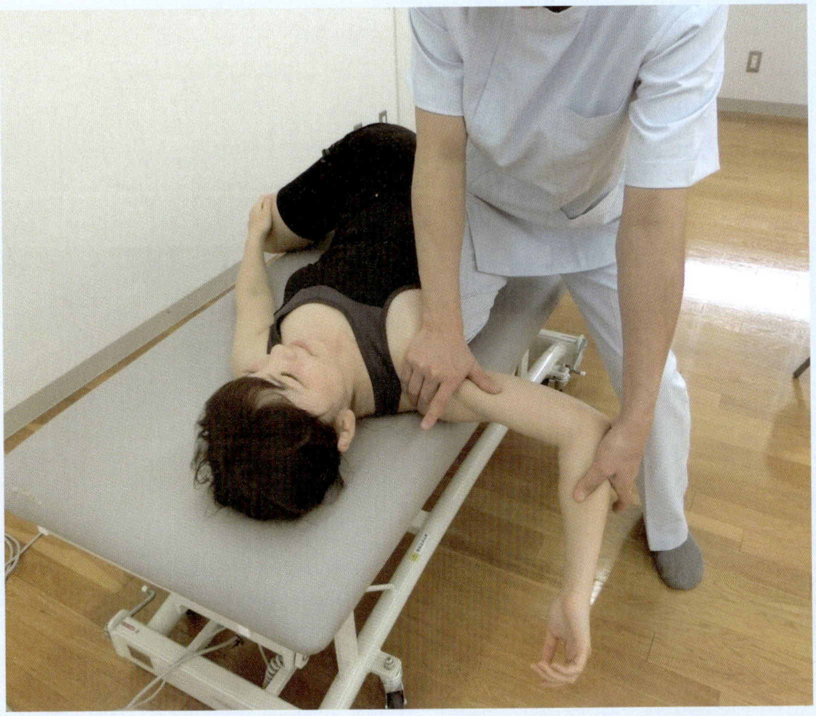

그림 5-2 큰가슴근 복장갈비부분 섬유의 스트레칭(2)

계속해서 위팔뼈머리(상완골두)의 앞쪽탈구를 방지하기 위해서 관리사는 오른손으로 겨드랑이 부위를 앞쪽에서 누르고 뼈머리의 앞쪽변위를 고정시킨다. 양손의 위치관계를 유지한 채 내림 방향에 맞춰서 어깨가슴우리 관절과 함께 수평 폄을 가해주고 스트레칭을 시행한다.

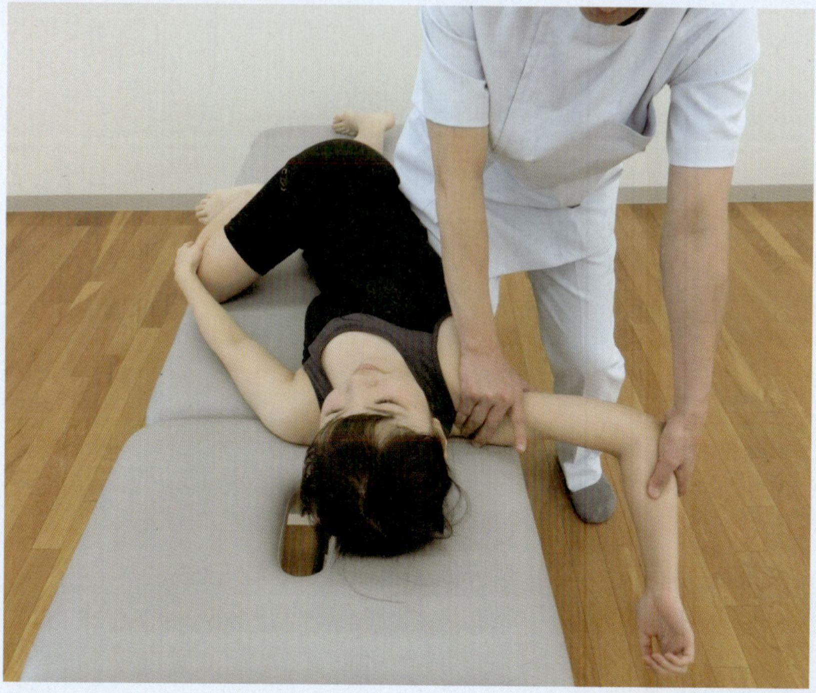

그림 5-3 큰가슴근 복장갈비부분 섬유의 신장조작

리로케이션테스트(relocation test, 어깨위팔관절의 앞쪽 불안정성을 체크하는 테스트)처럼 오른손의 새끼두덩으로 앞쪽에서 위팔뼈머리의 앞쪽변위를 방지한다(①). 벌림자세는 큰가슴근의 빗장뼈부분의 섬유와 마찬가지로 촉진에서 가장 신장감을 얻을 수 있는 각도를 판단한다.

왼손으로 아래팔의 몸쪽을 조작하고 가쪽돌림자세를 유지한다(②). 벌림각도 • 가쪽돌림 각도를 유지한 채 대상자의 오른팔을 위팔뼈 장축방향으로 견인(traction)을 해서 아래팔 부분을 늘려준다.

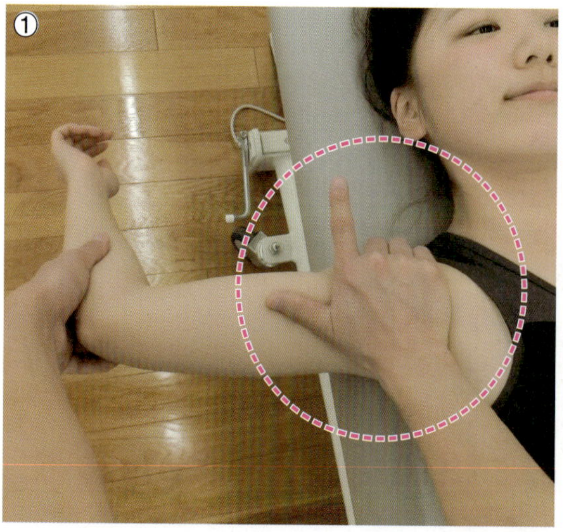

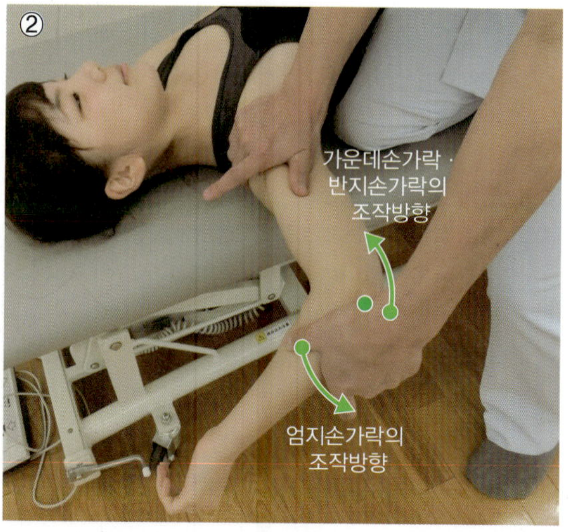

그림 5-4 큰가슴근 복장갈비부분 섬유의 스트레칭: 시작하는 자세

오른쪽을 위로 하여 옆으로 눕는다. 같은쪽(오른쪽) 다리의 엉덩관절과 무릎관절을 굽힘자세로 한다. 대상자 자신이 다른 한쪽 손으로 무릎 근처를 고정하고 신장 시 무릎이 들뜨지 않도록 한다. 대상자는 그대로 상체를 오른쪽 뒤로 회전시킨 자세를 시작하는 자세로 한다. 다음 신장조작을 위해서 오른쪽 위팔을 수평 폄시킨다.

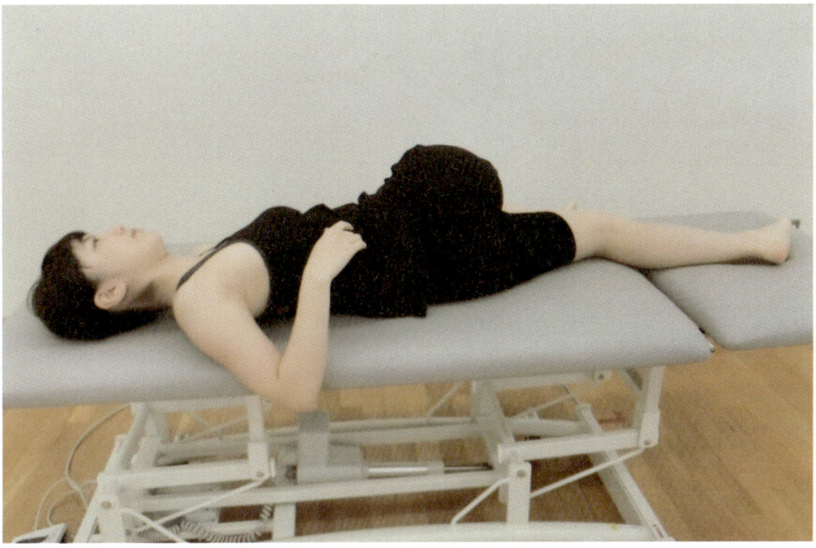

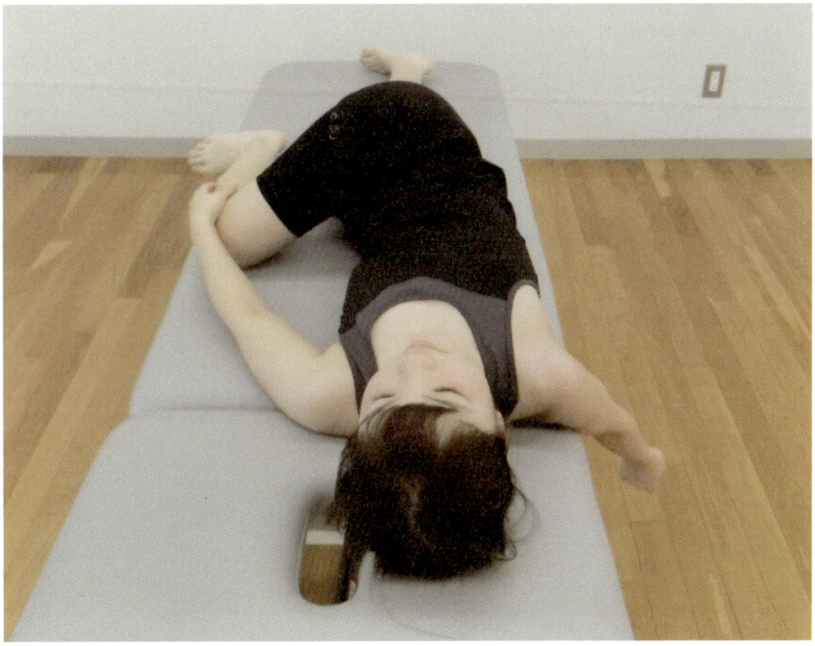

그림 5-5 다리에 의한 몸통고정 주의사항

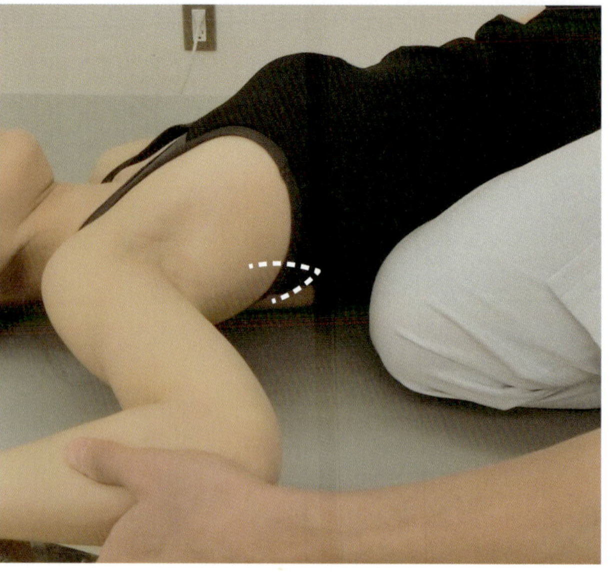

넓적다리 부분에서 아래부분 등뼈 아래를 고정한다. 이런 자세를 잡는 목적은 이는곳으로 있는 복장뼈와 갈비뼈가 스트레칭 조작에서 동반되는 돌림이 일어나지 않도록 하기 위해서 이다.

단, 어깨뼈를 고정하여 어깨위팔관절만 스트레칭을 하게 되면 장애의 원인이 된다.

위팔에 가해지는 스트레칭조작은 어깨가슴우리관절(견갑흉곽관절) 등을 포함하여 어깨관절 복합체로서 한 덩어리로 움직이기 위해서 넓적다리 부위에서 몸통을 고정시키는 범위는 어깨뼈 아래각에서 걸리는 앞쪽이 된다.

그림 5-6 큰가슴근 복장갈비부분 섬유의 스트레칭: 벌림자세의 결정

아래팔 조작에서 어깨관절의 가쪽돌림자세를 유지한채 벌림각도를 조절한다. 이때 오른손으로 신장시키고 싶은 섬유를 촉진하고 가장 신장감이 느껴지는 벌림자세를 조절하면서 확인한다(①). 각도가 결정 되었으면 그 위치를 시작하는 자세로 한다(②).

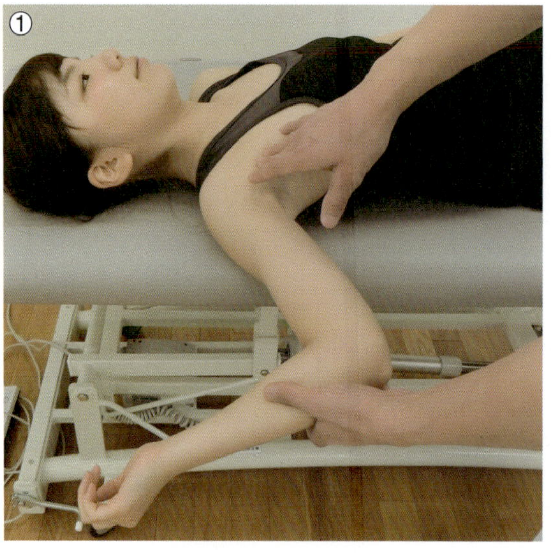

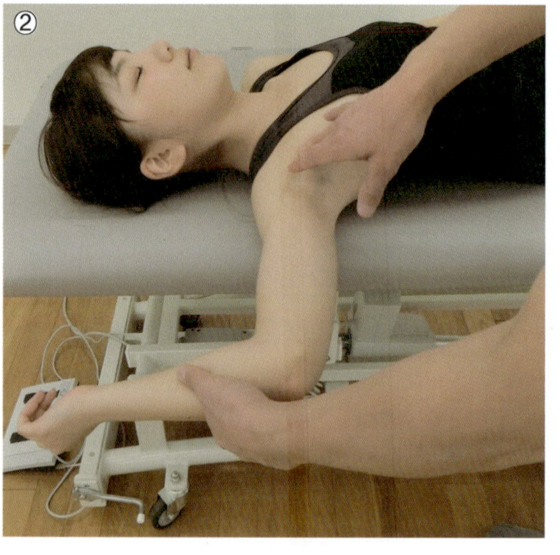

그림 5-7 큰가슴근 복장갈비부분 섬유의 신장조작

대상자의 통증 시 나타나는 표정 등에 충분히 주의하면서 시작하는 자세의 벌림·가쪽돌림자세를 유지하고 양손으로 수평 폄해 간다. 과거에 탈구이력이 있으면 매우 신경을 써야 한다. 반복성어깨관절탈구 등이 있다면 시행해서는 안 된다.

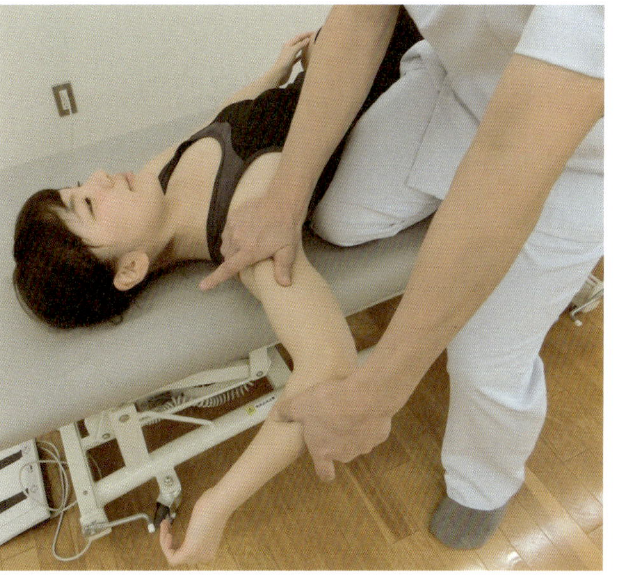

그림 5-8 큰가슴근 복장갈비부분 섬유의 신장조작(상세)

신장조작을 할 때는 뼈머리의 앞쪽변위를 방지하고 있는 쪽의 손을 중심으로 조작하는 것을 유념해야 한다(①). 아래팔 쪽의 손을 주로 사용해 버리면 탈구 리스크가 높아지기 때문이다. 신장방향은 수평 폄인데 위팔 장축방향으로 견인을 주도록 유도하면 보다 신장감을 쉽게 얻을 수 있다(②).

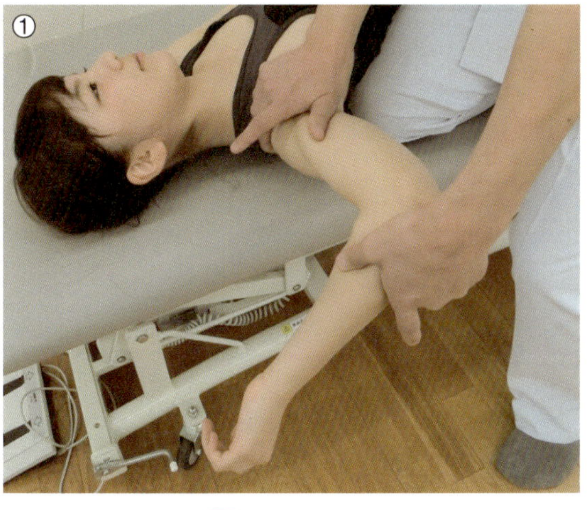

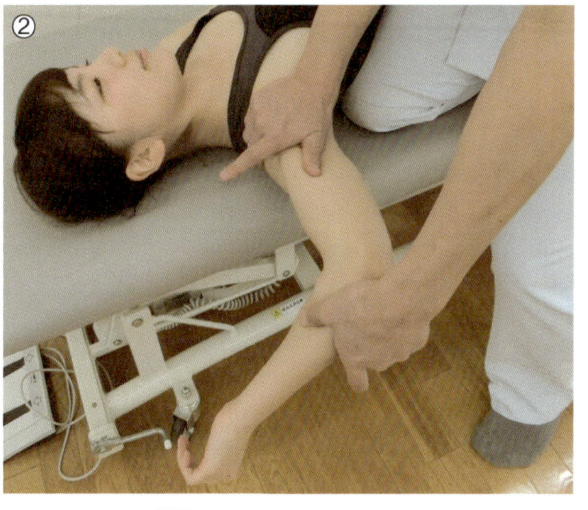

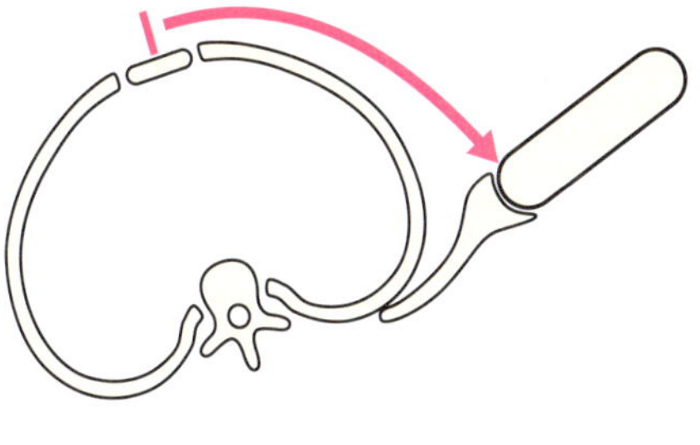

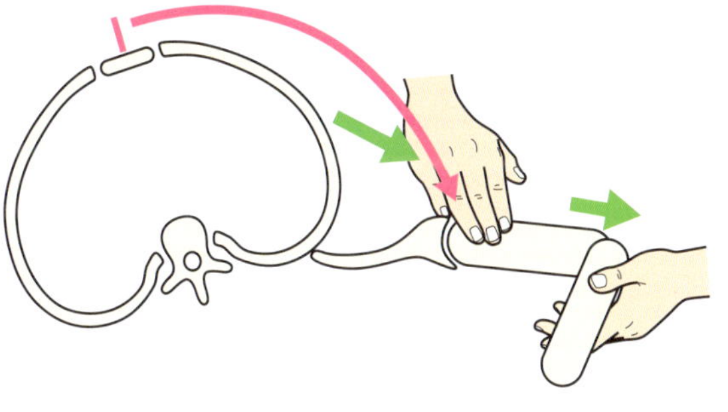

큰가슴근 배부위 섬유 abdominal fiber of pectoralis major muscle

이는곳	배곧은근집(복직근초) 가장 윗부분의 앞층(전엽)	지배신경	가슴근신경(흉근신경)
닿는곳	위팔뼈큰결절능선	위치	C5~T1

기술상의 지침

근육의 주행·기능	■ 복장뼈·갈비뼈에서 시작한다.	▶ 이는곳을 반대쪽으로 돌림시킨다.
	■ 어깨관절의 모음·벌림에 의해 운동축을 넘어가게 된다.	▶ 목표로 하는 섬유가 모음·벌림축 위를 주행할 때가 최대 신장자세가 된다.
	■ 어깨관절의 모음·가쪽돌림축 앞쪽을 지난다.	▶ 어깨관절의 가쪽돌림작용을 한다.
	■ 어깨관절의 수평굽힘·폄축의 앞쪽을 지난다.	▶ 어깨관절의 수평 폄(신전)작용을 한다.
	■ 어깨관절의 앞쪽을 지난다.	▶ 어깨관절의 폄작용을 한다.
고정 조작 포인트	■ 이는곳의 고정은 어떻게 시행하는가?	▶ 신장하는 쪽의 다리를 반대쪽으로 교차해서 몸통을 회전시킨다.
신장 조작 포인트	■ 어깨관절의 모음·벌림의 정도를 어떻게 결정하는가?	▶ 촉진해서 가장 신장되는 자세에서 시행한다. 어깨의 제로 포지션(zero position) 정도를 기준으로 하여도 좋다.
	■ 어깨관절의 앞쪽탈구방지를 위해 어떤 배려를 해야 하는가?	▶ 겨드랑이 부위에서 앞쪽에서 위팔뼈머리를 고정시킨다.
	■ 목표로 하는 섬유가 신장되기 쉬운 어깨위팔관절에서 벌림·가쪽돌림·수평 폄자세를 결정했으면 어깨가슴우리관절에서 조작하여 신장시킨다. 어깨위팔관절은 각도 변화가 일어나지 않도록 어깨위팔관절의 움직임에 추종시킨다.	

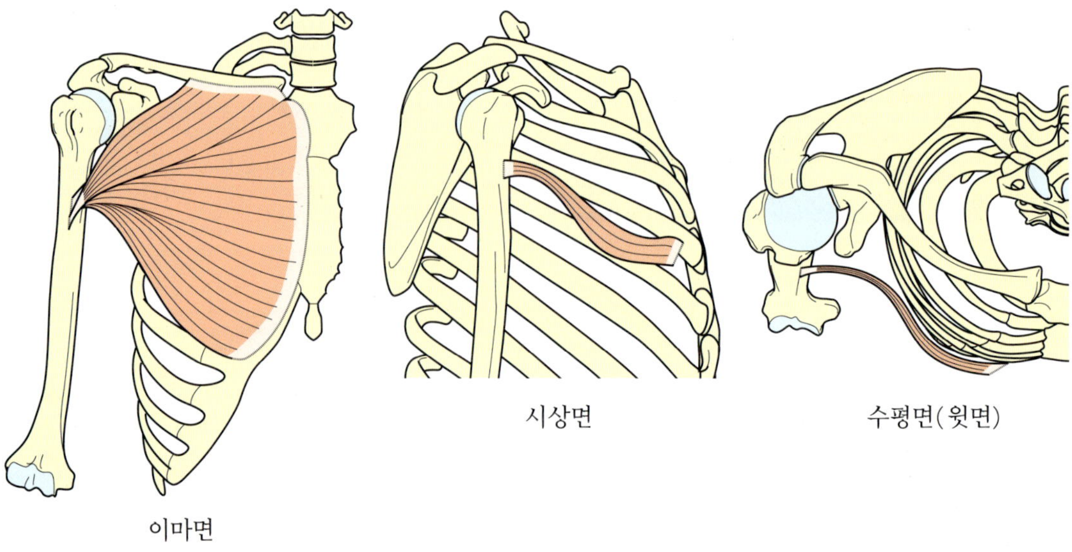

큰가슴근 배부위 섬유는 배곧은근집 가장 윗부분의 앞층(전엽)에서 위팔뼈큰결절능선으로 주행한다. 어깨위팔관절에서 굽힘·폄 축의 아래쪽, 모음·가쪽돌림축의 앞쪽, 수평굽힘·수평 폄 축의 앞쪽을 지나기 때문에 어깨위팔관절의 폄·모음, 안쪽돌림, 수평굽힘 작용을 한다.

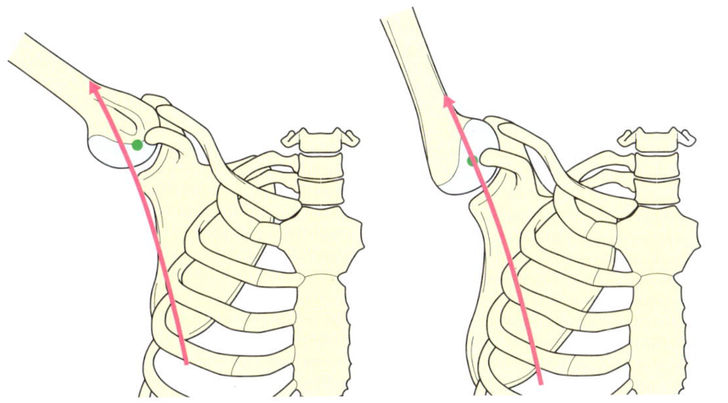

위팔올림 시, 어깨관절 운동축과
큰가슴근 배부위 섬유의 주행

그림 6-1 큰가슴근 배부위 섬유의 스트레칭—전체 모습

대상자는 옆으로 누운자세를 취한다. 사진처럼 위로 하여 같은쪽(오른쪽) 다리를 굽힘자세로 하여 대상자 자신이 손으로 무릎을 고정시킨다. 같은쪽 위팔은 어깨관절을 제로 포지션으로 하고 어깨의 굽힘•수평 폄자세로 하여 가슴을 열어둔다.

관리사는 어깨관절의 가쪽돌림•굽힘조작과 뼈머리 앞쪽변위의 예방을 왼손으로 시행한다. 오른손으로 배곧은근(복직근)과 갈비뼈 아랫부분 앞면을 고정한다.

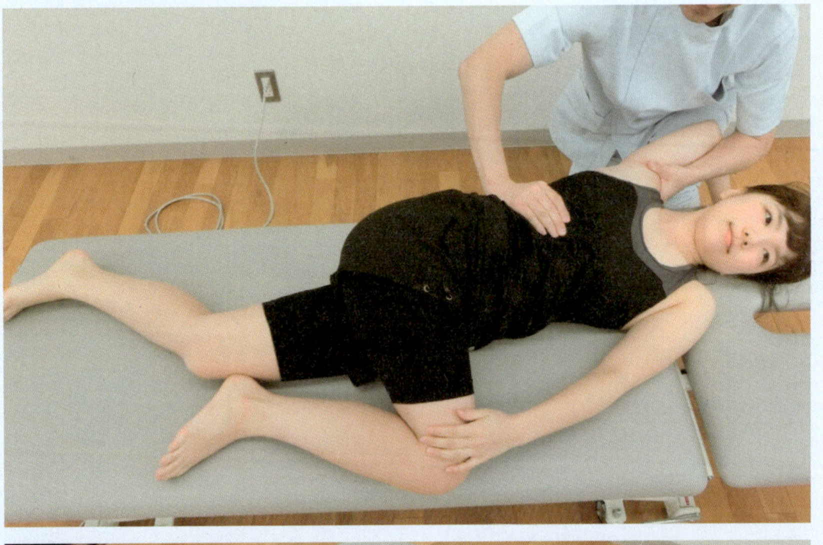

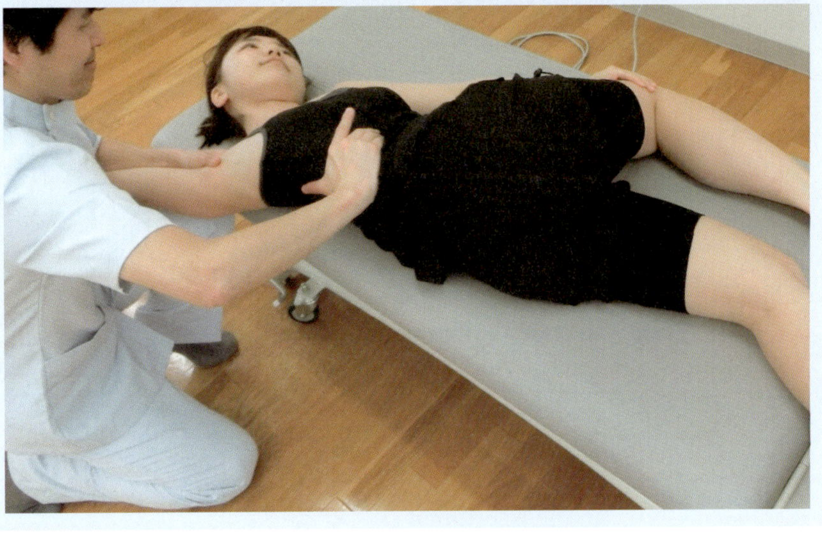

그림 6-2 큰가슴근 배부위 섬유의 고정조작

관리사는 대상자의 어깨관절을 벌림가쪽 돌림자세로 하여(①), 팔꿈치의 위치를 놓게 하는 것으로 어깨관절을 제로 포지션이 된다(②). 그대로 외관상 가쪽돌림자세를 취했으면(③), 관리사는 자신의 왼쪽 아래팔과 왼쪽 넓적다리 부위의 사이에 대상자의 아래팔을 끼우듯이 고정시킨다(④).

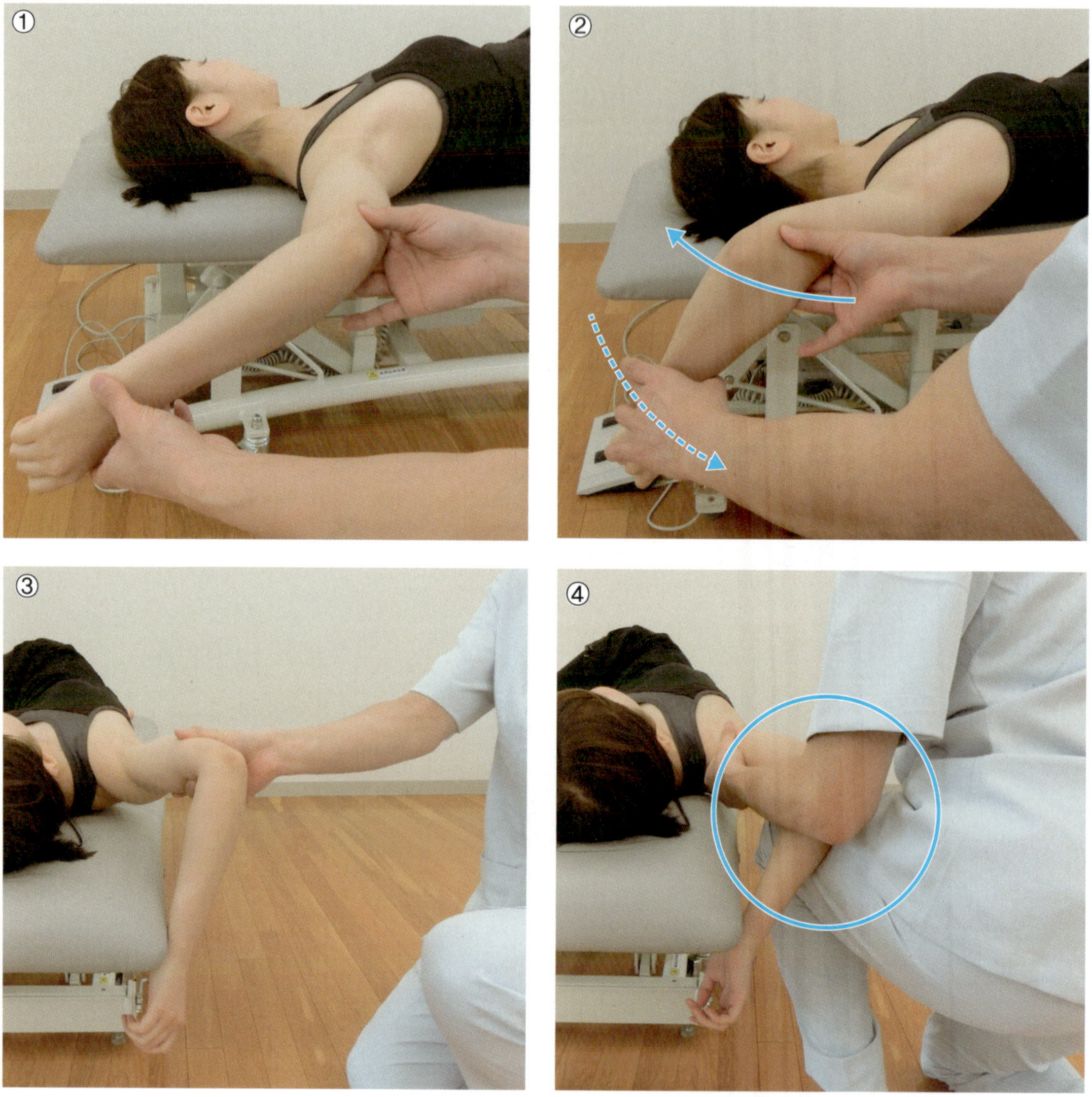

그림 6-3 큰가슴근 배부위 섬유의 탈구방지조작

일반적인 벌림•가쪽돌림자세 정도는 아니지만 이 자세에서도 탈구의 위험성이 있다. 그렇기 때문에 관리사는 대상자의 어깨관절을 앞쪽보다 엄지손가락첫마디뼈(무지기절골)부분~엄지두덩으로 압박한다.

이때 뒤쪽으로 눌러 붙이는 것이 아니라 위팔뼈머리의 앞쪽변위를 고정하는 영역에서 놓도록 한다.

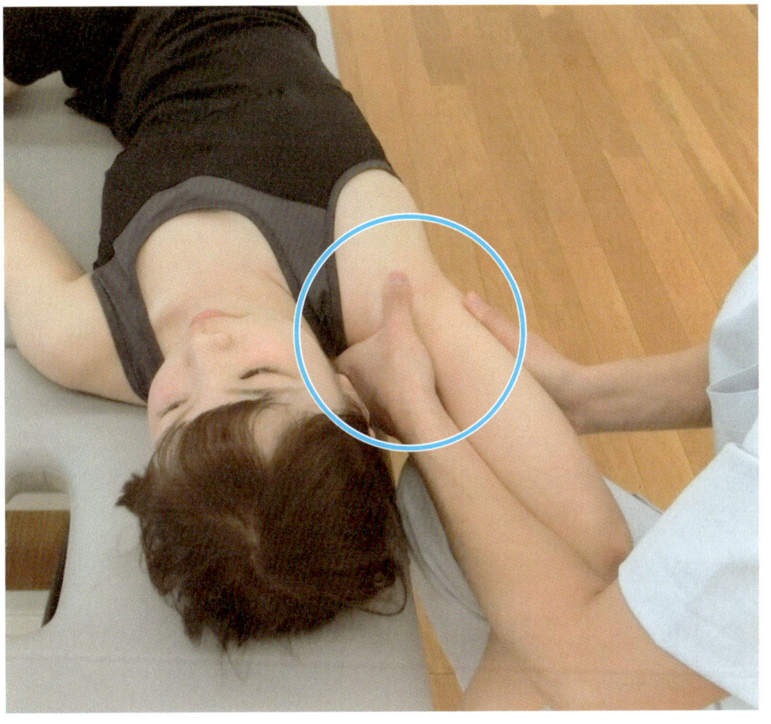

그림 6-4 큰가슴근 배부위 섬유의 신장준비

대상자는 신장하는 쪽의 다리를 반대쪽으로 교차하고 반대쪽으로 허리를 비틀어 준다. 이것을 이는곳으로 있는 배곧은근집(복직근초) 가장 윗부분의 앞층을 멀어지게 하기 위해서 이다. 이 상태를 유지하기 위해서 대상자는 자신의 손으로 무릎을 눌러 고정시킨다.

관리사는 큰가슴근 배부위 섬유의 신장방향을 이미지화 시키고(→) 양손(고정에서 사용하는 관리사의 왼쪽다리를 포함하여)으로 신장방향으로 조작한다.

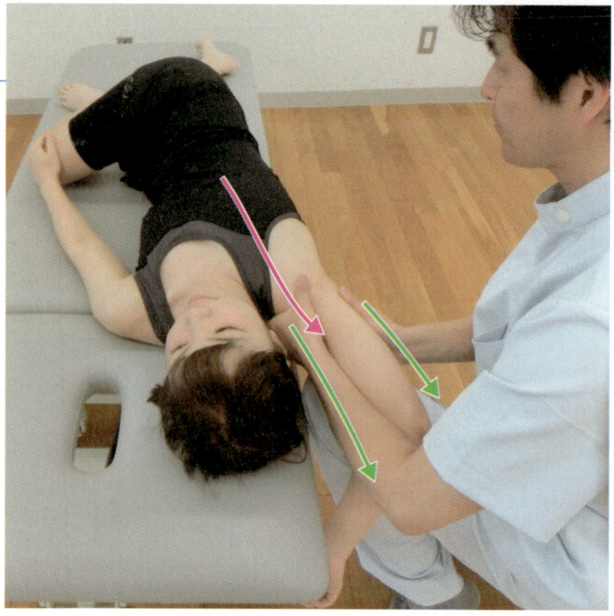

그림 6-5 큰가슴근 배부위 섬유의 신장조작

이는곳으로 있는 배곧은근집 가장 윗부분의 앞층을 한층 더 멀어지도록 관리사는 오른손으로 대상자의 오른쪽 갈비뼈 부위를 반대쪽으로 회전시키듯이 조작한다.

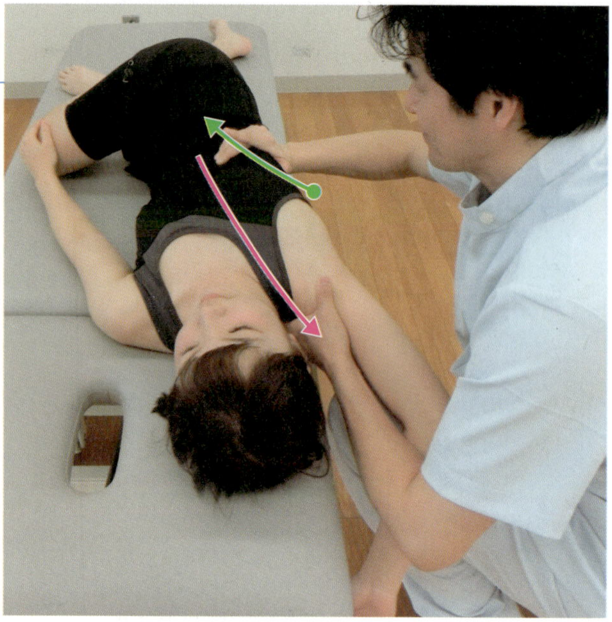

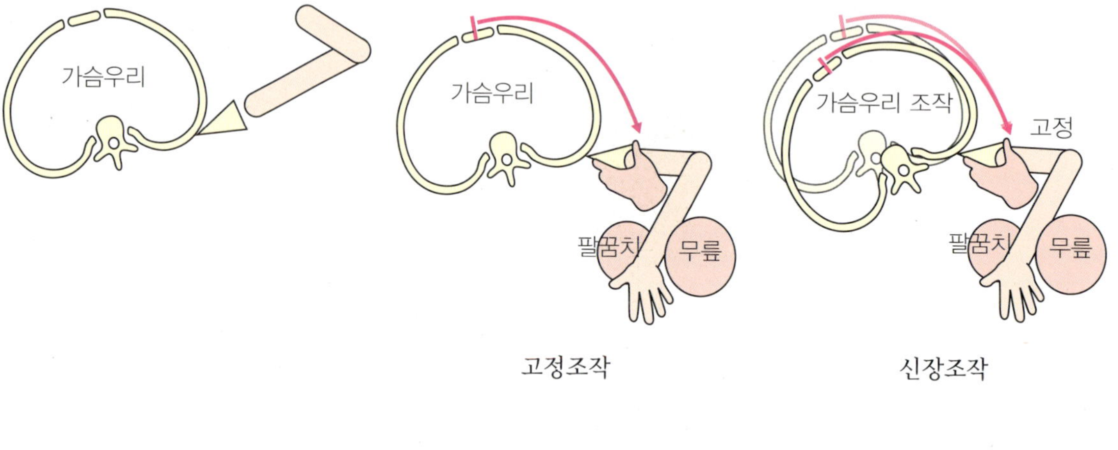

가시위근(극상근) supraspinatus muscle

이는곳	어깨뼈가시위오목(극상와)	지배신경	어깨위신경(견갑상신경)
닿는곳	위팔뼈큰결절능선의 윗면 (superior facet)	위치	C5 • C6

기술상의 지침

근육의 주행 • 기능	▪ 어깨위팔뼈관절의 안쪽 • 가쪽돌림축의 앞쪽을 지나는 섬유(앞쪽섬유)와 뒤쪽을 지나는 섬유(뒤쪽섬유)가 있다.	▶ 앞쪽을 지나는 섬유는 안쪽돌림작용을 한다. 뒤쪽을 지나는 섬유는 가쪽돌림작용을 한다.
	▪ 어깨위팔관절의 모음 • 벌림축의 위쪽을 지난다.	▶ 어깨관절의 벌림작용을 한다.
고정 조작 포인트	▪ 어깨위팔관절의 모음에 의해 어깨뼈는 아래쪽돌림되기 쉽다.	▶ 어깨뼈를 위쪽돌림방향으로 고정한다.
신장 조작 포인트	▪ 앞쪽섬유의 신장 시에는 어깨위팔관절의 가쪽돌림을 동반한 모음조작을 한다.	
	▪ 뒤쪽섬유의 신장 시에는 어깨위팔관절의 안쪽돌림을 동반한 모음조작을 한다.	
	▪ 위팔뼈 모음조작 시에는 위팔뼈에 축압을 주는 것으로 어깨뼈의 아래쪽돌림 방지가 가능하다.	

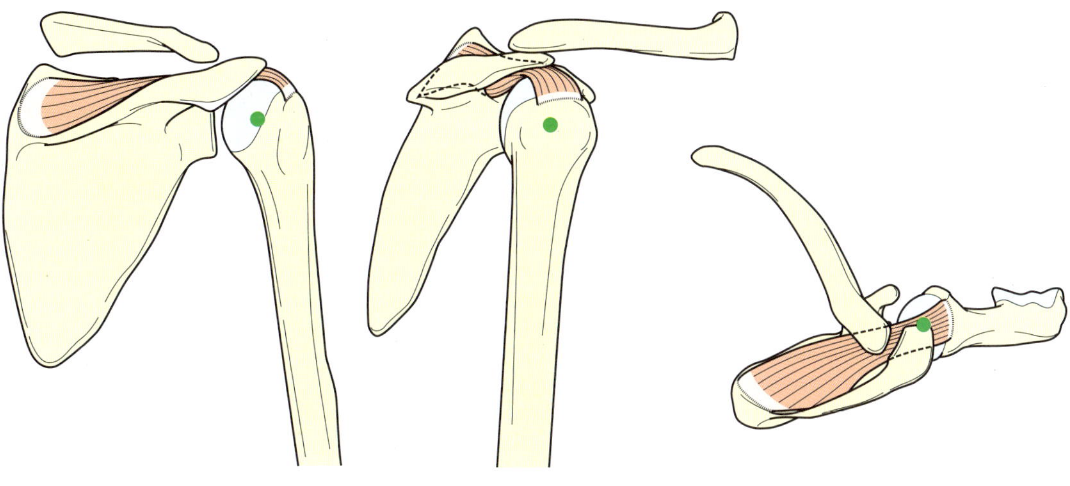

이마면　　　시상면　　　수평면(윗면)

가시위근은 어깨뼈가시위오목에서 위팔뼈큰결절의 윗면(suoerior facet)으로 주행한다.
어깨위팔관절에서 모음 • 벌림축의 위쪽을 지나, 안쪽돌림 • 가쪽돌림축을 넘어간다. 따라서 가시위근의 앞쪽섬유는 벌림, 안쪽돌림작용을, 뒤쪽섬유는 벌림, 가쪽돌림작용을 한다.

그림 7-1 가시위근 앞쪽섬유의 스트레칭—전체 모습 (1)

관리사는 왼손으로 대상자의 어깨뼈가 모음(어깨의 폄)되지 않도록 봉우리 • 어깨뼈가시 가쪽을 고정시키는 것과 동시에 필요에 따라서 가시위근 앞쪽섬유의 힘살을 맨손으로 고정한다(관리사의 가운데 손가락과 반지손가락).

오른손으로 위팔뼈 먼쪽을 잡고 어깨위팔관절에서 가쪽돌림시키는 것과 동시에 어깨뼈면에서 모음조작을 시행한다.

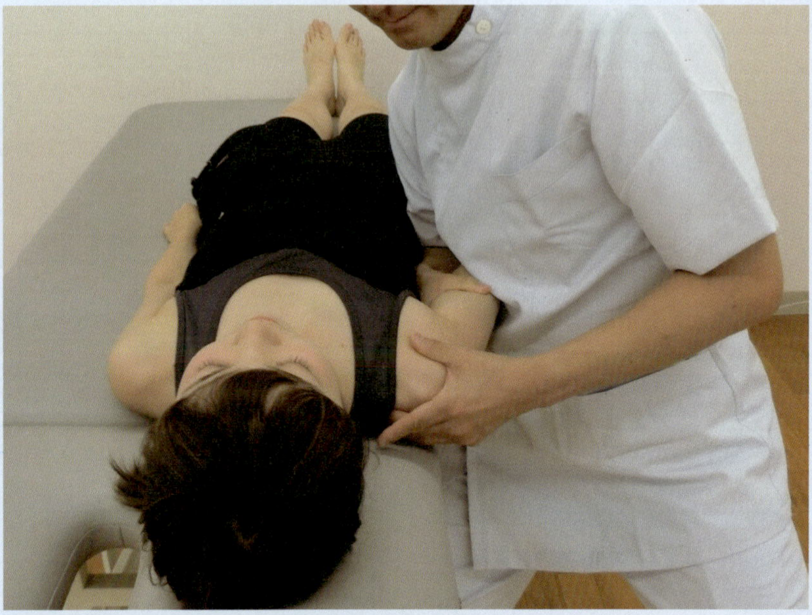

그림 7-2 가시위근앞쪽섬유의 스트레칭—전체 모습 (2)

어깨위팔관절의 모음조작 시 대상자의 어깨뼈가 내림•아래쪽돌림되어 버리게 되면 가시위근의 신장이 불충분하게 된다. 그렇기 때문에 관리사는 위팔뼈 장축방향으로 축압을 주어 조작을 더해주면서 모음조작을 시행한다. 이것에 의해서 어깨뼈는 위쪽돌림자세를 유지하기 쉬워지고 충분하게 모음운동을 시행하는 것이 가능하다.

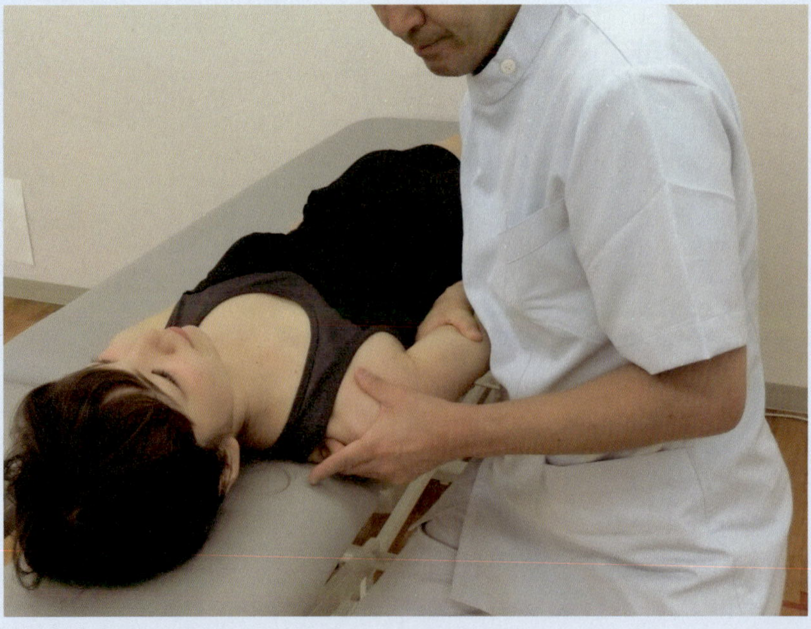

그림 7-3 가시위근의 앞쪽섬유의 고정조작

관리사에 의해서 대상자의 위팔뼈(어깨위팔관절)의 가쪽돌림조작에 의해서 대상자의 어깨뼈는 모음방향으로 움직이기 쉬워진다. 따라서 관리사는 대상자의 어깨뼈가시 가쪽~봉우리를 왼손 새끼손가락 근처에서 고정시킨다.

어깨관절을 모음시켜도 충분하게 신장감을 얻을 수 없는 경우에는 관리사는 왼손 가운데손가락·반지손가락을 사용하여 대상자의 가시위근 앞쪽섬유의 힘살을 몸쪽 방향으로 이동시키도록 고정시키면서 신장조작을 하면 좋다.

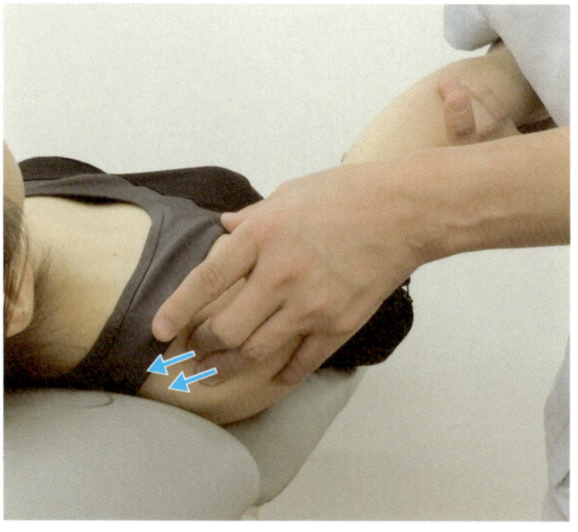

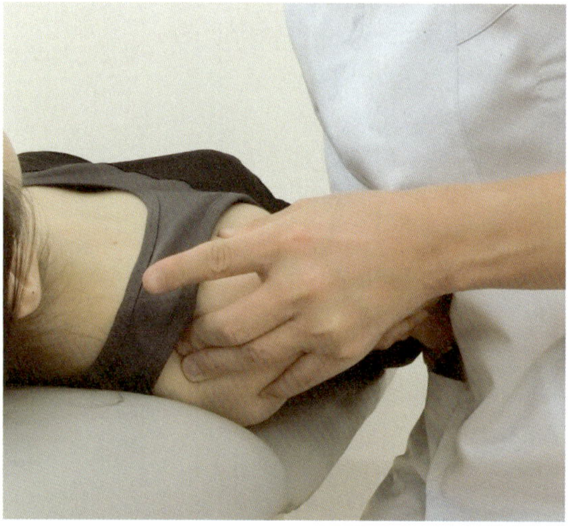

그림 7-4 가시위근앞쪽섬유의 신장조작 (1)

가시위근 앞쪽섬유의 스트레칭을 할 때 모음조작은 이마면 위의 움직임이 아니라 어깨뼈면 위에서의 모음이다. 시작하는 자세는 어깨위팔관절이 어깨뼈면 위 45° 올림자세(**a**)로서, 여기부터 어깨뼈 면으로 모음조작을 한다.

모음방향은 단순하게 몸쪽이 아니라 침대와 몸통 사이, 결국 어깨뼈로 향하도록 모음조작을 하는 것이 중요하다(**b**).

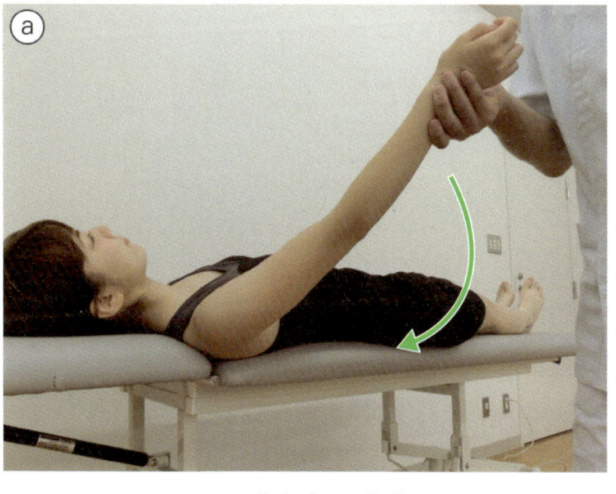

a. 시작하는 자세

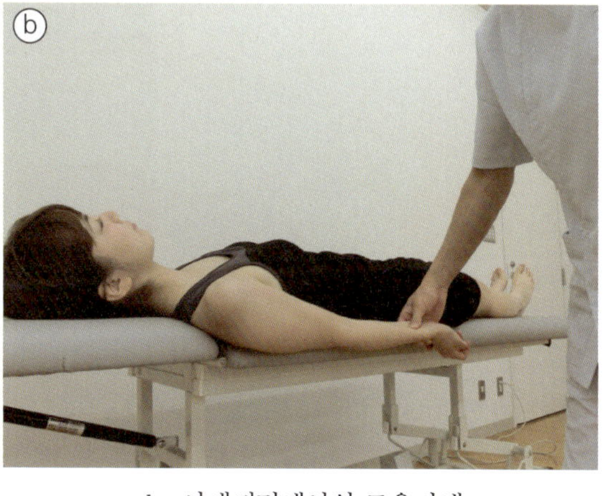

b. 어깨뼈면에서의 모음자세

그림 7-5 가시위근 앞쪽섬유의 신장조작 (2)

관리사가 대상자에게 시행하는 신장조작은 어깨위팔관절의 가쪽돌림·어깨뼈면 모음 및 위팔뼈 장축 방향으로의 축압조작이다.

먼저 시작하는 자세로 있는 어깨뼈면 올림 45°로 관리사는 대상자의 위팔뼈 먼쪽에서 잡아주는 오른손으로 어깨위팔관절의 가쪽돌림조작을 한다(①). 충분하게 가쪽돌림자세를 취했으면 대상자의 어깨위팔관절의 모음 조작을 시행한다.

이때 신경써야 하는 부분이 두 곳이 있다. 하나는 어깨뼈면 모음을 확실하게 시행하도록 조작하는 것이다. 관리사는 오른손으로 대상자의 위팔을 조작하는데 안정되게 잡기 위해서 대상자의 오른쪽 아래팔 먼쪽부터 손 부분을 관리사의 겨드랑이 부분에 끼워서 유지해 놓을 필요가 있다.

그 상태에서 관리사가 정확하게 유도하기 위해서는 대상자의 어깨위팔관절이 어깨뼈면 벌림자세가 될 때 관리사의 중심위치는 높고, 어깨뼈면 모음자세에서는 낮아지게 된다. 사진에서는 관리사는 ①~②에 걸쳐서 스쿼트를 하는 듯한 움직임이 된다.

또 다른 하나는 대상자의 어깨위팔관절의 어깨뼈면 모음을 할 때에 어깨뼈가 아래쪽돌림이 되어 버리기 쉽다. 어깨뼈가 아래쪽돌림이 되어 버리게 되면 어깨위팔관절에서 어깨뼈면 모음이 불충분하게 되므로 관리사는 대상자의 위팔뼈에 축압을 주는 것으로 어깨뼈의 아래쪽돌림을 방지한다.

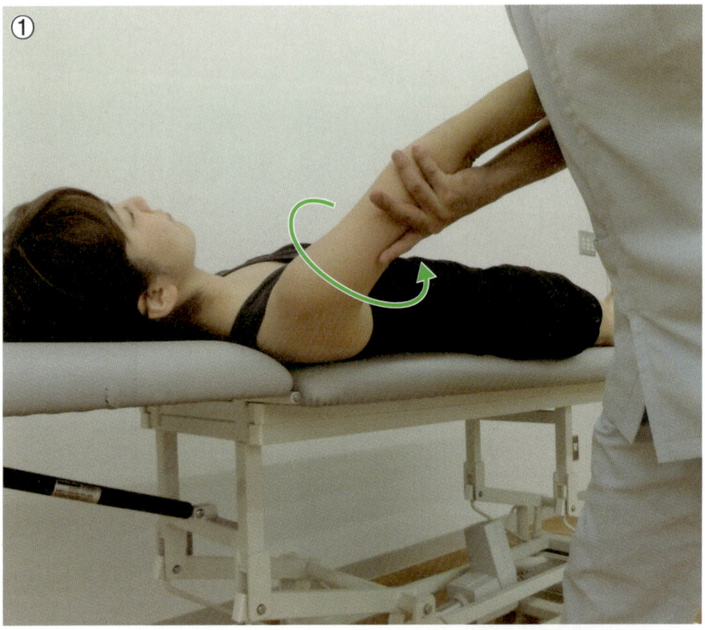

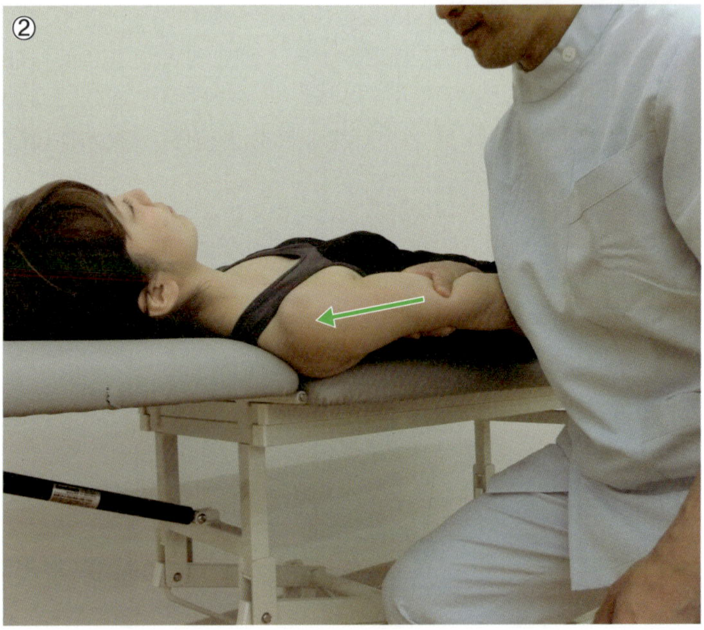

그림 7-6 가시위근 앞쪽섬유의 신장조작(3): 가쪽돌림(외회전)

어깨위팔관절에서 가쪽돌림조작에서는 관리사는 가쪽돌림조작을 확실하게 시행할 수 있다고 생각하여도 불충분한 경우가 많다.

가쪽돌림 조작을 할 때에 관리사는 잡는 단계부터 확실하게 오른손 위팔의 아래팔을 뒤침자세(회외위)로 하여 대상자의 위팔 먼쪽부위의 뒷면에서 가쪽에 걸쳐 잡아주고 그 다음 가쪽돌림운동을 시행하기 쉬운 위치부터 시작하는 것을 명심해야 한다(①).

계속해서 관리사는 오른쪽아래팔을 충분하게 엎침(회내)시키고 대상자의 위팔뼈를 어깨위팔관절의 가쪽돌림 방향으로 조작한다(②).

①

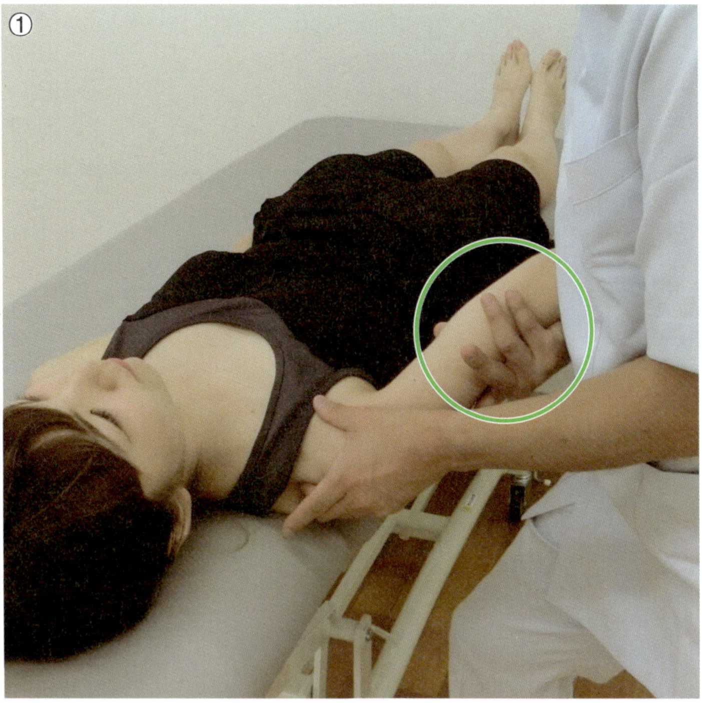

②

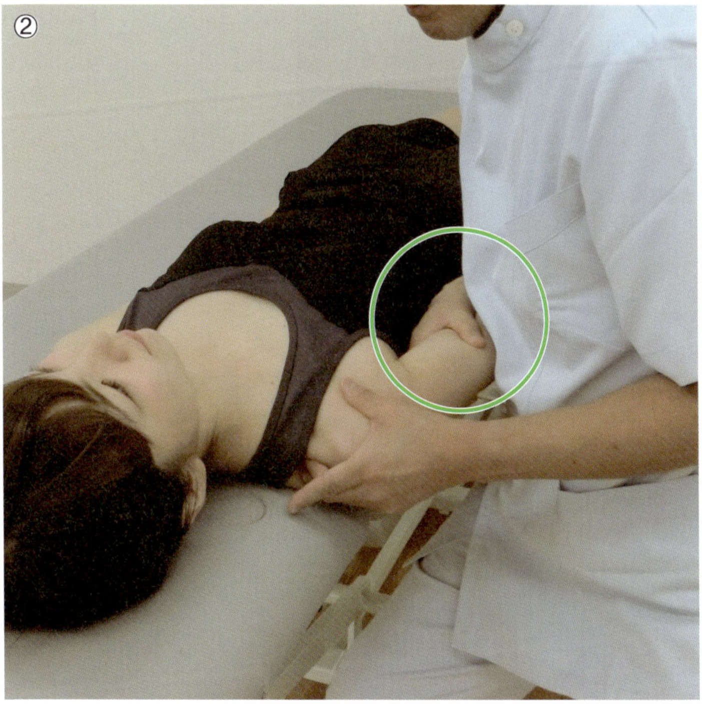

그림 7-7 가시위근 뒤쪽섬유의 스트레칭—전체 모습 (1)

관리사는 오른손으로 위팔뼈 먼쪽을 잡고 어깨위팔관절로 안쪽돌림 조작을 시행하는 것과 동시에 어깨뼈면에서 모음조작을 시행한다. 왼손은 대상자의 어깨뼈가 벌어지지 않도록 어깨를 앞쪽에서 왼쪽 엄지두덩으로 고정시킨다. 그 다음에 필요에 따라서 가시위근 뒤쪽섬유의 힘살을 맨손으로 고정한다 (관리사의 가운데손가락 • 반지손가락).

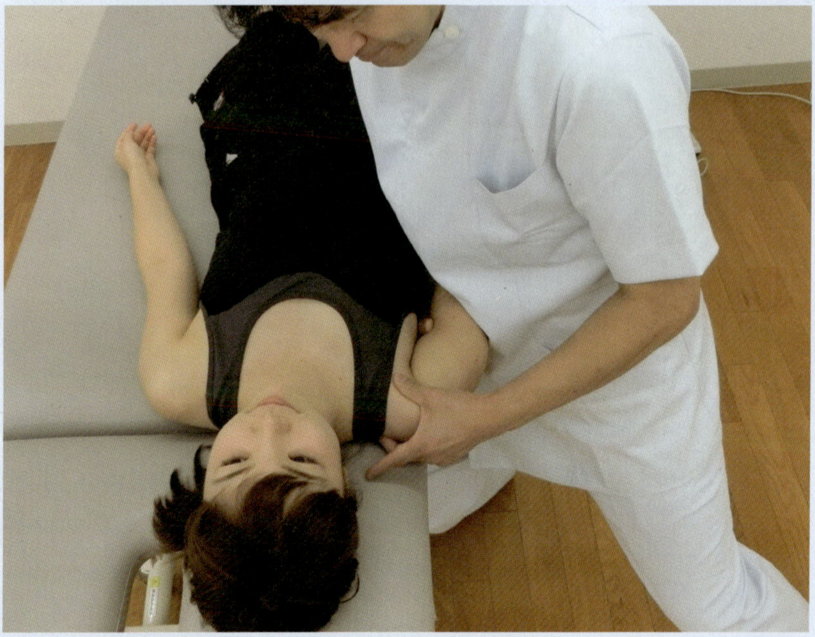

그림 7-8 가시위근 뒤쪽섬유의 스트레칭—전체 모습 (2)

어깨위팔관절의 모음조작 시에 대상자의 어깨뼈가 내림 • 아래쪽돌림이 되어 버리면 가시위근의 신장이 불충분하게 된다. 그렇기 때문에 관리사는 위팔뼈 장축방향으로 축압을 주는 조작을 더해주면서 모음조작을 시행해 준다. 이것에 의해서 어깨뼈는 위쪽돌림자세를 유지하기 쉬워지고 충분하게 모음운동을 시행할 수 있게 된다.

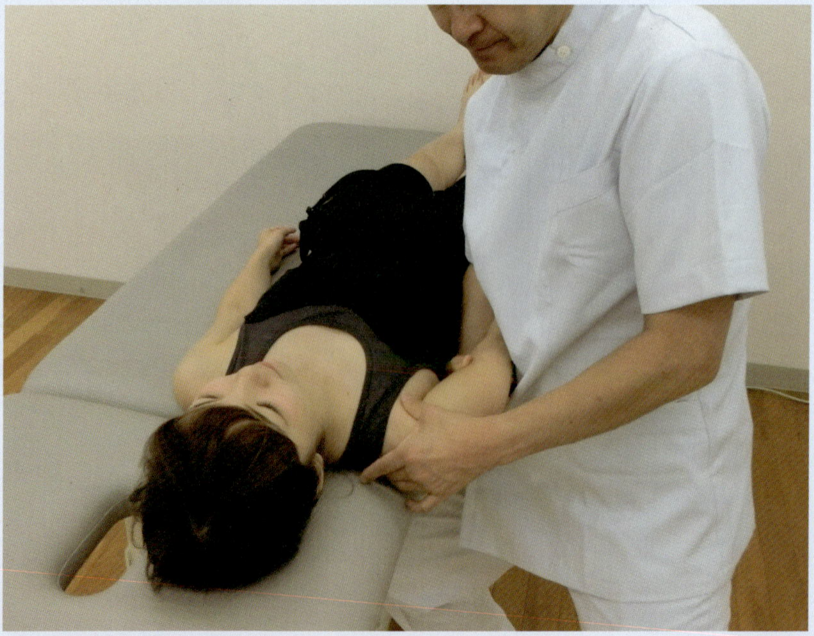

그림 7-9 가시위근 뒤쪽섬유의 힘살조작(고정)

관리사에 의해서 대상자의 위팔뼈(어깨위팔관절)의 안쪽돌림 조작에 의해서 대상자의 어깨뼈는 벌림방향으로 움직이기 쉬워진다. 그렇기 때문에 관리사는 대상자의 어깨 앞쪽을 왼손가락의 엄지두덩으로 고정시킨다.

어깨관절을 모음시켜도 충분하게 신장감을 얻을 수 없는 경우에는 관리사는 왼손의 가운데손가락·반지손가락을 사용하여 대상자의 가시위근 뒤쪽섬유의 힘살을 몸쪽방향으로 이동시키듯이 고정시키고 나서 신장조작을 한다.

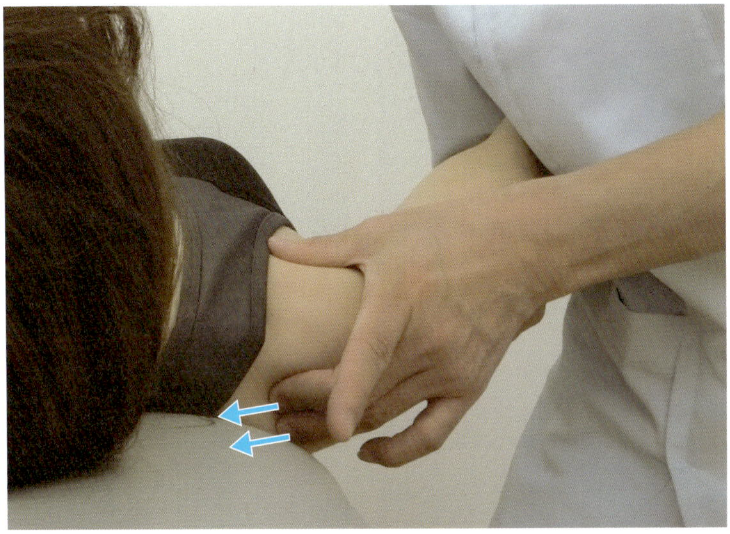

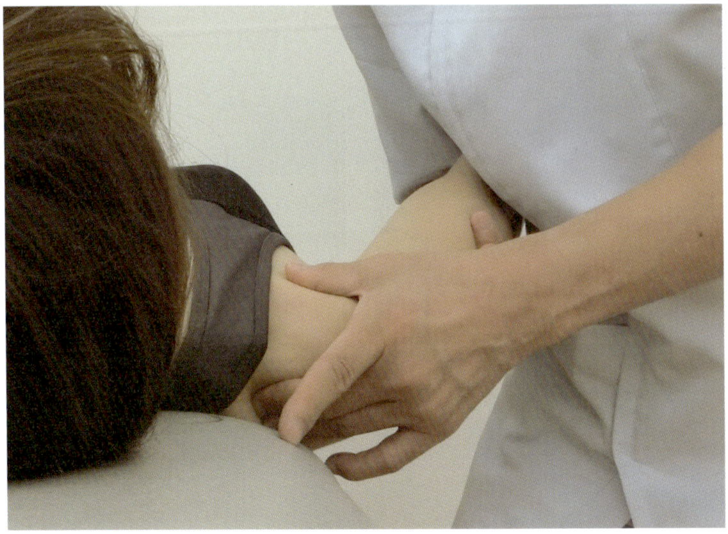

그림 7-10 가시위근 뒤쪽섬유의 신장조작

어깨위팔관절의 안쪽돌림 조작에서 관리사는 안쪽돌림조작을 확실하게 할 수 있다고 생각하여도 불충분한 경우가 많이 있다.

안쪽돌림조작을 할 때에 관리사는 잡는 단계부터 확실하게 오른쪽 위팔의 아래팔을 엎침자세(회내위)로 하여 대상자의 위팔 먼쪽부위의 앞면을 잡고 그 다음 안쪽돌림 운동을 시행하기 쉬운 위치에서 시작하는 것을 명심해야 한다(①). 계속해서 관리사는 오른쪽 아래팔을 충분하게 뒤침(회외)시켜 대상자의 위팔뼈를 어깨위팔관절의 안쪽돌림 방향으로 조작한다.

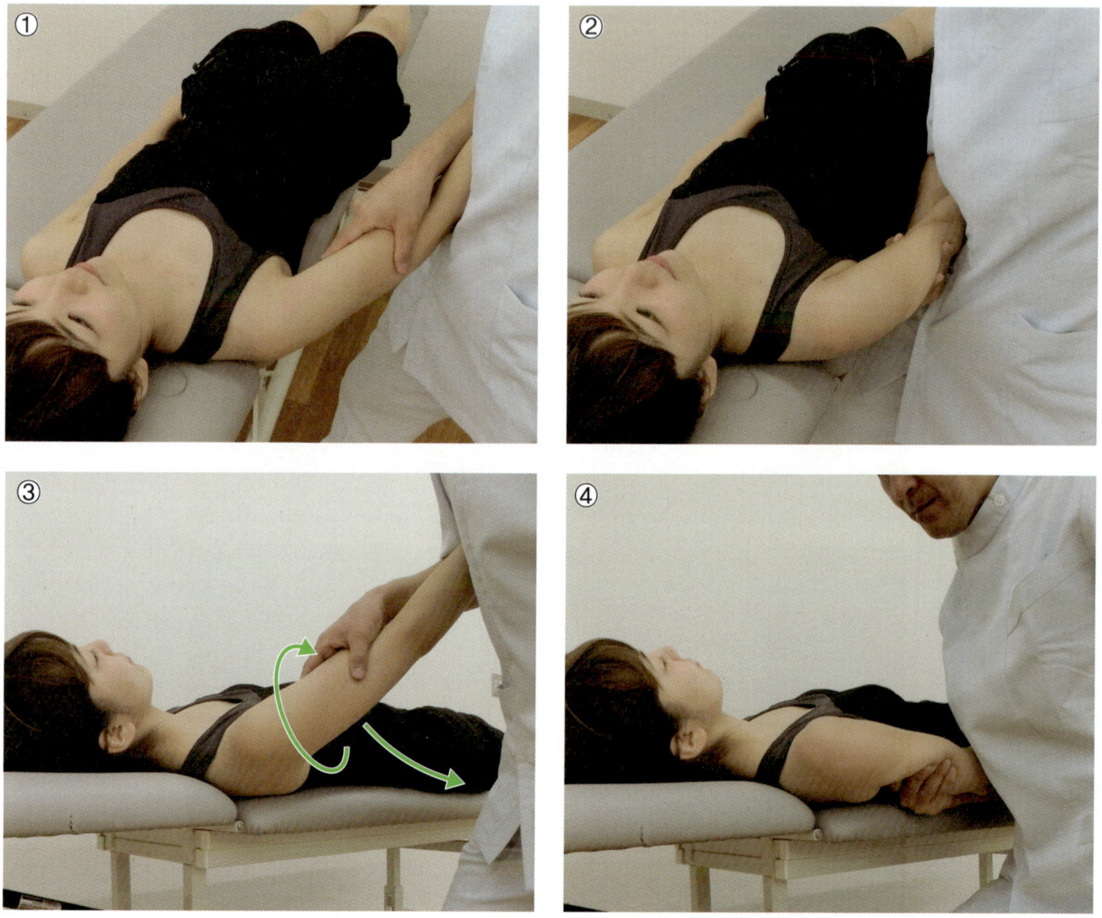

그림 7-11 가시위근 뒤쪽섬유의 고정조작 (1)

가시위근 앞쪽섬유와 마찬가지로 스트레칭을 할 때의 모음조작은 이마면 위에서의 움직임이 아니라 어깨뼈면 위에서 모음조작을 하는 것이다. 시작하는 자세에서 어깨위팔관절을 어깨뼈면 위 45° 올림자세(거상위)로 하고(①), 여기서부터 어깨뼈면에서 모음조작을 한다.

모음방향은 단순히 몸쪽이 아니라 침대와 몸통의 사이, 결국 어깨뼈로 향하도록 모음조작을 하는 것이 중요하다(②).

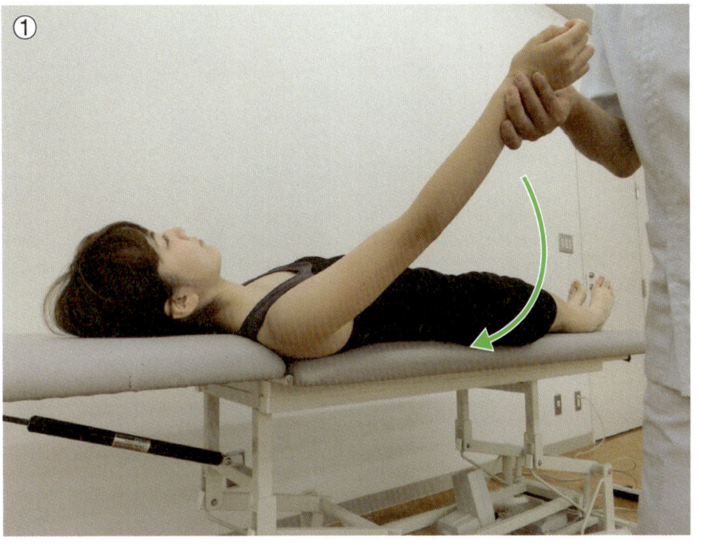

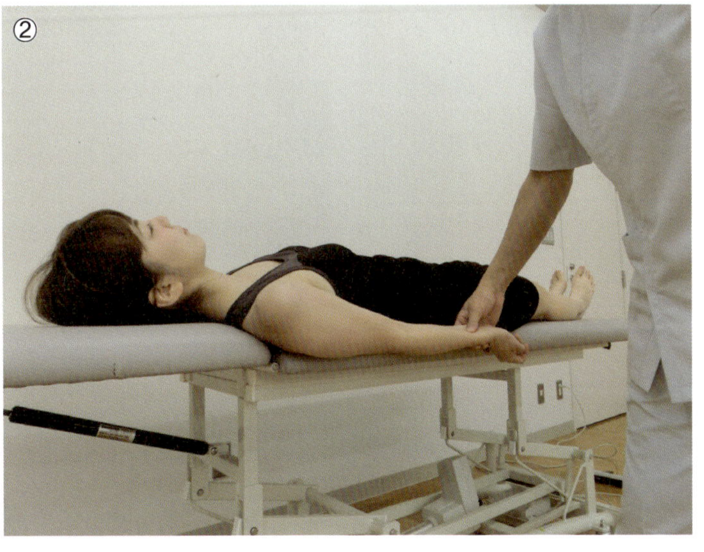

그림 7-12 가시위근 뒤쪽섬유의 고정조작 (2)

가시위근 앞쪽섬유와 마찬가지로 스트레칭을 할 때 모음조작은 어깨뼈의 아래쪽돌림 운동을 유발하기 쉽고 어깨위팔관절의 모음영역이 불충분하게 되기 쉽다. 어깨뼈의 아래쪽돌림 방지를 위해서 위팔뼈를 장축방향으로 축압을 주면서 모음조작을 시행한다. 사진 ② ②′ 처럼 모음조작 시에 오히려 어깨뼈가 올림・위쪽돌림 될 정도의 조작은 상관없다.

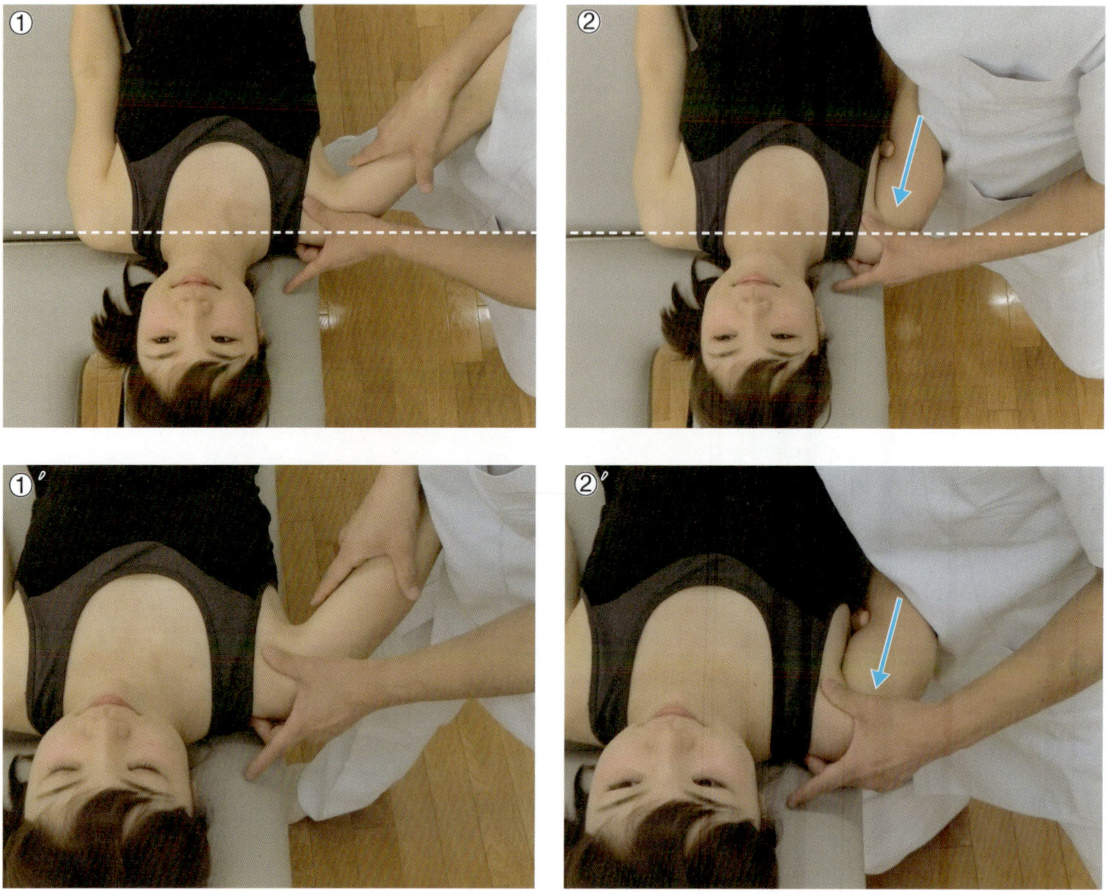

가시아래근(극하근) infraspinatus muscle

이는곳	어깨뼈가시위오목(극상와)	지배신경	어깨위신경(견갑상신경)
닿는곳	위팔뼈 큰결절능선의 중간면 (middle facet)	위치	C5 • C6

■ 기술상의 지침

근육의 주행 • 기능	▪어깨위팔뼈관절의 안쪽 • 가쪽돌림축의 뒤쪽을 지난다.	▶ 어깨뼈의 가쪽돌림작용을 한다.
	▪어깨위팔관절의 모음 • 벌림축의 위쪽을 지나는 섬유(위쪽섬유)와 아래쪽을 지나는 섬유(아래쪽 섬유)가 있다.	▶ 위쪽섬유는 벌림작용을 한다. ▶ 아래쪽섬유는 모음작용을 한다.
고정 조작 포인트	▪위쪽섬유에 대한 어깨위팔관절이 모음조작에 의해서 어깨뼈가 아래쪽돌림되기 쉽다.	▶ 위쪽섬유의 힘살 및 어깨뼈를 위쪽돌림방향으로 고정한다.
	▪아래쪽섬유에 대하여 어깨위팔관절의 벌림조작에 의해서 어깨뼈가 위쪽돌림되기 쉽다.	▶ 아래쪽섬유의 힘살 및 어깨뼈를 아래쪽돌림으로 고정한다.
신장 조작 포인트	▪위팔뼈를 안쪽돌림 방향으로 조작할 때는 깔끔한 축 회전을 의식한다.	
	▪위쪽섬유의 신장 시에는 어깨위팔관절의 가쪽돌림을 동반한 어깨뼈면 모음조작을 한다.	
	▪어깨위팔관절의 모음조작 시에는 위팔뼈에 축압을 더해주는 것으로 어깨뼈의 아래쪽돌림의 방지가 가능하다.	
	▪아래쪽섬유의 신장 시에는 어깨위팔관절의 가쪽돌림을 동반한 어깨뼈면 벌림조작을 한다.	

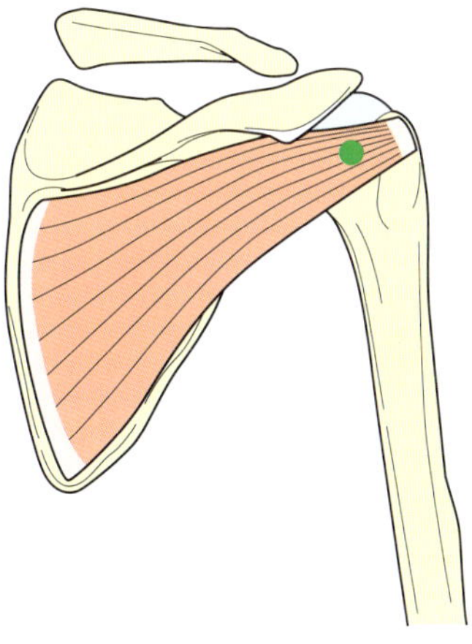

이마면

어깨위팔관절의 모음 • 벌림축의 위를 지나는 것은 벌림작용을 한다. 어깨위팔관절의 모음 • 벌림축 아래를 지나는 것은 모음작용을 한다.

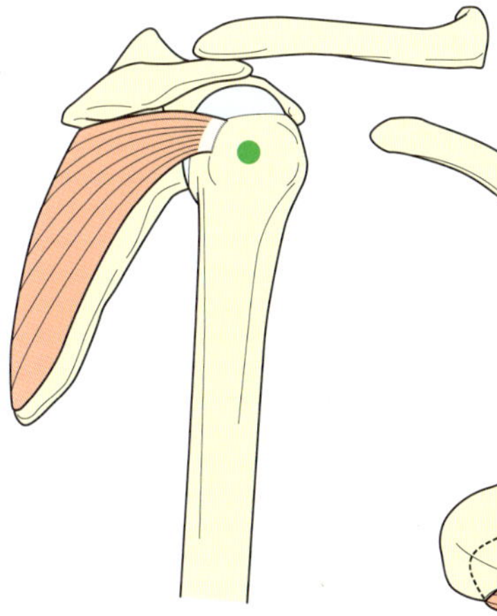

시상면

기본적으로 크게 의식할 필요는 없다. 어깨위팔관절의 굽힘 • 폄축의 위를 지나는 것은 굽힘작용을 한다. 어깨위팔관절의 굽힘 • 폄축의 아래를 지나는 것은 폄작용을 한다.

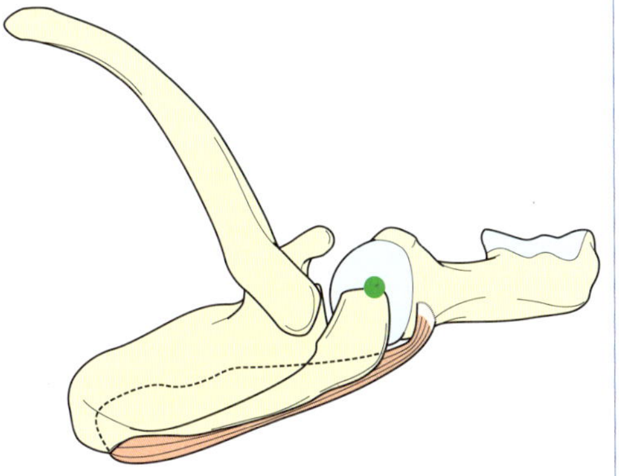

수평면(윗면)

어깨위팔관절의 안쪽돌림 • 가쪽돌림 축의 뒤쪽을 지나기 위해서 가쪽돌림 작용을 한다.

가시아래근은 어깨뼈가시아래오목에서 위팔뼈큰결절의 중간면(middle facet)으로 주행한다.

그림 8-1　가시아래근 위쪽섬유의 스트레칭—전체 모습 (1)

관리사는 오른손으로 위팔뼈먼쪽을 잡는다. 어깨위팔관절에서 안쪽돌림하는 것과 동시에 어깨뼈 면에서 모음조작을 시행한다. 왼손은 대상자의 어깨뼈가 벌림되지 않도록 앞쪽에서 엄지두덩으로 고정 시킨다. 왼손의 가운데손가락과 반지손가락은 대상자의 큰결절 뒷면을 안쪽돌림방향으로 조작한다.

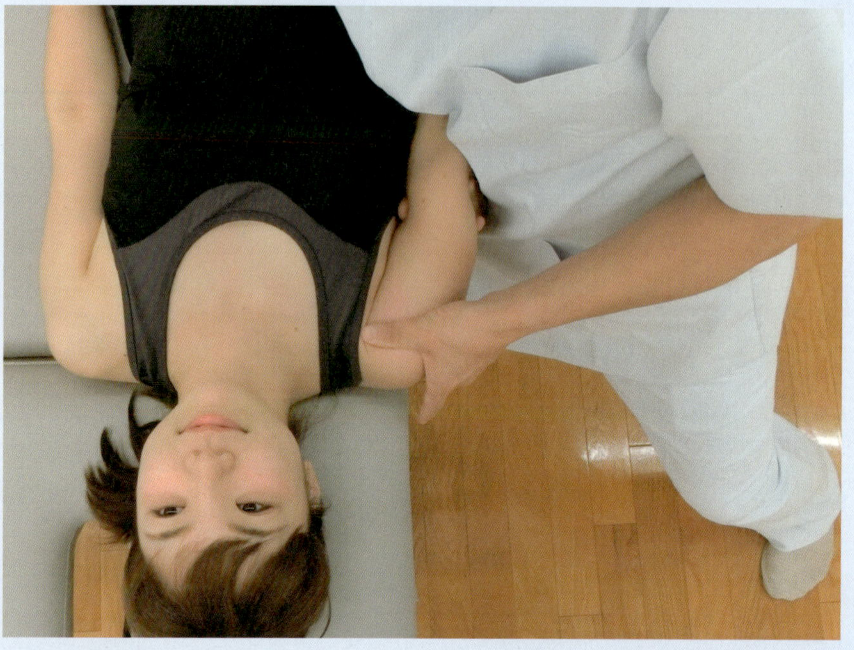

그림 8-2　가시아래근 위쪽섬유의 스트레칭—전체 모습 (2)

어깨위팔관절의 모음조작 시 대상자의 어깨뼈가 내림·아래쪽돌림되지 않도록 관리사는 위팔뼈 장축방향으로 축압을 주면서 조작을 더해주면서 모음조작을 시행한다. 이것에 의해서 어깨뼈는 아래쪽돌림 자세를 유지하기 쉬워지고 어깨위팔관절의 모음운동에 의한 신장을 더해주기 쉬워진다.

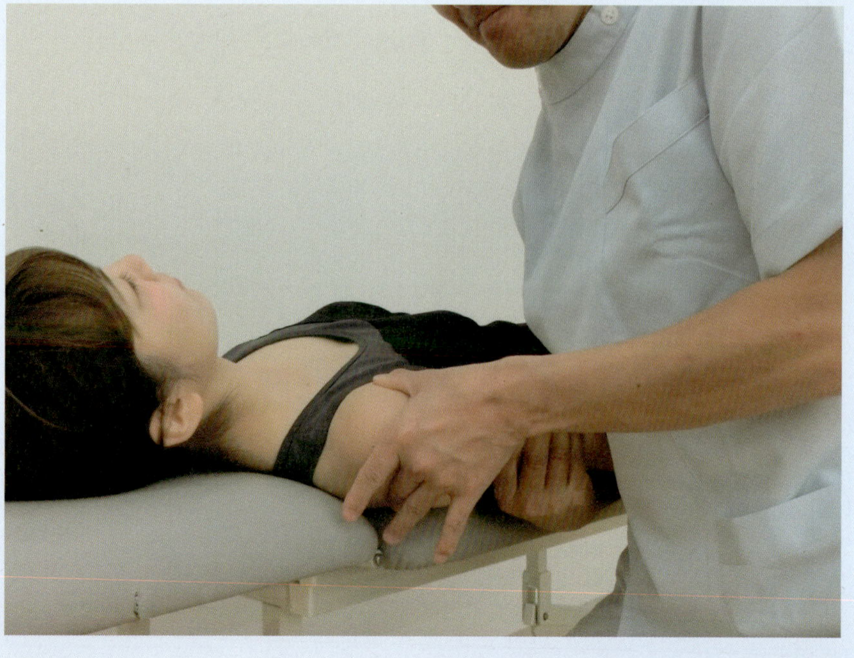

그림 8-3 가시아래근 위쪽섬유의 스트레칭-위팔뼈몸쪽의 조작

기본적으로 가시아래근 위쪽섬유의 스트레칭은 가시위근 뒤쪽섬유의 스트레칭(106쪽 참조)과 흡사한다. 어깨위팔관절의 어깨뼈면 모음・안쪽돌림이다. 근소한 차이는 어깨위팔관절의 안쪽돌림요소를 강하게 의식하여 시행하는 것이다. 안쪽돌림 시에는 여기서 설명한 위팔뼈 몸쪽 조작을 이용한다.

관리사는 대상자의 위팔뼈몸쪽에 놓은 왼손을 앞쪽은 엄지손가락을 큰결절 앞쪽~작은결절에(①②), 뒤쪽은 가운데손가락을 큰결절의 윗면~중간면・아래면에 놓는다(그림 8-4).

위팔뼈몸쪽의 앞쪽에서의 조작은 엄지손가락으로 큰결절의 앞쪽~작은결절을 어깨위팔관절의 안쪽돌림 방향으로 유도한다. 안쪽돌림에 동반된 어깨앞쪽으로의 변위를 방지하기 위해서 관리사 엄지두덩을 어깨 앞쪽에 놓는다.

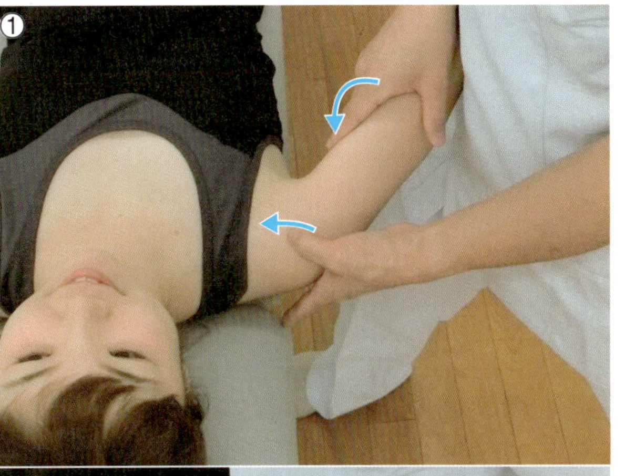

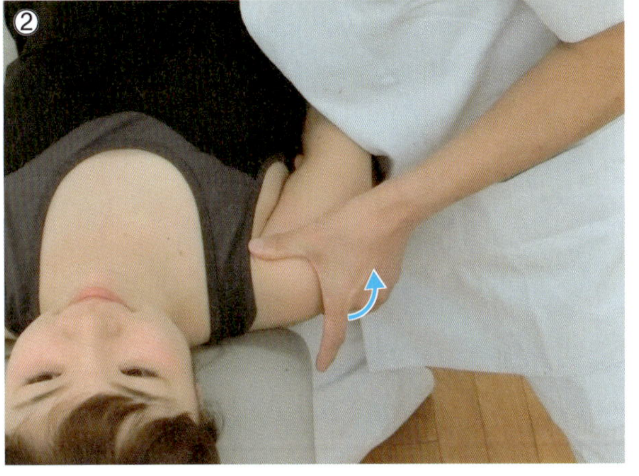

위팔뼈의 몸쪽 뒤쪽에서 조작을 시행하기 위해서 먼저 가운데 손가락을 큰결절의 윗면~중간면・아랫면을 따라가듯이 놓고 반지손가락과 같은 방법으로 모아준다(③④). 그대로 앞쪽 조작과 운동하여 안쪽돌림 조작을 시행한다.

앞쪽조작과 뒤쪽조작을 병행해서 시행해 주는 것으로 구심위를 유지한 어깨위팔관절로의 안쪽돌림 조작을 시행할 수 있다.

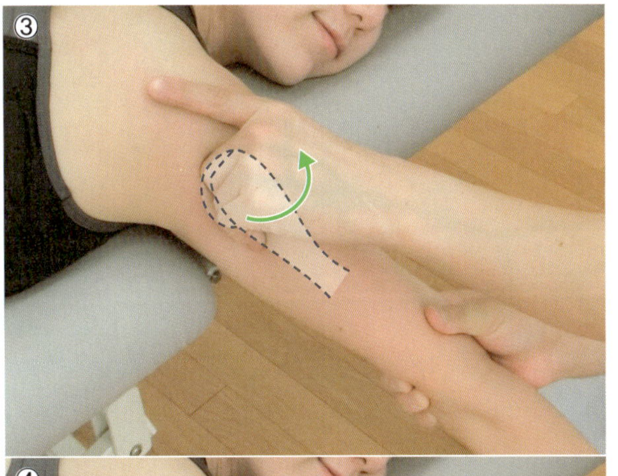

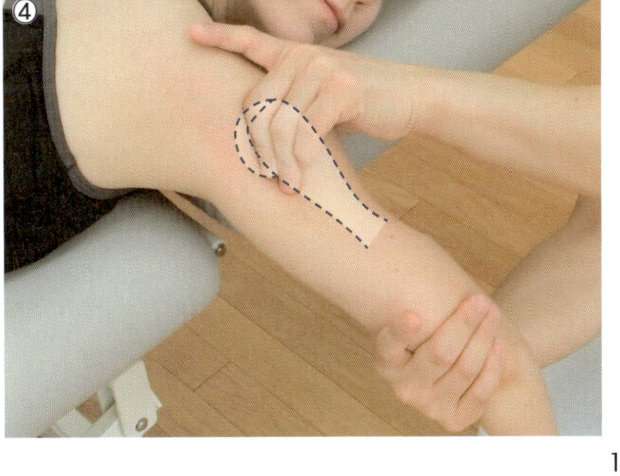

그림 8-4 가시아래근 위쪽섬유의 신장조작(관리사의 움직임)

가시아래근 위쪽섬유의 스트레칭의 신장조작은 어깨위팔관절의 어깨뼈면 모음 • 안쪽돌림이다.

① 먼저 대상자의 어깨위팔관절을 어깨뼈면 올림 45° 자세로 놓고 아래팔 몸쪽~손 부위를 관리사의 오른쪽 겨드랑이로 가볍게 끼워주듯이 유지시킨다. 관리사의 왼손은 대상자의 위팔몸쪽을 꽉잡고 오른손은 대상자의 위팔중앙~먼쪽을 잡아준다.

② 관리사는 오른쪽 겨드랑이를 좁혀서 대상자의 아래팔 먼쪽부위~손 부위의 움직임을, 위팔뼈조작과 운동시키기 위해서 자신의 상체를 오른쪽으로 기울여서 어깨위팔관절로 안쪽돌림 조작을 시행하기 쉽도록 한다.

어깨위팔관절의 어깨뼈면 모음조작에서 관리사는 오른발쪽으로 중심이 떨어지도록 신체를 내려 주면서 어깨뼈면에서 모음조작을 시행한다.

①

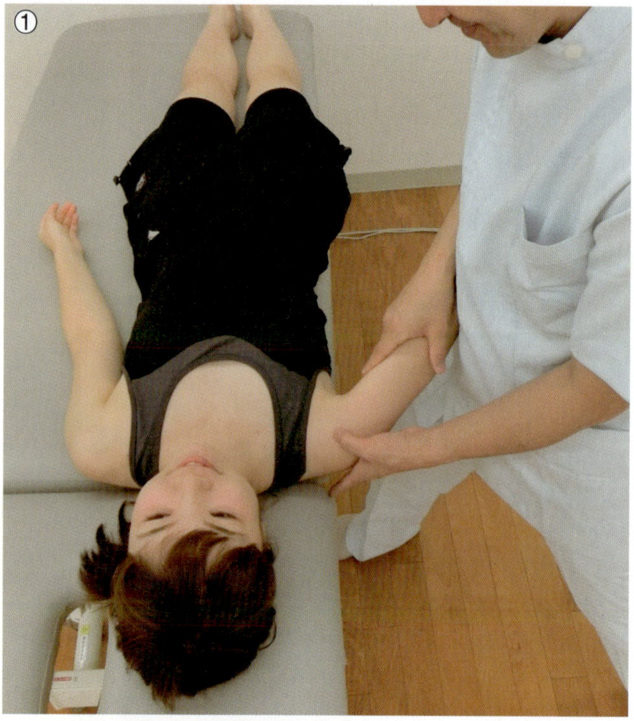

②

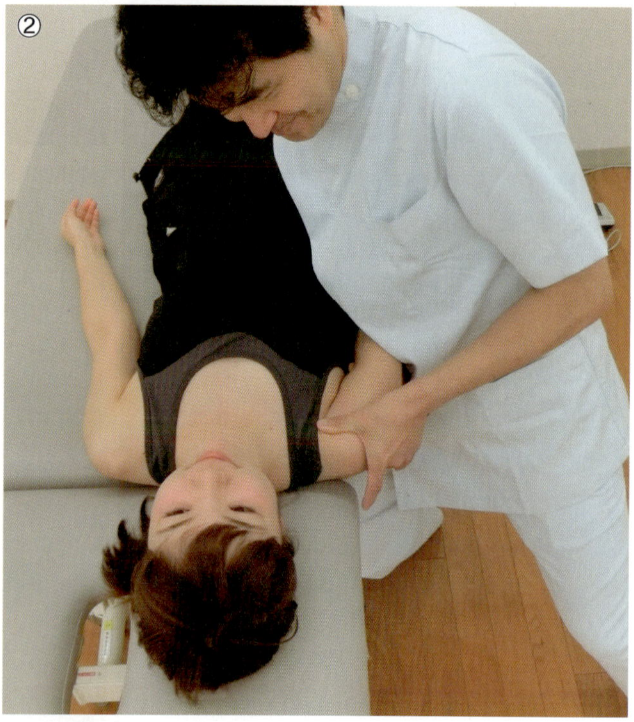

그림 8-5 가시아래근 아래쪽섬유의 스트레칭—전체 모습

관리사의 왼손으로 위팔뼈의 몸쪽을 잡고 먼쪽은 겨드랑이에 끼워서 유지시킨다. 어깨위팔관절에서 안쪽돌림을 하는 것과 동시에 어깨뼈면에서 벌림조작을 시행한다. 관리사의 오른손은 대상자의 어깨뼈가 위쪽돌림되지 않도록 가시아래오목(극하와)을 둘째~다섯째 손가락을 사용하여 고정시킨다.

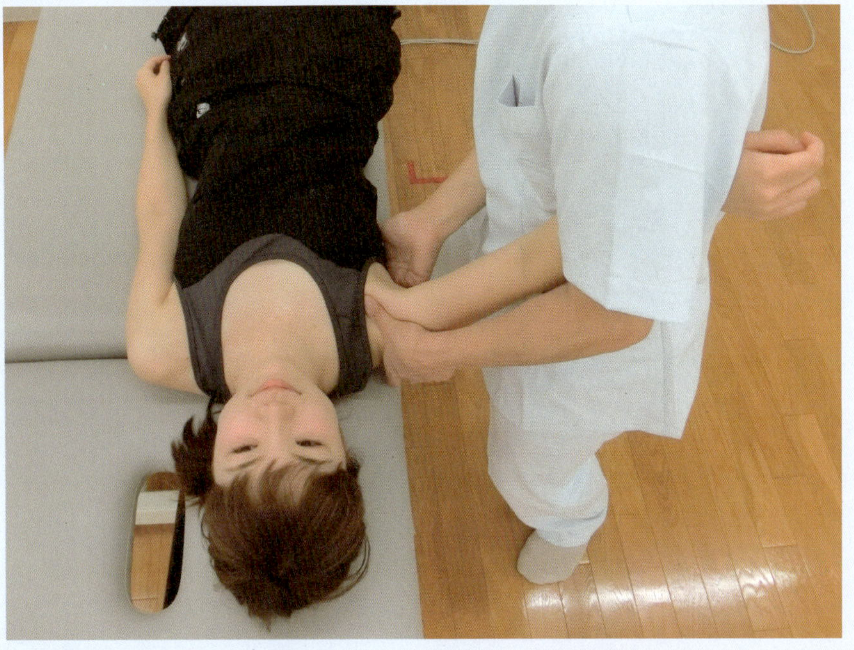

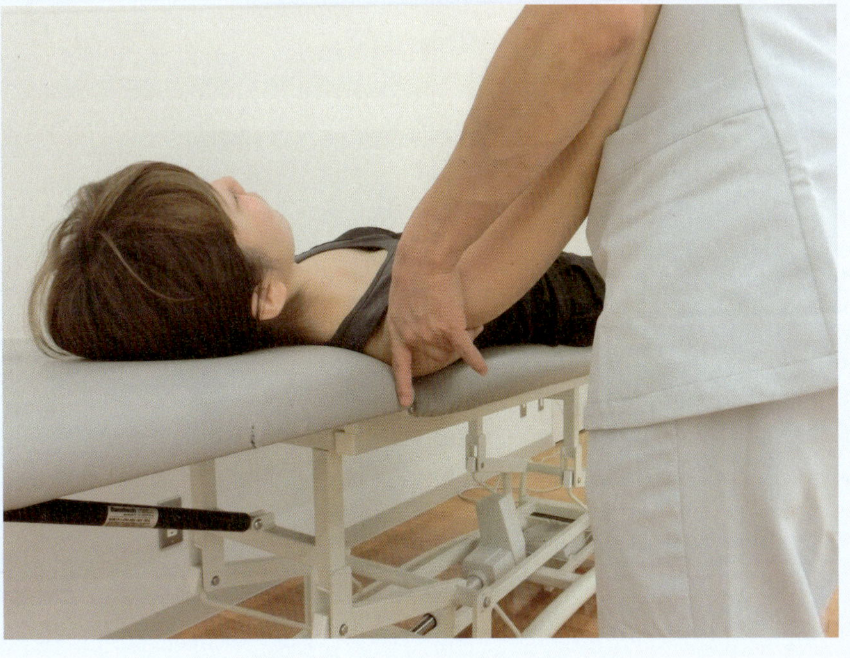

그림 8-6 가시아래근 아래쪽섬유의 스트레칭-위팔뼈몸쪽의 조작

관리사는 대상자의 위팔뼈몸쪽에 놓은 왼손을, 앞쪽은 엄지손가락을 큰결절 위쪽~앞쪽으로(①②③), 뒤쪽은 가운대손가락을 큰결절의 윗면~중간면・아래면에 놓는다(④⑤).

위팔뼈의 몸쪽 앞쪽에서 조작은 엄지손가락으로 큰결절 위쪽~앞쪽을 누르듯이 어깨위팔관절의 안쪽돌림 방향으로 유도한다.

위팔뼈의 몸쪽 뒤쪽으로 조작을 시행하기 위해서 먼저 가운데손가락을 큰결절의 윗면~중간면・아래면에 따라가듯이 놓고 반지손가락도 같은 방법으로 맞춰준다(③④). 그대로 앞쪽조작과 운동시키고 안쪽돌림 조작을 한다.

앞쪽조작과 뒤쪽조작을 병행해서 시행하는 것으로 구심위를 유지한 어깨위팔관절에 안쪽돌림 조작을 시행할 수 있다.

①
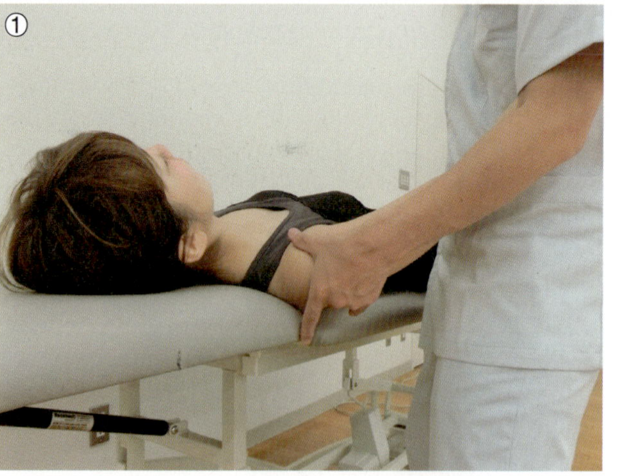

②
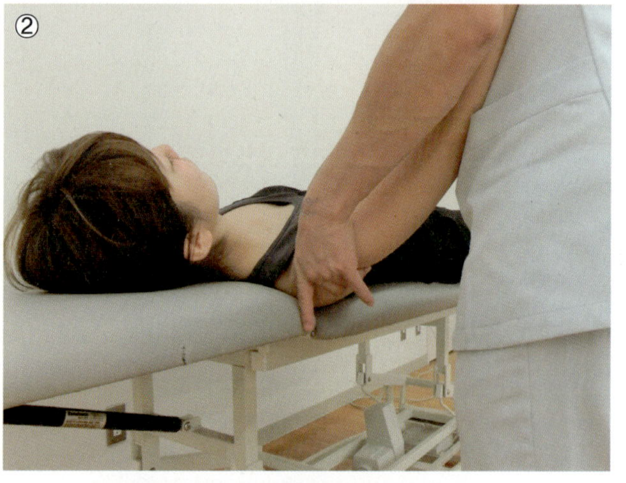

③
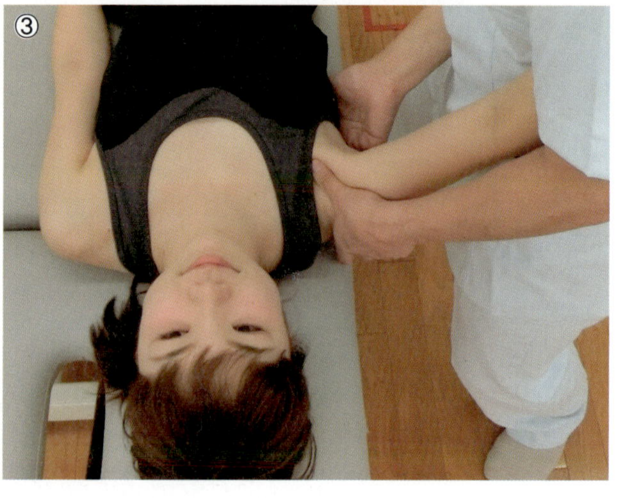

④
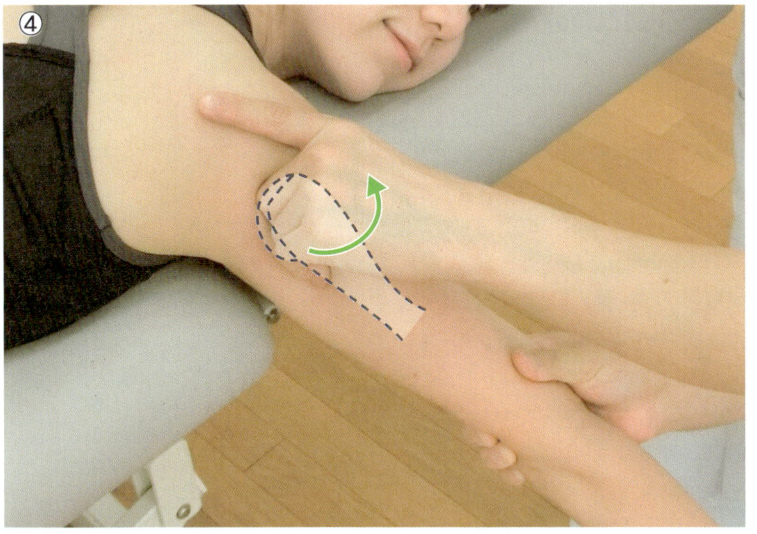

⑤
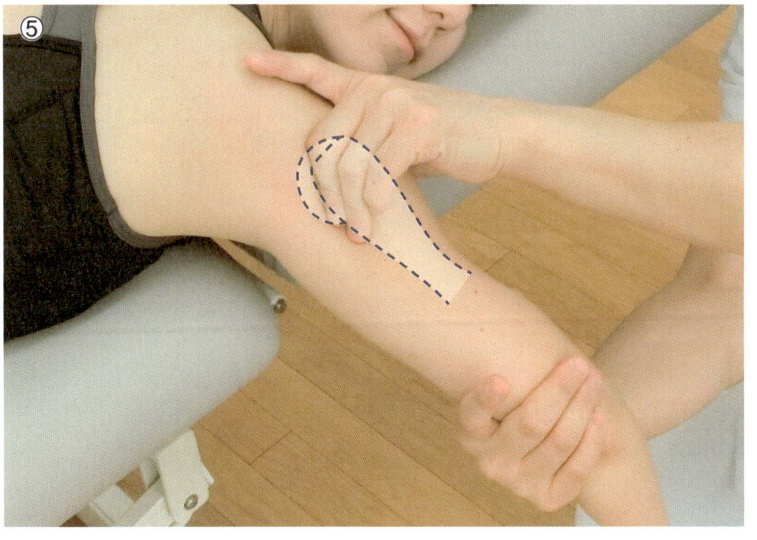

그림 8-7 가시아래근 아래쪽섬유의 신장조작 (관리사의 움직임)

가시아래근 아래쪽섬유의 신장조작은 어깨위팔관절의 어깨뼈면 벌림•가쪽돌림이다. 먼저 대상자의 어깨위팔관절을 어깨뼈면 올림 45° 자세로 놓고 관리사의 왼손으로 대상자의 위팔뼈몸쪽을 잡고 오른손으로 대상자의 어깨뼈를 고정, 대상자의 아래팔 먼쪽~손 부위를 관리사의 왼쪽 겨드랑이에서 가볍게 끼워서 고정시킨다.

어깨위팔관절의 안쪽돌림 조작은 관리사는 왼쪽 겨드랑이 부위에 가볍게 끼워서 고정시킨 대상자의 아래팔~손목 부위의 움직임을 위팔뼈의 안쪽돌림조작과 운동시키기 위해서 관리사의 골반을 왼발 쪽으로 이동시킨 채 상체를 오른쪽으로 기울이면서 어깨위팔관절의 안쪽돌림을 시행한다(①②).

①
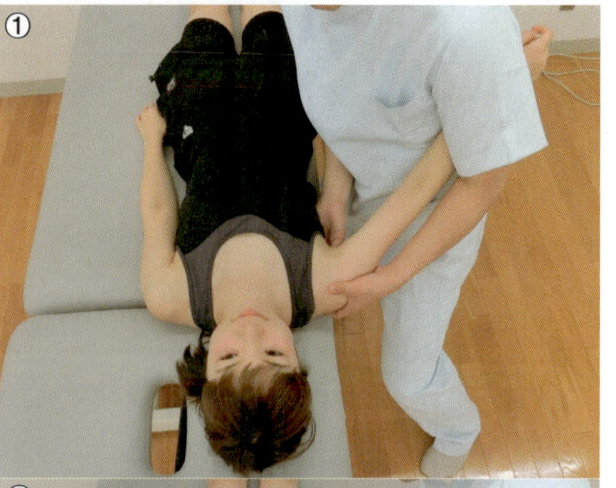

②
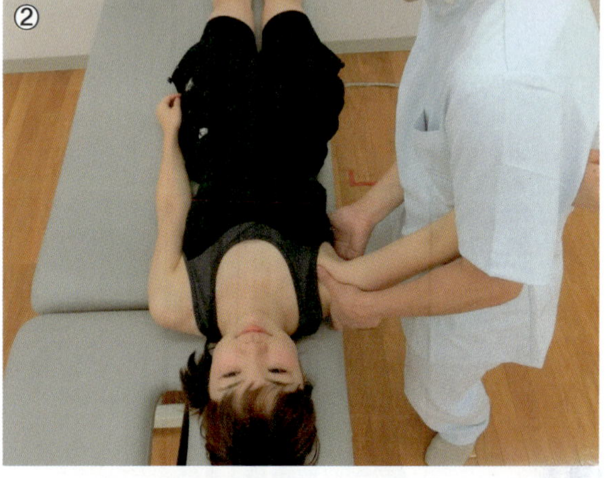

어깨위팔관절의 어깨뼈면 벌림조작을 시행하기 위해서 관리사는 골반을 왼발 쪽으로 이동시킨 채 중심이 떠오르도록 어깨뼈면에서 벌림을 시행한다(③④).

③
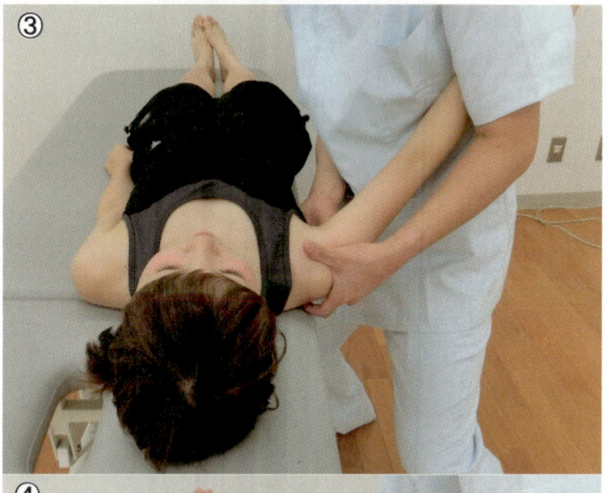

④
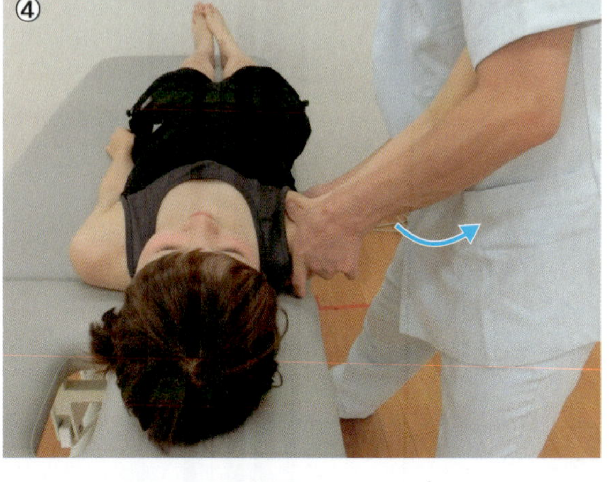

큰원근(대원근) teres major muscle

이는곳	작은원근의 아래쪽에서 어깨뼈 아래각의 뒷면	지배신경	어깨밑신경(견갑하신경)
닿는곳	위팔뼈작은결절능선(소결절릉)	위치	C5 • C6

■ 기술상의 지침

근육의 주행 • 기능	▪ 어깨위팔관절의 모음 • 벌림축의 아래쪽을 통과한다.	▶ 어깨위팔관절의 모음작용을 한다.
	▪ 어깨위팔관절의 굽힘 • 폄축의 아래쪽을 통과한다.	▶ 어깨위팔관절의 폄작용을 한다.
	▪ 어깨위팔관절의 안쪽돌림 • 가쪽돌림축의 앞쪽을 지나간다.	▶ 어깨위팔관절의 안쪽돌림작용을 한다.
고정 조작 포인트	▪ 굽힘조작에 의해서 어깨뼈의 아래각이 위가쪽으로 당겨진다.	▶ 어깨뼈가 올림 • 위쪽돌림되므로 당김, 아래쪽돌림방향으로 고정된다.
신장 조작 포인트	▪ 어깨위팔관절의 굽힘 • 벌림 • 가쪽돌림조작으로 신장이 되는데 벌림보다도 굽힘을 우선으로 한다.	
	▪ 어깨위팔관절의 가쪽돌림 조작으로 어깨뼈가 올림 • 위쪽돌림되지 않도록 큰결절을 누르면서 시행해 준다.	

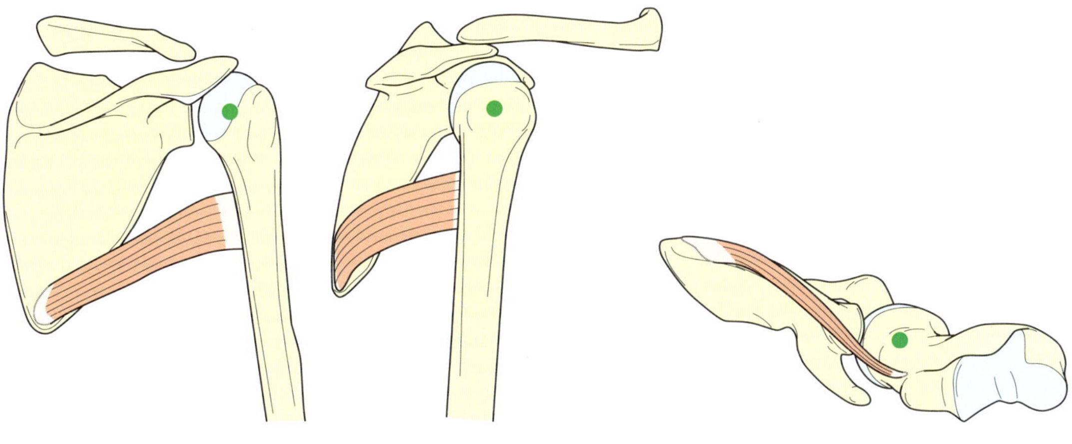

이마면

어깨위팔관절의 모음 • 벌림축의 아래를 지나기 때문에 모음작용을 한다.

시상면

어깨위팔관절의 굽힘 • 폄축의 아래를 지나기 때문에 폄 작용을 한다.

수평면

어깨위팔관절의 안쪽돌림 • 가쪽돌림 축의 앞쪽을 지나기 때문에 안쪽돌림 작용을 한다.

큰원근은 작은원근의 아래쪽에서 어깨뼈 아래각의 뒷면에서 위팔뼈 작은결절능선으로 주행한다.

그림 9-1 큰원근의 스트레칭—전체 모습

대상자의 오른쪽위팔을 굽힘자세로 하고 관리사의 왼쪽 겨드랑이로 끼워서 고정시킨다.

관리사는 대상자의 큰원근을 잡고 고정시킨다. 관리사는 왼손으로 대상자의 위팔뼈 몸쪽을 잡고 어깨위팔관절의 굽힘을 따라서 가쪽돌림조작을 하여 신장시킨다.

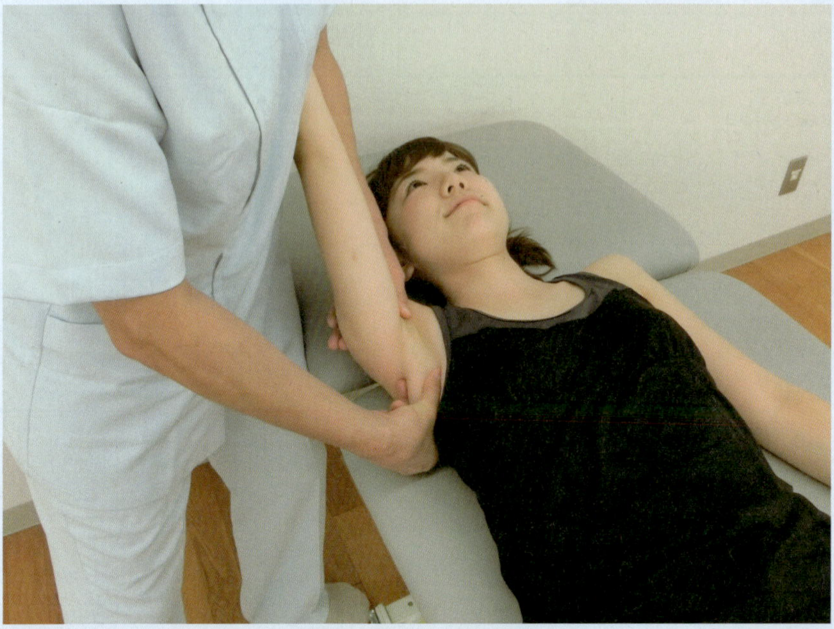

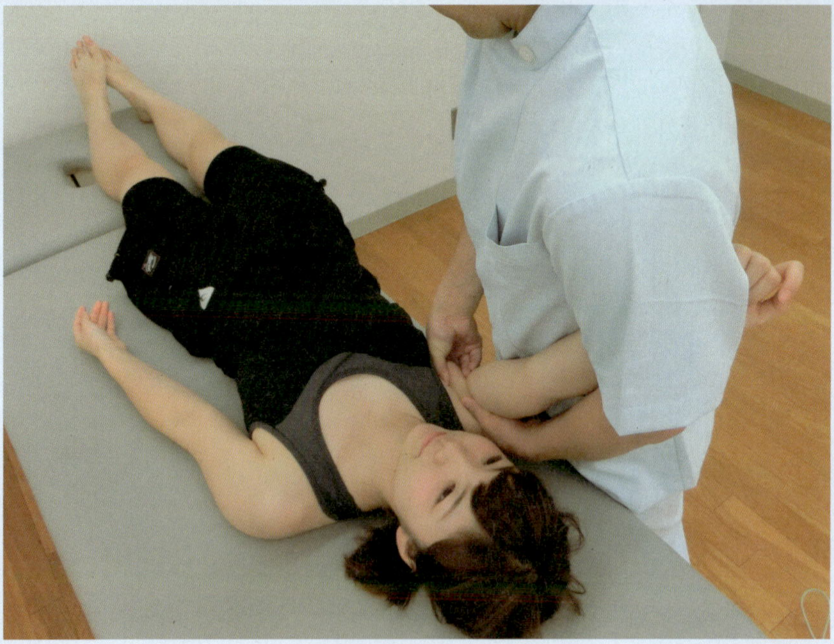

그림 9-2 큰원근의 고정

대상자의 오른쪽위팔을 굽힘자세로 하여 관리사의 왼쪽겨드랑이에서 끼우듯이 잡아서 유지한다. 관리사는 오른손으로 대상자의 큰원근을 끼우듯이 잡아서 고정시킨다.

닿는곳 부위로 있는 어깨뼈아래각을 고정하면 큰원근의 위에 올라가 있는 넓은등근(광배근)과 겨드랑이 피부가 앞으로 당겨지는 경우가 많기 때문에 큰원근을 직접 끼우듯이 고정시킨다.

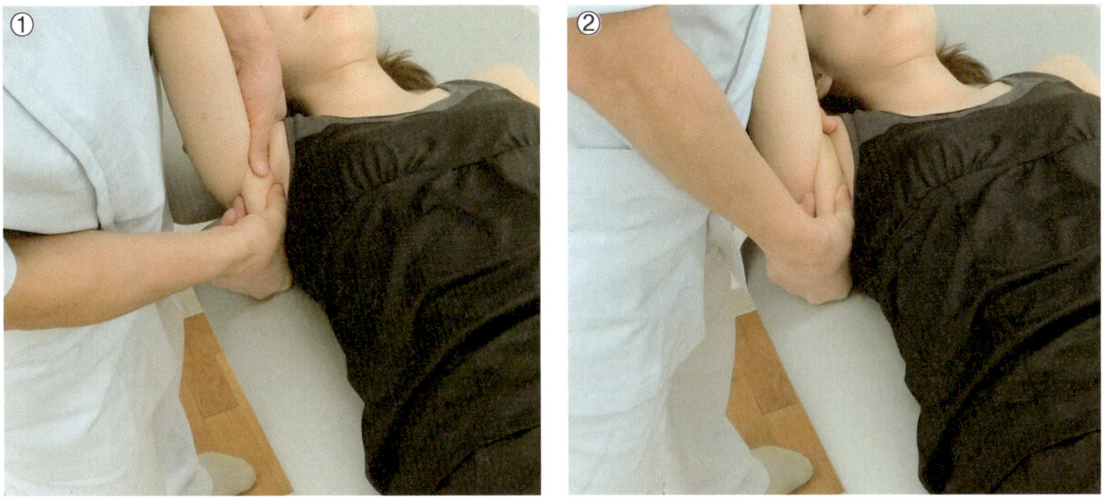

그림 9-3 큰원근의 스트레칭-큰결절(대결절)조작

관리사는 왼손으로 대상자의 위팔뼈 몸쪽부위를 아래면에서 윗면까지 덮어 주듯이 잡아준다.

이때 위팔뼈 몸쪽부분 뒤쪽을 가운데 손가락 노쪽면을 큰결절에 놓듯이 잡아주면 조작하기 쉬워진다(①①').

관리사는 왼쪽 겨드랑이 사이에 끼운 대상자의 위팔을 어깨위팔관절에서 다시 굽힘시키면, 이것에 맞춰서 왼손으로 붙잡고 있는 위팔뼈 몸쪽부분의 가쪽돌림 조작을 시행한다(②②').

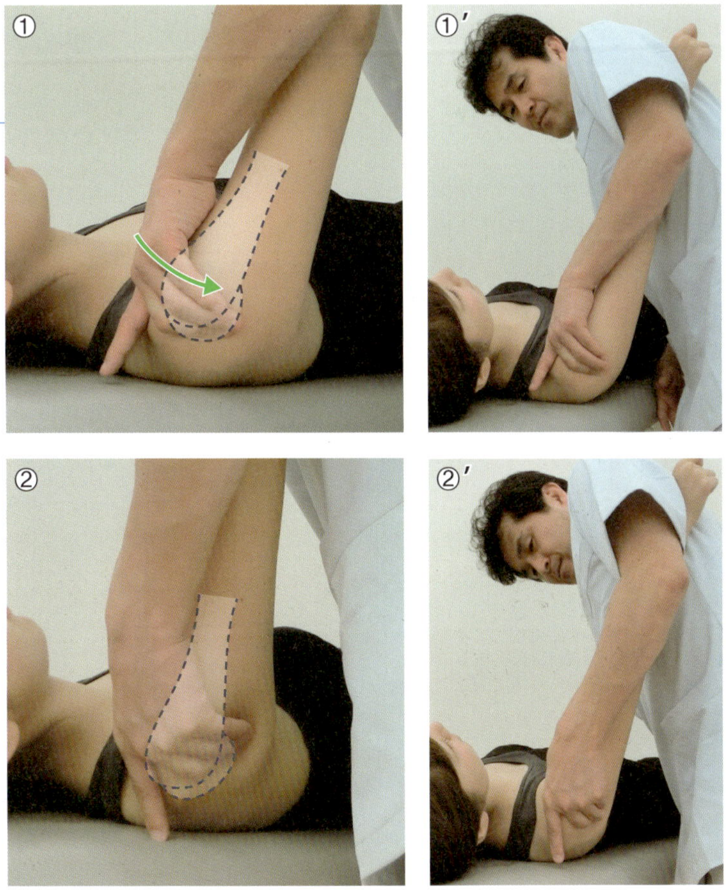

그림 9-4 큰원근의 신장조작 (1)

관리사는 왼쪽 겨드랑이에서 대상자의 위팔을 끼워서 고정시키는데(①①'), 왼손으로 조작하고 있는 대상자의 큰결절의 움직임을 방해해서는 안 된다. 이런 조작은 관리사 몸통의 움직임을 연동시킬 필요가 있다.

대상자의 어깨위팔관절의 굽힘에 따라 관리사의 몸통은 왼쪽으로 기울어지면 안 된다(②②'),

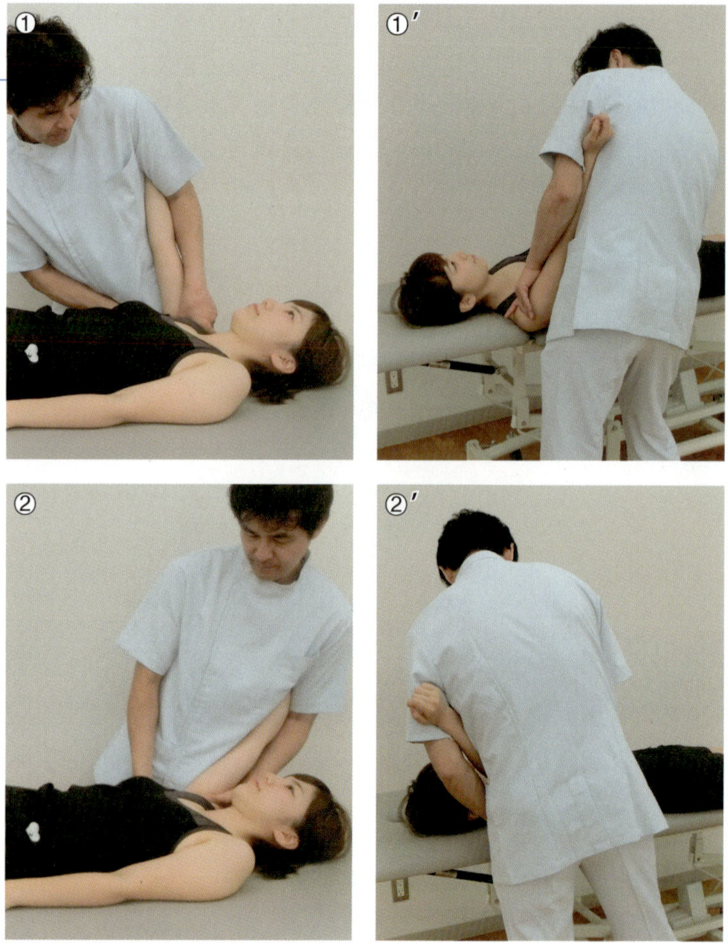

그림 9-5 큰원근의 신장조작 (2)

큰결절조작에서 신경써야 하는 것은 어깨위팔관절의 굽힘•가쪽돌림조작에서 어깨뼈의 올림의 움직임으로 보상운동이 일어나지 않도록 하는 것이다. 보상운동을 억제하기 위해서 큰결절을 잡고 있는 가운데손가락을 뒤 아래쪽으로 돌리면 어깨뼈의 올림운동을 방지할 수 있다(① ➡ ②).

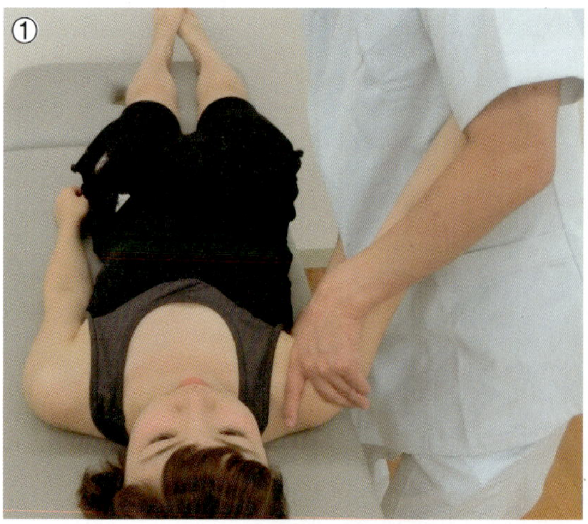

어깨위팔관절 90° 굽힘자세

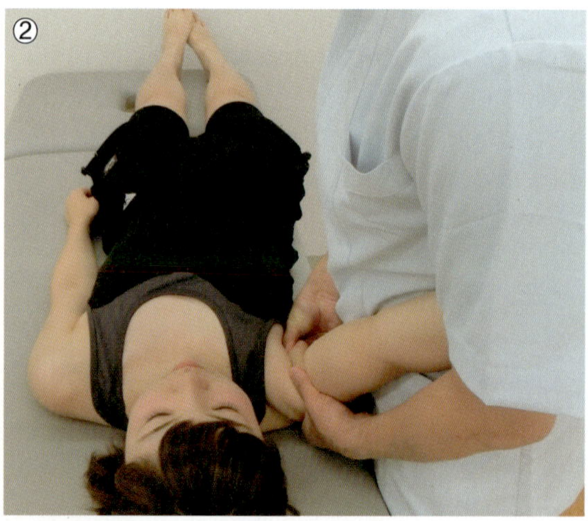

어깨위팔관절의 깊은굽힘•가쪽돌림 조작에서 신장

어깨밑근(견갑하근) subscapularis muscle

이는곳	어깨뼈갈비뼈면의 어깨뼈밑오목(견갑하와)	지배신경	어깨밑신경(견갑하신경)
닿는곳	위팔뼈 작은결절능선(상완골소결절능)	위치	C5 • C6

기술상의 지침

근육의 주행 • 기능	■어깨위팔관절의 모음 • 벌림축을 넘어가서 주행한다.	▶ 모음 • 벌림축부터 살펴보고 위쪽섬유와 아래쪽섬유로 나눠서 생각해야 한다.
	■어깨위팔관절의 모음 • 벌림에 의해서 위를 지나는 위쪽섬유는	▶ 어깨위팔관절의 벌림작용을 한다.
	■어깨위팔관절의 모음 • 벌림에 의해서 아래를 지나는 아래쪽섬유는	▶ 어깨뼈위팔관절의 모음작용을 한다.
	■어깨관절의 안쪽 • 가쪽돌림축의 앞쪽을 지난다.	▶ 어깨관절의 안쪽돌림 작용을 한다.
	■어깨위팔관절의 굽힘 • 폄축의 위쪽을 지나는 위쪽섬유는	▶ 어깨위팔관절의 가벼운 굽힘작용을 한다.
	■어깨위팔관절의 굽힘 • 폄축의 아래쪽을 지나는 아래쪽섬유는	▶ 어깨위팔관절의 가벼운 폄작용을 한다.
고정 조작 포인트	■이는곳의 고정은 어떤 식으로 시행하는가?	▶ 위팔뼈의 조작을 능숙하게 사용한다.
	■위쪽섬유의 신장조작에서는 어깨뼈가 아래쪽돌림되기 쉽다.	▶ 어깨뼈가 아래쪽돌림 되기 쉬워지도록 위팔뼈의 모음조작 시 장축방향으로 축압을 더해준다.
	■아래쪽섬유의 신장조작에서는 어깨뼈가 위쪽돌림되기 쉽다.	▶ 어깨뼈가 위쪽돌림되지 않도록 위팔뼈의 벌림 조작 시 봉우리를 아래쪽돌림 방향으로 눌러서 아래쪽돌림을 가해준다.
신장 조작 포인트	■위쪽섬유를 신장시킬 때의 어깨위팔관절의 모음 • 폄조작과 아래쪽섬유를 신장할 때의 어깨위팔관절 벌림 • 굽힘조작은 대략 어깨뼈면 올림 및 어깨뼈면 내림의 움직임을 한다.	

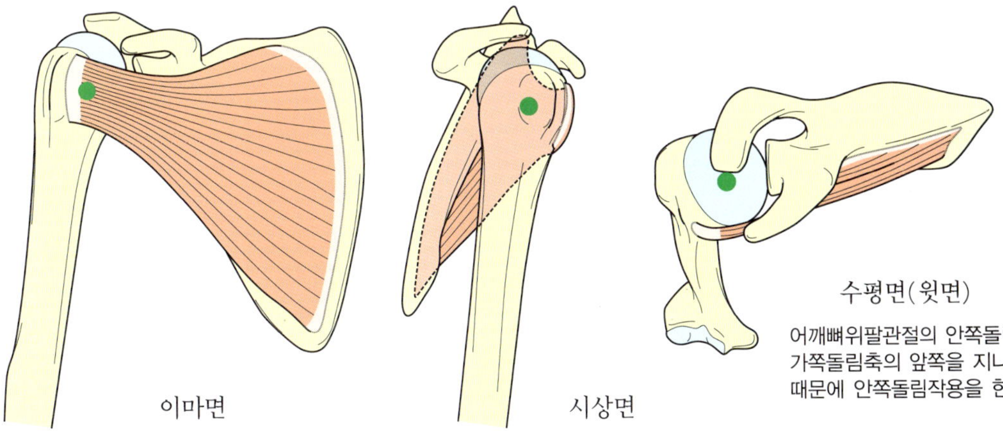

이마면

어깨위팔관절의 모음 • 벌림축의 위를 지나는 것은 모음작용을 한다. 어깨위팔관절의 모음 • 벌림축의 바로 위를 지나는 것은 모음 • 벌림의 작용을 하는 것은 아니다. 어깨위팔관절의 모음 • 벌림축의 아래를 지나는 것은 모음작용을 한다.

시상면

기본적으로 크게 의식할 필요는 없다. 어깨위팔관절의 굽힘 • 폄축의 위를 지나는 것은 폄작용을 한다. 어깨위팔관절의 굽힘 • 폄축의 아래를 지나는 것은 굽힘작용을 한다.

수평면(윗면)

어깨뼈위팔관절의 안쪽돌림 • 가쪽돌림축의 앞쪽을 지나기 때문에 안쪽돌림작용을 한다.

어깨밑근은 어깨뼈갈비뼈면의 어깨뼈밑오목(견갑하와)에서 위팔뼈작은결절로 주행한다.

그림 10-1 어깨밑근 위쪽섬유의 스트레칭—전체 모습 (1)

어깨뼈면 45° 올림자세에서 어깨위팔관절을 충분하게 가쪽돌림시키고 나서 모음(내전)된다.

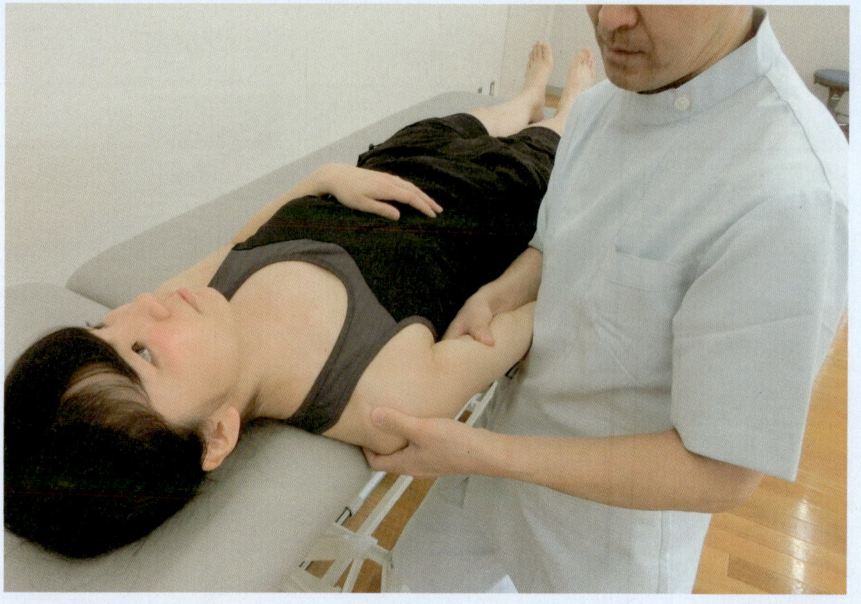

그림 10-2 어깨밑근 위쪽섬유의 스트레칭—전체 모습 (2)

어깨위팔관절의 가쪽돌림조작은 위팔뼈의 몸쪽과 약간 먼쪽의 2곳에서 시행한다. 몸쪽의 조작에서는 작은결절을 충분하게 끄집어 내듯이 가쪽돌림을 시행해 준다.

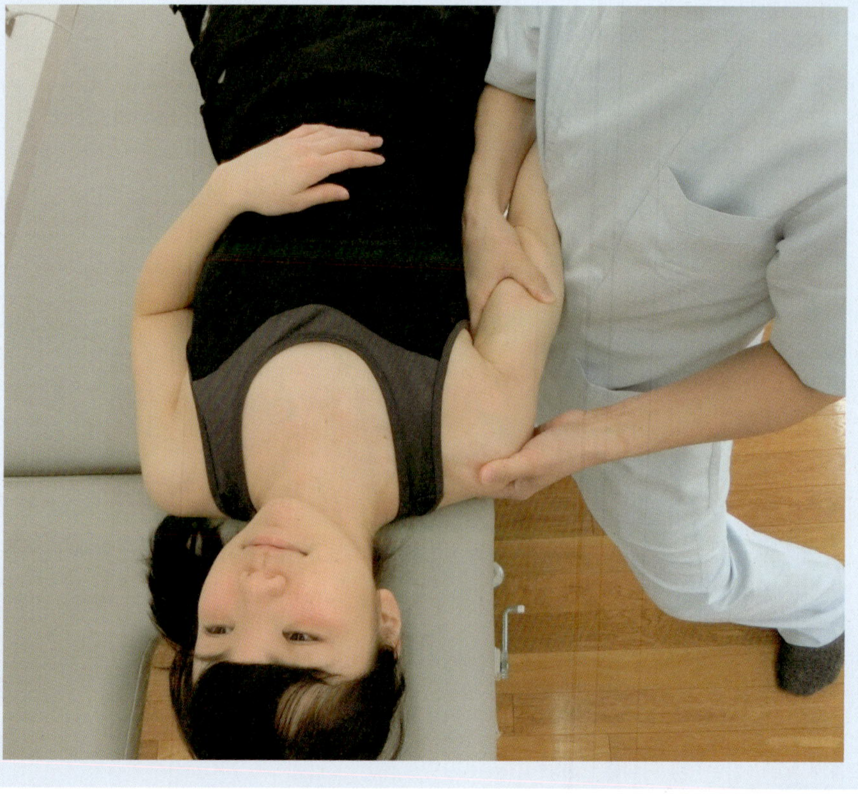

그림 10-3 어깨밑근 위쪽섬유의 고정조작 (1)

자세는 바로누운 자세로 시행한다. 어깨위팔관절의 가쪽돌림조작 시 어깨뼈가 모음이 되어 버리면 신장이 불충분하게 된다. 바로누운 자세에서는 어깨뼈가 몸통의 무게로 침대에 어느 정도 고정되지만 어깨뼈의 모음운동이 일어난다(① ➡ ②). 따라서 어깨뼈의 모음을 방지하면서 시행할 필요가 있다.

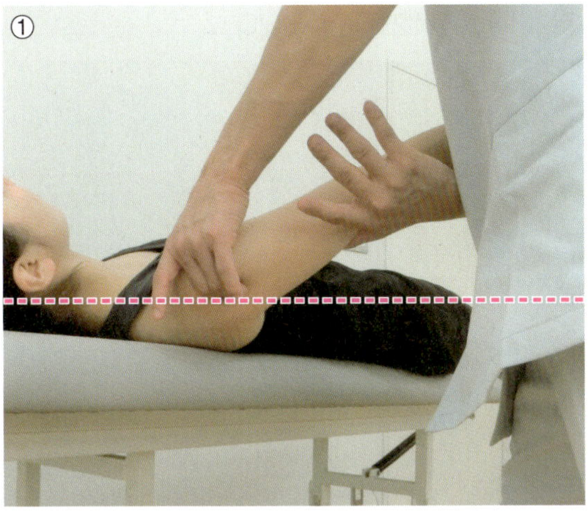

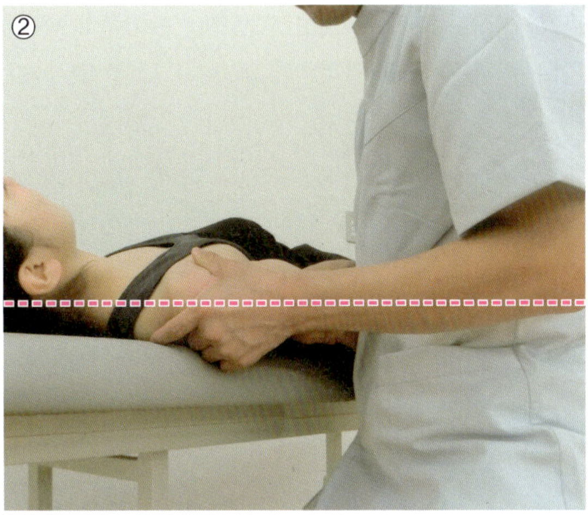

그림 10-4 어깨밑근 위쪽섬유의 고정조작 (2)

어깨위팔관절의 가쪽돌림조작은 깔끔한 축회전의 가쪽돌림이 되도록 위팔뼈의 몸쪽과 약간 먼쪽의 두 곳을 시행한다.

몸쪽을 조작을 할 때 큰결절 뒤쪽을 잡고 있는 관리사의 왼손의 가운데손가락을 대상자의 어깨관절 앞쪽(배쪽)으로 밀어 올리듯이 조작하면 올바른 축회전의 유도와 함께 어깨뼈의 모음을 방지하는 조작이 된다(① ➡ ②).

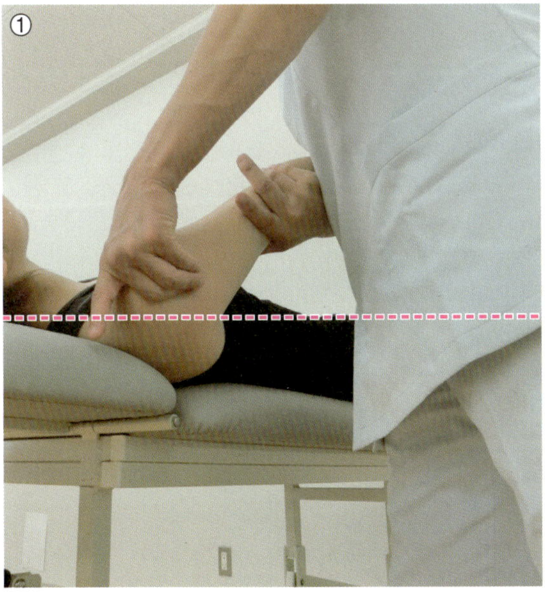

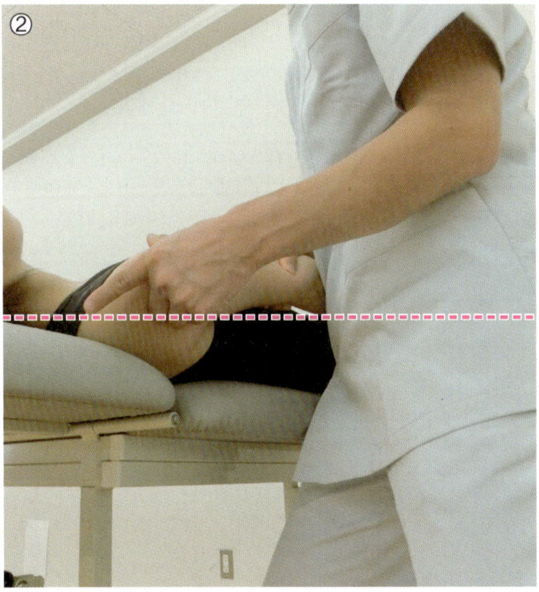

그림 10-5 어깨밑근 위쪽섬유의 신장조작 준비(작은결절의 촉진)

위팔뼈 몸쪽의 신장조작에서는 작은결절을 이용하여 시행해 주는데 먼저 작은결절의 위치를 확인하는 것부터 시작한다.

빗장뼈가쪽 1/3의 부위에 있는 부리돌기(오훼돌기) 시작부분에서 부리돌기 끝부분을 확인하고(①), 그 바로 가쪽에서 거의 같은 높이에 있는 작은결절을 확인한다(②). 그 부분에 손가락을 놓고 수동적으로 위팔뼈를 안쪽 • 가쪽돌림(내 • 외회전)시킬 때에 손가락아래에서 작은융기가 움직이면 작은결절이다.

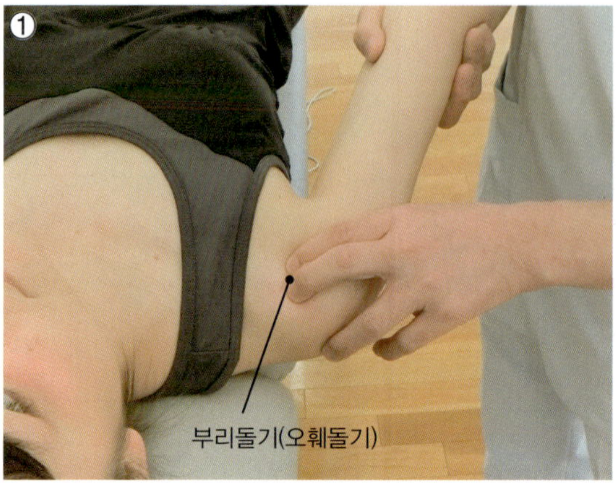

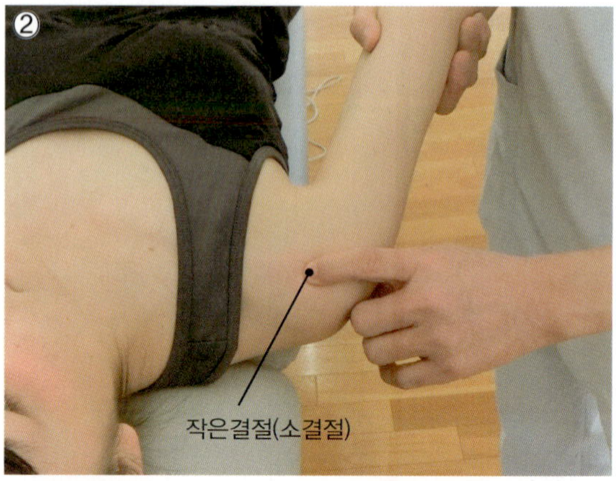

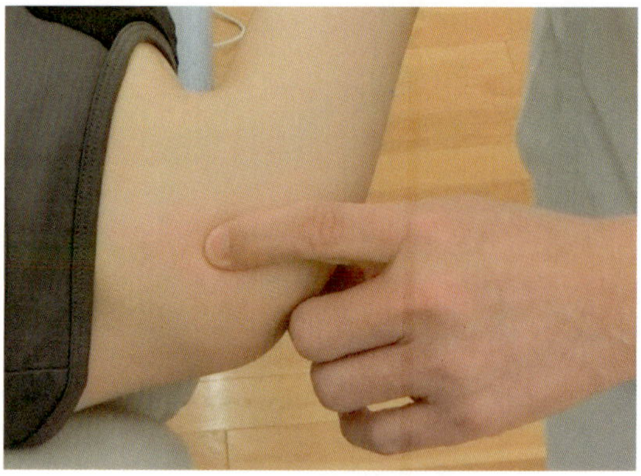

그림 10-6 어깨밑근 위쪽섬유의 신장조작 (1)

먼저 대상자의 어깨위팔관절을 어깨뼈면 45° 올림자세로 준비한다. 관리사는 위팔뼈의 몸쪽을 왼손으로 위팔 중앙부분을 오른손을 잡아준다. 관리사 왼손은 IP관절근처 끝마디뼈(말절골)를 대상자의 작은결절에 놓고 가쪽돌림조작을 한다. 관리사 오른손은 아래팔을 뒤침자세(회외위)로 하고 대상자의 위팔 약간 먼쪽부위를 뒷면에서 약간 가쪽에 놓고 가쪽돌림되기 쉽도록 잡아준다(①).

관리사는 위팔뼈몸쪽과 약간 먼쪽이 동시에 축회전할 수 있도록 가쪽돌림조작을 시행해 준다(②).

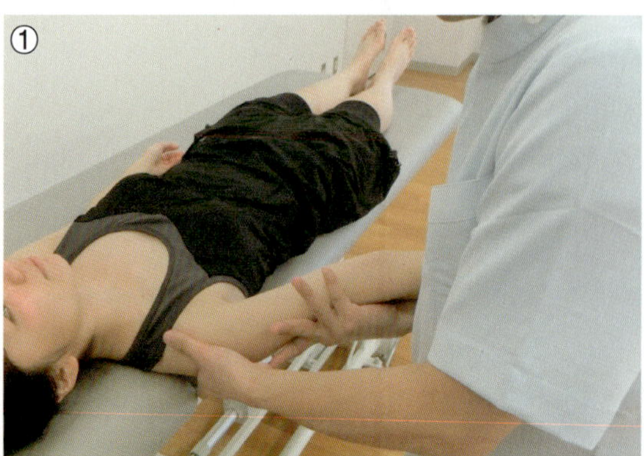

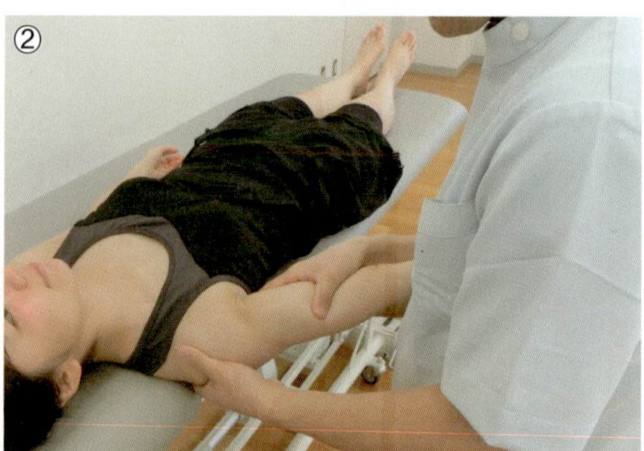

그림 10-7 어깨밑근 위쪽섬유의 신장조작 (2)

확실하게 위팔뼈와 작은결절에서 조작할 수 있도록 잡아준다. 위팔뼈 먼쪽의 안쪽위관절융기(내측상과) • 가쪽위관절융기(외측상과)의 위치변화를 시각적으로 확인했으면 연부조직 뿐만 아니라 어깨위팔관절의 가쪽돌림의 여부를 확인할 수 있다.

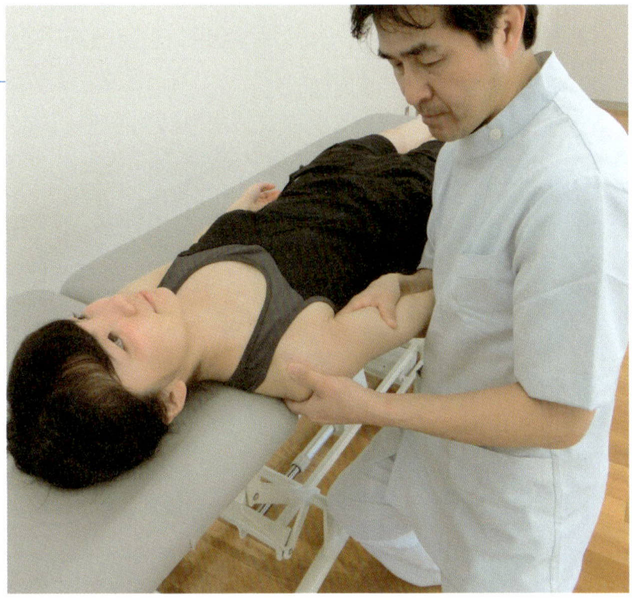

그림 10-8 어깨밑근 위쪽섬유의 신장조작 (3)

최대 가쪽돌림자세까지 조작을 완료했으면 계속해서 가능한 범위까지 어깨위팔뼈관절 모음조작을 시행한다.

관리사는 오른쪽겨드랑이에 끼운 대상자의 위팔을 모음운동시키고(①), 대상자의 어깨뼈가 아래쪽돌림되지 않도록 대상자의 오른쪽 위팔에 축압을 준다(②). 정확하게 축압을 주었으면 대상자의 봉우리의 위치는 변화되지 않고 어깨위팔관절의 모음조작이 가능하다(③).

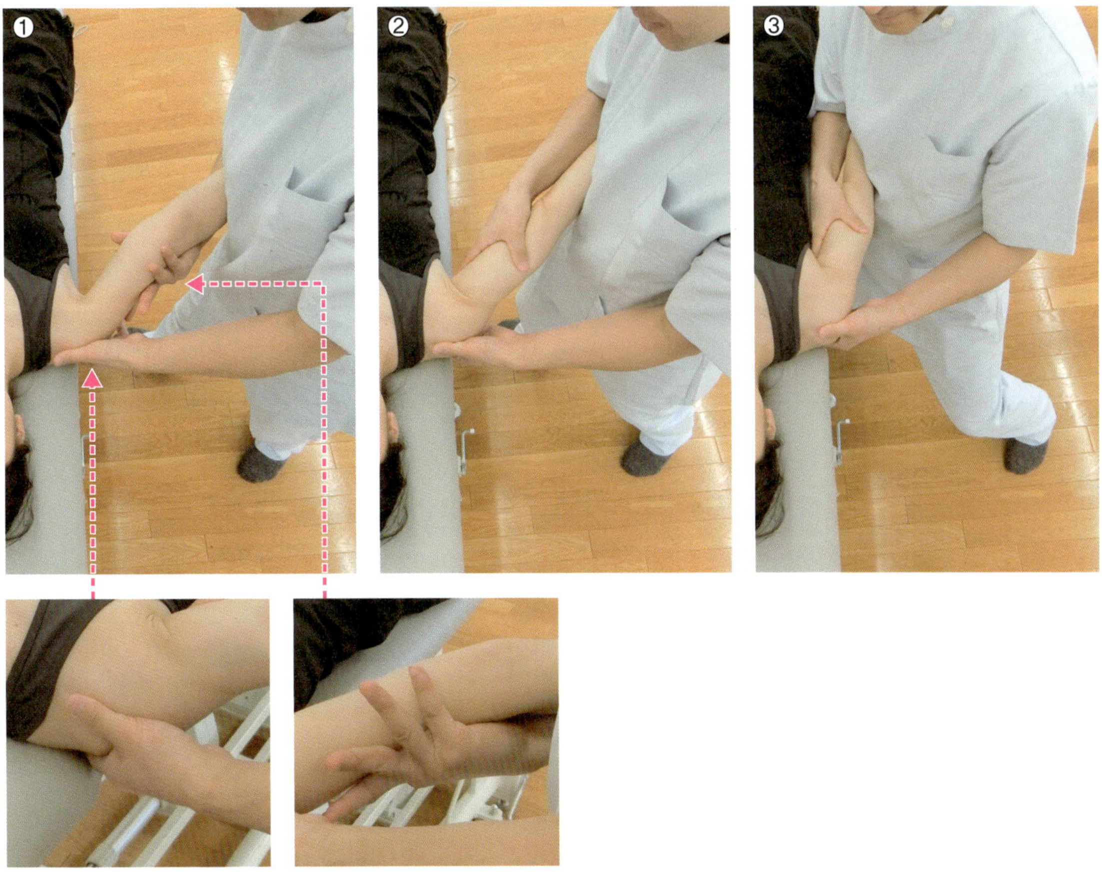

그림 10-9 어깨밑근 아래쪽섬유의 스트레칭—전체 모습

관리사는 오른쪽 엄지손가락으로 어깨밑근(견갑하근)을 압박하고 고정한다. 그 다음 대상자의 어깨위팔관절을 어깨뼈면에서 올림조작을 하면서 충분하게 가쪽돌림하여 신장시킨다. 이때, 어깨뼈의 위쪽돌림에 의한 대상자의 어깨뼈 봉우리가 올림(거상)되지 않도록 충분히 신경써야 한다.

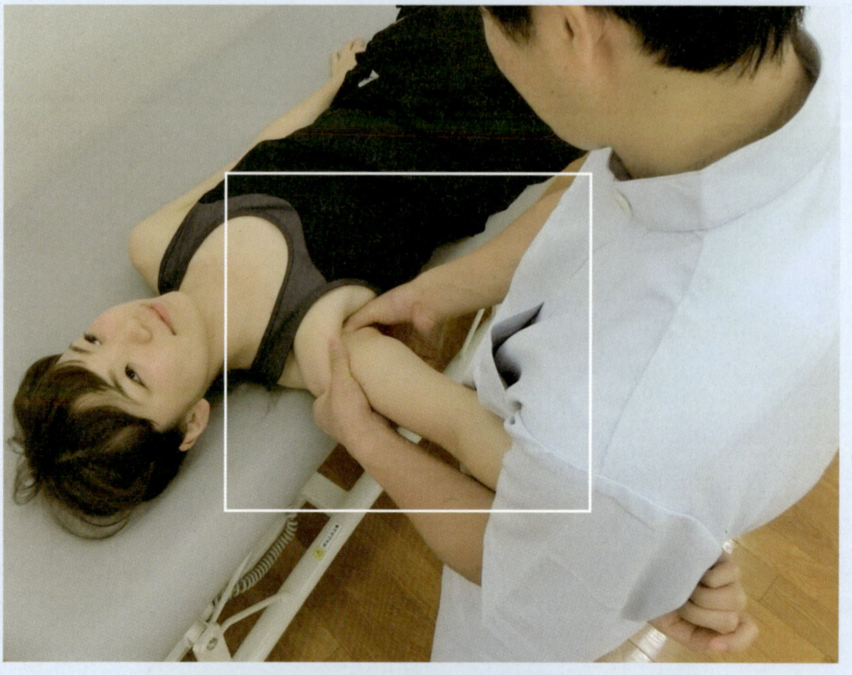

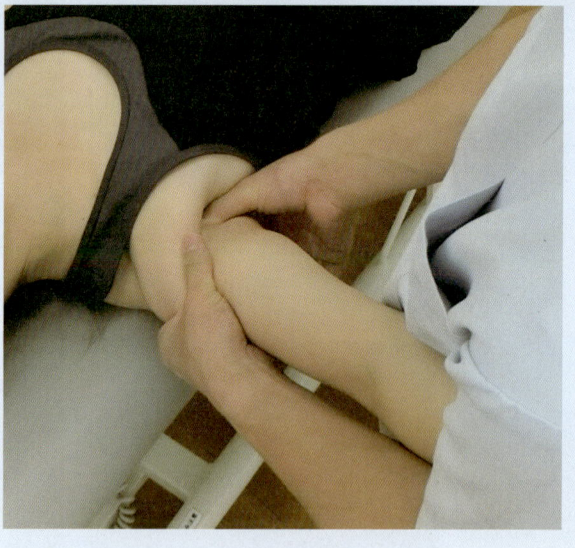

그림 10-10 어깨밑근의 힘살고정

어깨밑근은 기본적으로 어깨뼈면에서 주행하고 있다. 어깨밑근아래쪽섬유의 스트레칭에서는 관절 조작만으로는 충분하게 신장감을 얻을 수 없기 때문에 어깨밑근의 힘살에서 직접 신장고정을 시행한다.

고정할 때는 관리사의 오른손 엄지손가락을 어깨뼈면에 맞춰주듯이 놓고 어깨뼈와 가슴우리(갈비뼈) 사이를 미끌지듯이 들어간다(①). 그대로 관리사는 오른손 엄지손가락을 어깨밑근 아래쪽섬유에 놓고 압박한 채 몸쪽으로 이동(shift)시킨다(②).

①
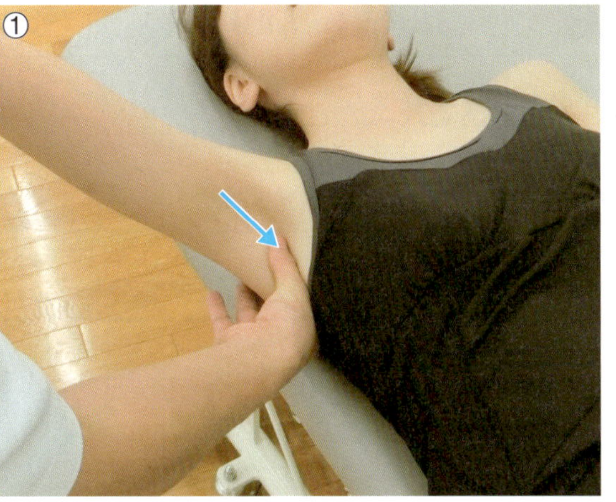

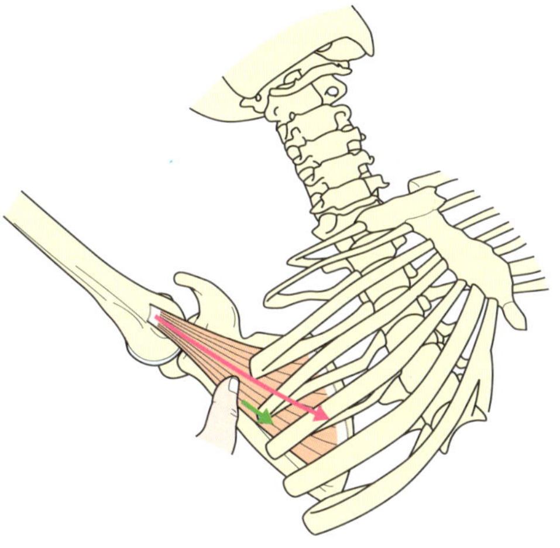

②
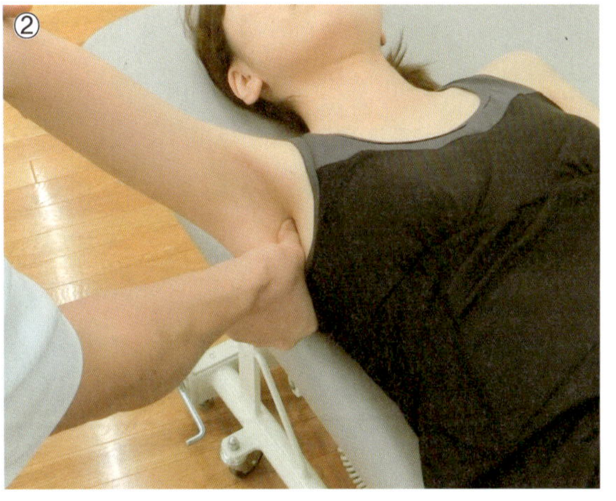

그림 10-11 어깨밑근 아래쪽섬유의 신장조작

먼저 대상자의 어깨위팔관절을 어깨뼈면 45° 정도 올림자세로 준비한다. 관리사는 대상자의 위팔뼈의 몸쪽을 왼손으로 유지한다. 관리사의 오른손 엄지손가락은 대상자의 어깨밑근의 힘살을 고정조작한다(①).

힘살의 고정 후 관리사는 왼손으로 대상자의 위팔뼈몸쪽을 가쪽돌림시킨다. 이때 대상자의 위팔 먼쪽을 사용하여 어깨위팔관절을 벌림조작을 하면서 관리사의 몸통을 왼쪽으로 기울여준다(②). 이것에 의해서 위팔 몸쪽에서 조작하고 있는 어깨위팔관절의 가쪽돌림운동이 방해되지 않도록 한다.

대상자의 위팔뼈 몸쪽을 조작한 가쪽돌림운동에서는 위팔뼈머리가 어깨위팔관절의 앞 아래쪽에서 밀어내는 듯한 이미지로 조작하면 좋다.

①
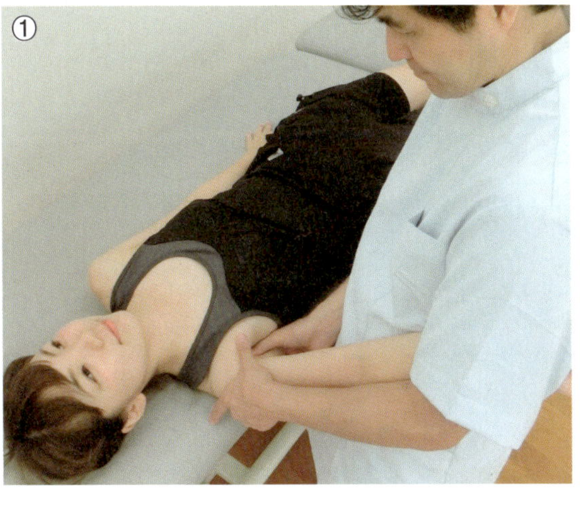

②
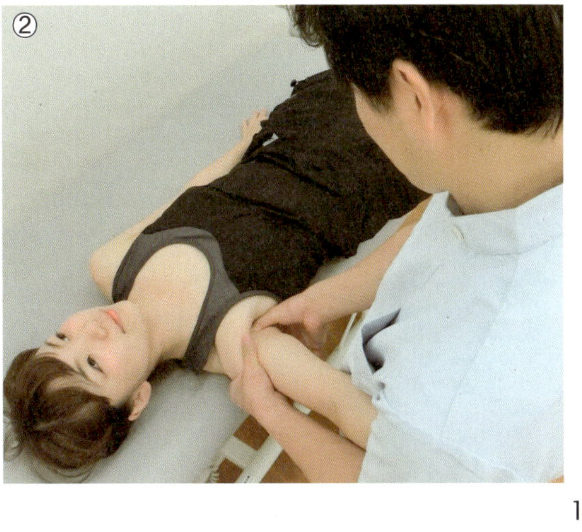

작은원근(소원근) teres minor muscle

이는곳	어깨뼈뒷면의 가쪽모서리 몸쪽 2/3	지배신경	겨드랑신경(액와신경)
닿는곳	위팔뼈큰결절능선의 아래면 (inferior facet)	위치	C5・C6

기술상의 지침

근육의 주행・기능	▪어깨위팔관절의 모음・벌림축의 아래쪽을 지나간다.	▶ 어깨위팔관절의 모음작용을 한다.
	▪어깨위팔관절의 굽힘・폄축의 아래쪽을 통과한다.	▶ 어깨위팔관절의 폄작용을 한다.
	▪어깨위팔관절의 안쪽・가쪽돌림 축의 뒤쪽을 통과한다.	▶ 어깨뼈위팔관절의 가쪽돌림작용을 한다.
고정 조작 포인트	▪굽힘조작에 의해서 어깨뼈가 가쪽 위로 당겨진다.	▶ 어깨뼈가 올림・위쪽돌림을 하기 때문에 내림・아래쪽돌림방향으로 고정된다.
신장 조작 포인트	▪어깨위팔관절의 굽힘・벌림・안쪽돌림조작으로 신장되는데 벌림보다도 굽힘조작을 우선으로 한다.	
	▪어깨위팔관절의 가쪽돌림조작에서 어깨뼈가 올림・위쪽돌림되지 않도록 큰결절을 억제하면서 시행해 준다.	
	▪신장조작을 하면 어깨뼈가 벌림자세가 되기 때문에 어깨위팔관절에서는 굽힘자세를 취하기 어렵게 된다. 위팔뼈 장축 뒤쪽에서 축압을 주어 어깨뼈를 모음자세로 하여 어깨위팔관절에서 굽힘자세를 유지할 수 있도록 한다.	

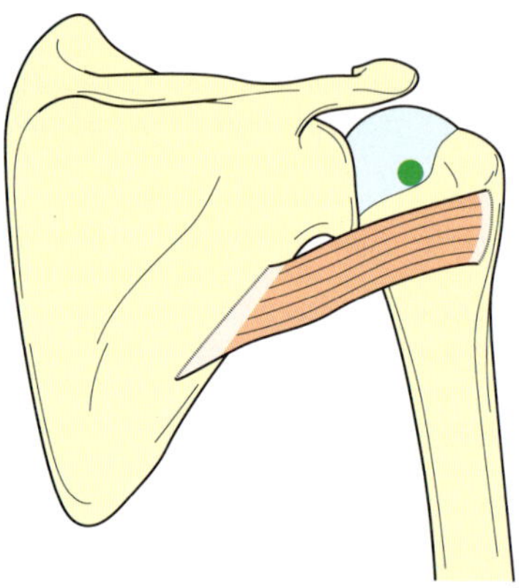

이마면

어깨위팔관절(견갑상완관절)의 모음・벌림축의 아래를 지나가기 때문에 모음 작용을 한다.

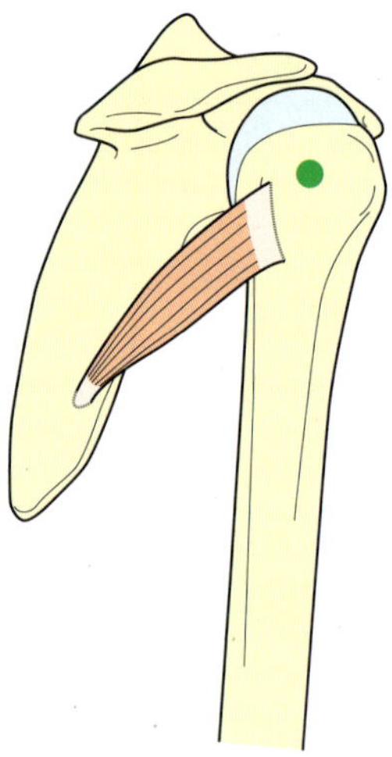

시상면

어깨위팔관절의 굽힘・폄축의 아래를 지나기 때문에 폄 작용을 한다.

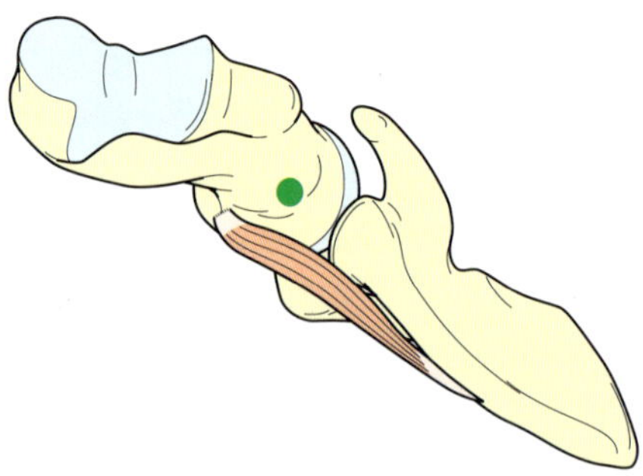

수평면(아래쪽)

어깨위팔관절의 안쪽돌림・벌림축의 뒤쪽을 지나기 때문에 가쪽돌림 작용을 한다.

작은원근은 어깨뼈 뒷면의 가쪽모서리 몸쪽 2/3에서 위팔뼈큰결절의 아래면(inferior facet)으로 주행한다.

그림 11-1 작은원근 스트레칭-전체 모습 (1)

어깨관절을 굽힘•안쪽돌림으로 신장시킨다. 이는곳으로 있는 어깨뼈 가쪽모서리를 모음•아래쪽돌림방향으로 멈추게 하면서 신장조작을 시행해 준다.

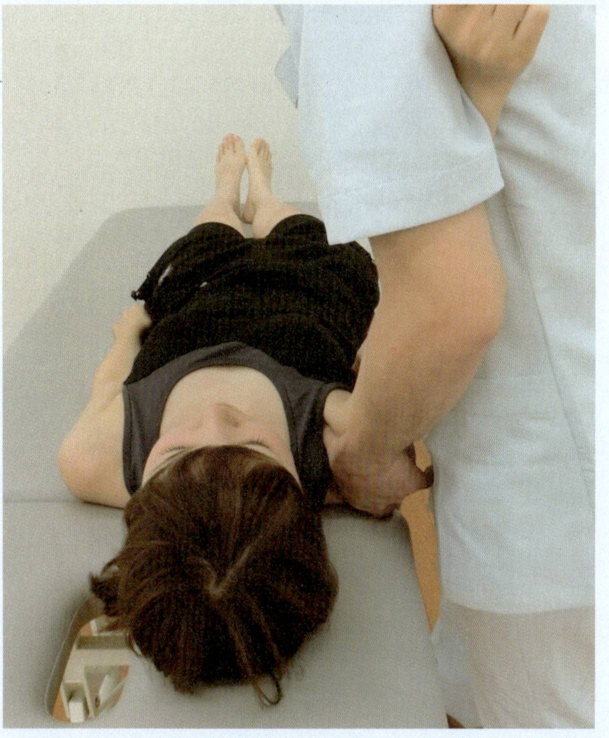

그림 11-2 작은원근 스트레칭-전체 모습 (2)

대상자의 팔꿉관절은 굽힘자세로 시행해도 좋은데 어깨관절의 깔끔한 축 돌림을 시행하는 것이 중요하기 때문에 축의 이미지를 떠오르기 쉬운 팔꿉관절 폄 자세로 시행한다.

어깨관절의 굽힘•안쪽돌림조작을 할 때는 어깨뼈는 올림•위쪽돌림되기 쉬워지기 때문에 관리사의 오른쪽엄지손가락은 대상자의 어깨의 위치가 올라가지 않도록 방지하면서 시행해 준다.

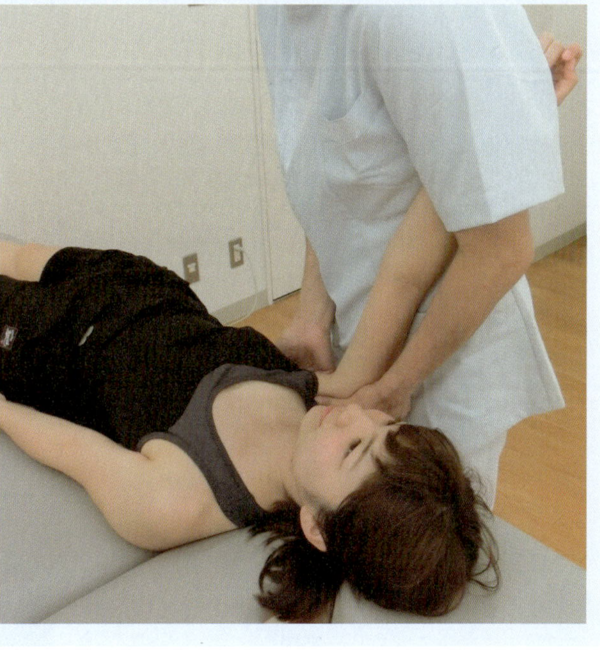

그림 11-3 작은원근의 신장조작 (1)

관리사의 오른손으로 작은원근의 이는곳으로 있는 어깨뼈 가쪽모서리 몸쪽을 고정한다. 왼손으로 위팔뼈 몸쪽을 조작하고 대상자의 어깨관절을 굽힘•안쪽돌림시킨다. 이때에 관리사의 왼손으로 잡은 대상자의 위팔뼈의 큰결절부분(사진의 점선부분)을 감싸듯이 잡아주고(①), 큰결절을 조작하는 영역에서 굽힘•안쪽돌림을 하면 확실한 관절운동이 가능하다(②).

큰결절부분의 조작이 부족하면 어깨세모근(삼각근)과 (먼쪽으로 조작하는 경우) 위팔세갈래근(상완삼두근) 같은 연부조직을 움직이는 것만으로는 관절운동이 불충분하게 된다.

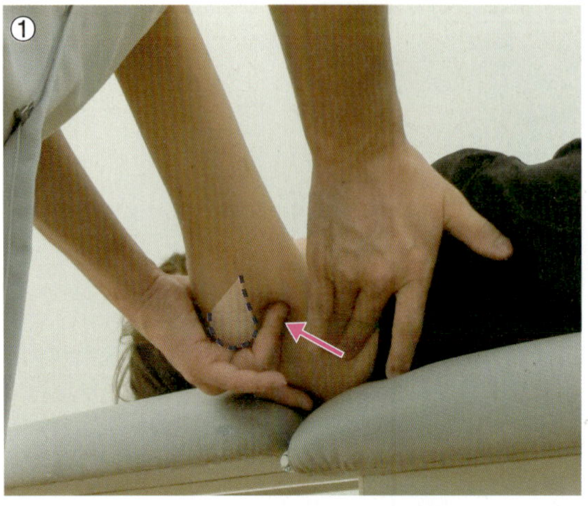

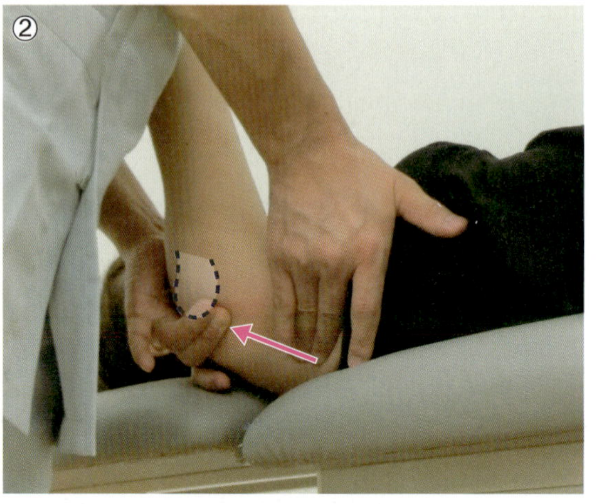

그림 11-4 작은원근의 신장조작 (2)

관리사는 왼손으로 대상자의 어깨관절을 굽힘•안쪽돌림조작을 시행하는데 이때에 왼쪽 겨드랑이에 감싸진 아래팔부분(①)이 방해가 되지 않도록 한다. 따라서 관리사는 대상자의 위팔부분과 아래팔부분에 운동이 되도록 자신의 볼기부위를 왼쪽으로 흔들면서 어깨관절의 굽힘•안쪽돌림운동을 유도한다(②).

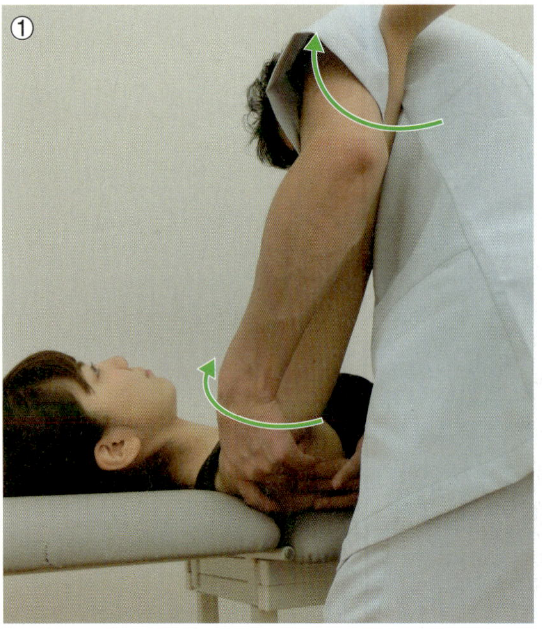

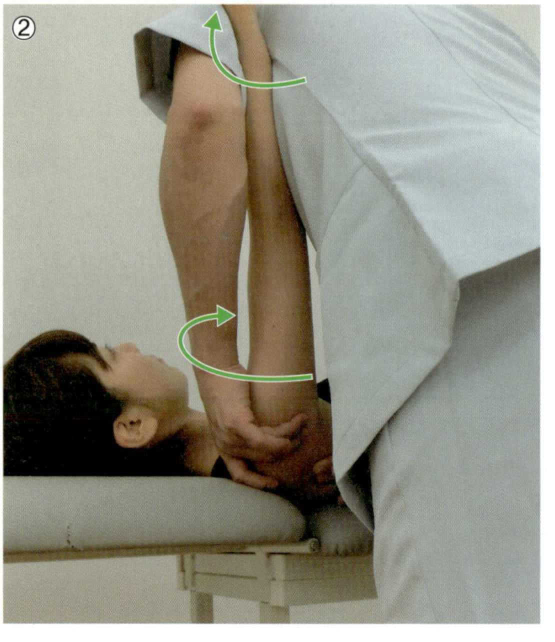

그림 11-5 작은원근의 신장조작의 비결

관리사의 왼손으로 대상자의 어깨관절의 굽힘・안쪽돌림조작을 할 때는 어깨뼈가 벌림자세가 되기 쉽다. 이 현상은 어깨위팔관절에서 살펴보면 어깨뼈면에서 올림(거상)이 되는 것을 의미한다.

여기에서 위팔뼈에 대하여 축압을 가해주고 어깨뼈를 침대에 밀어 붙이듯이 조작을 시행하는 것으로 어깨위팔관절에서의 수평굽힘 영역에 위팔을 위치시키고 정확하게 어깨관절 굽힘자세를 잡게 한다. 이때 관리사의 왼손의 엄지손가락은 안쪽돌림할 때에 엄지두덩으로 앞 위쪽에서 큰결절을 억제하고, 어깨관절의 뒤 아래쪽 부분의 신장이 더해지기 쉬워진다.

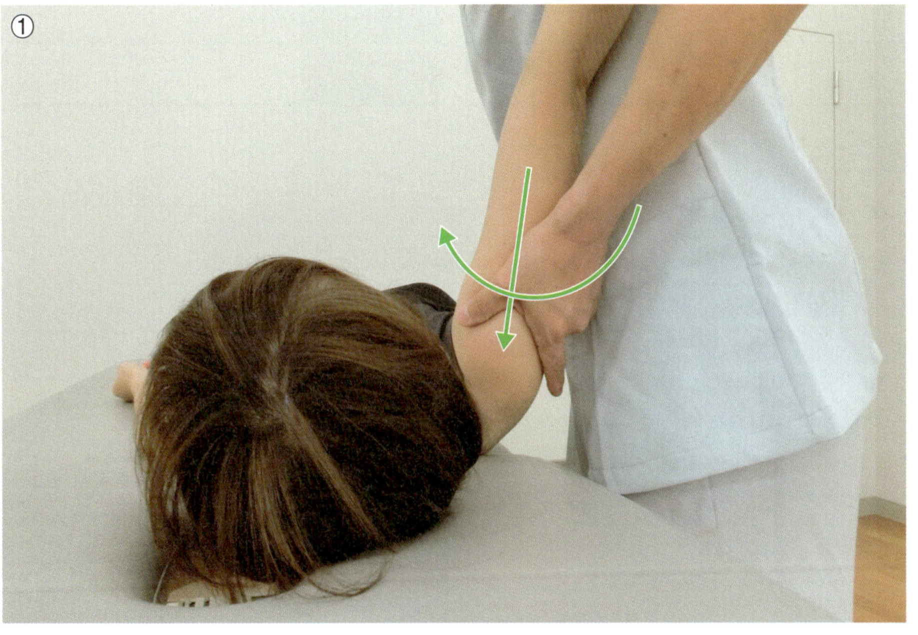

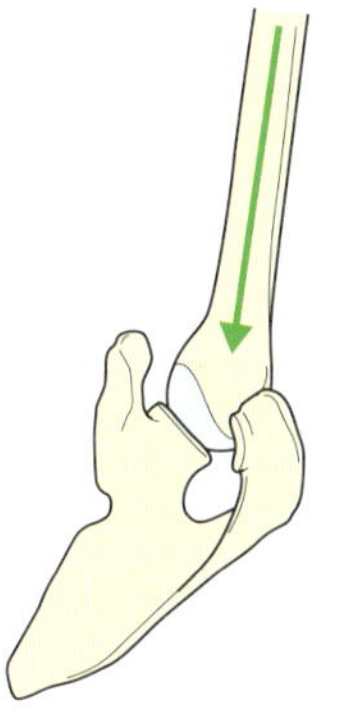

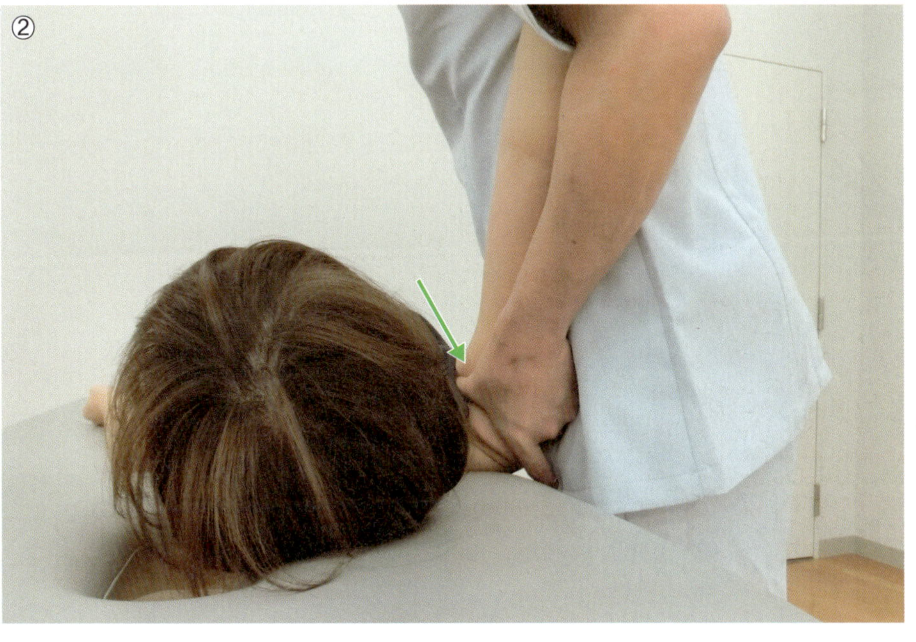

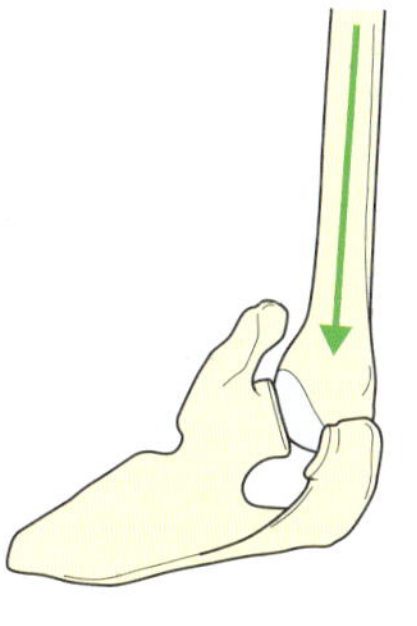

넓은등근(광배근) latissimus dorsi muscle

이는곳	1. 6~8번 등뼈가시돌기(흉추극돌기) • 허리뼈가시돌기(요추극돌기) 2. 엉덩뼈능선(장골릉) 3. 정중엉치뼈능선(정중천골릉) 4. 아래갈비뼈(하부늑골) 5. 어깨뼈아래각	지배신경	가슴등신경(흉배신경)
닿는곳	위팔뼈작은결절능선	위치	C6~C8

기술상의 지침

근육의 주행 • 기능	▪ 6~8번 등뼈아래부터 기시하고 있다.	▶ 이는곳을 반대쪽으로 돌림(회전)된다.
	▪ 어깨위팔관절의 모음•벌림축의 아래쪽을 지난다.	▶ 어깨위팔관절의 모음작용을 한다.
	▪ 어깨위팔관절의 굽힘•폄축의 아래쪽을 통과	▶ 어깨위팔관절의 신장작용을 한다.
	▪ 어깨위팔관절의 안쪽•가쪽돌림축의 앞쪽을 통과	▶ 어깨뼈위팔관절의 안쪽돌림 작용을 한다.
고정 조작 포인트	▪ 위팔쪽(닿는 쪽)의 고정 전 조작	▶ 팔꿈치를 굽힘자세로 하고 어깨위팔관절을 굽힘•벌림•가쪽돌림자세로 한다.
	▪ 위팔쪽(닿는 쪽)을 고정	▶ 닿는곳 부분부터 조금이라도 먼곳에 팔꿈치를 놓고 고정시킨다.
신장 조작 포인트	▪ 골반 쪽으로 조작한다.①	▶ 위의 골반이 신장 쪽으로 돌림(회전)되기 쉽도록 누른다.
	▪ 골반 쪽으로 조작한다.②	▶ 위의 골반을 뒤쪽기울임(후방경사)방향으로 누른다.

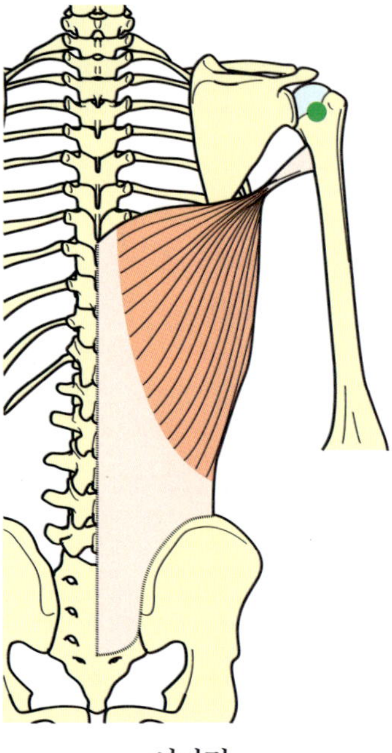

이마면

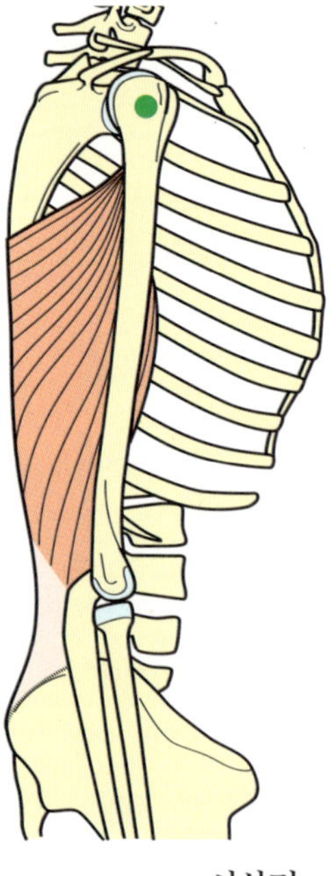

시상면

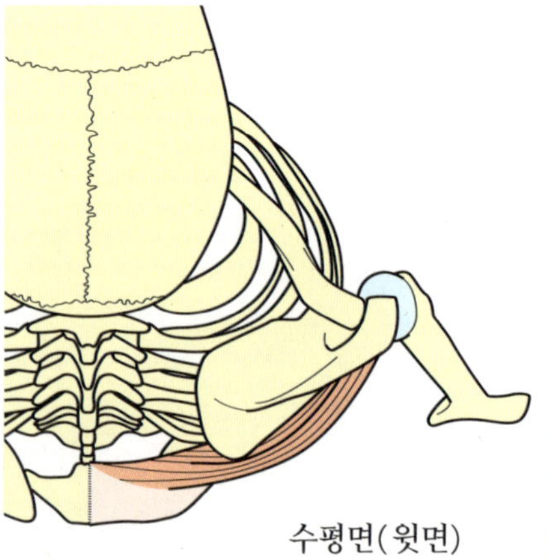

수평면(윗면)

넓은등근은 6~8번 등뼈가시돌기•허리뼈가시돌기, 엉덩뼈능선, 정중엉치뼈능선, 아래갈비뼈, 어깨뼈 아래각부터 위팔뼈 작은결절능선으로 주행한다.
어깨위팔관절의 모음•벌림축의 아래, 굽힘•폄축의 아래, 안쪽돌림•가쪽돌림축의 앞을 지나기 때문에 모음•폄•안쪽돌림작용을 한다. 위팔뼈를 통해 어깨뼈의 내림작용을 한다.

그림 12-1 넓은등근의 스트레칭—전체 모습 (1)

대상자는 오른쪽을 위로 하여 옆으로 누운 자세를 취한다. 아래쪽으로 있는 왼쪽다리의 엉덩관절과 무릎관절을 굽힘자세로 하고 허리등 부위를 전체적으로 굽힘자세로 한다. 관리사의 오른쪽 위팔은 대상자의 오른쪽 어깨관절을 굽힘 • 가쪽돌림자세로 고정하고 넓은등근을 어느 정도 폄자세로 놓는다.

관리사는 왼손으로 대상자의 오른쪽 위앞엉덩뼈가시(상전장골극)를 누르고 골반의 오른쪽(같은쪽)돌림 • 뒤기울임(후방경사)조작을 시행하여 신장시킨다.

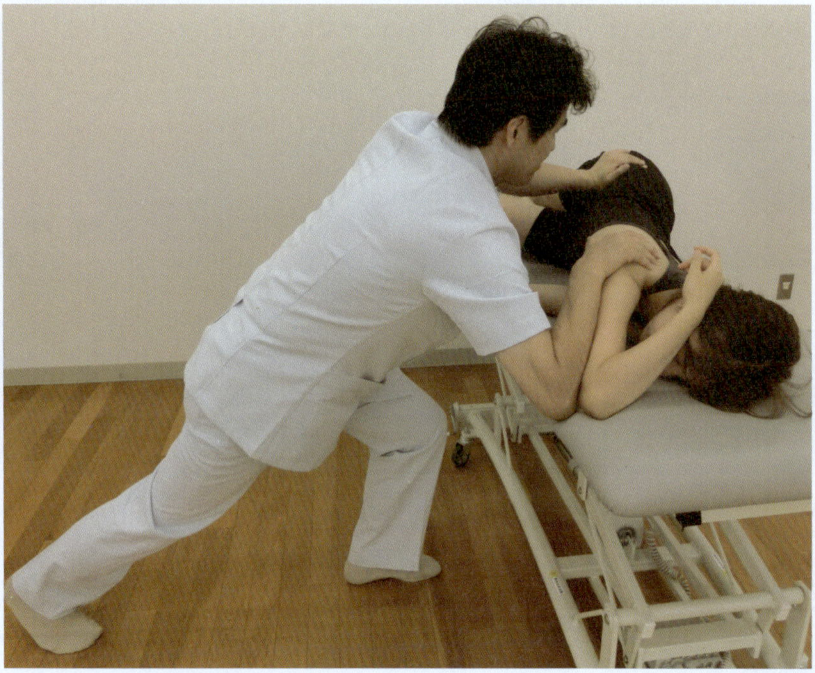

그림 12-2 넓은등근의 스트레칭—전체 모습 (2)

관리사의 오른쪽 위팔은 대상자의 오른쪽 어깨뼈 굽힘 • 가쪽돌림자세로 고정이 느슨해지 않도록 손과 아래팔의 전체를 사용한다.

오른쪽 골반을 누르고 신장조작을 하기 쉽도록 대상자의 오른쪽 다리는 폄자세로 놓는다.

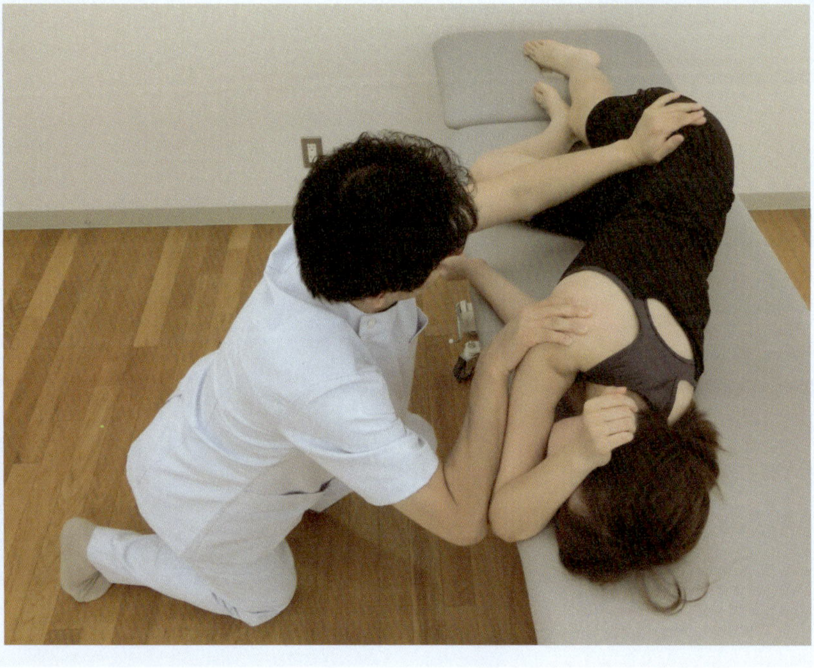

그림 12-3 넓은등근의 스트레칭(시작하는 자세)

시작하는 자세는 옆으로 누운자세로 그림 ab처럼 자세를 잡는다. 넓은등근은 등 부위의 근육으로 있기 때문에 등을 구부리는 자세 정도가 바람직 하다. 따라서 엉덩관절과 무릎관절은 굽힘자세로 있는 쪽이 좋다. 단 c처럼 양쪽 엉덩관절 굽힘자세·무릎관절 굽힘자세를 취하면 골반을 사용하여 신장조작을 시행하기 어려워진다(뒤에서 설명).

따라서 ab처럼 위쪽에 오는 다리(오른쪽다리)는 엉덩관절·무릎관절을 약간 굽힘 자세를 잡는 정도로 한다.

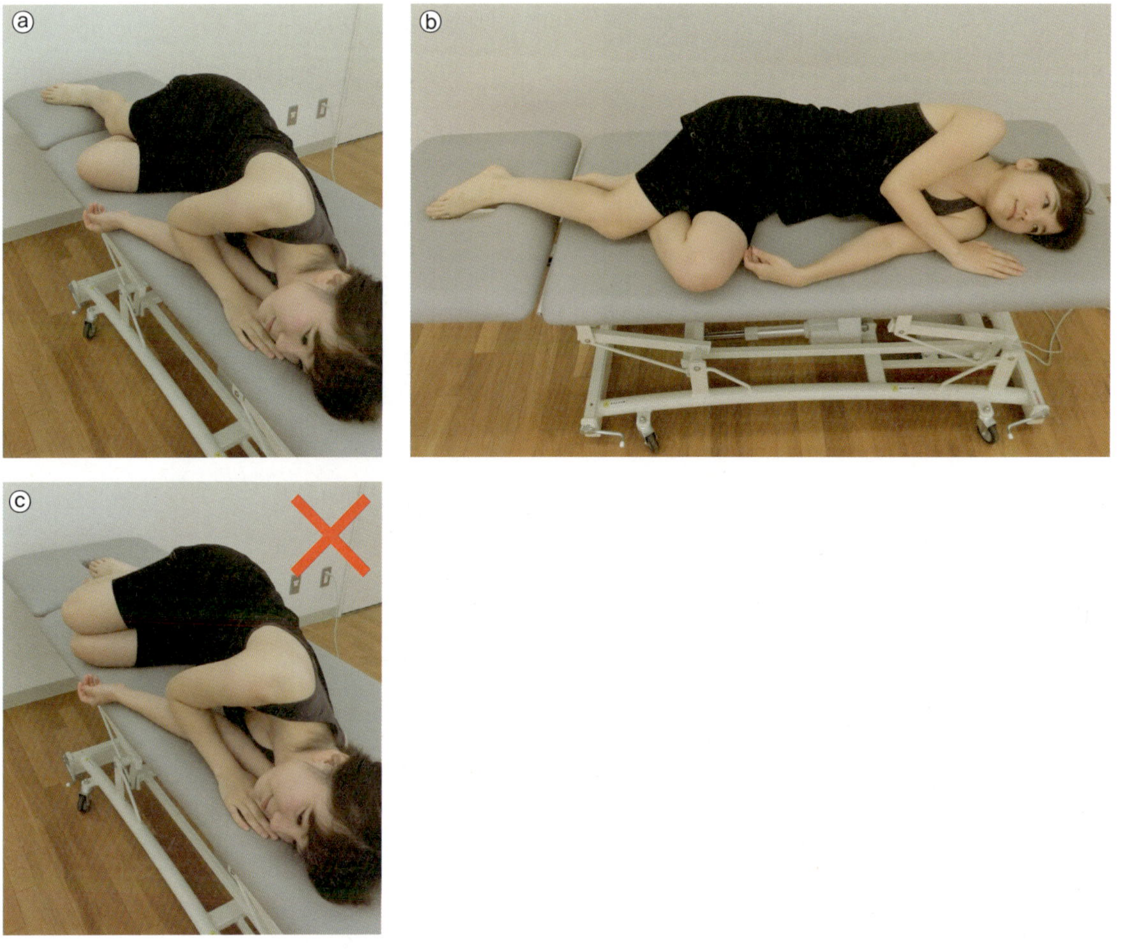

그림 12-4 넓은등근 스트레칭 (1)

대상자에게는 스트레칭을 시행하는 오른쪽이 위가 되는 옆으로 누운자세를 하게 한다(그림 12-3). 관리사는 왼손으로 대상자의 오른쪽 팔꿈치를 오른손으로 대상자의 오른쪽 어깨를 잡고 양손으로 대상자의 오른쪽 팔꿈치를 화살표 방향으로 조작한다.

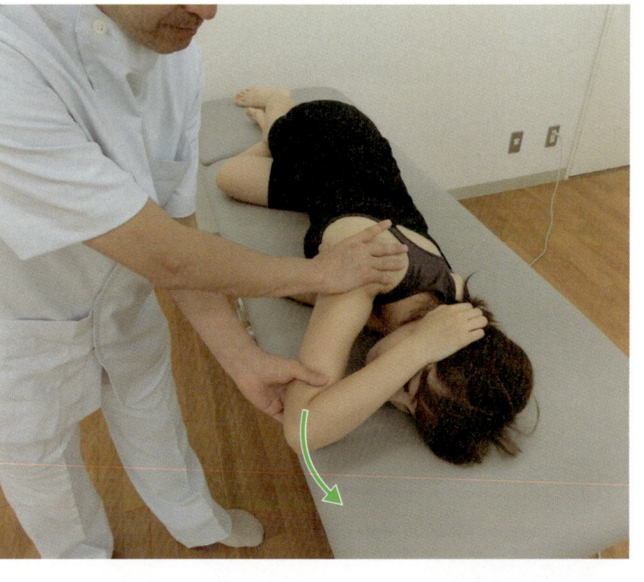

그림 12-5 넓은등근 스트레칭 (2)

대상자의 오른쪽 팔꿈치의 위치는 이는곳으로 있는 골반과 아래쪽 척주의 가시돌기에서 가능한 멀어지도록 놓는다. 대상자의 몸통은 이것에 따라 왼쪽돌림(좌회전)이 된다.

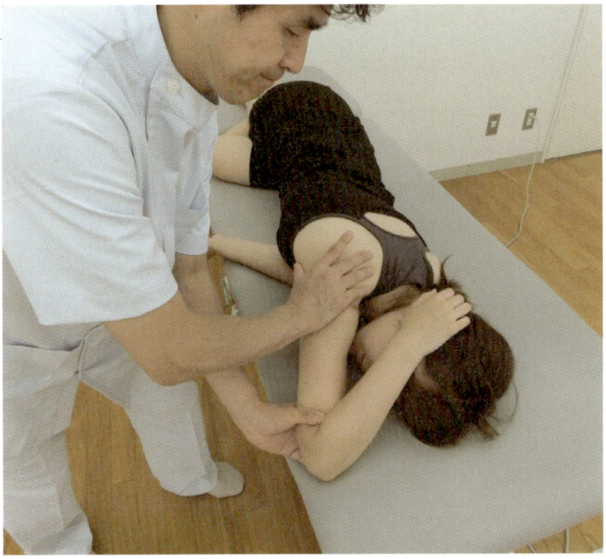

그림 12-6 넓은등근 스트레칭 (3)

대상자의 오른쪽 팔꿈치를 놓는 위치가 변하지 않도록 관리사는 왼손으로 대상자의 팔꿈치 부분을 잡은 채 오른쪽 팔꿈치를 사용하여 대상자의 오른쪽 팔꿈치를 고정한다. 대상자의 오른쪽 팔꿈치가 내려가지 않도록 능숙하게 관리사의 오른쪽 팔꿈치에서 아래팔을 이용하여 고정한다. 추가하자면 관리사의 오른손은 대상자의 어깨를 고정시킨다.

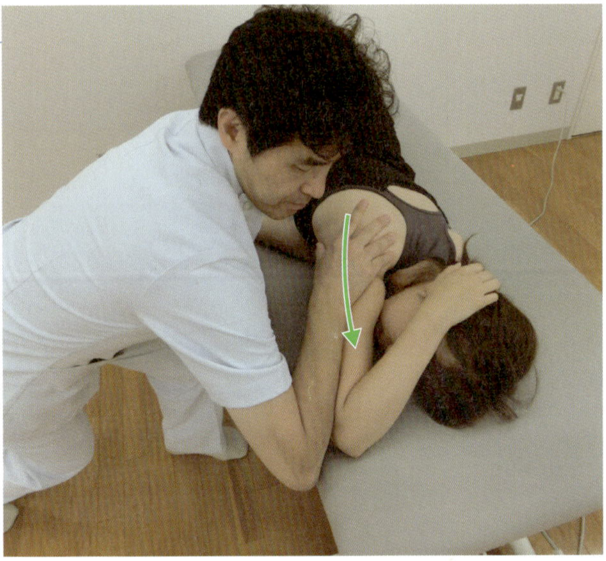

그림 12-7 넓은등근 스트레칭 (4)

관리사의 오른손으로 확실하게 대상자의 오른쪽 어깨·팔꿈치를 고정했으면 관리사는 왼손으로 잡고 있는 팔꿈치를 놓고 대상자의 오른쪽 위앞엉덩뼈가시 부분에 놓는다.

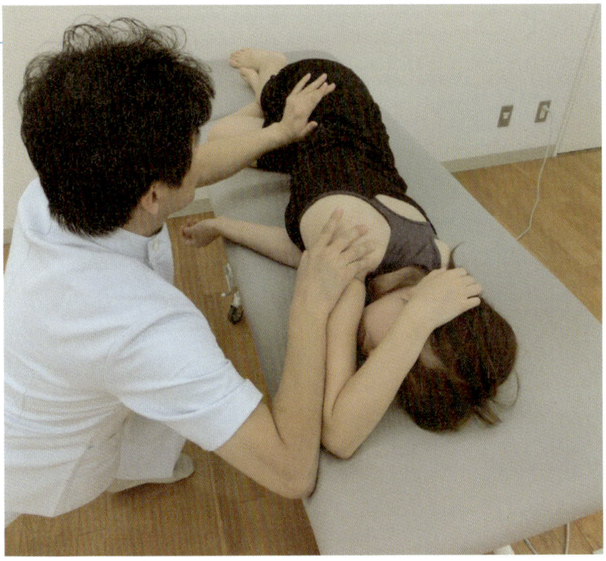

그림 12-8 넓은등근 스트레칭 (5)

그대로 골반뒤쪽기울임, 오른쪽돌림, 내림운동을 하는 이미지로 대상자의 오른쪽 골반을 누른다.

이때 골반 뒤쪽기울임을 쉽게 시행하기 위해서 대상자의 오른쪽(내림) 다리는 엉덩관절・무릎관절과 함께 굽힘자세가 된다. 오른쪽 다리까지 굽힘조작을 하면 관리사의 왼손으로 골반을 누를 때에 대상자의 오른쪽다리의 무게가 걸리게 됨으로 조작하기 어려워진다.

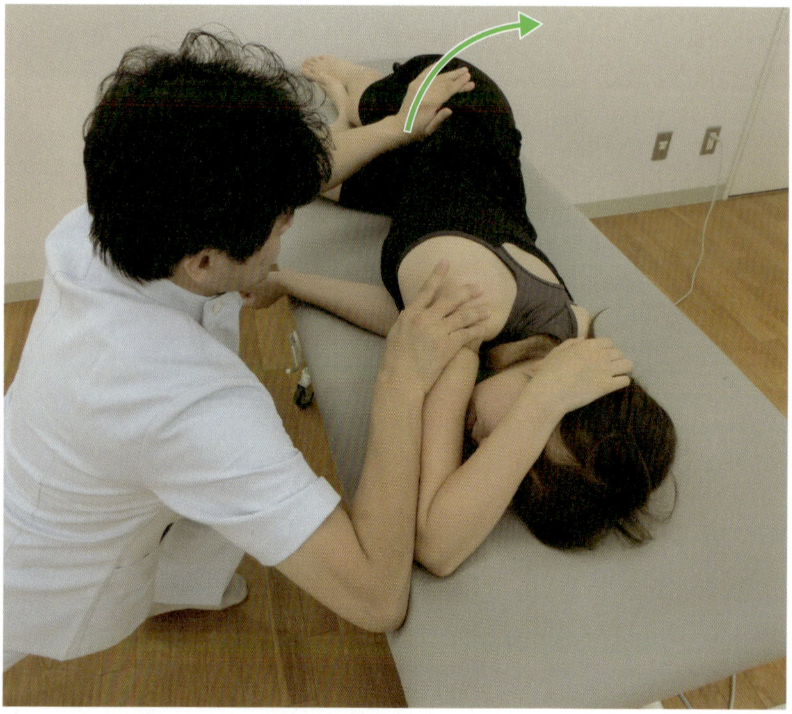

그림 12-9 넓은근육의 고정조작(팔꿈치의 위치)

넓은등근의 스트레칭은 최종적으로는 닿는곳을 고정하고 이는곳으로 신장조작을 하는 드문 예이다. 단, 고정하는 쪽의 팔꿈치 위치를 결정할 때는 이미 어느 정도 신장감을 얻을 수 있을 정도가 아니면 스트레칭은 불충분하게 된다.

a처럼 대상자의 팔꿈치의 위치가 낮아지면 신장감을 얻기 어렵다. **b**처럼 대상자의 팔꿈치의 위치를 이는곳

부분에서 충분히 멀어지는 위치로 고정조작을 시행해 놓으면 그 시점에서 어느 정도의 신장감을 얻을 수 있다.

팔꿈치를 이는곳 부분에서 멀어지게 하는 조작은 관리사의 양손으로 확실하게 시행한다. 특히 대상자의 어깨를 잡고 있는 오른쪽 손은 어깨뼈를 올림·벌림 방향으로 확실하게 조작한다.

이때 대상자가 오른손을 관자부위에 놓는 것은 가쪽돌림자세가 되기 때문이다. 이것에 의해서 굽힘·벌림·가쪽돌림자세를 잡을 수 있다.

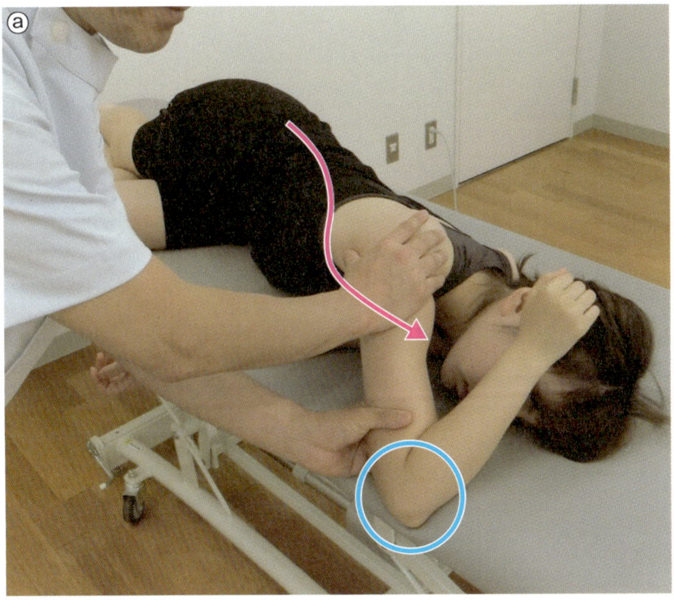

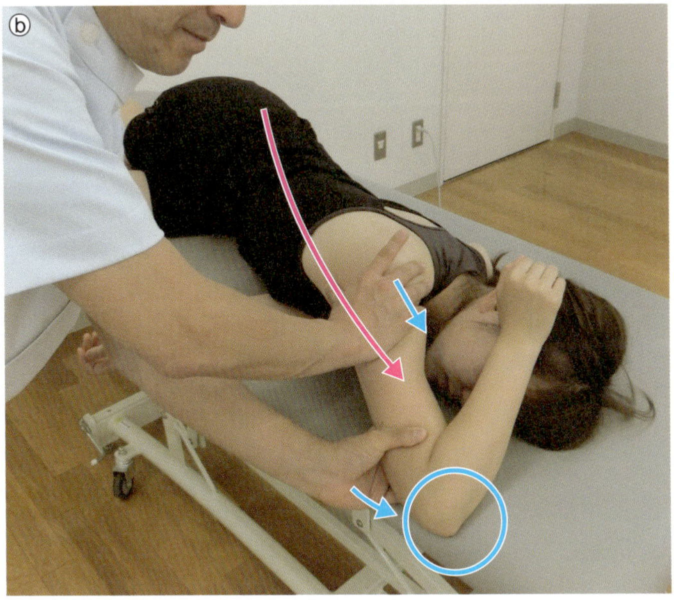

그림 12-10 넓은등근의 고정조작(팔꿈치의 정지)

고정에서 다른 하나의 주의사항은 팔꿈치의 정지법이다. 관리사의 팔꿈치는 대상자의 팔꿈치의 뒷면에 위치하도록 놓는다.

a처럼 관리사의 팔꿈치를 대상자의 팔꿈치 위(가쪽)에 놓으면 골반으로의 신장조작에 의해서 넓은등근이 신장될 때, 관리사의 겨드랑이 아래에서 팔꿈치가 대상자의 팔꿈치가 내려가게 된다.

b처럼 대상자의 팔꿈치의 뒷면에 닿게 관리사의 팔꿈치를 놓으면 확실하게 고정할 수 있다.

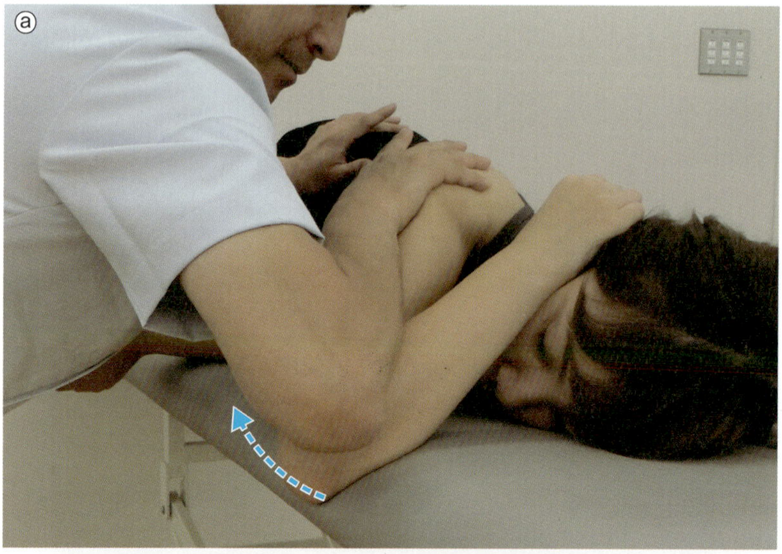

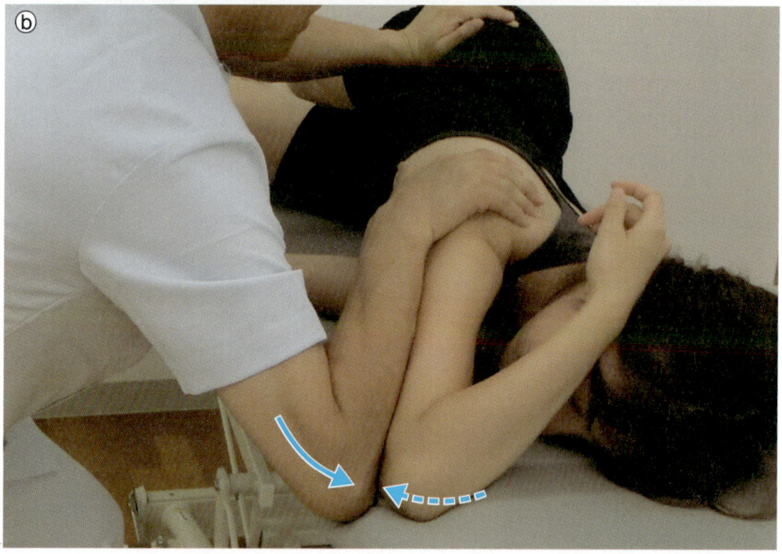

그림 12-11 넓은등근의 신장조작

오른쪽 골반을 누르는 신장조작에서 골반이 오른쪽돌림되기 쉽도록 누르는 것이 중요하다.

a처럼 관리사의 왼손을 대상자의 오른쪽 위앞엉덩뼈가시(우상전장골극)에 놓고 아래에서 비스듬하게 위로 밀어준다. **b**처럼 대상자의 왼쪽골반이 침대위에서 지점이 되고 오른쪽 골반을 원을 그리듯이 누르는 이미지로 시행한다. **c**는 관리사가 대상자의 골반을 위쪽에서 비스듬하게 아래쪽으로 눌러 버리게 된다. 여기에서는 **d**처럼 대상자의 골반은 돌림(회전)되지 않고 넓은등근에 효과적인 스트레칭을 할 수 없다.

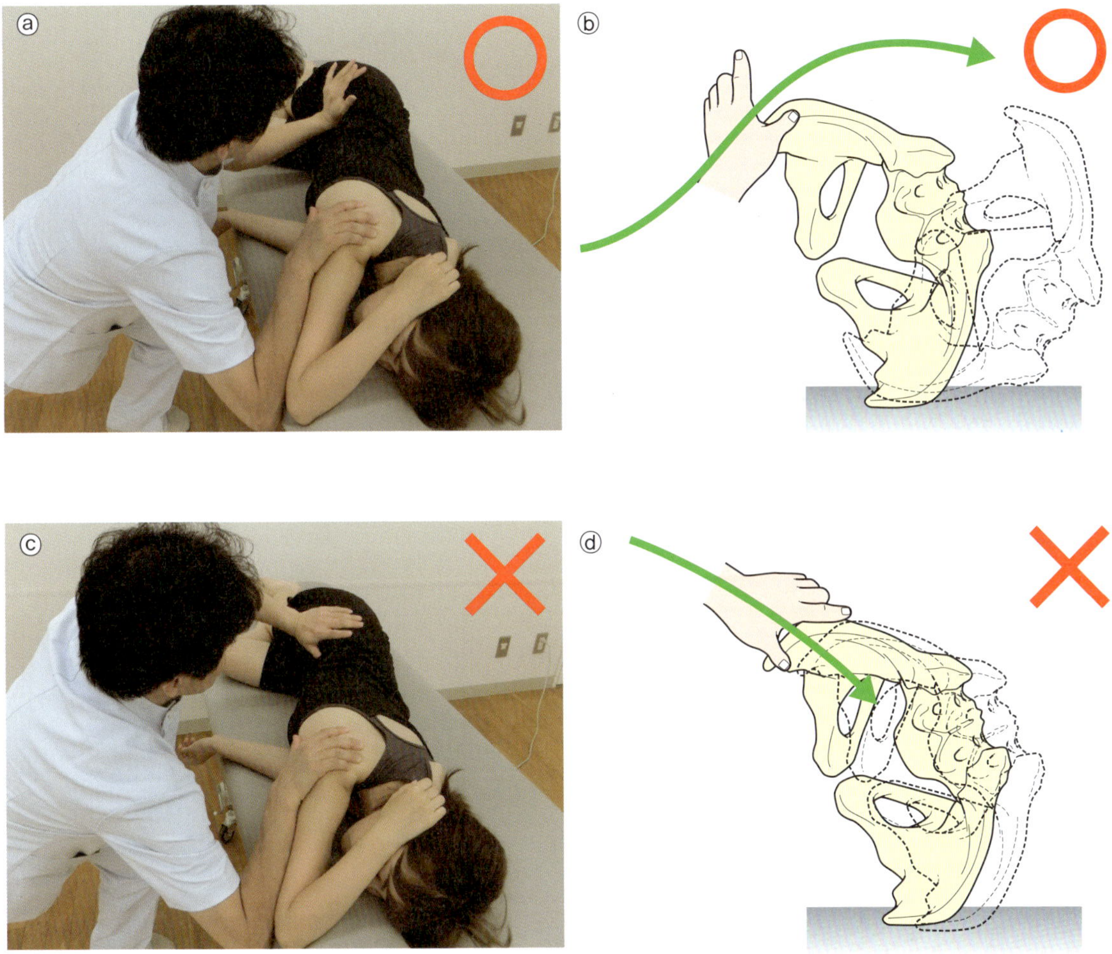

부리위팔근(오훼완근) coracobrachialis muscle

이는곳	부리돌기(오훼돌기)	지배신경	근육피부신경(근피신경)
닿는곳	작은결절의 연장선상의 위팔뼈중앙안쪽앞면	위치	C6 • C7

기술상의 지침

근육의 주행 • 기능	▪어깨뼈에서 시작되어 위팔뼈에서 정지한다.	▶ 어깨위팔관절에서 조작한다.
	▪이마면에서 관찰하면 어깨위팔관절의 모음•벌림축의 안쪽을 지난다	▶ 어깨위팔관절의 모음작용을 한다.
	▪시상면에서 관찰하면 어깨위팔관절의 굽힘•폄축의 앞쪽을 통과한다.	▶ 어깨위팔관절의 굽힘작용을 한다.
	▪수평면에서 관찰하면 어깨위팔관절의 수평굽힘•폄축의 앞쪽을 통과한다.	▶ 어깨뼈위팔관절의 수평굽힘작용을 한다.
다른 근육의 영향	▪위팔두갈래근(상완이두근)(특히, 짧은갈래)	▶ 팔꿈치를 굽힘자세로 하면 느슨해진다.
	▪큰가슴근 복장갈비부분 섬유	▶ 어깨뼈를 벌림자세로 하면 느슨해진다.
	▪큰가슴근 빗장뼈부분 섬유	▶ 어깨관절을 90° 벌림자세로 하면 느슨해진다.
고정 조작 포인트	▪이는곳 부분의 고정은 어떻게 시행하는가?	▶ 어깨뼈를 벌림자세로 한다. 올림을 방지한다.
신장 조작 포인트	▪어깨관절의 모음•벌림의 정도를 어떤 식으로 결정하는가?	▶ 어깨의 벌림 90° 정도를 기준으로 한다.
	▪어깨관절의 안쪽•가쪽돌림은 어떻게 시행하는가?	▶ 원래라면 안쪽돌림쪽이 신장되는데 벌림 및 가벼운 가쪽돌림 자세로 하여 위팔뼈 머리의 앞쪽을 주행시켜 놓고 수평 폄 조작을 할 때는 뼈머리의 앞쪽돌출도 이용하여 신장시킨다.

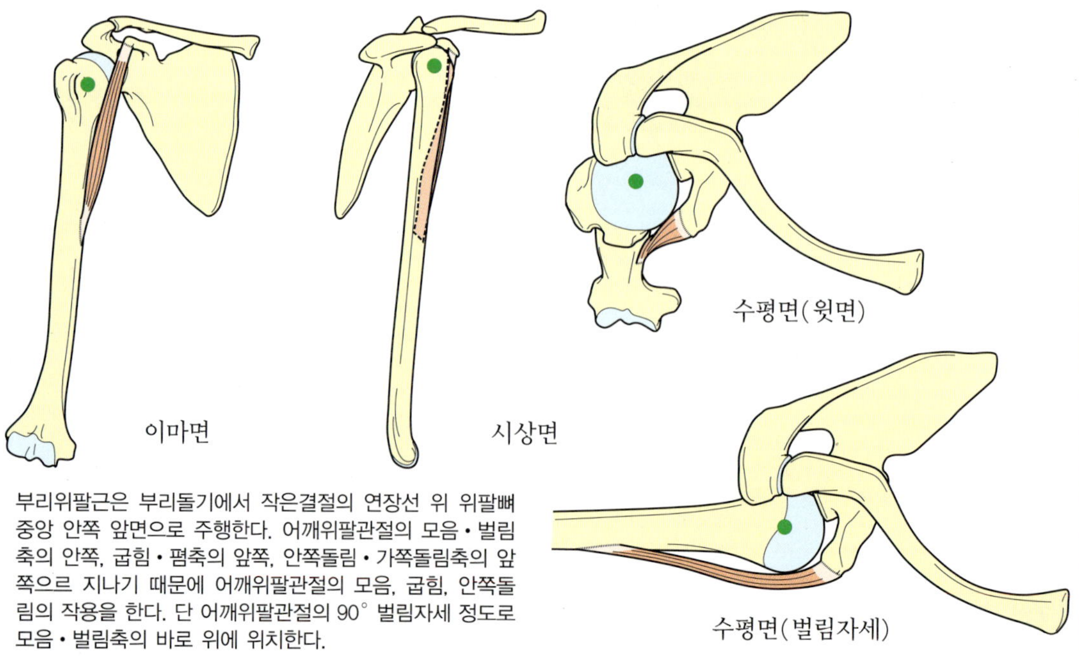

부리위팔근은 부리돌기에서 작은결절의 연장선 위 위팔뼈 중앙 안쪽 앞면으로 주행한다. 어깨위팔관절의 모음•벌림축의 안쪽, 굽힘•폄축의 앞쪽, 안쪽돌림•가쪽돌림축의 앞쪽으로 지나기 때문에 어깨위팔관절의 모음, 굽힘, 안쪽돌림의 작용을 한다. 단 어깨위팔관절의 90° 벌림자세 정도로 모음•벌림축의 바로 위에 위치한다.

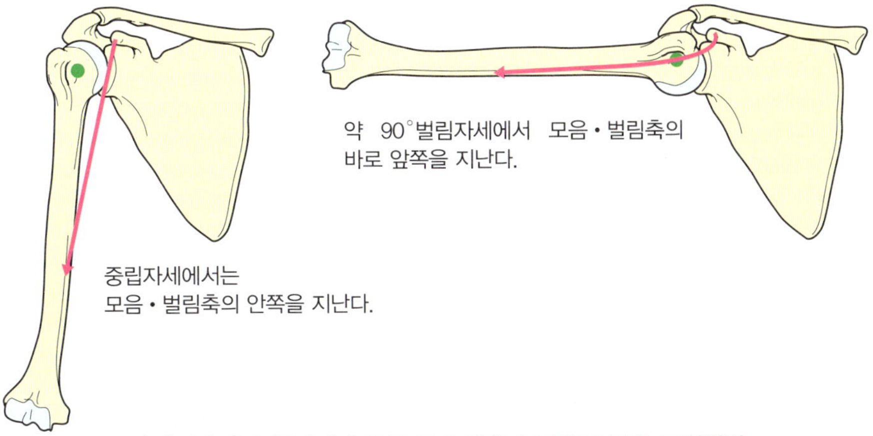

어깨위팔관절 벌림자세의 차이에 의한 부리위팔근의 주행변화

그림 13-1 부리위팔근 스트레칭—전체 모습 (1)

대상자를 바로 누운자세로 한다. 대상자의 팔꿉관절을 굽힘자세로 하고 위팔두갈래근을 이완시킨다. 어깨위팔관절은 약 90° 벌림자세로 하고 나서 가쪽돌림자세로 한다. 어깨뼈는 벌림자세로 하여 조작하고 고정한다. 올림(및 위쪽돌림)은 방지한다. 어깨뼈 위팔뼈관절에서 수평 폄 조작으로 신장조작을 시행한다.

어깨위팔관절을 벌림자세로 놓는 것으로 부리위팔근이 위팔뼈머리의 앞쪽을 통과한다. 그 상태로 어깨위팔관절의 수평 폄을 시행한다.

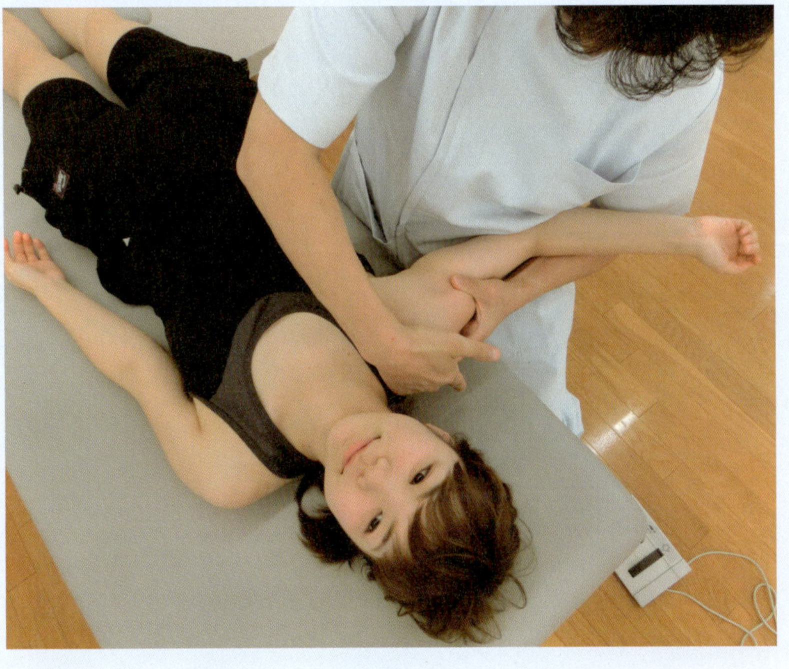

그림 13-2 부리위팔근의 스트레칭—전체 모습 (2)

어깨위팔관절에서 수평 폄을 사용한 신장조작에서는 대상자의 위팔뼈머리 앞쪽 돌출을 이용하여 시행한다.

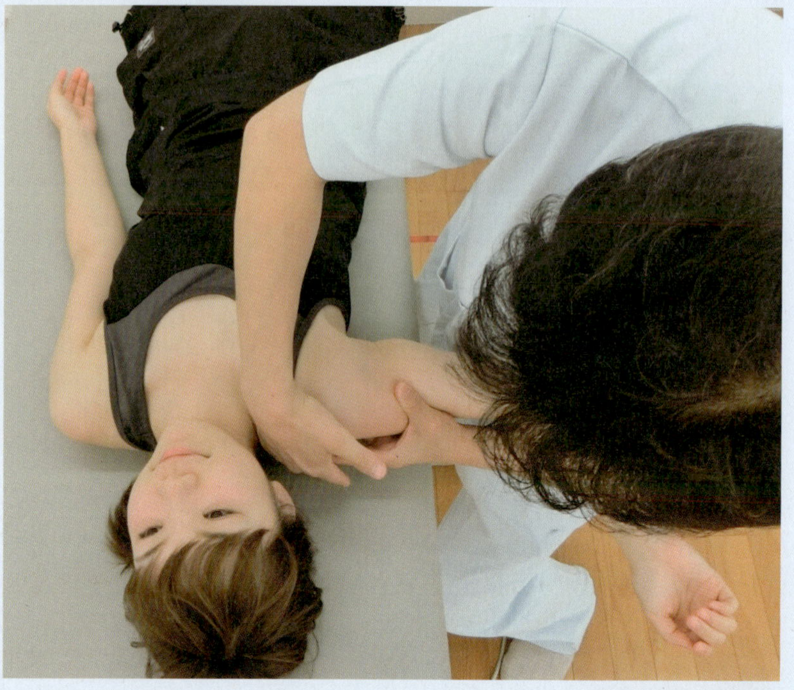

그림 13-3 부리위팔근의 신장조작-좋지 않은 예

팔꿉관절이 폄자세가 되어 버린다(◌). 이 자세에서는 부리위팔근뿐만 아니라, 위팔두갈래근의 짧은갈래(단두)가 쉽게 신장되기 때문에 부리위팔근에 충분하게 신장조작을 시행하지 못할 가능성이 높다.

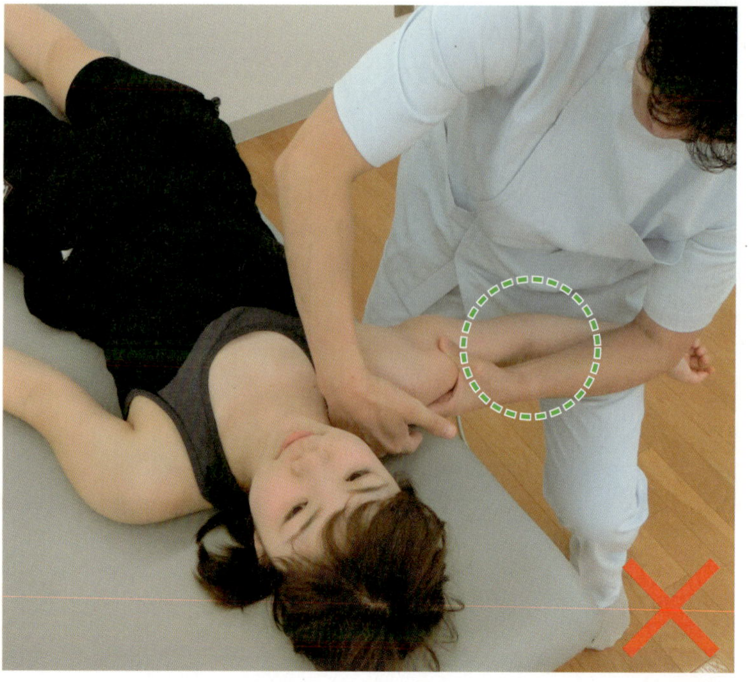

그림 13-4 부리위팔근의 고정조작

어깨위팔관절에서 수평 폄 조작을 할 때에 어깨뼈를 벌림자세로 고정한다. 이때에 어깨뼈의 아래쪽 돌림·올림을 방지한다. 관리사의 오른손으로 봉우리 뒤쪽에서 들어 올린다. 신장조작을 할 때에 봉우리가 뒤쪽으로 내려가지 않도록(모음되지 않도록) 신경써야 한다.

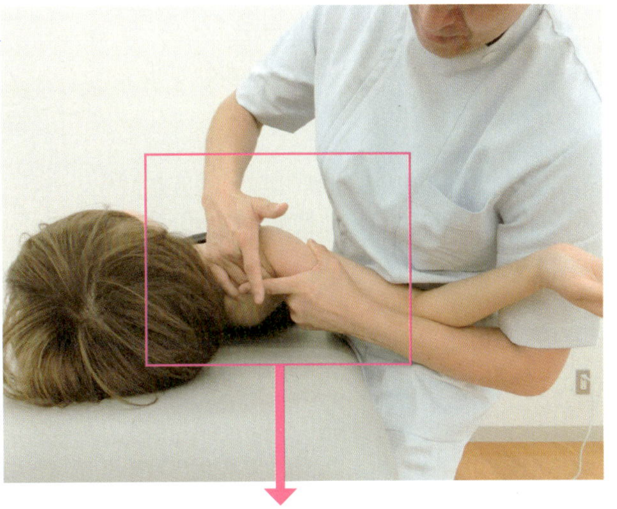

관리사는 오른손새끼두덩(소지구)을 빗장뼈에 놓고 지점으로(사진 ▼), 가운데 손가락과 봉우리를 천장방향으로 들어올리듯이 조작하여 고정시킨다. 신장조작은 단순하게 대상자의 어깨위팔관절을 수평 폄하는 것이 아니라 위팔뼈머리의 앞쪽돌출조작을 의식해서 시행해야 한다.

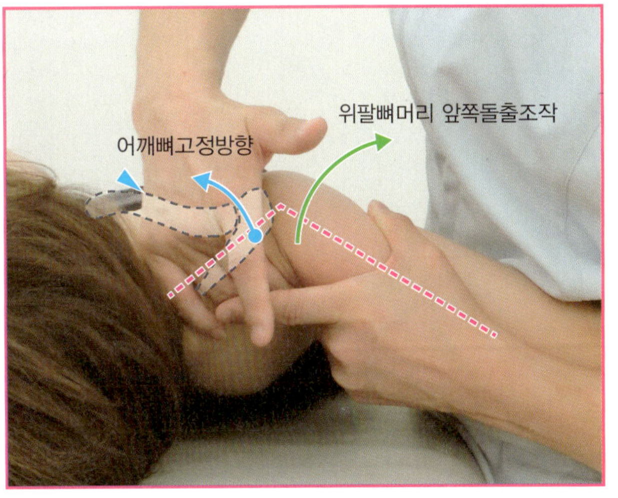

그림 13-5 부리위팔근의 고정조작-잘못된 예

어깨위팔관절로 수평 폄조작할 때 어깨뼈의 벌림고정이 불충분하다. 수평 폄각도가 작기 때문에 뼈머리(골두)돌출에서 신장조작이 불충분하게 된다.

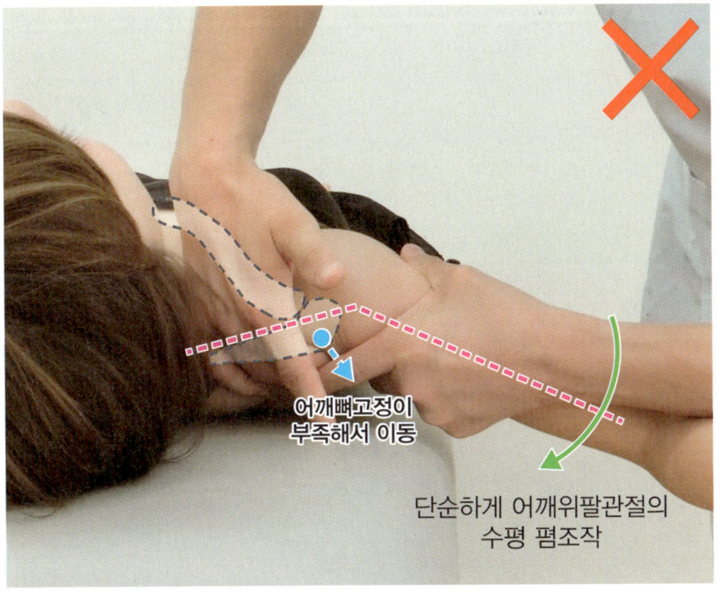

그림 13-6 부리위팔근의 고정 • 신장조작

어깨위팔관절의 벌림 • 가쪽돌림자세를 시작하는 자세로 한다(①).

어깨위팔관절의 수평 폄 조작에서 스트레칭을 시행하는데 이때에 위팔뼈머리의 앞쪽돌출을 이용한다. 수평 폄에서 어깨뼈가 모음되지 않도록 벌림자세로 고정해 놓는다(②).

어깨뼈의 벌림고정이 충분하지 않다면, 어깨뼈는 모음되어 버리고 부리위팔근은 신장되기 어려워진다③.

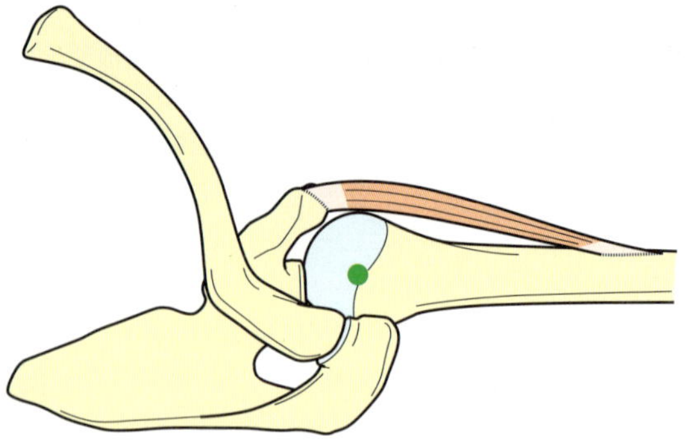

① 시작하는 자세

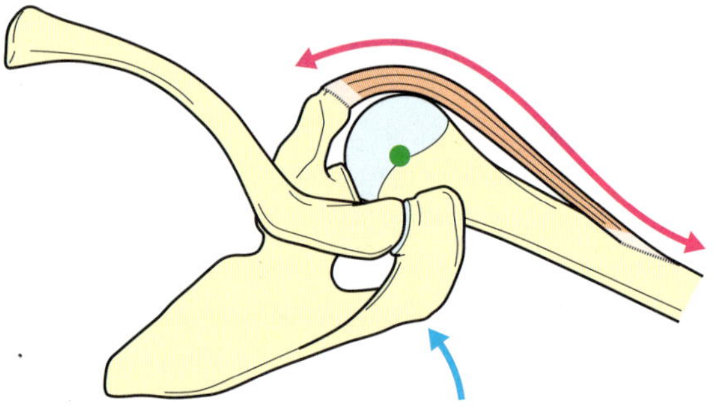

② 어깨뼈벌림자세 고정으로의 스트레칭

• 부리위팔근은 뼈머리의 앞쪽돌출을 사용하여 신장조작을 할 수 있다.

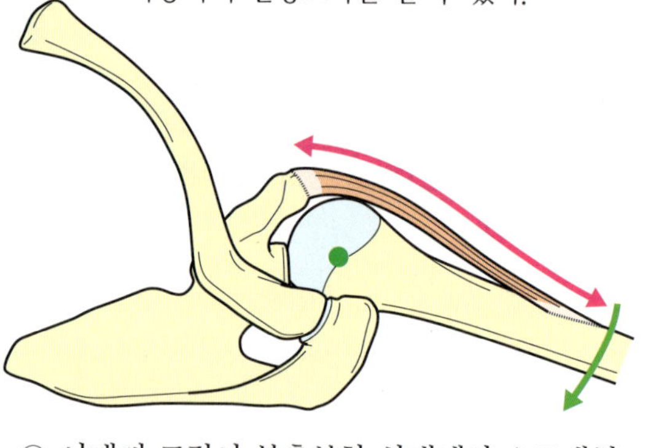

③ 어깨뼈 고정이 불충분한 상태에서 스트레칭

• 부리위팔근이 신장되기 어렵다.

위팔두갈래근 긴갈래 (상완이두근 장두) biceps brachii long head

이는곳	어깨뼈 관절위결절(관절상결절), 위쪽관절테두리(관절순)	지배신경	근육피부신경
닿는곳	노뼈거친면(요골조면), 아래팔굽힘근널힘줄(전완굴근건막)	위치	C5 • C6

기술상의 지침

근육의 주행 • 기능	■ 어깨관절 팔꿉관절을 넘어가는 이관절근(two joint muscle)이다.	▶ 어깨관절과 팔꿉관절을 동시에 조작한다.
	■ 어깨관절의 모음 • 벌림축의 가쪽을 지난다.	▶ 어깨관절의 벌림작용을 한다.
	■ 어깨관절의 굽힘 • 폄축의 앞쪽을 지난다.	▶ 어깨관절은 굽힘작용을 한다.
	■ 어깨관절의 안쪽 • 가쪽돌림축의 앞쪽을 지난다.	▶ 어깨관절은 안쪽돌림작용을 한다.
	■ 팔꿉관절의 굽힘 • 폄축의 앞쪽을 지난다.	▶ 팔꿉관절은 굽힘작용을 한다.
	■ 아래팔의 엎침(회내) • 뒤침(회외) 축의 안쪽을 지난다.	▶ 아래팔의 뒤침(회외)작용을 한다.
	■ 아래팔굽힘근널힘줄에서 정지한다.	▶ 손목관절조작도 고려해야 한다.
고정 조작 포인트	■ 주로 어깨관절의 폄 조작에서 어깨뼈는 아래쪽돌림 • 앞쪽기울임(전경) 된다.	▶ 위쪽돌림 • 뒤쪽기울임(후경) 방향으로 고정한다.
신장 조작 포인트	■ 손목관절은 등쪽굽힘자세, 아래팔은 엎침자세, 팔꿉관절은 폄자세가 된다. 계속해서 어깨관절 모음자세에서 폄(신전) 된다.	

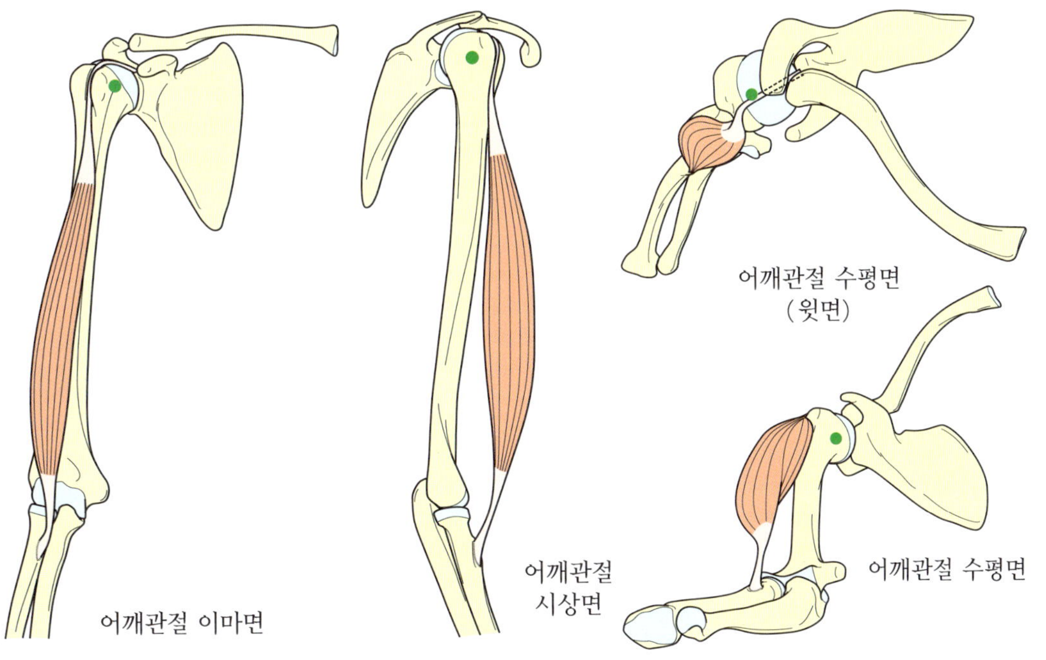

위팔두갈래근의 긴갈래(장두)는 어깨위팔관절위결절, 위쪽관절테두리부터 노뼈거친면, 아래팔 굽힘근널힘줄로 주행한다. 어깨와 팔꿈치를 넘어가는 이관절근으로 있기 때문에 양쪽 관절을 조작하여 스트레칭을 시행한다. 어깨관절은 시상면에서 관찰해 보면 굽힘 • 폄축의 앞쪽, 이마면에서 살펴보면 안쪽 • 가쪽 축의 가쪽, 팔꿉관절은 시상면에서 관찰해 보면 안쪽 • 가쪽돌림 축의 앞쪽을 지나기 때문에 어깨위팔관절의 굽힘 • 벌림(안쪽돌림)작용을 한다. 팔꿉관절에서는 시상면에서 관찰하면 굽힘 • 폄축의 앞쪽을, 아래팔의 엎침, 뒤침축의 안쪽을 위쪽으로 지나가고 있기 때문에 팔꿉관절의 굽힘, 아래팔엎침 작용을 한다.

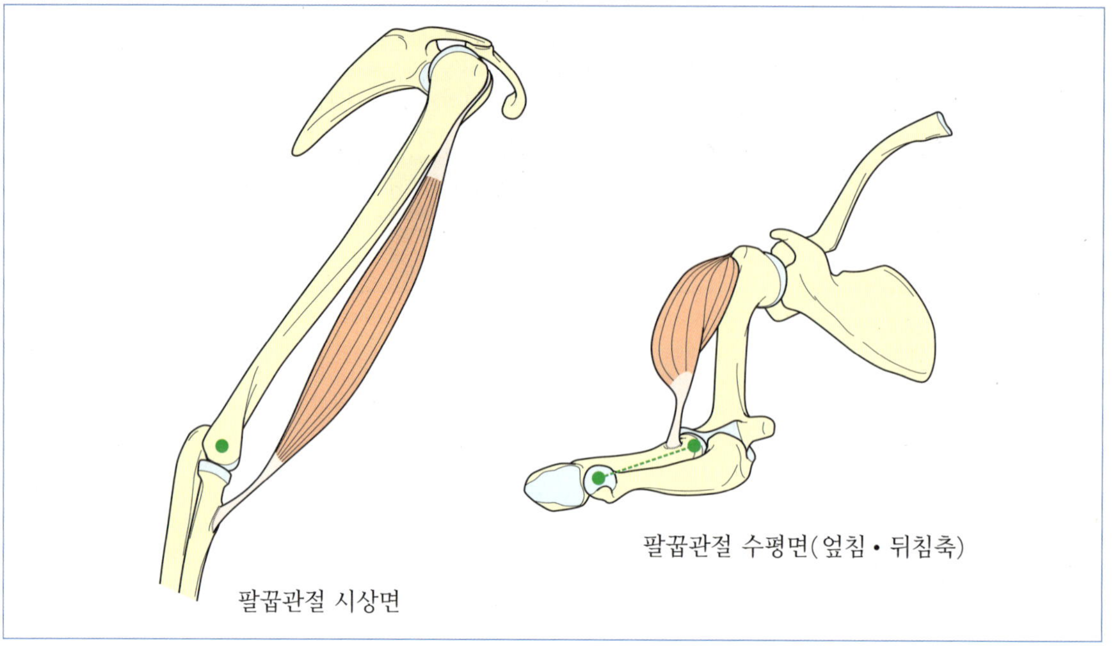

그림 1-1 위팔두갈래근의 스트레칭—전체 모습 (1)

어깨뼈를 위팔 돌림 방향으로 고정하고 손목관절의 등쪽굽힘자세, 팔꿉관절의 폄・아래팔의 엎침자세에서 어깨관절의 폄 조작으로 신장된다.

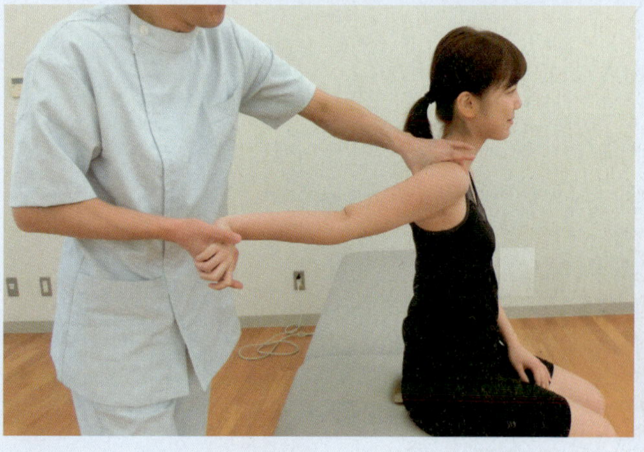

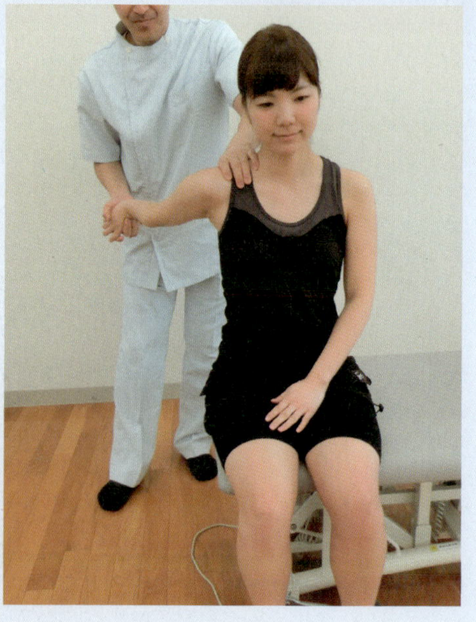

그림 1-2　위팔두갈래근 긴갈래의 스트레칭—전체 모습 (2)

아래팔의 엎침조작에 의해서 어깨관절의 안쪽돌림을 초래하지 않도록 신경써야 한다. 본래 어깨관절은 가쪽돌림자세를 하는 것이 신장조작을 하기 쉽지만 관리사의 손이 모자라기 때문에 미세조정이 필요하다.

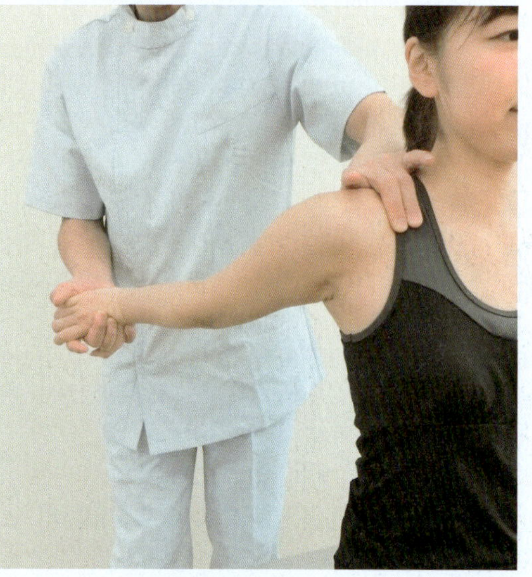

그림 1-3　어깨관절의 폄에 의한 어깨뼈의 아래쪽돌림

어깨관절의 폄 조작에 의해 어깨뼈는 아래쪽돌림되고 아래각·안쪽모서리가 떠오르게 된다(앞쪽기울임).

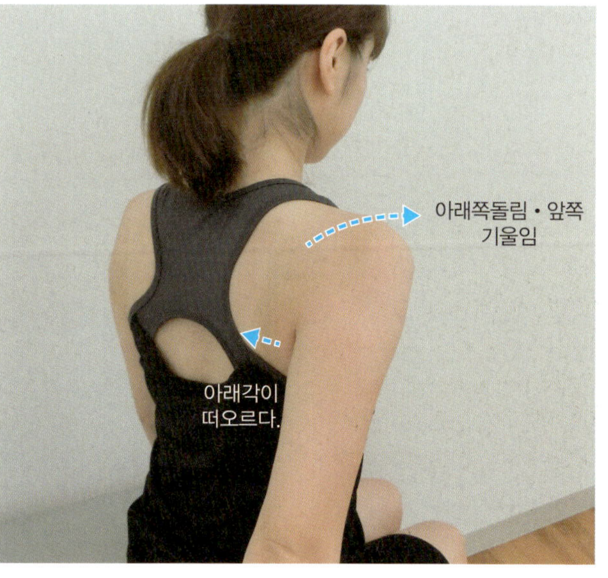

그림 1-4　위팔두갈래근 긴갈래의 고정조작

어깨뼈의 아래쪽돌림을 어깨뼈 위쪽돌림·뒤쪽기울임 방향으로 고정한다.

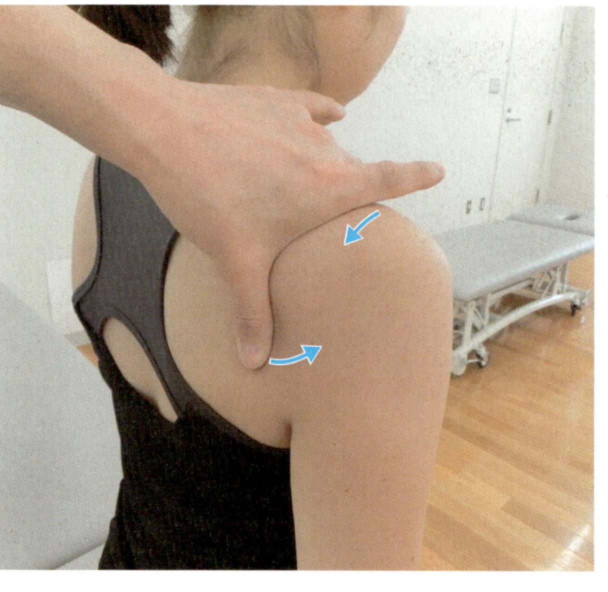

그림 1-5 어깨뼈고정방향의 결정방법

같은 어깨뼈아래쪽돌림에서도 어깨관절 폄조작을 할 때 아래쪽돌림과 어깨관절 수평 폄조작을 할 때 아래쪽 돌림의 움직임이 다르다. 또 가슴우리(흉곽)의 둥근형태에 의해서 움직임은 영향을 받는다. 대상자에 맞춰서 고정방법을 다르게 해야 한다.

대상자에 적절한 고정법을 찾기 위해서 어깨관절을 아래로 내린(중립자세) 상태에서 어깨뼈의 형태에 맞춰서 고정하는 손을 놓고 서서히 어깨관절 폄(신전)시켜 준다. (① ➡ ② ➡ ③). 이때에 고정하는 손은 손목관절 • 아래팔까지 형태를 변화시키 않은 상태에서 대상자의 어깨뼈 움직임에 방해가 되서는 안된다(**a**).

계속해서 대상자에게 어깨관절을 내리고 같은 방법으로 고정손의 형태를 바꾸지 않고 따라갈 수 있도록 한다. 이 고정손이 돌아가는 방향이 고정조작의 방향이 된다.

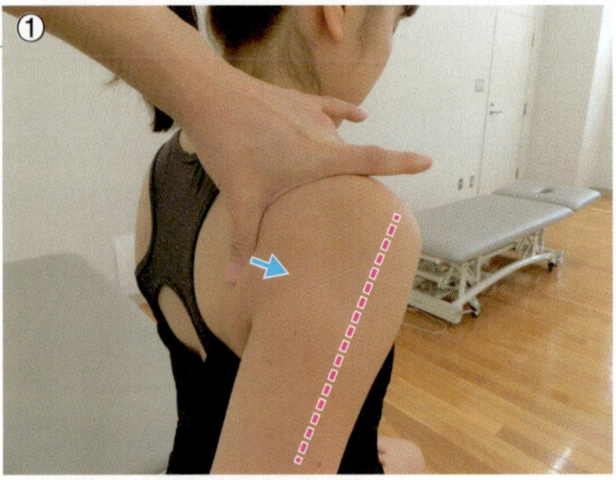

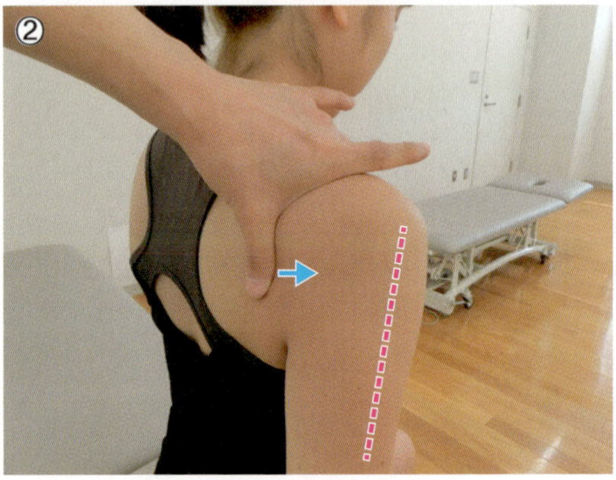

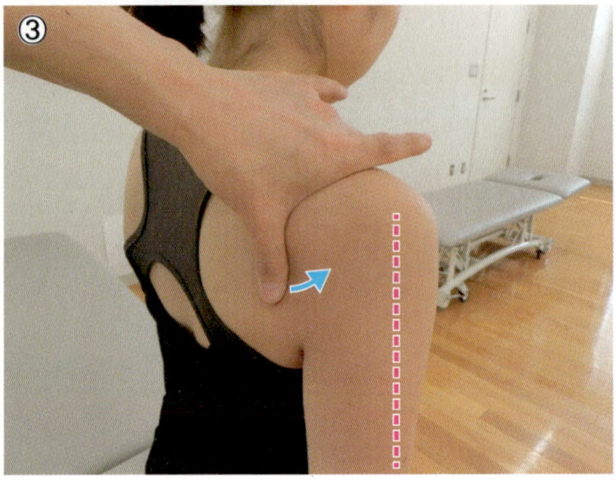

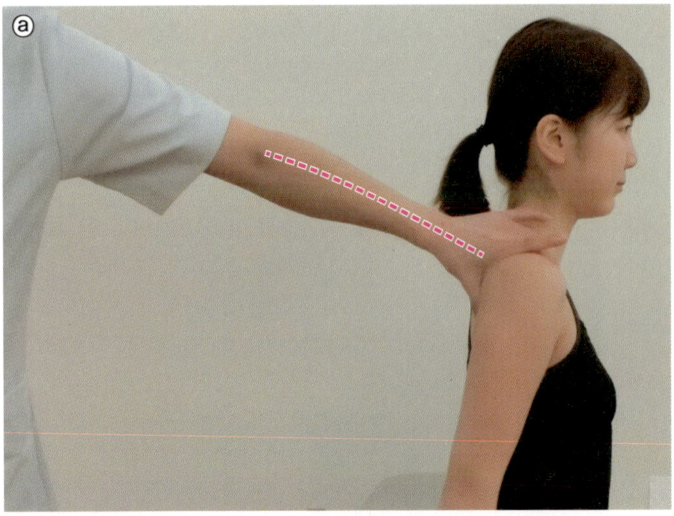

그림 1-6 위팔두갈래근 긴갈래의 신장조작-과도한 아래팔엎침 조작의 예

아래팔의 과도한 엎침조작은 어깨관절이 안쪽돌림 상태가 되어 버린다. 어깨관절절의 안쪽돌림 조작이 들어가게 되면 신장감을 충분히 얻을 수 없다.

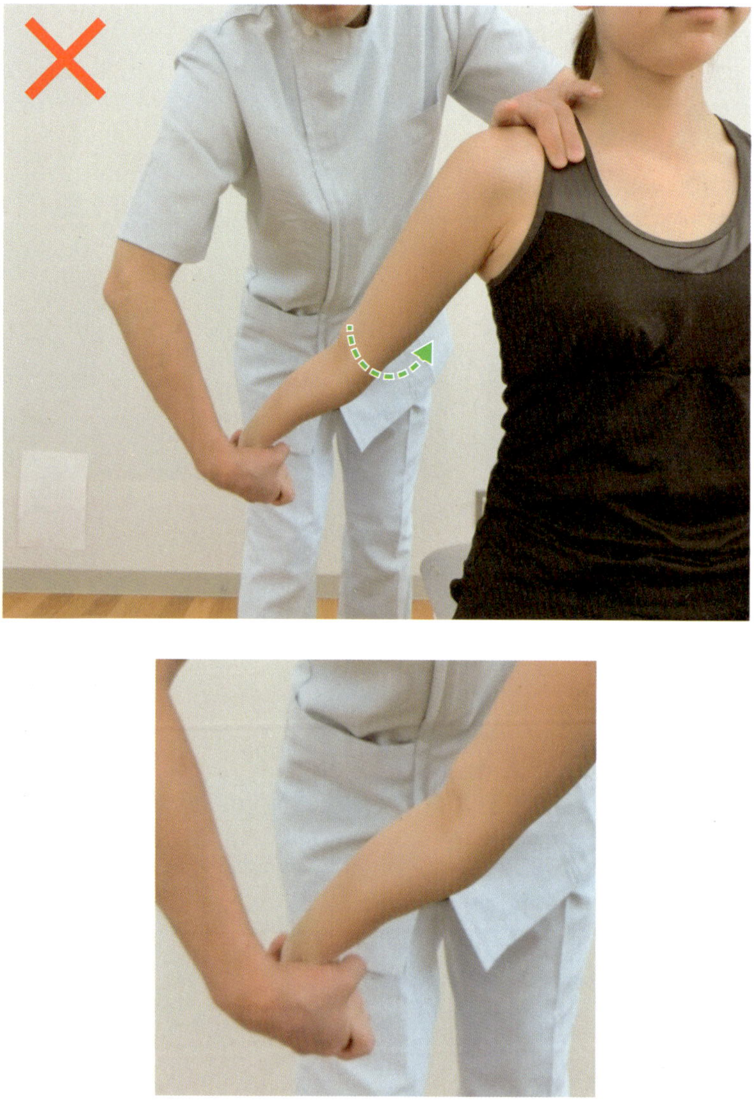

그림 1-7 위팔두갈래근의 신장조작의 비결

아래팔의 엎침자세 그대로 어깨관절의 폄 조작을 하면 자연스럽게 어깨관절이 안쪽돌림자세가 되어 버린다. 약간 가쪽으로 나눠서 돌려주면서 폄 방향으로 가지고 오면 아래팔 엎침자세에서 어깨관절의 안쪽·가쪽돌림 중간자세(중간위)에서도 폄 조작이 가능하게 된다. 마지막 자세에서는 위팔이 앞쪽 또는 아래쪽을 향해 가는 것을 확인한다(과도한 안쪽돌림조작으로 안쪽을 향해서는 안된다.)

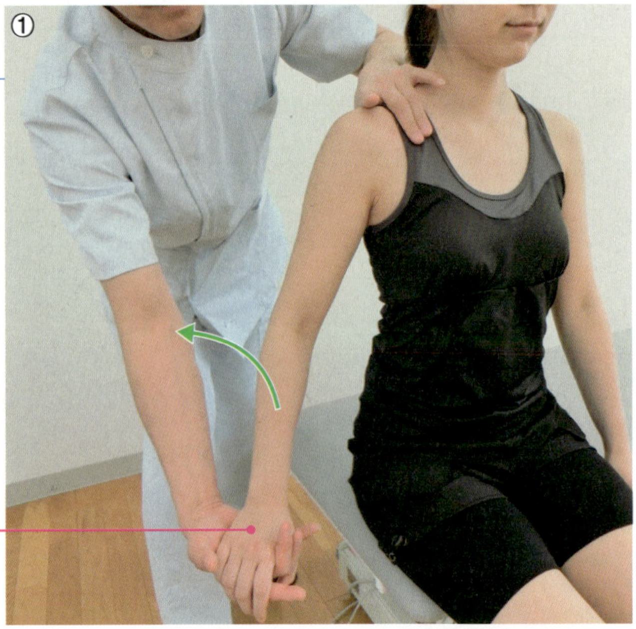

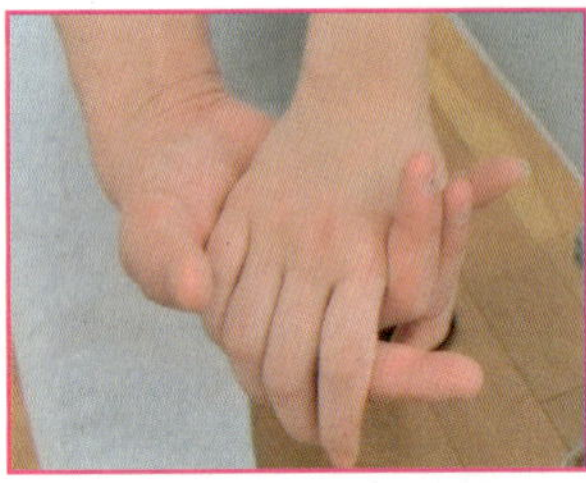

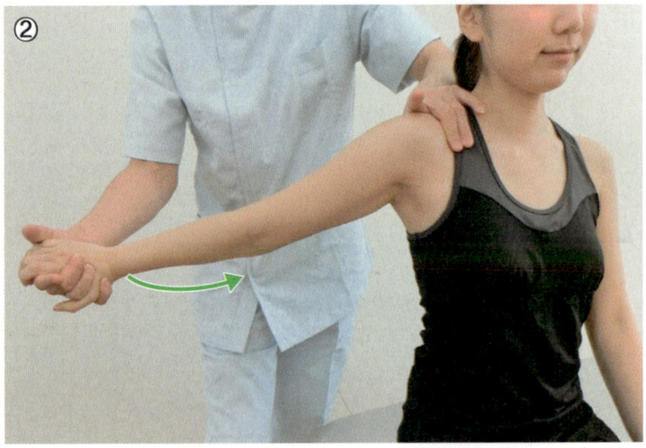

주의사항

이 자세에서는 관리사가 대상자의 표정을 확인하지 못하기 때문에 통증이 나와도 알아차리기 힘든 경우가 있다. 대상자에게 사전에 「아프면 손을 들어주세요·말을 해주세요」라고 전달해 놓도록 하자.

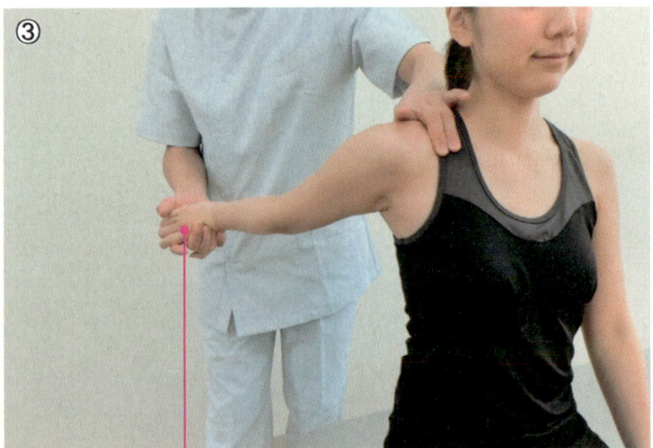

손목관절을 등쪽굽힘시키는 이유는 근육이 정지하는 일부가 아래팔 굽힘근널힘줄(굴근건막)에 있기 때문이다. 아래팔의 엎침에 의해서 아래팔굽힘근널힘줄은 느슨해지기 때문에 손목관절을 등쪽굽힘자세로 하는 것으로 아래팔널힘줄이 신장된다. 이것에 의해서 닿는 곳이 안정되고 위팔두갈래근 긴갈래가 쉽게 신장된다. 손목관절은 폄자세가 되는데 손가락까지 폄자세가 되지 않도록 한다.

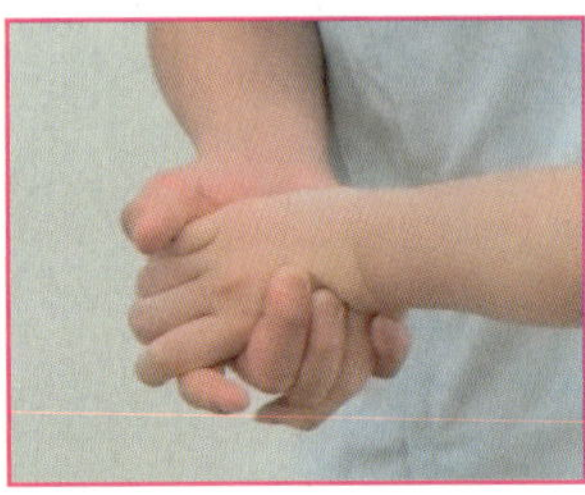

위팔두갈래근 짧은갈래 (상완이두근 단두) biceps brachii short head

이는곳	어깨뼈부리돌기	지배신경	근육피부신경
닿는곳	노뼈거친면, 아래팔굽힘근널힘줄	위치	C5 • C6

기술상의 지침

근육의 주행 • 기능	▪어깨관절 팔꿉관절을 넘어가는 이관절근이다.	▶ 어깨관절과 팔꿉관절을 동시에 조작한다.
	▪어깨관절의 모음 • 벌림축의 가쪽을 지난다.	▶ 어깨관절의 모음(내전)작용을 한다.
	▪어깨관절의 굽힘 • 폄축의 앞쪽을 지난다.	▶ 어깨관절은 굽힘(굴곡)작용을 한다.
	▪어깨관절의 안쪽 • 가쪽돌림축의 앞쪽을 지난다.	▶ 어깨관절은 안쪽돌림(내회전)작용을 한다.
	▪팔꿉관절의 굽힘 • 폄축의 앞쪽을 지난다.	▶ 팔꿉관절은 굽힘작용을 한다.
	▪아래팔의 엎침 • 뒤침축의 안쪽을 지난다.	▶ 아래팔의 뒤침(회외)작용을 한다.
	▪아래팔굽힘근널힘줄에서 정지한다.	▶ 손목관절조작도 고려한다.
고정 조작 포인트	▪어깨관절의 폄조작으로 어깨뼈는 내전(모음)(아래쪽돌림) 된다.	▶ 주로 벌림(위쪽돌림)방향으로 고정된다.
신장 조작 포인트	▪손목관절은 등쪽굽힘자세, 아래팔은 엎침자세, 팔꿉관절은 폄자세가 된다. 계속해서 어깨관절을 벌림자세로 하여 폄한다(수평 폄).	

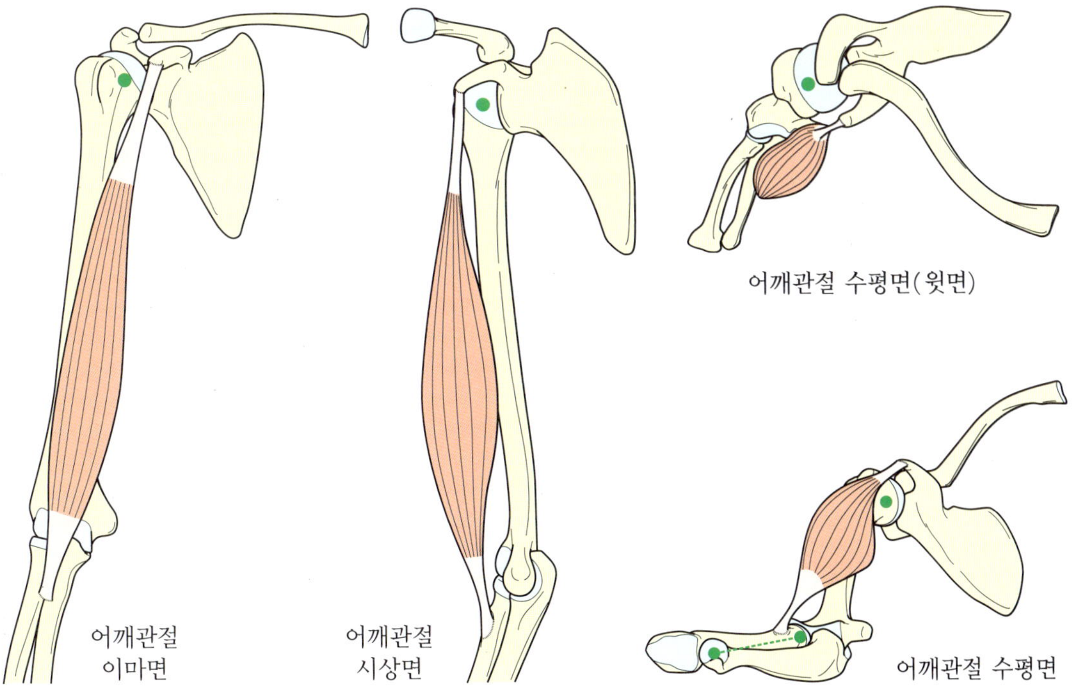

위팔두갈래근 짧은갈래는 어깨뼈부리돌기에서 노뼈거친면, 아래팔굽힘근널힘줄으로 주행한다. 어깨와 팔꿈치를 넘어가는 이관절근(two joint muscle)으로 있기 때문에 양쪽 관절을 조작하여 스트레칭을 시행한다.
어깨관절은 정중면에서 관찰하면 굽힘 • 폄축방향, 이마면에서 관찰하면 안쪽 • 가쪽돌림축의 안쪽, 수평면에서 관찰하면 안쪽 • 가쪽돌림축의 앞쪽을 지나기 때문에 어깨위팔관절의 굽힘, 모음(안쪽돌림)작용을 한다.

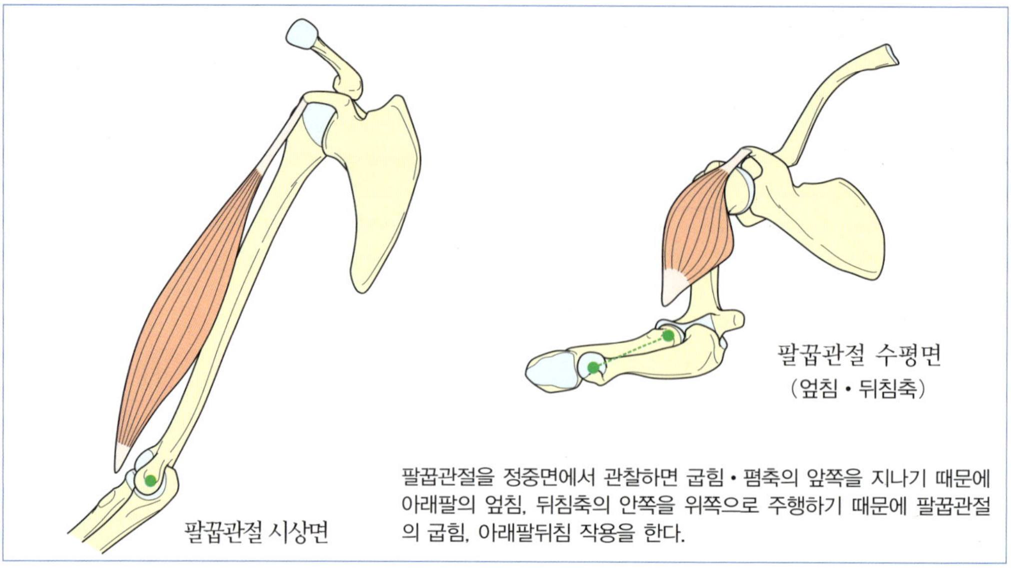

그림 2-1 위팔두갈래근 짧은갈래의 스트레칭—전체 모습 (1)

어깨뼈를 벌림방향으로 고정하고 손목관절의 등쪽굽힘 자세, 팔꿉관절의 폄, 아래팔의 엎침자세에서 어깨관절의 수평 폄 조작으로 신장된다.

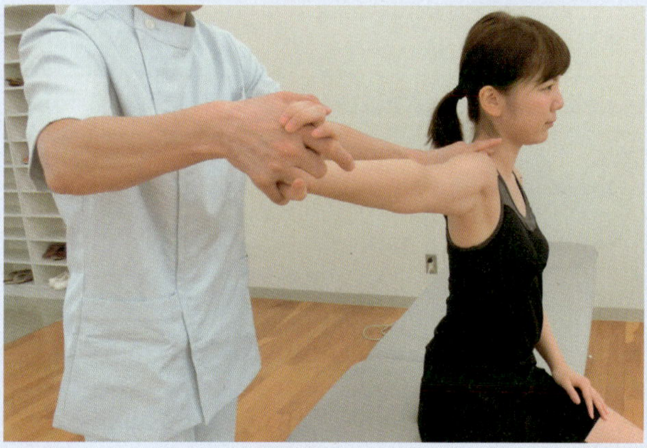

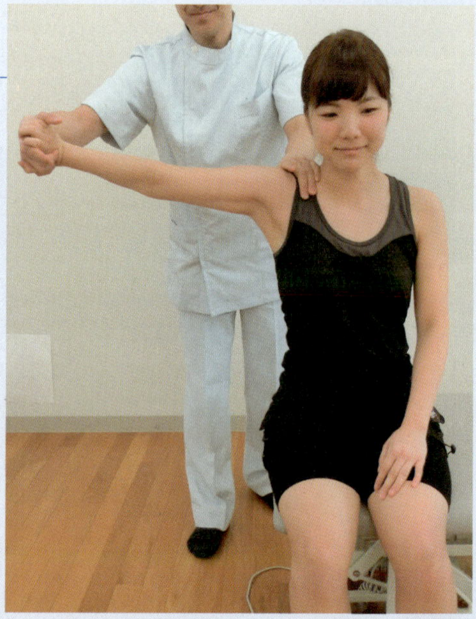

그림 2-2 위팔두갈래근 짧은갈래의 스트레칭—전체 모습 (2)

아래팔의 엎침조작 시 어깨관절의 안쪽돌림 조작이 일어나지 않도록 신경을 써야 한다. 어깨관절을 가쪽돌림자세로 하는 것이 훨씬 신장되기 쉽지만 관리사의 손이 부족하기 때문에 미세조정이 필요하다. 팔오금(주와)이 앞쪽을 향하도록 신경써야 한다.

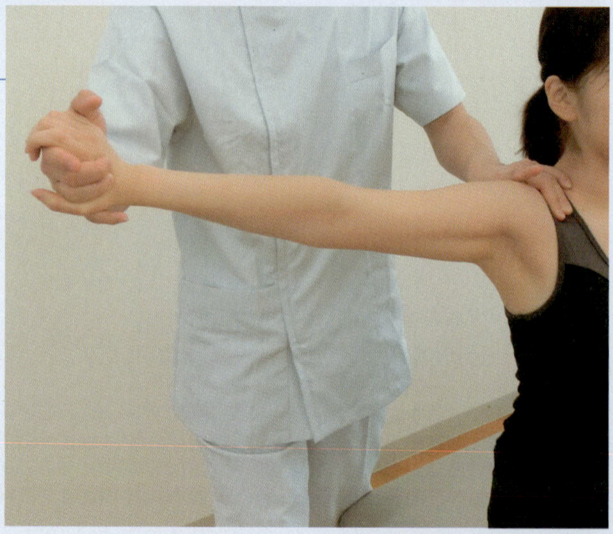

그림 2-3 어깨관절의 수평 폄에 의한 어깨뼈의 모음(위팔두갈래근 짧은갈래의 고정조작)

어깨관절의 수평 폄 조작에 의해서 어깨뼈는 모음되기 때문에 어깨뼈의 모음조작을 어깨뼈 벌림방향으로 고정한다.

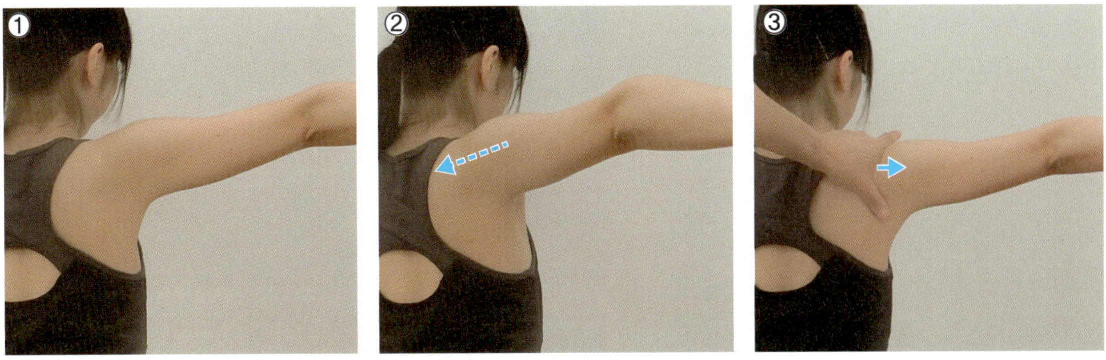

그림 2-4 어깨뼈 고정방향의 결정방법

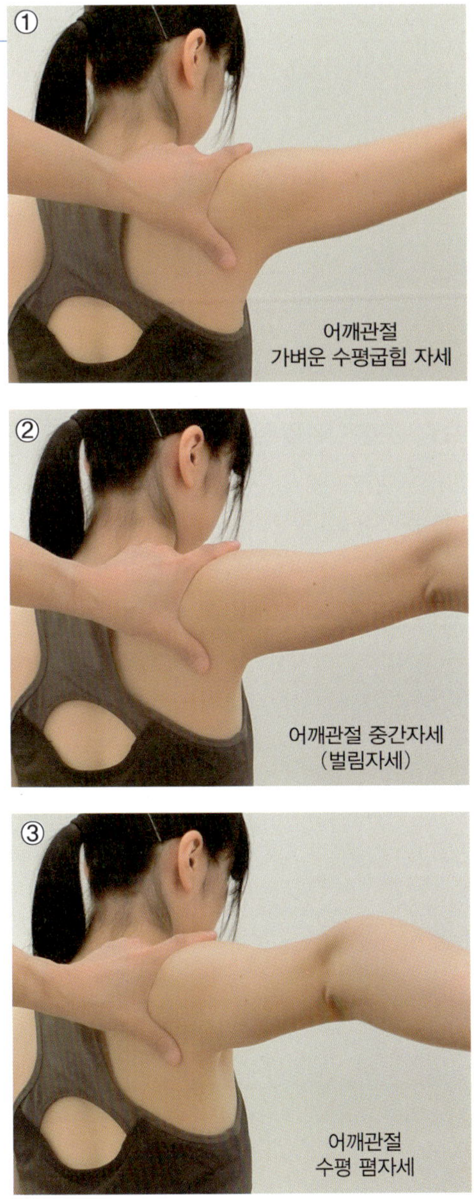

같은 어깨뼈 모음조작에서 가슴우리의 둥근형태에 따라 움직임 많은 영향을 받는다. 대상자 각각에 맞춰서 고정방법을 바꿔야 한다. 대상자에게 적절한 고정방법을 찾기 위해서는 어깨뼈 형태에 맞춰서 고정하는 손을 놓고, 대상자의 어깨관절을 약간 수평굽힘자세에서 서서히 수평 폄 조작을 시행해 간다(① ➡ ② ➡ ③). 이때 고정하는 손은 손과 손가락의 형태를 바꾸지 않고 관리사의 손목관절을 노쪽으로 등쪽굽힘시키면서 대상자의 어깨뼈 움직임에 방해되지 않도록 붙여 준다.

계속해서 대상자에게 어깨관절을 수평굽힘자세로(③ ➡ ② ➡ ①) 위와 같은 방법으로 고정하는 손은 바닥쪽 자쪽굽힘(척굴)으로 손과 손가락의 형태를 바꾸지 않고 붙여준다. 이 고정손이 돌아오는 방향이 고정조작의 방향이 된다.

어깨관절을 아래로 늘어뜨린 자세에서 어깨가 올라가지 않도록 위쪽에서 손바닥쪽으로 고정시키고 빗장뼈부분에 가운데 손가락을 놓고 이것을 지점으로서 벌림방향으로 고정시킨다. 어깨뼈가시의 중앙보다 약간 가쪽 부분에 엄지두덩부터 엄지손가락의 MP관절 바닥쪽이 닿도록 놓고, 뒤쪽 이동을 고정시킨다.

그림 2-5 위팔두갈래근 짧은갈래의 고정조작

어깨가 수평 폄되었어도 어깨뼈가 모음되지 않도록 벌림방향으로 고정하면 위팔관절의 수평 폄이 수월해 진다.

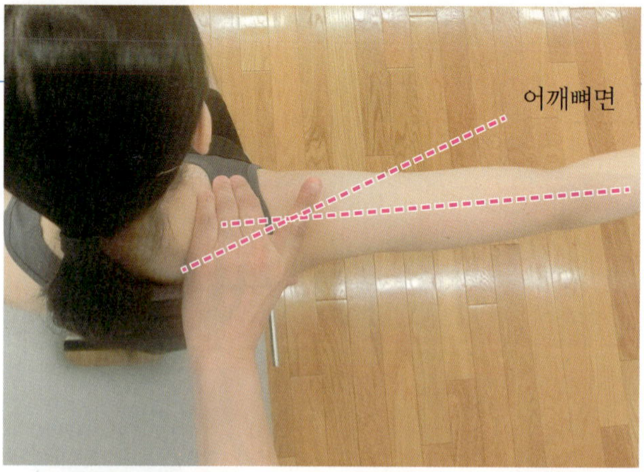

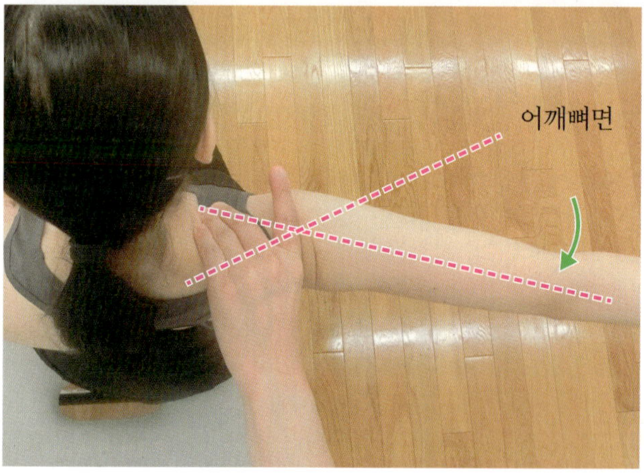

그림 2-6 위팔두갈래근 짧은갈래의 신장조작—나쁜 예와 좋은 예의 비교

a는 아래팔의 과도한 엎침조작을 시행해 준 것으로 어깨관절의 안쪽 돌림조작이 된 것이다. 어깨관절의 안쪽돌림이 들어가게 되면 충분한 신장감을 얻을 수 없다.

b는 엎침을 넣어주면서 팔오금(주와)은 앞쪽(위팔뼈 가쪽위관절융기가 위쪽)을 향하게 놓고 어깨관절의 안쪽돌림조작은 시행하지 않는다.

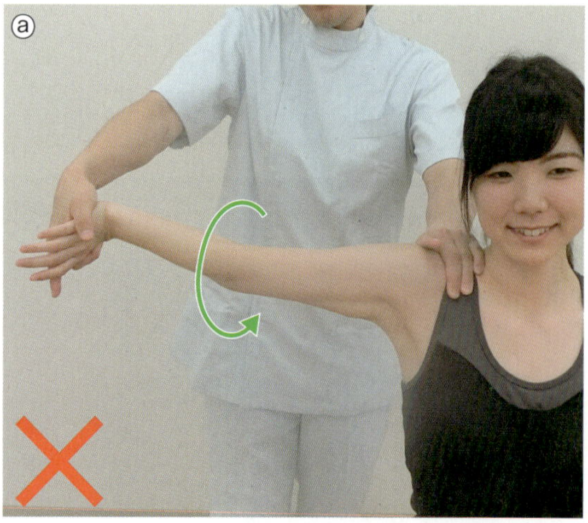

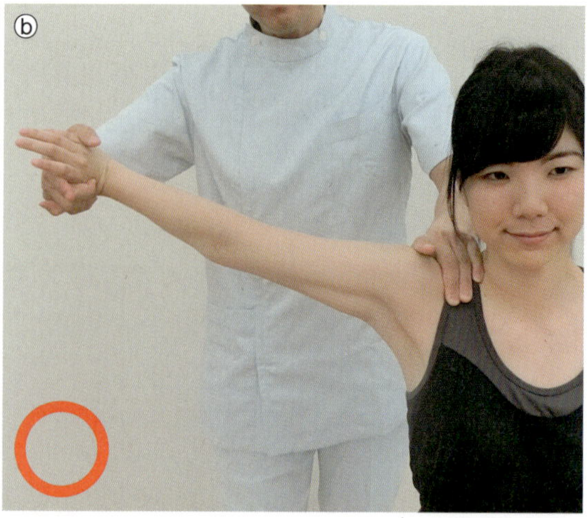

그림 2-7 위팔두갈래근 짧은갈래의 신장조작의 비결

아래팔의 엎침자세에서 그대로 어깨관절의 수평 폄조작을 하면 자연스럽게 어깨관절이 안쪽돌림자세가 된다. 약간 위쪽으로 나눠서 돌리면서 수평 폄방향으로 가지고 오면 아래팔 엎침자세에서도 어깨관절의 안쪽•가쪽돌림중간자세로 폄이 가능하다. 최종자세에서는 팔오금이 앞쪽(위팔뼈 가쪽위관절융기가 위쪽)을 향한 것을 확인한다. 위팔뼈면이 아래쪽으로 향하면 어깨관절은 안쪽돌림자세가 된다.

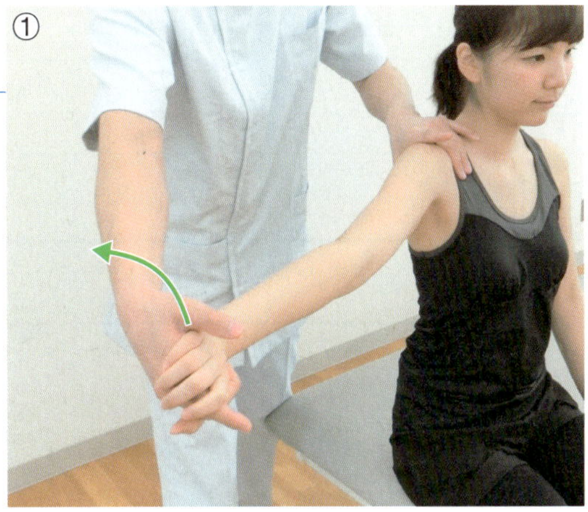

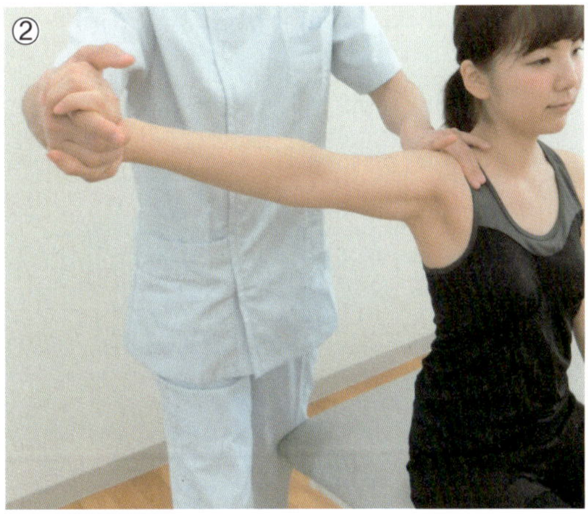

확인사항

위팔두갈래근 긴갈래와 짧은갈래의 스트레칭을 각각 시행해 보자. 신장감이 어깨관절 폄조작에서는 위팔두갈래근의 가쪽(긴갈래)에서, 어깨관절 수평 폄조작에서는 위팔두갈래근의 안쪽(짧은갈래)에서 신장감을 확인할 수 있다면 정확하게 스트레칭된 것이라고 생각 해도 좋다.

주의사항

이 자세에서는 관리사가 대상자의 표정을 확인하기 어렵기 때문에 통증이 있어도 신경 쓰지를 못한다. 대상자에게 사전에 『통증이 있으면 손을 들어주세요•말을 해주세요』라는 식의 표현을 할 수 있도록 전달해 놓는다.

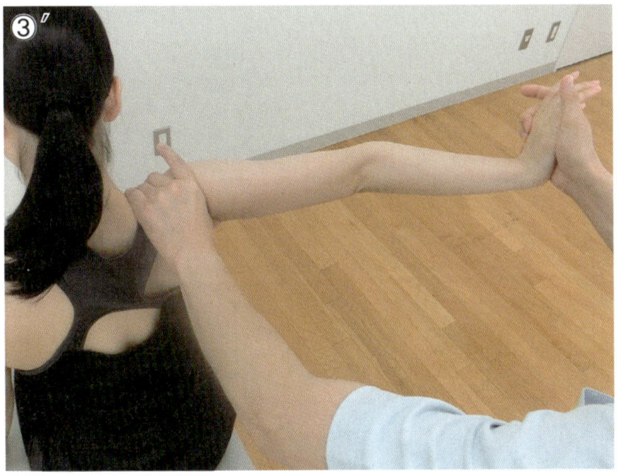

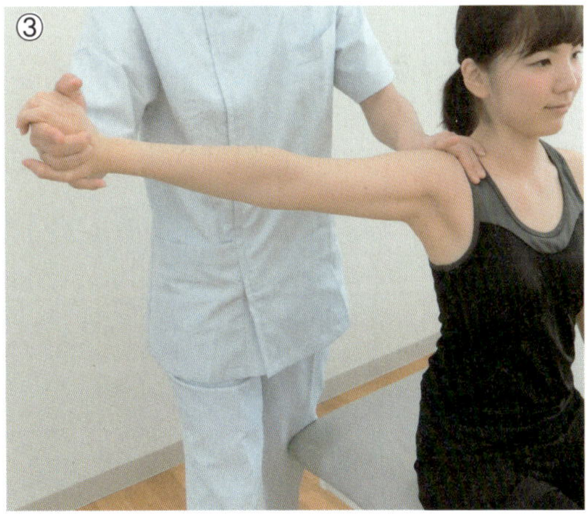

위팔근(상완근) brachialis muscle

이는곳	위팔뼈바닥쪽면 먼쪽 1/2	지배신경	근육피부신경(근피신경)
닿는곳	노뼈거친면, 팔꿉관절 앞쪽 관절주머니(관절낭)	위치	C5 • C6

기술상의 지침

근육의 주행 • 기능	■ 팔꿉관절의 굽힘 • 폄 축의 앞쪽을 지난다.	▶ 팔꿉관절은 굽힘작용을 한다.
	■ 위팔에서 자뼈로 향한다.	▶ 순수한 팔꿉관절 굽힘근이다.
	■ 아래팔의 벌림자세 • 중간자세 • 뒤침자세의 어떤 자세에서도 굽힘근으로서 작용한다.	
고정 조작 포인트	■ 팔꿈치의 폄조작에서 위팔뼈(어깨)는 어떻게 움직이는가?	▶ 어깨관절은 폄방향으로 작용한다.
	■ 어깨 폄에서 위팔두갈래근이 신장되면 위팔근의 신장은 어렵다.	
	■ 신장감을 얻기 힘든 근육이다.	▶ 힘살을 잡고 고정시킨다.
신장 조작 포인트	■ 단순한 팔꿈치의 폄 조작으로 신장된다.	
	■ 위팔두갈래근의 신장이 되지 않도록 어깨관절의 폄을 방지하고 아래팔은 뒤침자세로 시행한다.	

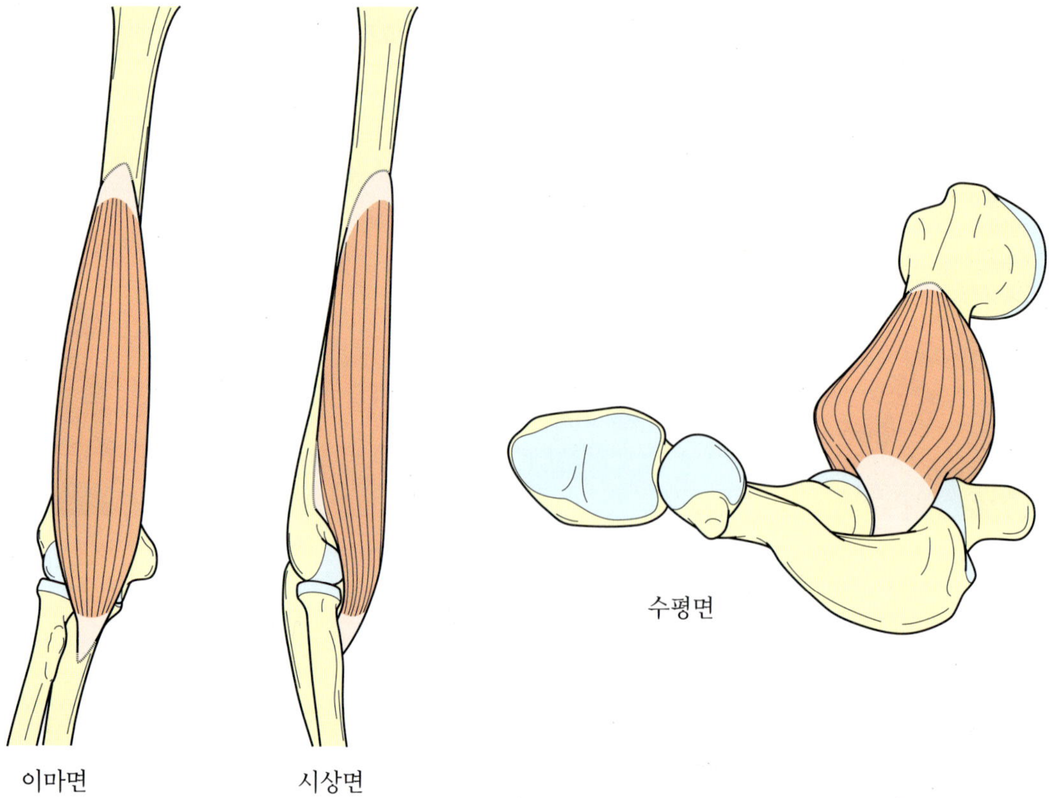

위팔근은 위팔뼈 바닥쪽면 몸쪽 ½에서 자뼈거친면, 팔꿉관절 앞쪽 관절주머니로 주행한다. 팔꿉관절의 굽힘 • 폄 축의 앞쪽을 지나기 때문에 굽힘작용을 한다. 팔꿈치 굽힘관절로 단순관절근(Expresses and locals)이다.

그림 3-1 위팔근 스트레칭—전체 모습 (1)

위팔두갈래근의 긴장을 억제하기 위해서 아래팔을 뒤침자세로 하여 팔꿉관절을 폄시킨다. 팔꿉관절의 폄만으로는 충분한 신장감을 얻을 수 없는 경우가 많기 때문에 이는곳 부분에서 약간 힘살을 떠오르게 하듯이 잡고 • 고정시켜 신장한다.

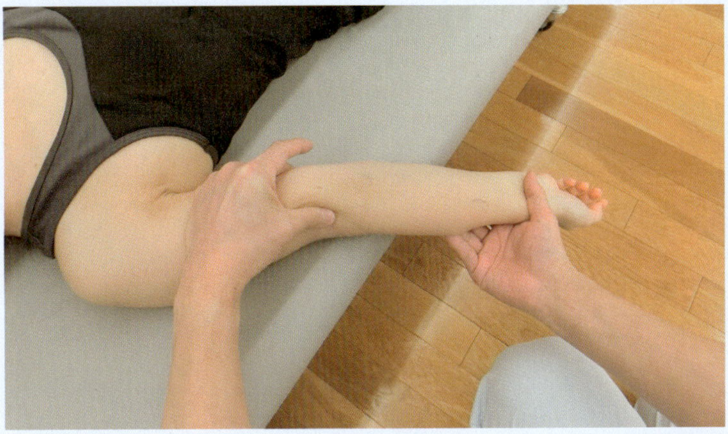

그림 3-2 위팔근 스트레칭—전체 모습 (2)

몸쪽으로 위팔을 놓고 시행할 때에 위팔두갈래근의 신장감이 우선적으로 얻어지는 경우는 어깨관절을 굽힘자세로 하여 시행해도 좋다(①②). 팔꿈치의 과도한 폄(신전)이 있는 경우에도 이 방법은 효과가 좋다.

①

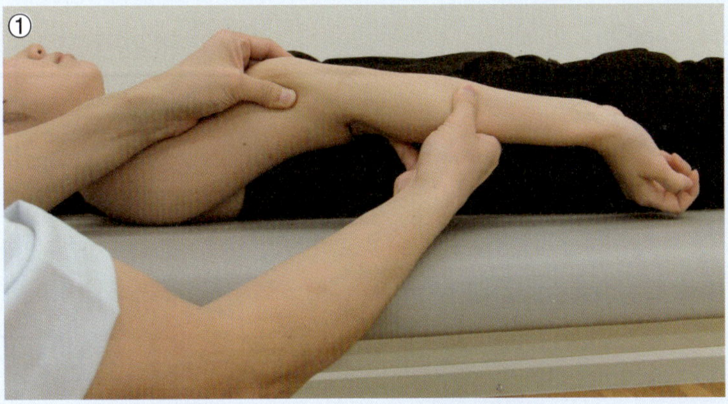

②

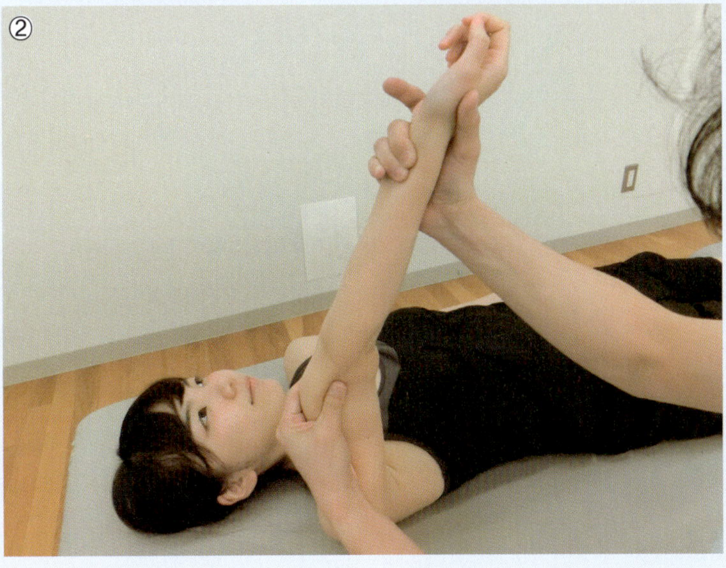

그림 3-3 위팔근의 고정조작(이는곳 부분의 잡는법)

위팔근의 이는곳 부분을 잡을 때는 위팔두갈래근 깊은 층에 있는 것을 고려해야 한다. 위팔뼈에서 위팔근을 떼어 내듯이 조작하는 것을 의식해서 잡아줄 필요가 있다.

위팔근은 위팔두갈래근의 가쪽에서 비교적 촉진하기 쉽지만, 안쪽은 위팔두갈래근으로 덮혀져 있고 자신경과 정중신경이 주행하고 있기 때문에 잡기 어렵다. 이런 이유로 안쪽에서는 자신경의 주행에서 바닥쪽으로 잡아주는 것으로 신경의 압박증상을 회피할 수 있다.

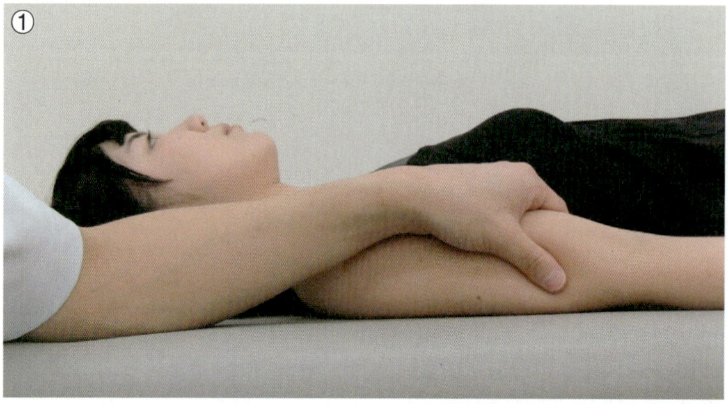

①

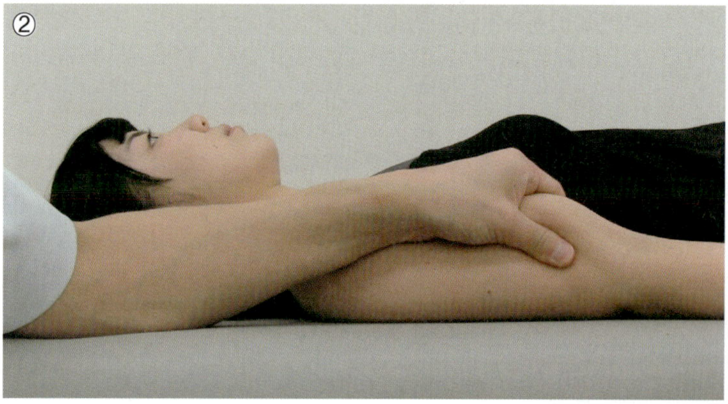

②

그림 3-4 위팔근의 신장조작

신장조작은 대상자의 아래팔 뒤침자세를 유지한 채 팔꿉관절을 폄 조작만 시행한다.

대상자의 팔꿉관절에 확실하게 과도한 폄이 보여지는 경우에는, 관리사는 왼손으로 잡고 있는 대상자의 위팔근 이는곳 부분을 들어 올리는 것뿐만 아니라, 위팔뼈 먼쪽을 들어 올리듯이 조작한다. 그러면 대상자의 과도한 폄에 대응할 수 있다.

만약 위팔뼈 먼쪽의 들어 올리는 조작에서 잡고 있는 위팔근에 통증이 발생하는 경우에는 침대 끝에서 대상자의 아래팔 먼쪽을 빼내서 과도한 폄조작을 시행해도 좋다(④).

①

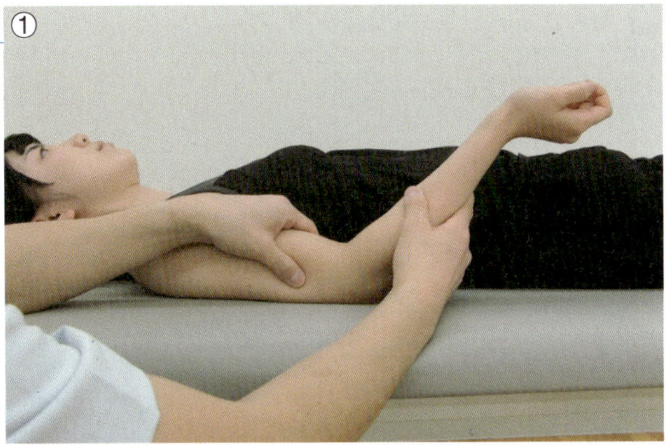

②

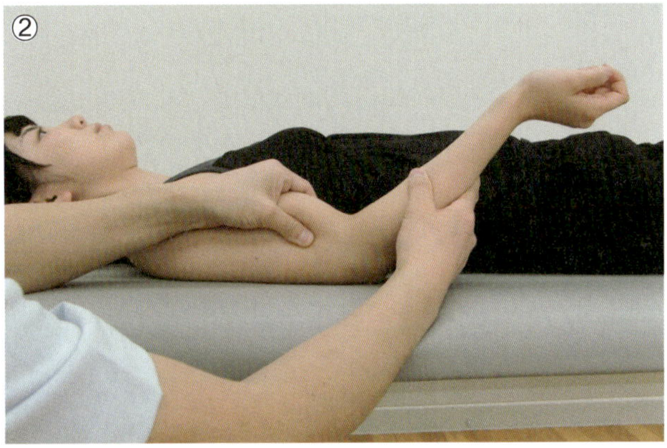

③

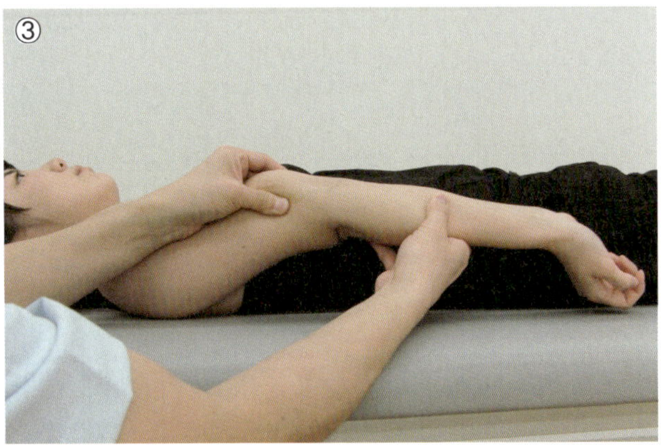

④

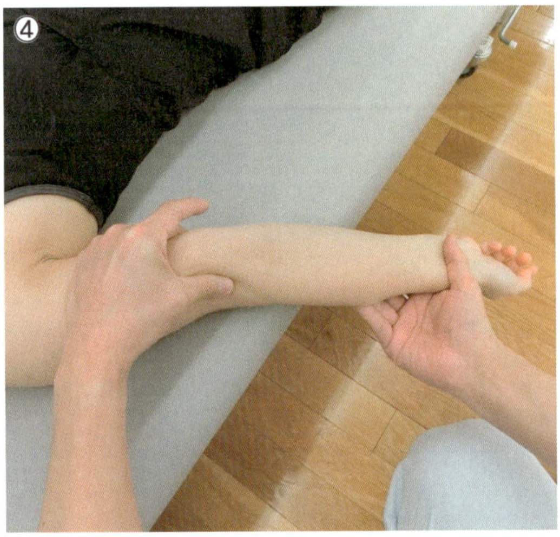

위팔노근(완요골근) brachioradialis muscle

이는곳	위팔뼈 가쪽위관절융기 위능선의 몸쪽 2/3	지배신경	노신경(요골신경)
닿는곳	노뼈붓돌기(요골경상돌기)의 위쪽	위치	C5 • C6

기술상의 지침

근육의 주행 • 기능	▪ 팔꿉관절의 굽힘 • 폄 축의 앞쪽을 지난다.	▶ 팔꿉관절은 굽힘(굴곡)작용을 한다.
	▪ 위팔의 가쪽에서 아래팔의 가쪽을 향한다.	▶ 아래팔의 엎침자세에서 뒤침(회외)작용, 뒤침자세에서 엎침(회내)작용을 한다.
	▪ 손목관절을 넘어가지 않는다.	▶ 손목관절은 조작하지 않는다. (손바닥쪽굽힘자세로 시행해서는 안 된다.)
고정 조작 포인트	▪ 아래팔의 조작에서 위팔뼈(어깨)는 어떻게 움직이는가?	▶ 위팔은 안쪽돌림(내회전) 된다.
	▪ 신장감을 얻기 힘든 근육이다.	▶ 이는곳 부근의 힘살을 잡고 고정시킨다.
신장 조작 포인트	▪ 먼저 아래팔을 엎침자세로 한 다음 팔꿈치 관절을 폄시키고 신장시킨다.	

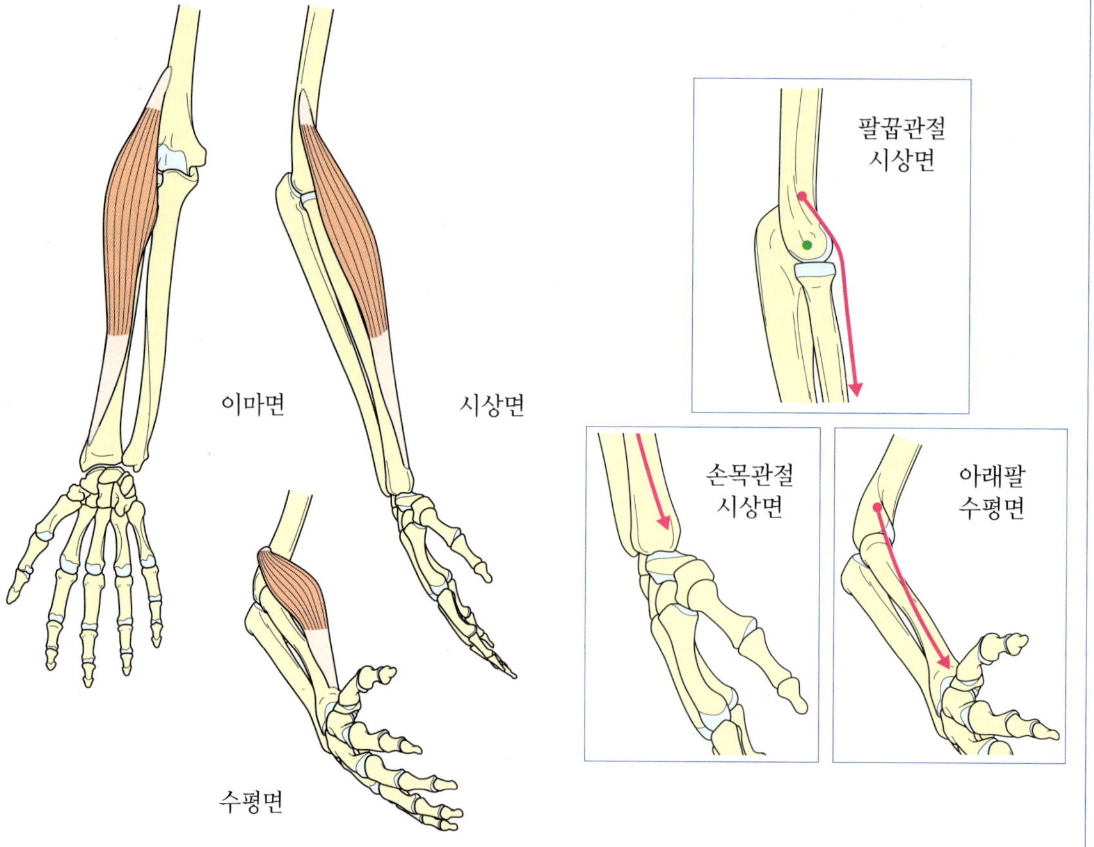

위팔노근(완요골근)은 위팔뼈 가쪽위관절융기(외측상과)의 몸쪽 2/3에서 노뼈붓돌기(요골경상돌기)의 밑부분으로 주행한다. 팔꿉관절의 굽힘 • 폄축의 앞쪽을 지나기 때문에 굽힘작용을 한다. 아래팔의 엎침자세에서는 아래팔 엎침 • 뒤침축의 바닥쪽을, 가쪽에서 안쪽으로 지나기 때문에 뒤침작용을, 아래팔의 뒤침자세에서는 아래팔 엎침 • 뒤침축의 가쪽을 앞쪽에서 뒤쪽으로 지나기 때문에 엎침작용을 한다.

그림 4-1　위팔노근의 스트레칭—전체 모습 (1)

팔꿉관절을 약간 굽힘자세로 하고 이는곳 부근의 힘살을 손으로 잡고 아래팔을 엎침시켜서 팔꿉관절을 폄시킨다.

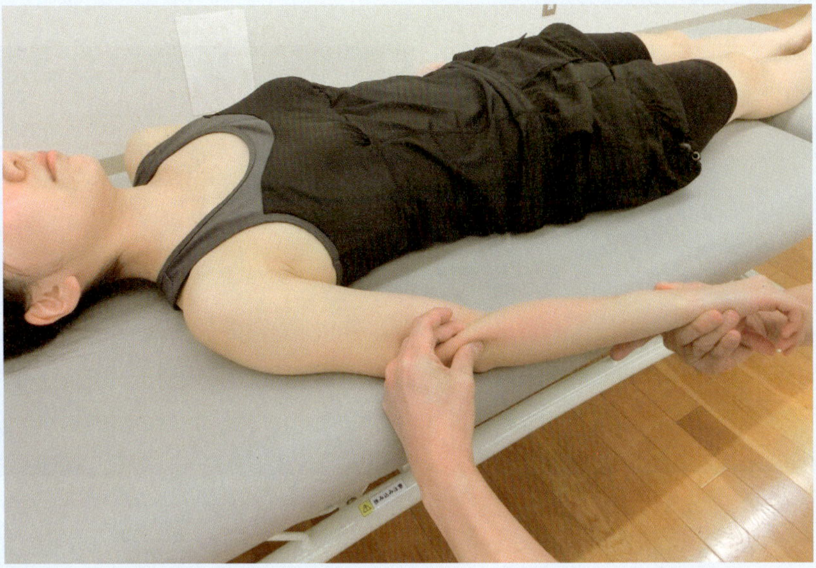

그림 4-2　위팔노근의 스트레칭—전체 모습 (2)

단순한 신장조작으로는 신장감을 얻기 힘들다. 그 때문에 힘살을 손끝으로 잡고 올리듯이 잡아 준다. 아래팔의 엎침조작은 손목관절을 넘어가지 않도록 아래팔 먼쪽에서 시행한다.

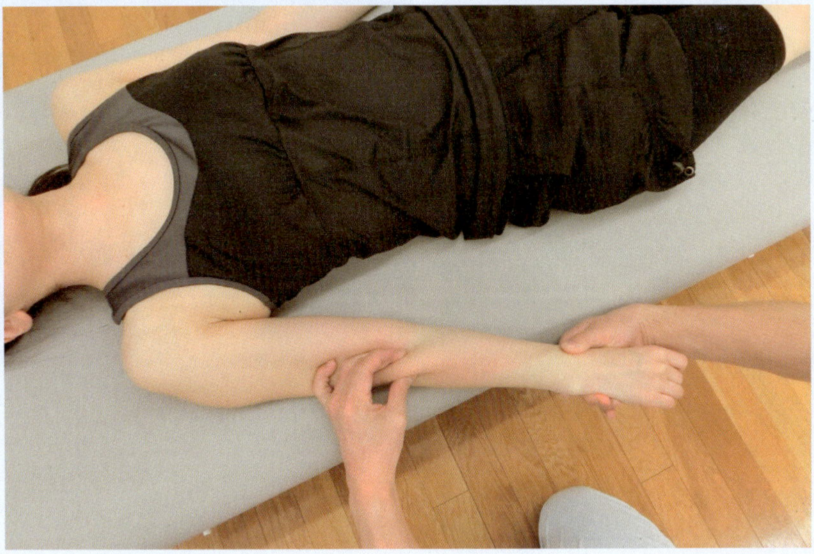

그림 4-3 위팔노근(완요골근)의 고정조작

단순하게 이는곳과 닿는곳 부위를 멀어지게 하는 조작만으로는 신장감을 얻기 힘든 경우가 대부분이다. (**a**). 그렇기 때문에 이는곳 부분의 힘살주위를 관리사의 엄지손가락과 가운데 손가락으로 뼈에서 들어 올리듯이 잡아주는 것으로(**b**), 신장감을 얻을 수 있다.

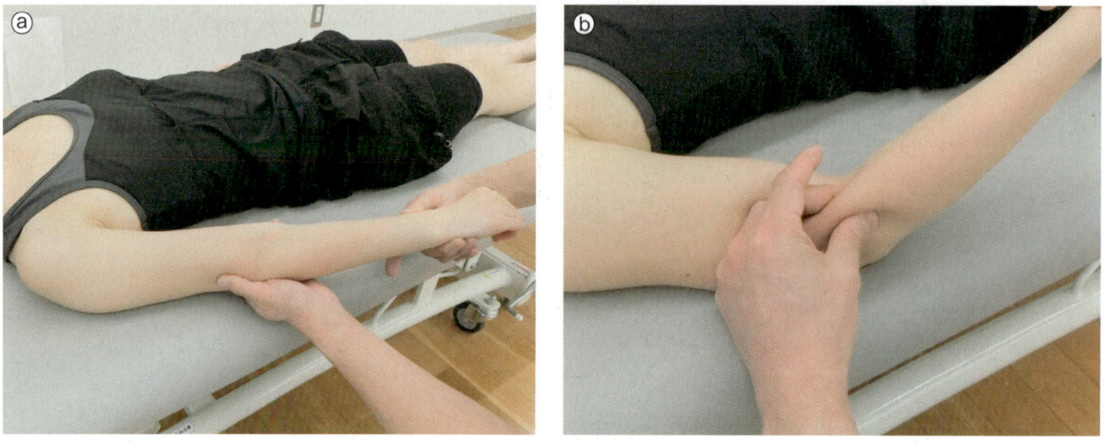

그림 4-4 위팔노근의 신장조작(도수 이미지)

엎침자세(회내)를 하는 쪽(**b**)이 대각선의 주행이 되어 이는곳과 닿는곳이 멀어지게 된다.

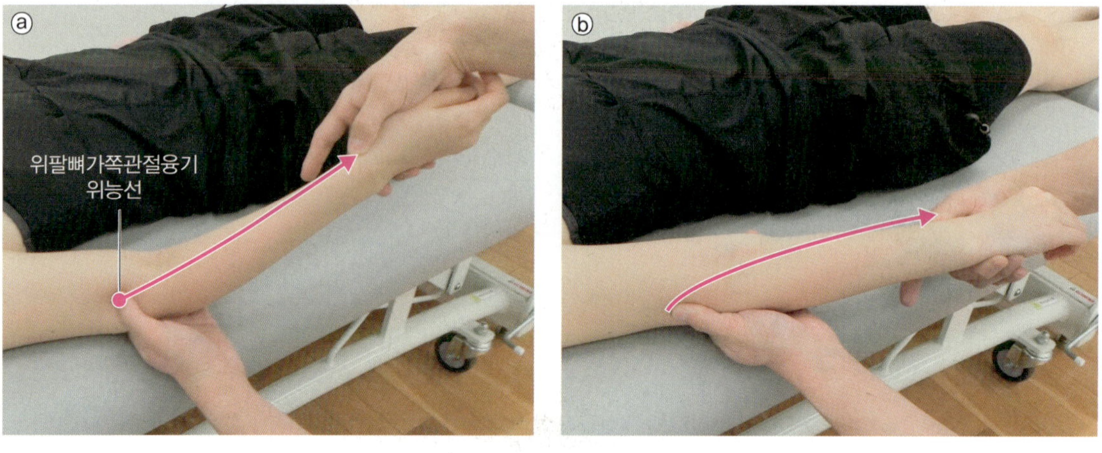

그림 4-5 위팔노근의 신장조작

관리사는 대상자의 위팔노근의 이는곳 부근에서 힘살을 잡은 다음(①), 대상자의 아래팔을 엎침자세로 한 다음 팔꿉관절을 폄시켜 신장시킨다(②).

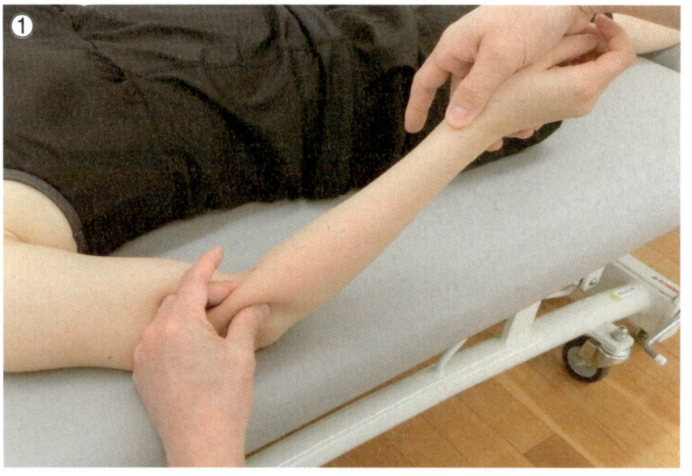

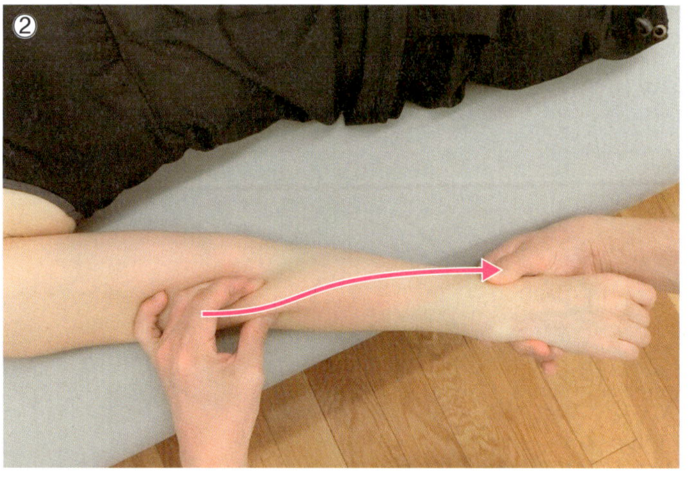

위팔세갈래근 긴갈래(상완삼두근장두) triceps brachii long head

이는곳	어깨뼈의 관절아래결절	지배신경	노신경
닿는곳	자뼈의 팔꿈치머리(척골주두)	위치	C7 • C8

기술상의 지침

근육의 주행 • 기능	■ 어깨위팔관절의 모음 • 벌림축의 안쪽을 지난다.	▶ 어깨위팔관절의 약간의 모음(내전)작용을 한다.
	■ 어깨위팔관절의 굽힘 • 폄축의 뒤쪽을 지난다.	▶ 어깨위팔관절은 폄(신전)작용을 한다.
	■ 어깨위팔관절의 안쪽 • 가쪽돌림축의 앞쪽을 지난다.	▶ 어깨위팔관절의 약간 가쪽돌림(외전)작용을 한다.
	■ 팔꿉관절의 굽힘 • 폄축의 뒤쪽을 지난다.	▶ 팔꿉관절은 굽힘(굴곡)자세가 된다.
고정 조작 포인트	■ 이는곳의 고정은 어떻게 시행하는가?	▶ 어깨뼈의 위쪽돌림(상방회전)을 방지한다.
신장 조작 포인트	■ 팔꿉관절을 최대 굽힘자세로 한다.	
	■ 어깨위팔관절의 굽힘조작에서 신장된다.	
	■ 어깨위팔관절의 굽힘조작 시에 위팔뼈의 장축먼쪽방향으로 당김(견인)을 더해주면서 시행한다.	

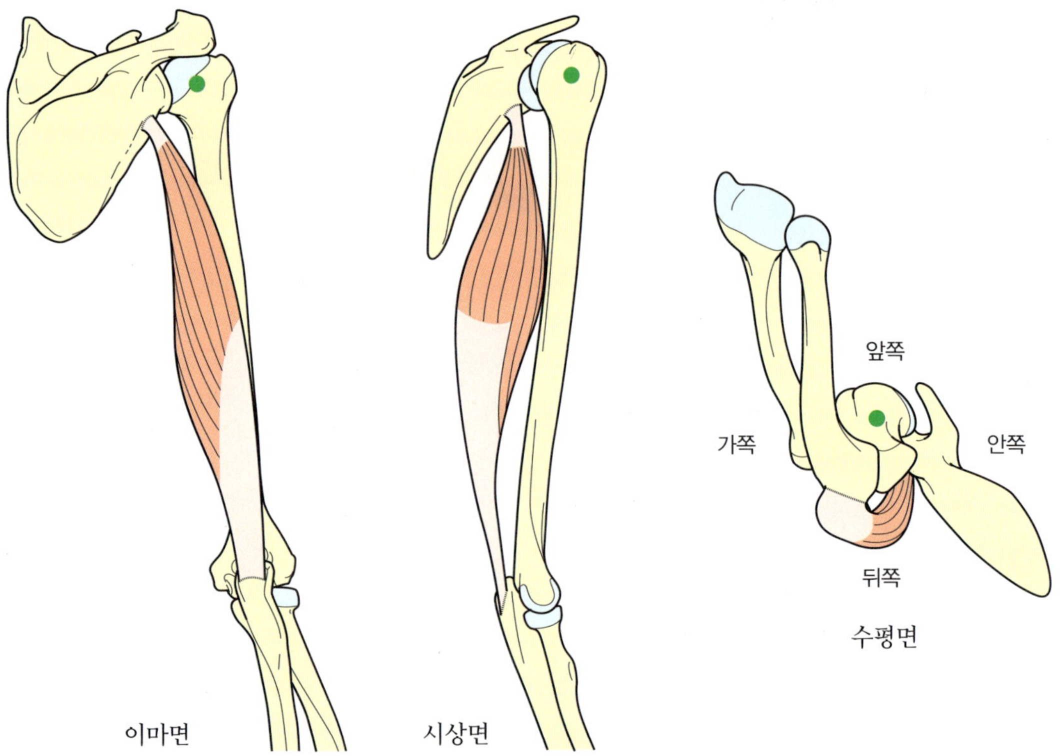

위팔세갈래근 긴갈래는 어깨뼈관절 아래결절에서 자뼈의 팔꿈치머리를 주행한다. 어깨와 팔꿈치를 넘어가는 이관절근(two joint muscle)이기 때문에 양쪽 관절에서 조작하여 스트레칭을 시행한다.
어깨관절에서는 시상면에서 살펴보면 굽힘 • 폄축의 뒤쪽, 아래팔면에서 살펴보면 모음 • 벌림의 안쪽, 수평면에서 살펴보면 안쪽 • 가쪽돌림축의 뒤쪽을 지나기 때문에 어깨위팔관절의 폄, 모음, 가쪽돌림작용을 한다. 팔꿉관절에서는 시상면에서 살펴보면 굽힘 • 폄축의 뒤쪽을 지나기 때문에 폄작용을 한다.

그림 5-5 팔꿉관절 굽힘자세의 유지(1)

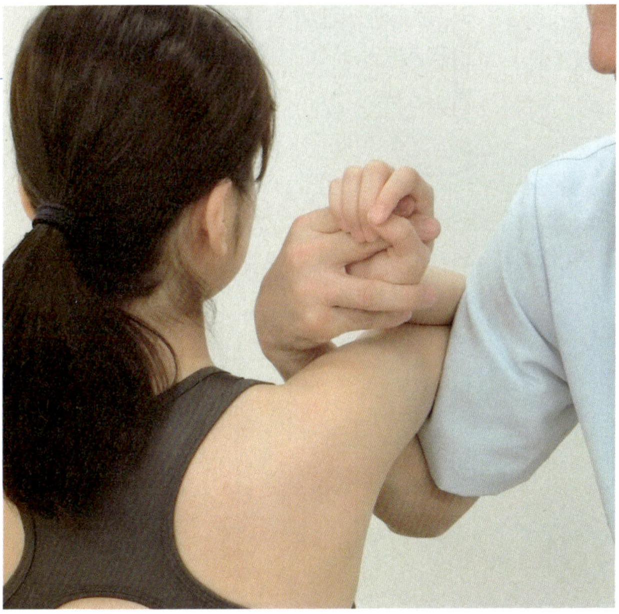

관리사는 대상자의 팔꿈치를 최대굽힘자세로 유지하기 위해서 오른손으로 대상자의 아래팔을 뒤침자세, 손목관절을 등쪽굽힘자세로 유지한다.

관리사의 오른쪽 팔꿈치를 굽힘자세로 하여 대상자의 위팔부분을 지탱하고 손으로 대상자의 손목관절을 등쪽굽힘자세로 유지시킨다.

아래팔을 뒤침자세로 하는 목적은 엎침자세에서는 팔꿈치를 굽힐 때에 대상자의 위팔뼈와 자뼈사이에 노뼈가 위치하여 최대굽힘자세를 방해하기 때문이다. 손목관절 등쪽굽힘 자세로 하는 목적은 손목관절 바닥쪽 굽힘자세에서는 팔꿉관절 굽힘조작을 할 때에 대상자의 손가락 끝이 자신의 어깨에 닿아 굽히기 어렵기 때문이다.

그림 5-6 팔꿉관절 굽힘자세의 유지(2)

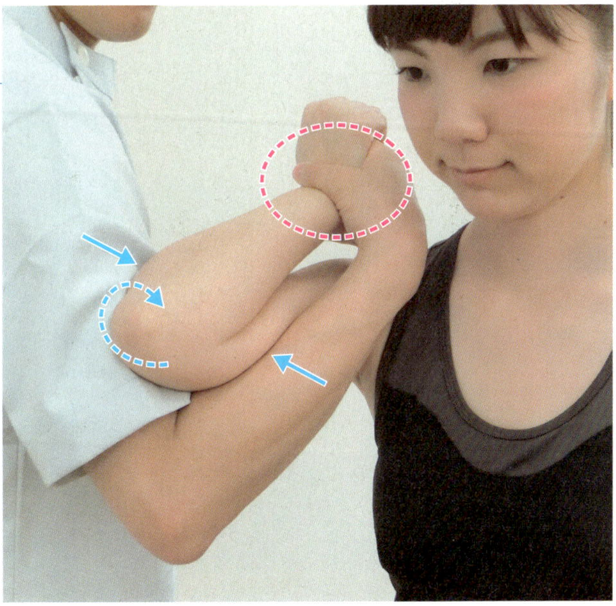

관리사의 팔꿈치는 굽힘자세를 하고 위팔부분과 아래팔 부분 사이에 대상자의 위팔을 끼워준다(→). 이때 대상자의 어깨관절은 약간 안쪽돌림자세가 되도록 한다.

관리사의 오른손 엄지손가락은 자뼈 먼쪽 등쪽에 놓고 팔꿉관절이 최대굽힘 자세를 유지할 수 있도록 한다.

그림 5-7 위팔세갈래근의 긴갈래의 신장조작 (1)

관리사는 대상자의 어깨뼈가 위쪽돌림되지 않도록 왼손으로 아래쪽돌림방향으로 고정한다. 그 다음 대상자의 팔꿉관절을 굽힘자세로 유지한 채 어깨위팔뼈관절을 굽혀준다.

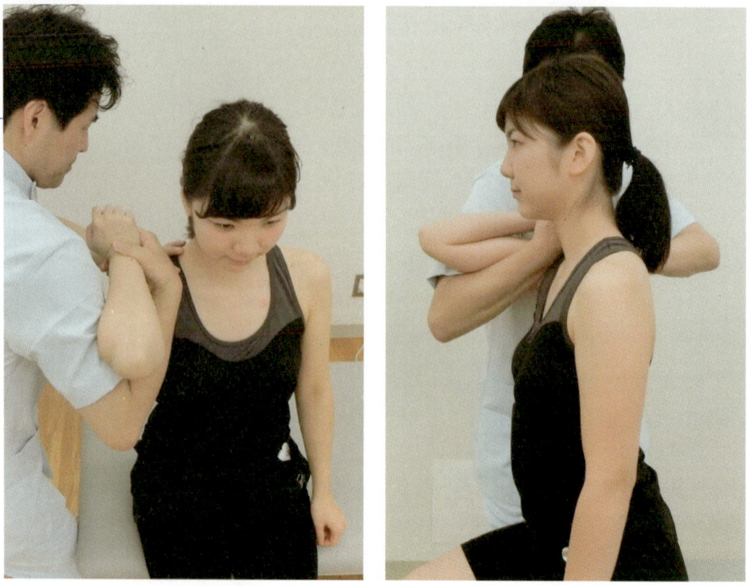

그림 5-8 위팔세갈래근의 긴갈래의 신장조작 (2)

어깨뼈의 고정 시 관리사는 대상의 어깨뼈굽힘에 동반된 어깨뼈의 벌림 • 위쪽돌림과 함께 봉우리가 위쪽 • 앞쪽으로 이동하지 않도록 고정시킨다. 이때 조작은 이동을 멈추게 하는 것만으로도 좋다. 무리해서 봉우리를 눌러서는 안 된다.

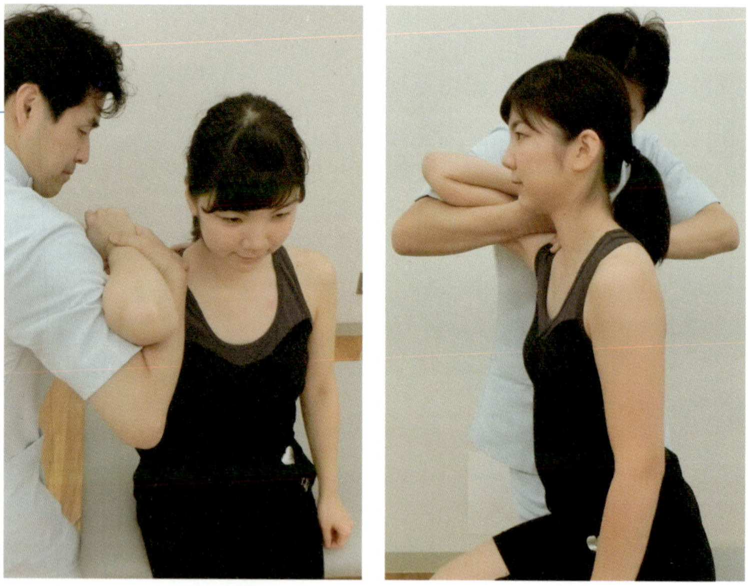

그림 5-9 위팔세갈래근의 긴갈래의 신장조작 (3)

관리사는 대상자의 어깨관절 굽힘조작과 병행해서 약간의 벌림(①)과 안쪽돌림을 의식해서 조작해 준다. 한층 더 대상자의 오른팔의 당김조작을 동시에 더해주면 쉽게 신장감을 얻을 수 있다(②).

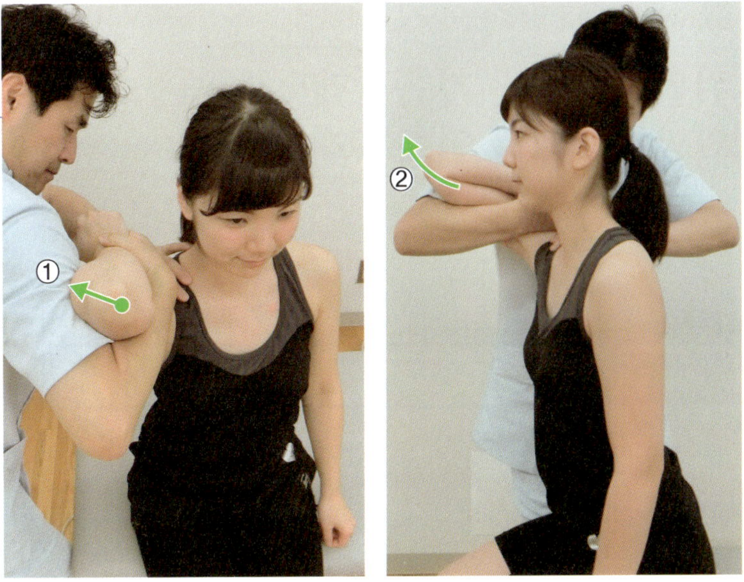

그림 5-10 어깨관절 굽힘조작에 동반된 당김(견인)조작

대상자의 어깨관절굽힘조작에서 동반된 당김조작은 관리사는 팔꿉관절에서 끼운 대상자의 위팔 먼쪽부분 ① 뿐만 아니라, 대상자의 손바닥부분도 ② 동시에 조작해 주는 것이 비결이다.

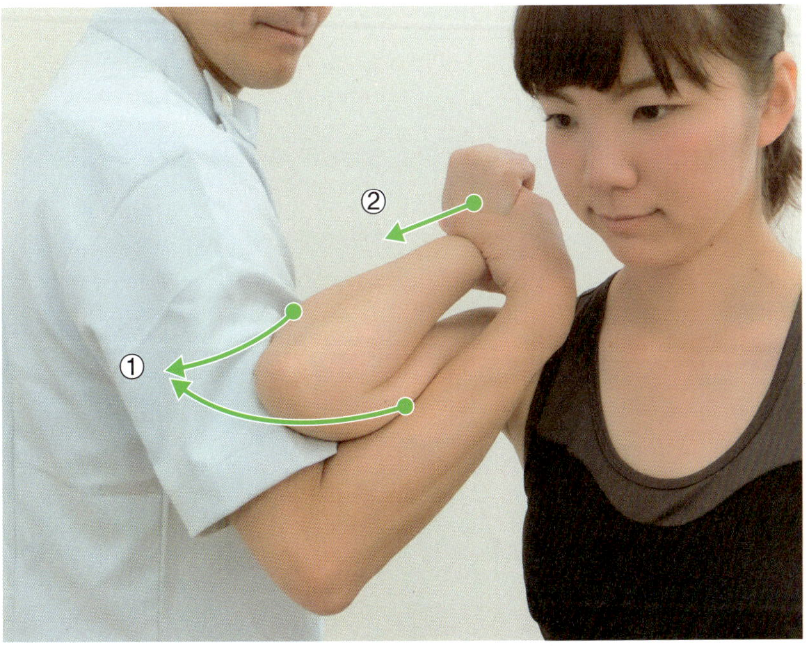

위팔세갈래근 가쪽갈래(상완삼두근 외측두) triceps brachii lateral head
위팔세갈래근 안쪽갈래(상완삼두근 내측두) triceps brachii medial head

이는곳	가쪽갈래(long head) 위팔뼈 몸쪽 등쪽면에서 노신경고랑 보다 몸쪽 안쪽갈래(medial head) 위팔뼈 몸쪽 등쪽면에서 노신경고랑 보다 먼쪽	지배신경	노신경
닿는곳	자뼈팔꿈치머리(척골주두)	위치	C7 • C8

기술상의 지침

근육의 주행 • 기능	■ 위팔뼈에서 시작하여 자뼈에서 정지한다.	▶ 긴갈래만 이관절근이고 가쪽갈래와 안쪽갈래는 팔꿈치를 넘어가는 단순관절근이다.
	■ 팔꿉관절의 굽힘 • 폄축의 뒤쪽을 지난다.	▶ 팔꿉관절의 폄(신전)작용을 한다.
	■ 노뼈신경고랑의 몸쪽에서 위팔세갈래근 가쪽갈래, 먼쪽에서 안쪽갈래가 시작된다.	
고정 조작 포인트	■ 팔꿈치의 굽힘조작만으로는 신장하기 어렵다.	▶ 가쪽갈래(외측두), 안쪽갈래(내측두)와 함께 이는곳 부분에서 잡아주는 것에 의해 고정조작 시 신장감에 영향을 준다.
	■ 근육을 잡아 줄 때는 약간 뼈에서 들어올리는 조작을 더해주고, 다시 몸쪽으로 시프트시키면 쉽게 신장시킬 수 있다.	
	■ 안쪽갈래는 보다 깊은 부위에서 잡아줄 필요가 있다.	
신장 조작 포인트	■ 신장조작의 굽힘은 천천히 시행하고 잡고 있는 손으로 신장감을 확인하면서 시행해 준다.	
	■ 위팔세갈래근 긴갈래의 신장이 일어나지 않도록 어깨관절은 폄자세에서 시행해 준다.	

위팔세갈래근 가쪽갈래

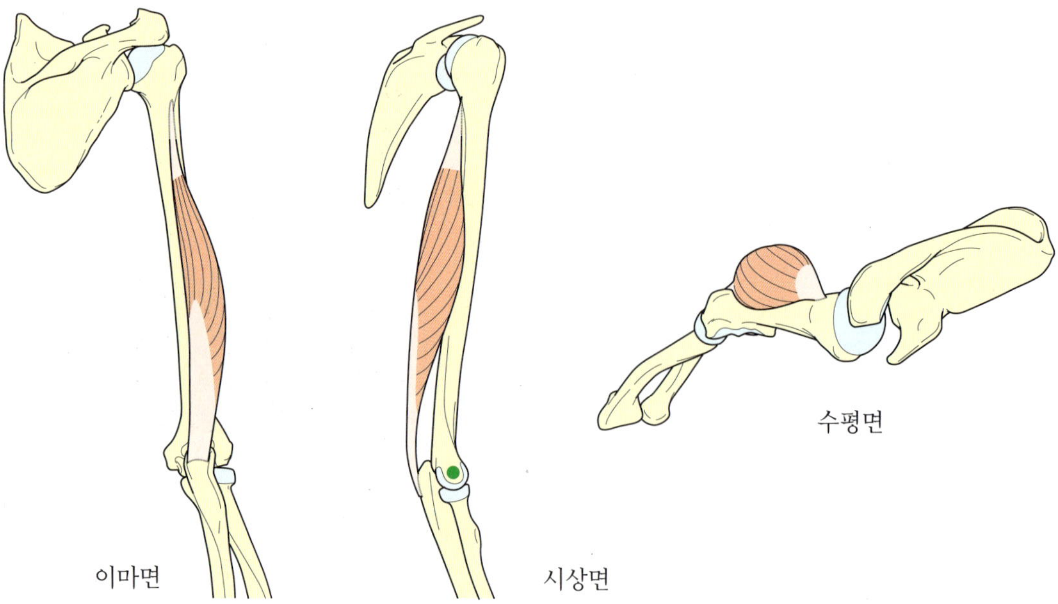

위팔세갈래근 가쪽갈래 • 안쪽갈래는 양쪽 모두 어깨관절의 굽힘 • 폄축의 뒤쪽을 지나기 때문에 폄 작용을 한다. 노자관절(요척관절)의 단순관절근(Expresses and locals)이다. 위팔세갈래근 가쪽갈래는 위팔뼈 몸쪽 등쪽면에서 노신경고랑(요골신경구) 몸쪽의 팔꿈치머리로 주행한다.

위팔세갈래근 안쪽갈래

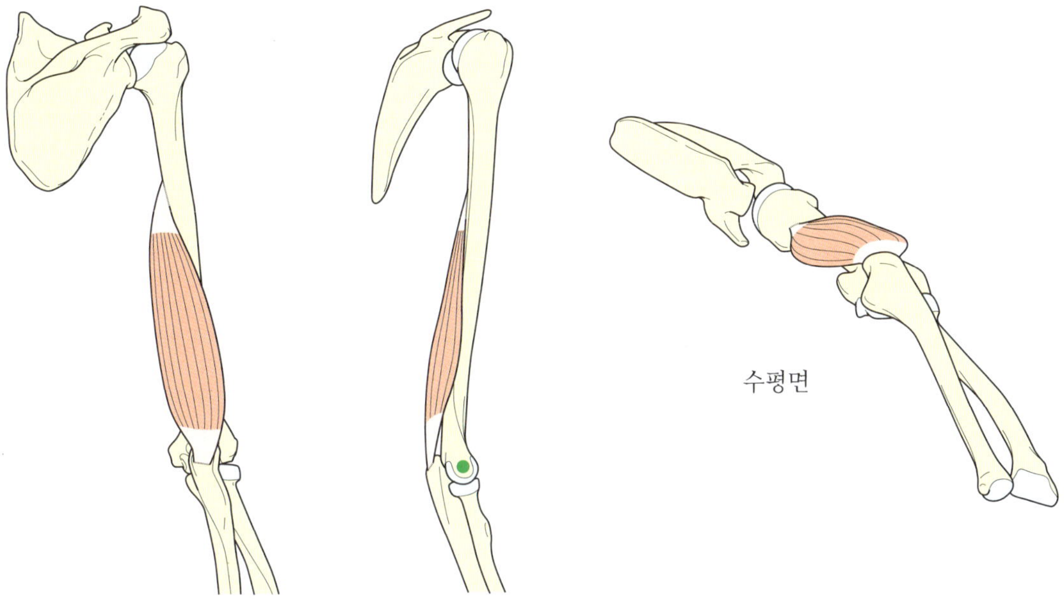

위팔세갈래근 안쪽갈래는 위팔뼈 몸쪽 등쪽면에서 노신경고랑(요골신경구)에서 몸쪽에서 자뼈의 팔꿈치머리로 주행한다.

그림 6-1 위팔세갈래근 가쪽갈래의 스트레칭 조작—전체 모습

대상자의 팔꿉관절을 약간 굽힘자세로 하고 노신경고랑의 몸쪽에 있는 가쪽갈래를 이는곳으로 하여 잡은 다음 팔꿉관절을 굽혀서 신장시킨다.

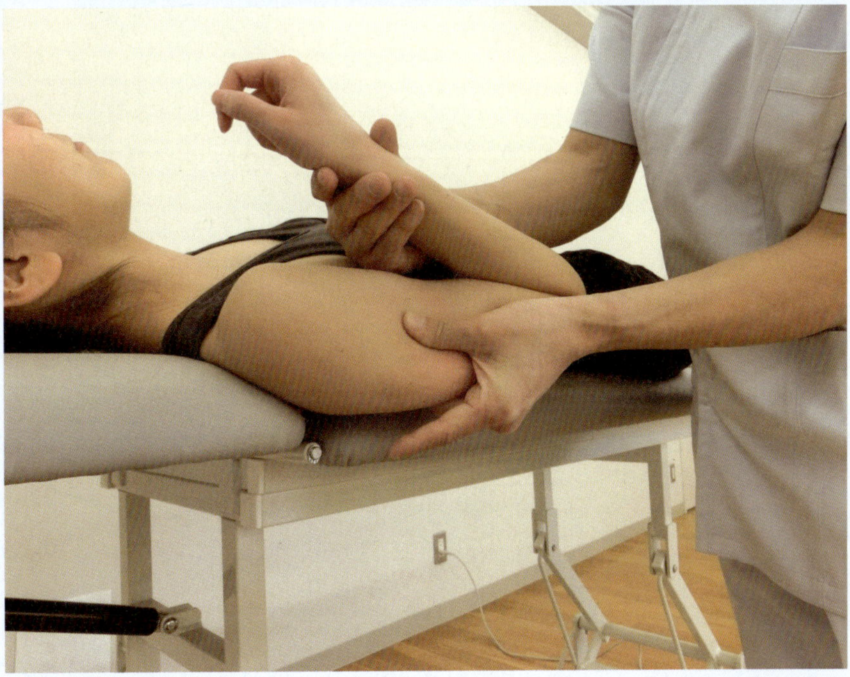

그림 6-2 위팔세갈래근 가쪽갈래의 스트레칭(이는곳 부분의 촉진)

고정(잡는 부위)하는 부위의 확인을 위해서 어깨세모근 뒤섬유의 뒤모서리(①), 노신경고랑을 촉진하고(②), 위팔세갈래근 가쪽갈래의 이는곳·힘살부위를 확인한다.

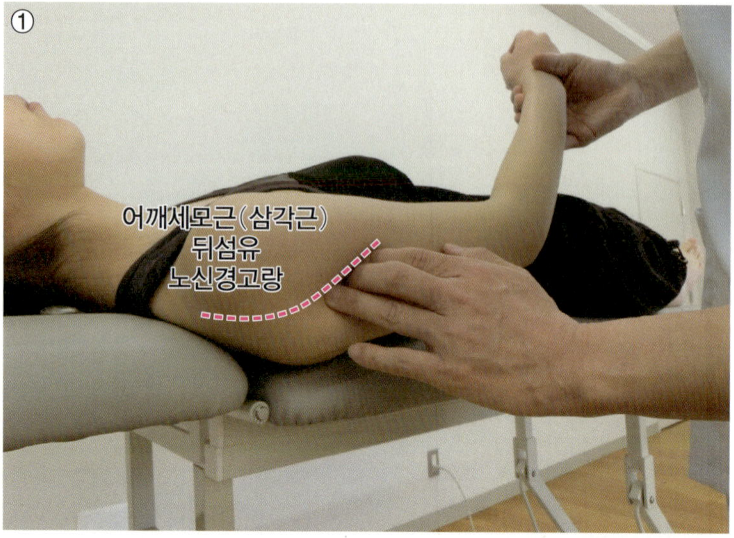

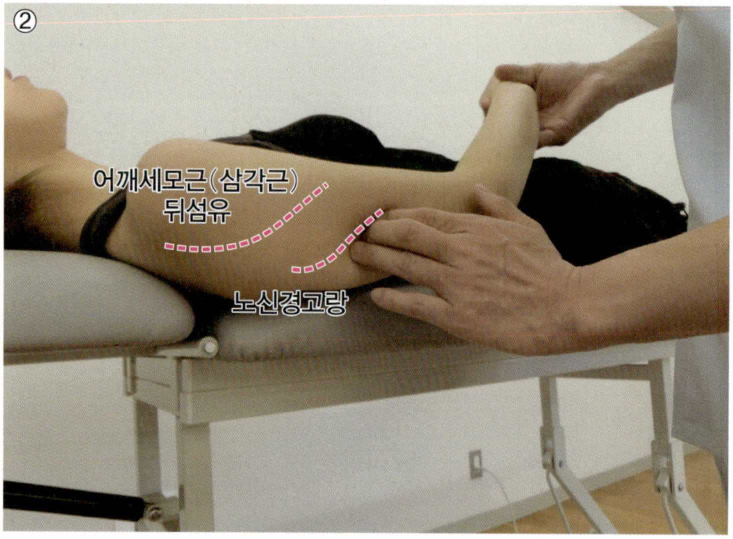

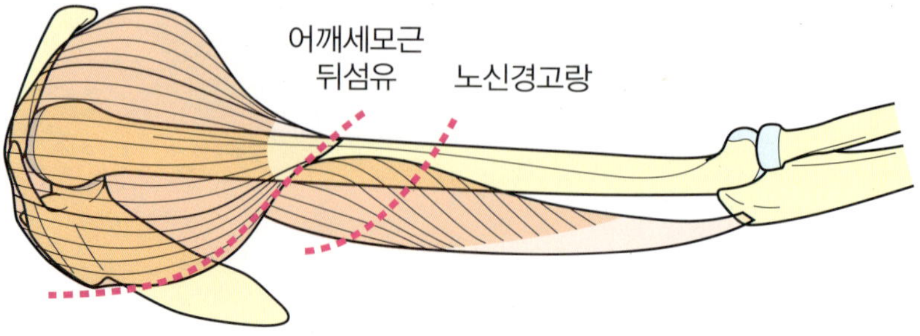

그림 6-3 위팔세갈래근 가쪽갈래(외측두)의 신장조작

관리사는 대상자의 팔꿉관절을 약간 굽힘자세까지 펌하고 촉진으로 확인한 위팔세갈래근 가쪽갈래의 이는곳보다 약간 먼쪽의 힘살을 왼손으로 잡아준다. 잡을 때는 힘살을 위팔뼈에서 약간 떠오르듯이 들어 올린다(①).

근육을 잡았으면 관리사는 오른손으로 대상자의 팔꿉관절을 굽히고 신장시킨다(②). 관절의 끝느낌(end-feel)을 확인하고 왼손으로 잡고 있는 위팔세갈래근 가쪽갈래에 생긴 신장감을 느끼면서 시행해 준다.

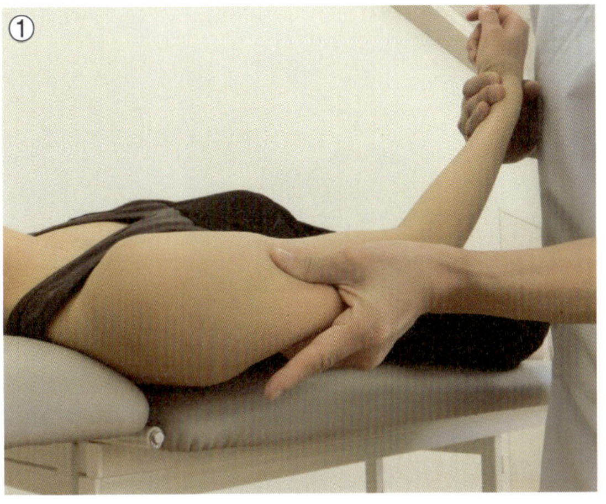
①

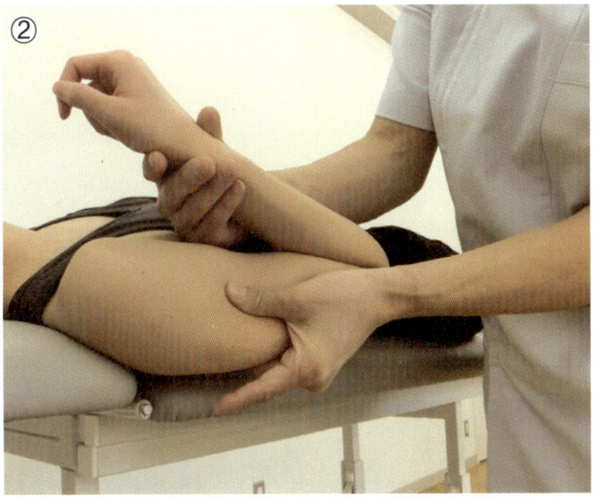
②

그림 6-4 위팔세갈래근 안쪽갈래 스트레칭—전체 모습

대상자의 팔꿉관절을 약간 굽힘자세로 하고 노신경고랑의 먼쪽에 있는 안쪽갈래를 자신경의 압박에 주의하면서 잡아준다. 안쪽갈래는 위팔뼈등쪽 깊은부위에 위치하므로 확실하게 깊은층을 목표로 하여 근육을 잡는 조작이 필요하다.

그 후 팔꿉관절을 굽히고 신장시킨다.

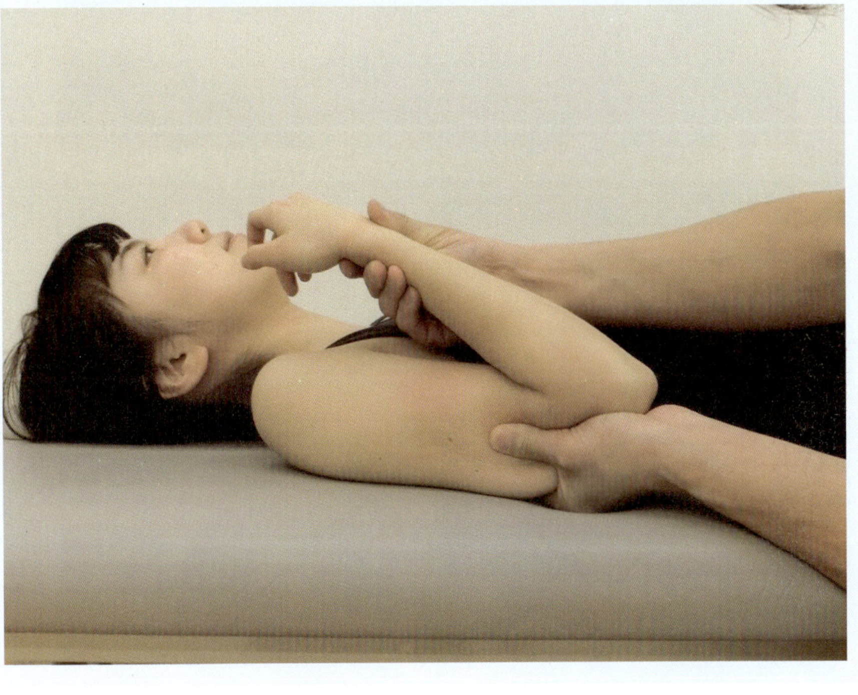

그림 6-5 위팔세갈래근 안쪽갈래의 스트레칭-이는곳 부분의 촉진과 잡는(고정)부위

고정(잡는 부위)하는 부위의 확인을 위해 먼저 노신경고랑을 촉진한다(①). 안쪽갈래와 신경고랑에서 먼쪽으로 잡는 경우가 있다. 계속해서 위팔의 안쪽갈래에서 자신경의 위치를 확인한다(②).

고정을 할 때 자신경을 누르면 압박에 의해 통증이 나오므로 자신경을 피해서 안쪽갈래를 잡고 고정시킨다.(③).

①
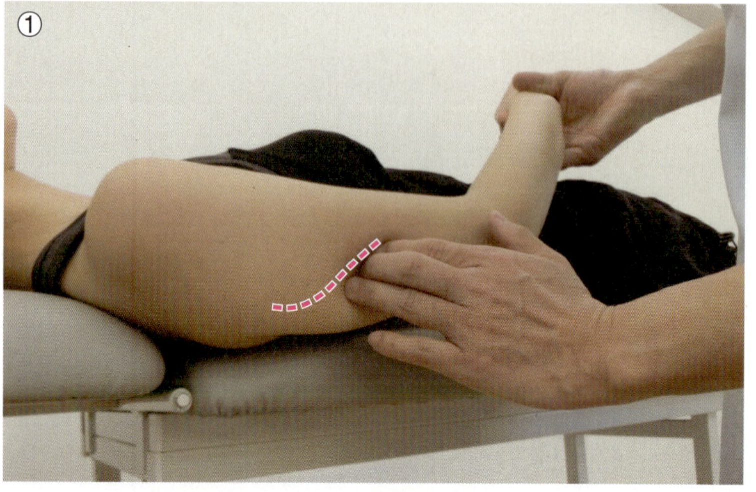

②
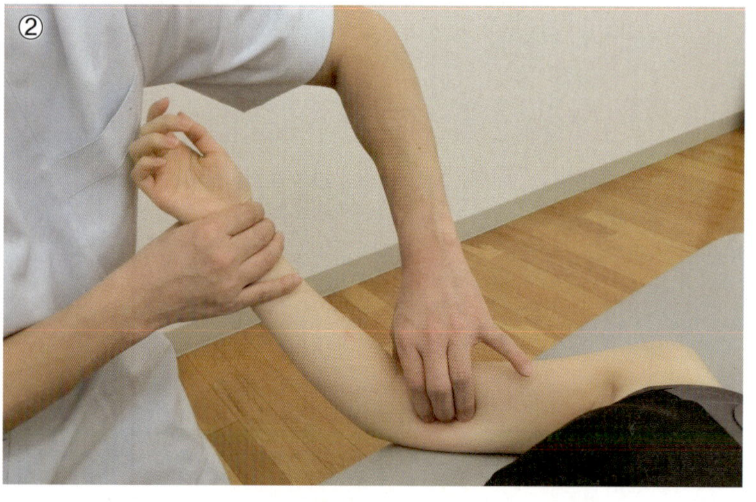

③
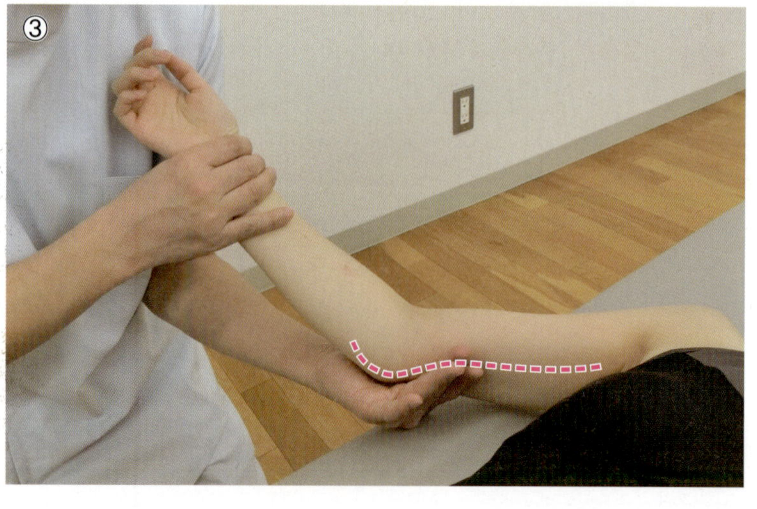

그림 6-6 위팔세갈래근 안쪽갈래의 고정조작(잡는법)

잡는 부위를 확인하였으면 관리사의 왼손으로 대상자의 위팔뼈(노뼈신경고랑의) 먼쪽 또는 자신경의 등쪽에서 위팔세갈래근의 안쪽갈래를 잡아준다(①). 근육을 잡을 때 힘살을 약간 뼈에서 들어 올리듯이(↙) 시행하는 것(②), 약간 몸쪽으로 이동(→) 하듯이 시행하는 것이다(③).

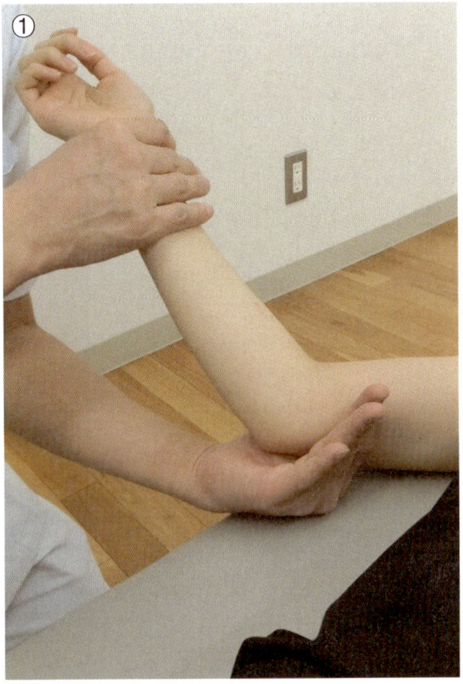

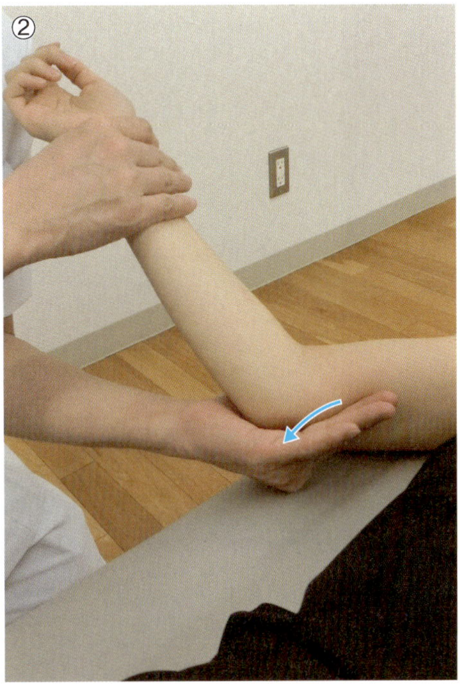

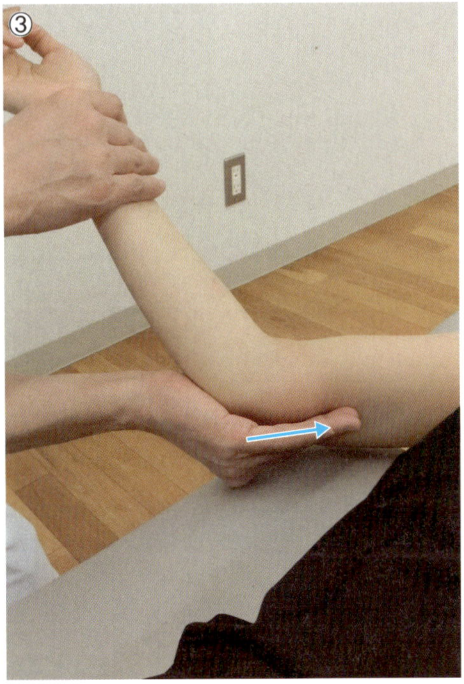

그림 6-7 위팔세갈래근 안쪽갈래의 신장조작

관리사는 왼손으로 대상자의 위팔세갈래근 안쪽갈래를 잡았으면(고정 ①②), 오른손으로 대상자의 팔꿉관절을 굽히고 신장시킨다(③④).

굽힘조작 시 관절의 끝느낌(end-feel)을 확인하면서 왼손으로 잡고 있는 위팔세갈래근 안쪽갈래에 신장감이 느껴지는 것을 확인하면서 시행해 준다.

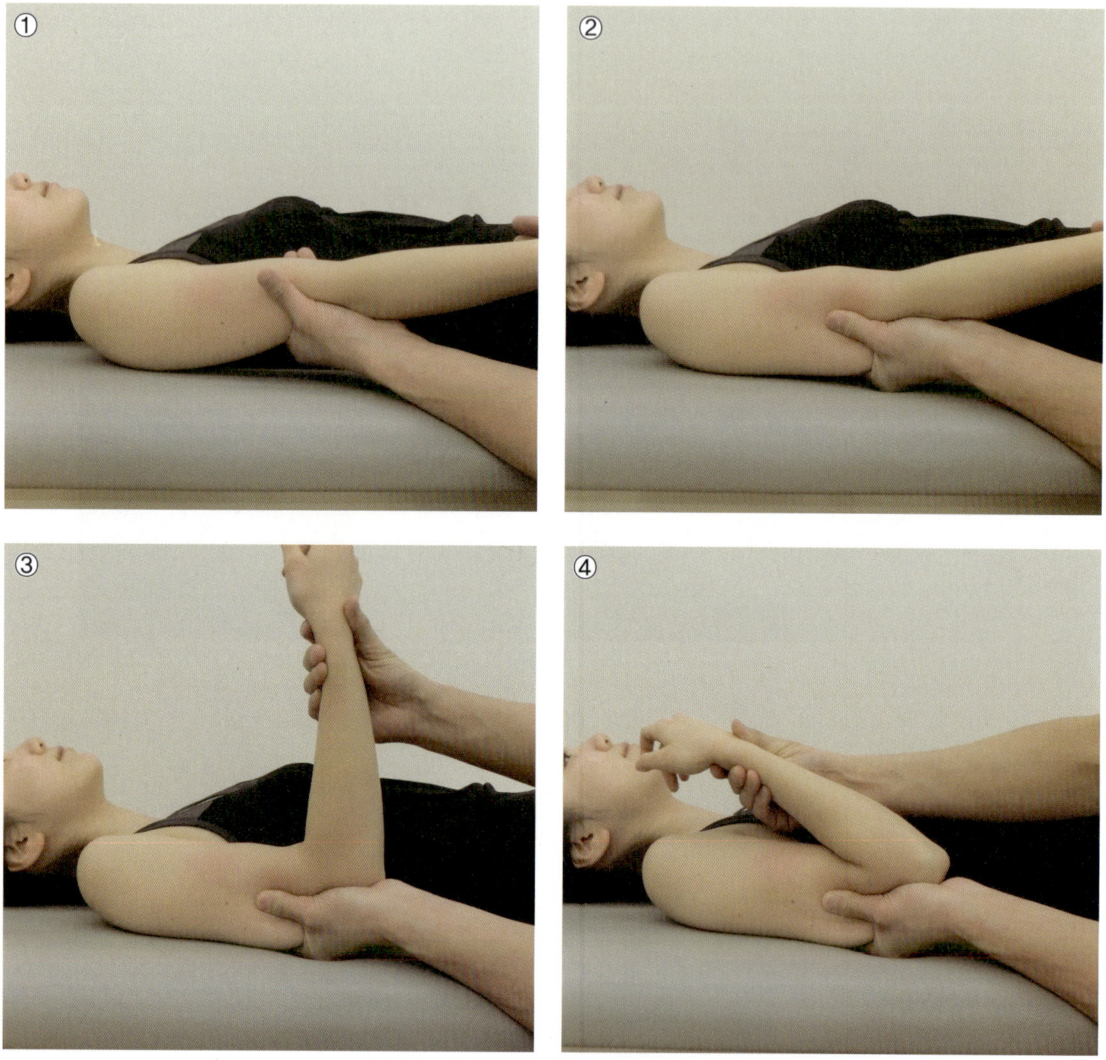

원엎침근(회내근) pronator teres muscle

이는곳	위팔뼈 안쪽위관절융기(상완골 내측상과), 자뼈갈고리돌기(척골구상돌기)의 안쪽면	지배신경	정중신경
닿는곳	노뼈중앙가쪽	위치	C6~C7

기술상의 지침

근육의 주행 · 기능	▪이마면에서 팔꿉관절의 뒤침축(외반축)의 안쪽을 지난다.	▶	팔꿉관절의 뒤침방지작용을 한다.
	▪시상면에서 팔굽관절의 굽힘 · 폄축의 앞쪽을 지난다.	▶	팔꿉관절의 굽힘(굴곡)작용을 한다.
	▪수평면에서 아래팔의 엎침 · 뒤침축의 앞쪽을 안쪽부터 가쪽으로 향한다.	▶	아래팔의 엎침(회내)작용을 한다.
다른 근육의 영향	▪그 외에 아래팔굽힘근육군의 영향을 극히 배제한다.	▶	손목관절을 손바닥쪽 굽힘자세로 하여 느슨하게 한다.
고정 조작 포인트	▪아래팔의 조작으로 어깨관절은 어떻게 움직이는가?	▶	어깨관절은 가쪽돌림된다(안쪽돌림방향으로 고정된다.)
	▪위팔뼈만의 고정으로 신장감을 얻기 힘든 경우	▶	원엎침근의 힘살자체를 몸쪽방향으로 고정한다.

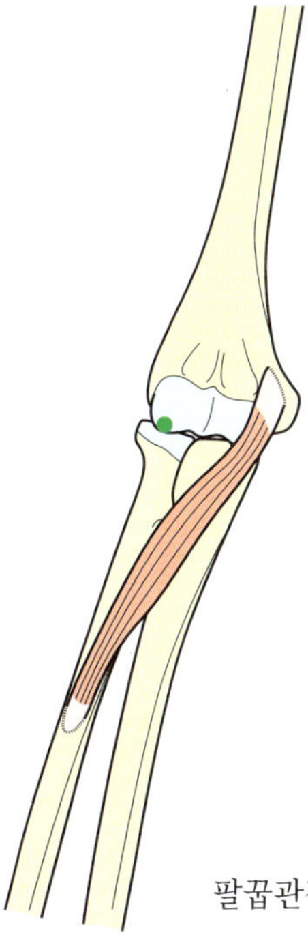

팔꿉관절 이마면

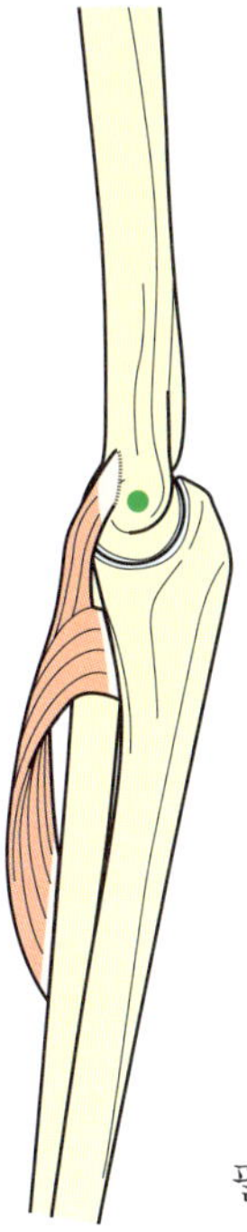

팔꿉관절 시상면

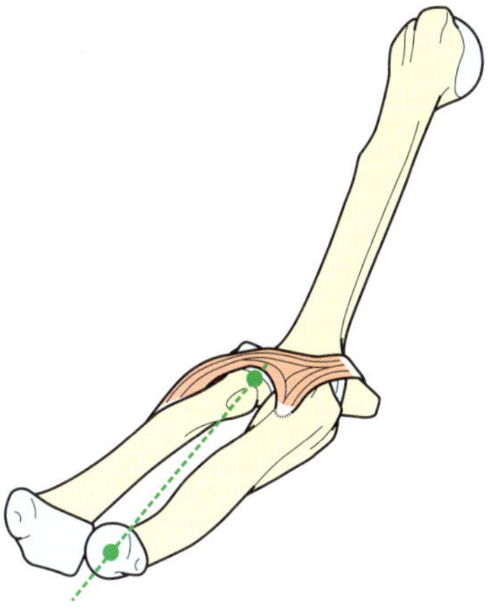

팔꿉관절 수평면

원엎침근은 위팔뼈안쪽위관절융기(내측상과) 자뼈갈고리돌기(구상돌기)의 안쪽면에서 노뼈중앙 가쪽으로 주행한다. 팔꿉관절의 굽힘 · 폄 축의 앞쪽을, 아래팔엎침 · 뒤침축의 바닥쪽부터 노쪽으로 지나기 때문에 팔꿉관절의 굽힘, 아래팔 엎침작용을 한다.

그림 7-1　원엎침근 스트레칭-전체 모습

대상자의 팔꿉관절을 폄자세로 한다. 관리사는 대상자의 안쪽위관절융기를 고정한다. 관리사는 왼손으로 엄지두덩을 대상자의 노뼈 중앙 바닥쪽에 놓고 아래팔을 뒤침하는 것으로 원엎침근을 신장시킨다.

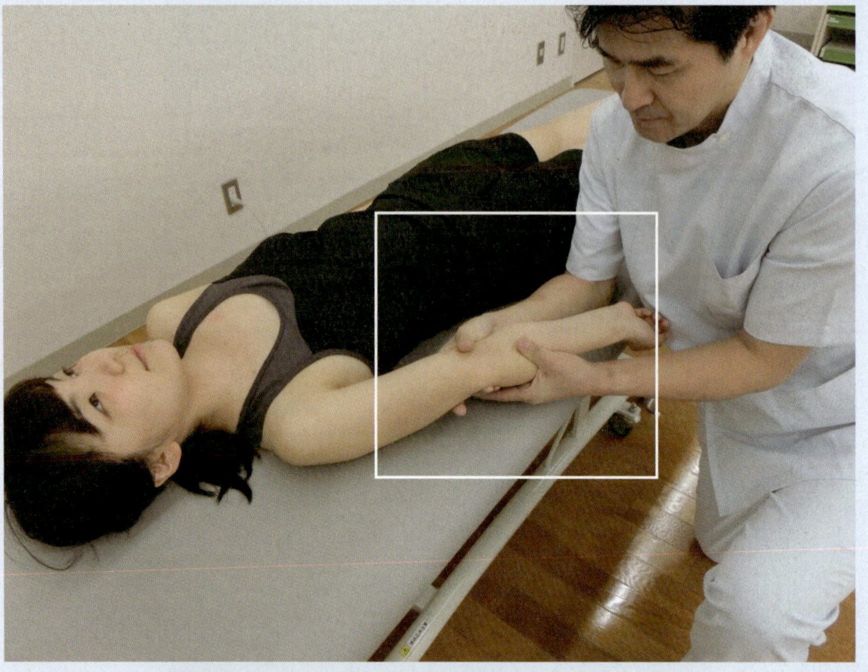

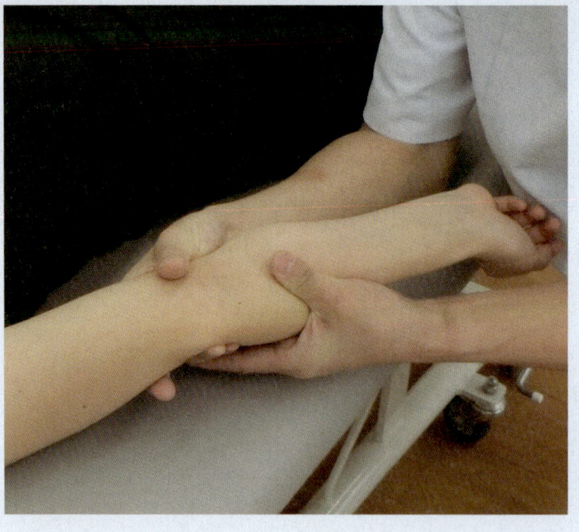

그림 7-2 원엎침근(회내근)의 신장조작 (1)

우선 대상자의 오른쪽 팔꿈치를 폄자세를 한다. 관리사는 오른손 엄지두덩으로 대상자의 안쪽위관절융기를 어깨의 가쪽돌림방지를 위해 안쪽돌림방향으로 고정한다. 관리사의 왼손은 원엎침근의 닿는 곳의 노뼈중앙가쪽을 확인한다.

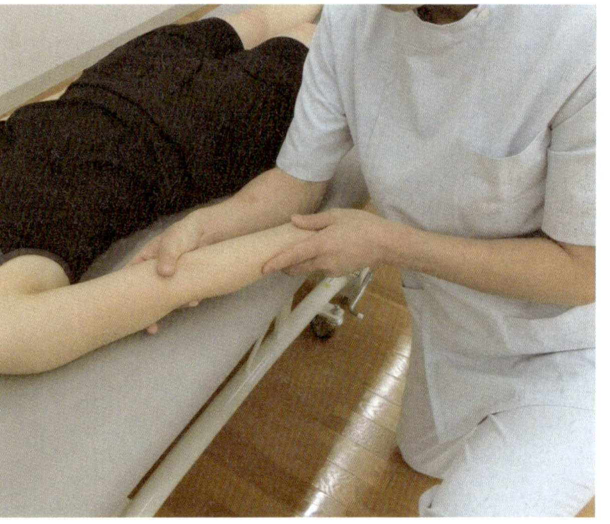

그림 7-3 원엎침근(회내근)의 신장조작 (2)

관리사의 왼쪽엄지두덩을 대상자 오른손의 노뼈중앙가쪽에서 앞쪽에 놓고 엄지손가락끝을 안쪽위관절융기로 향하게 놓는다. 그 아래에서 원엎침근이 주행하고 있는 이미지를 떠올린다.

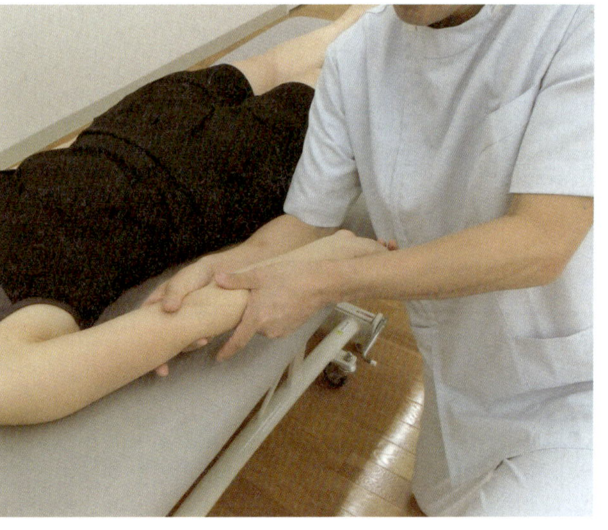

그림 7-4 원엎침근(회내근)의 신장조작 (3)

관리사는 대상자의 안쪽위관절융기의 고정조작에 신경쓰면서 아래팔을 뒤침방향으로 조작한다. 단순한 뒤침조작이 아니라 어디까지나 이는곳과 닿는곳이 멀어지도록 의식하면서 조작한다(팔꿈치・폄・엎침・아래팔 뒤침조작).

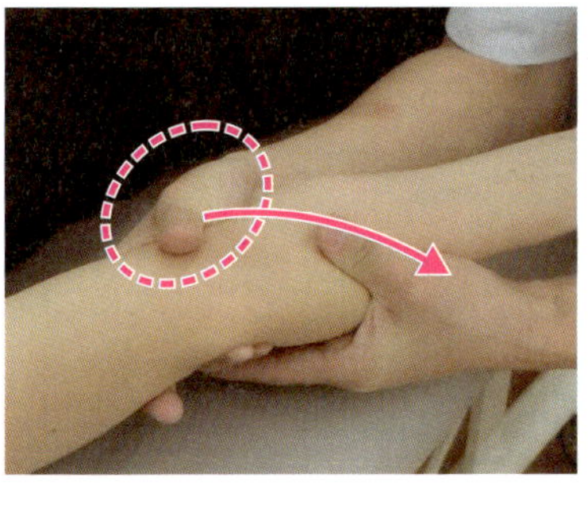

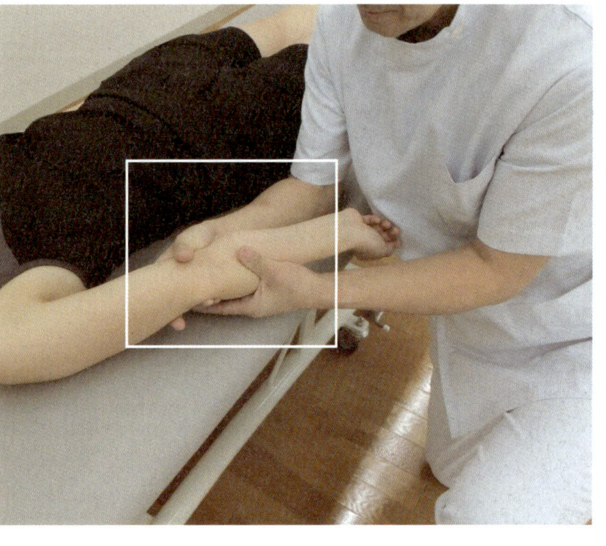

그림 7-5 원엎침근의 신장조작별 수기법 (1)

앞 페이지의 방법으로 충분하게 신장할 수 없는 경우 다음과 같은 방법으로 시행해 준다.

원엎침근의 닿는곳으로 있는 노뼈중앙가쪽에 관리사의 왼쪽엄지두덩을 놓고 이는곳으로 있는 안쪽위관절융기에 엄지손가락 끝을 향하게 한다. 이때 관리사의 왼쪽 엄지손가락의 아래에서 대상자의 원엎침근이 주행하게 된다.

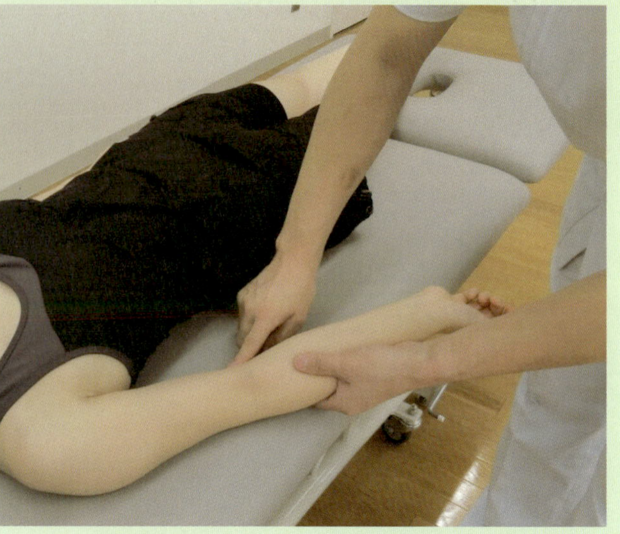

그림 7-6 원엎침근의 신장조작별 수기법 (2)

관리사 엄지손가락으로 대상자의 원엎침근의 힘살을 기시로 하고 있는 안쪽위관절융기와 가까워지도록 누른다. 이런 경우 원엎침근의 힘살을 누르고 있는 관리사의 엄지손가락 부분이 이는곳의 역할이 된다.

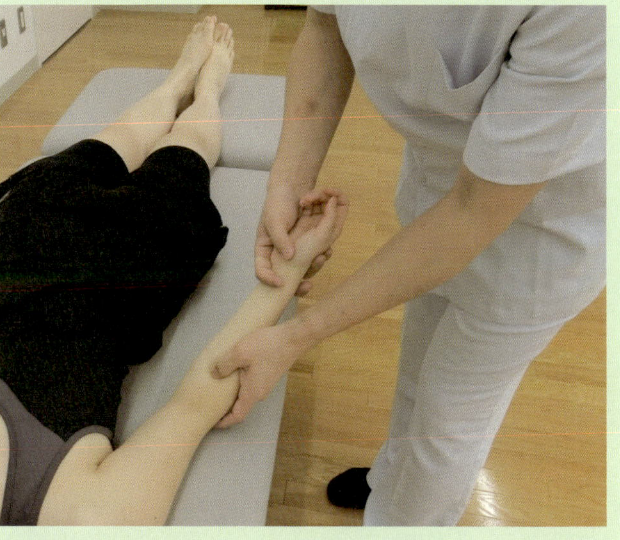

그림 7-7 원엎침근의 신장조작별 수기법 (3)

계속해서 관리사는 오른손으로 대상자의 아래팔을 뒤침방향으로 조작한다. 스트레칭 시키는 부분은 관리사가 누르고 있는 엄지손가락~닿는 곳으로 있는 노뼈중앙가쪽까지이다.

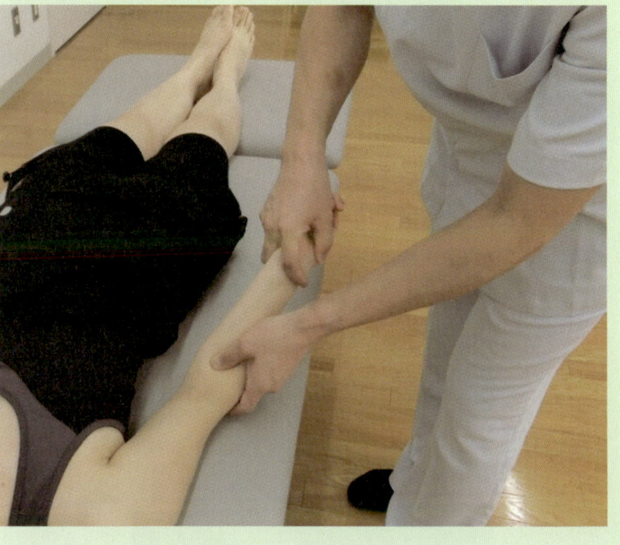

그림 7-8 원엎침근의 신장조작별 수기 (상세)

관리사의 왼쪽 엄지손가락의 조작에서 중요한 것은 확실하게 원엎침근을 잡고 안쪽위관절융기로 모아주는 경우가 있다. 따라서 왼쪽 엄지손가락으로 바로 위에서 누르는 것이 아니라 손가락끝에서 깊은 곳 부위로 향하여 힘살을 잡으면서 눌러준다(①).

눌러 줄 때는 손가락(면)을 사용하도록 한다(②). 그대로 아래팔을 뒤침(팔꿈치 폄·엎침·아래팔 뒤침 조작을 하여 신장시킨다(③).

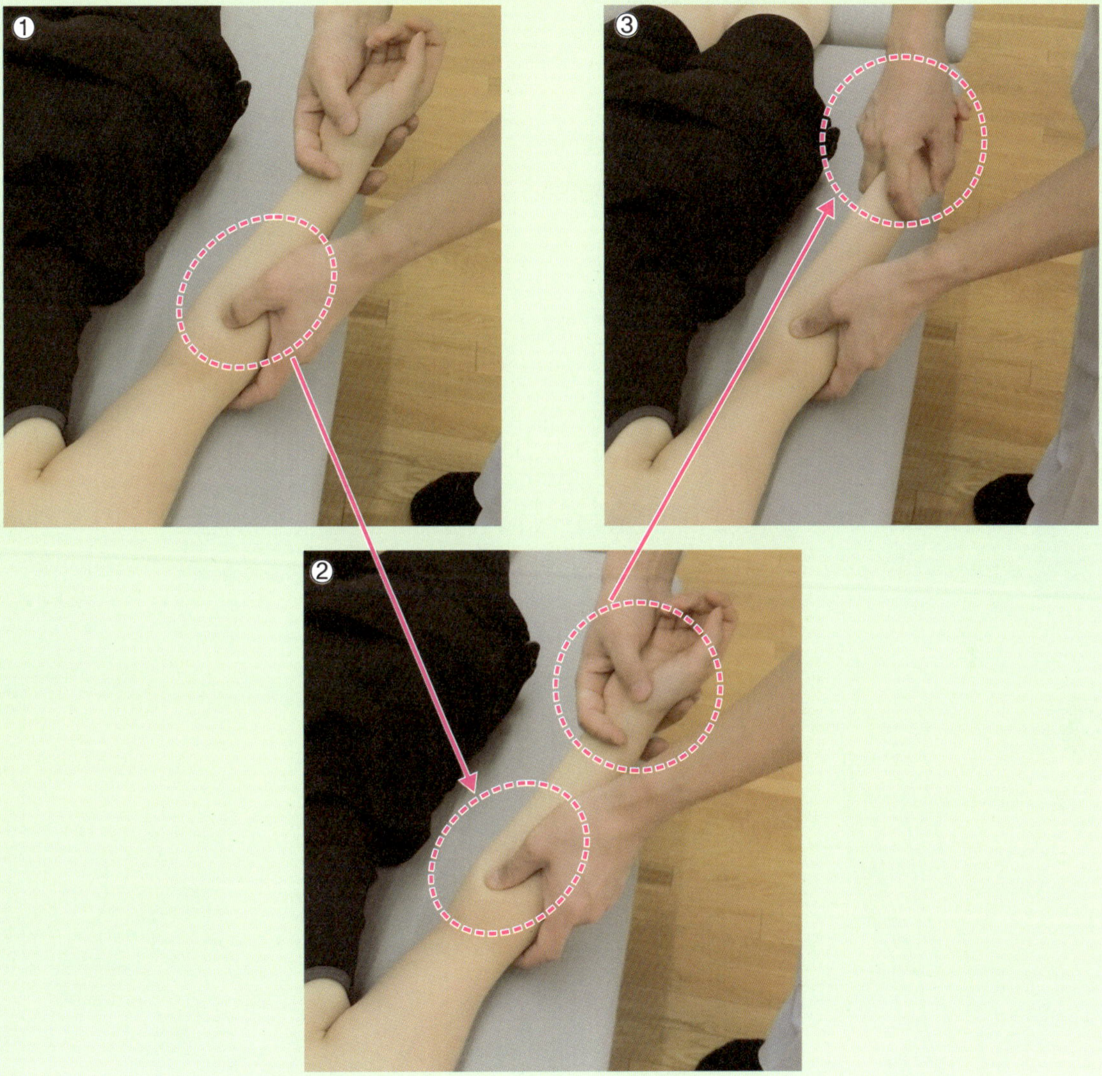

긴손바닥근(장장근) palmaris longus muscle

이는곳	위팔뼈안쪽위관절융기(상완골내측상과)	지배신경	정중신경
닿는곳	손바닥널힘줄(수장건막)	위치	C7 • C8 • T1

기술상의 지침

근육의 주행 • 기능	■ 팔꿉관절의 굽힘 • 폄축의 앞쪽을 지난다.	▶ 팔꿉관절의 굽힘(굴곡)작용을 한다.
	■ 엎침 • 뒤침 축의 앞쪽을 안쪽에서 가쪽으로 향한다.	▶ 아래팔의 엎침(회내)작용을 한다.
	■ 손목관절의 손바닥쪽굽힘 • 손등굽힘축의 바닥쪽을 지난다.	▶ 팔목관절의 손바닥쪽굽힘(장굴)작용을 한다.
	■ 손목관절의 노쪽굽힘(요굴) • 자쪽굽힘(척굴) 축의 위를 지난다.	▶ 손목관절의 노쪽굽힘, 자쪽굽힘(척굴)작용은 갖고 있지 않다.
	■ 손가락에는 부착되지 않는다.	▶ 손가락 관절조작을 하지 않는다.
	■ 손바닥널힘줄에서 정지한다.	▶ 손바닥널힘줄은 당겨지게 된다.
고정 조작 포인트	■ 아래팔의 조작으로 위팔뼈(어깨)는 어떻게 움직이는가?	▶ 위팔은 가쪽돌림(외회전) 된다 (안쪽돌림(내외전) 방향으로 고정된다).
	■ 신장감을 얻기 힘들기 때문 힘살(근복)을 직접 고정한다.	
신장 조작 포인트	■ 각 손가락을 폄 자세로 하지 않고 손바닥널힘줄을 당겨서 손목관절을 손등굽힘(배굴)시킨다.	
	■ 고정하고 있는 손가락의 아래에서 힘살이 활주를 시작하는 것을 느꼈으면 신장조작을 멈춘다.	

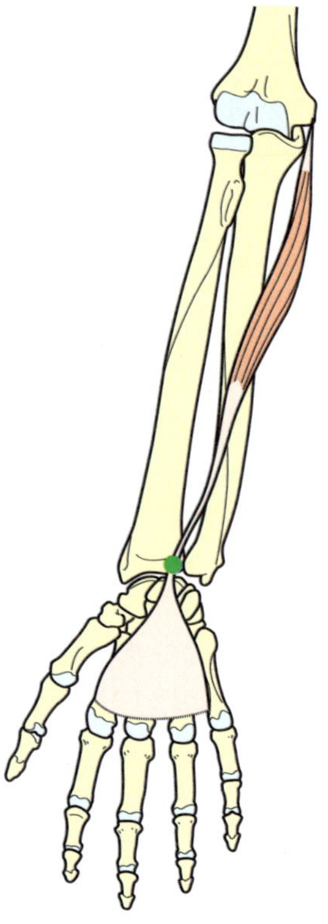

이마면

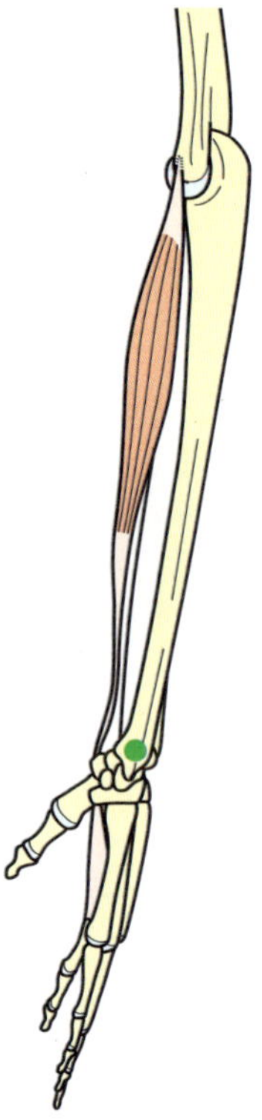

시상면

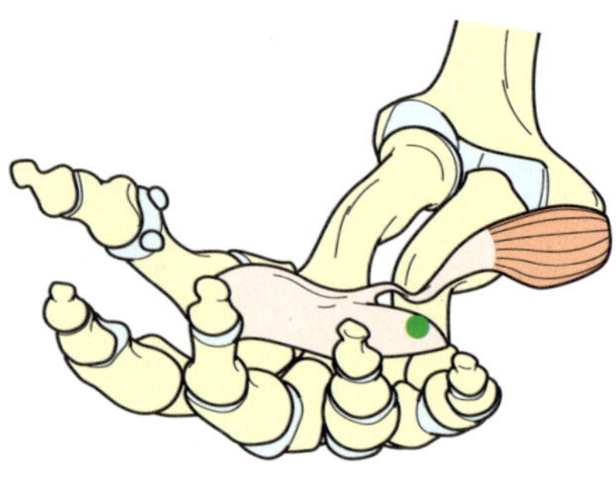

수평면

긴손바닥근은 위팔뼈 안쪽위관절융기에서 손바닥널힘줄으로 주행한다. 팔꿉관절과 손목관절을 넘어가는 이관절근이다. 팔꿉관절의 굽힘 • 폄축의 앞쪽을 아래팔 엎침 • 뒤침축의 바닥쪽을 자쪽에서 노쪽으로 주행하기 때문에 팔꿉관절의 굽힘, 아래팔 엎침작용을 한다.

손목관절의 바닥 • 손등쪽굽힘축의 바닥쪽을 지나기 때문에 손바닥쪽굽힘 작용을 한다. 손바닥널힘줄에 붙기 때문에 손바닥널힘줄을 당기는 작용을 한다.

그림 1-1 긴손바닥근의 스트레칭─전체 모습

긴손바닥근의 근육힘줄이음부(musculotendinous junction)의 약간 몸쪽을 손으로 눌러주면서 아래팔 뒤침자세로 하여 손목관절을 손등쪽굽힘시켜서 신장시킨다. 잡고 있는 손 부위는 엄지두덩·새끼두덩을 합쳐서 손바닥널힘줄이 당겨지도록 잡아 준다. 이때 손가락이 펌 자세가 되지 않도록 주의한다.

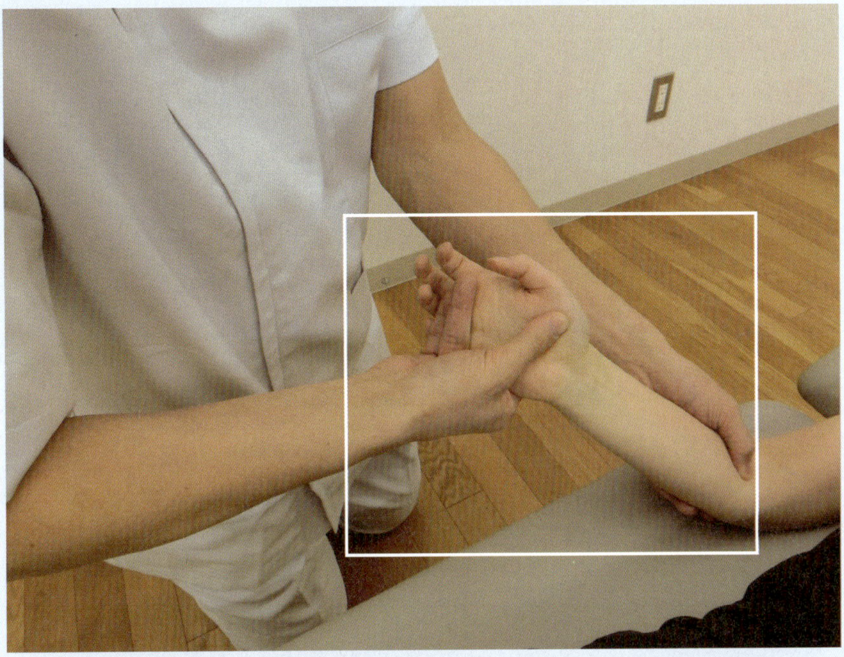

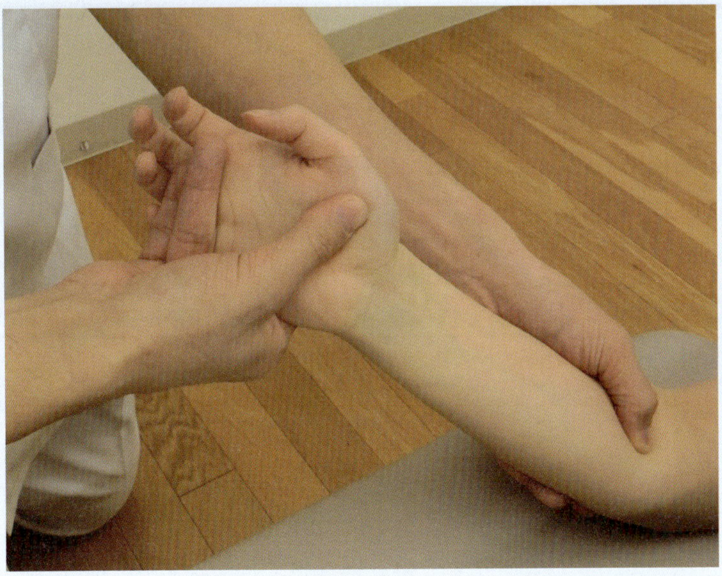

그림 1-2 긴손바닥근의 촉진

긴손바닥근은 관절조작으로 신장되기 어려운 근육이므로 고정 대신 힘살자체를 눌러서 신장시키는 방법을 취한다.

①: 대상자의 손목관절을 관리사가 굽힘자세로 유지시키고, 대상자에게는 엄지손가락과 새끼손가락 두덩을 모으도록 지시한다. 그러면 손목관절의 중앙부분에서 손바닥 널힘줄의 얕은 층을 지나는 긴손바닥근의 힘줄이 떠오르는 것을 확인할 수 있다.

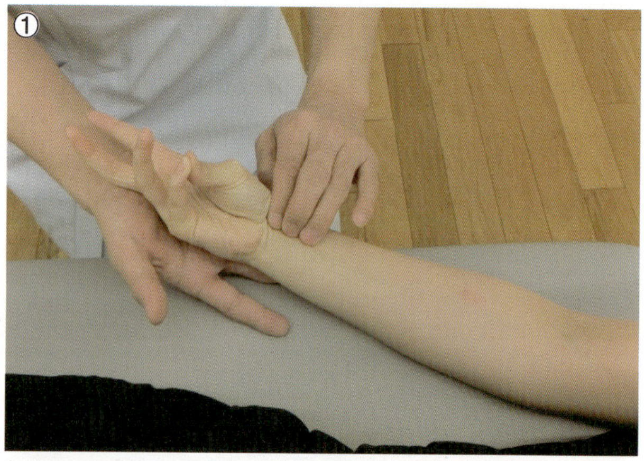

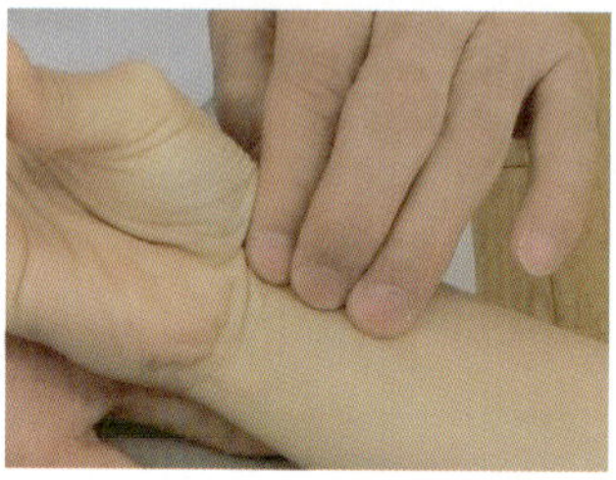

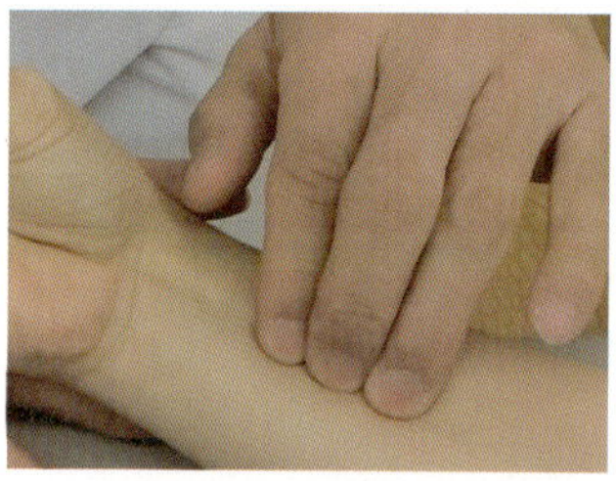

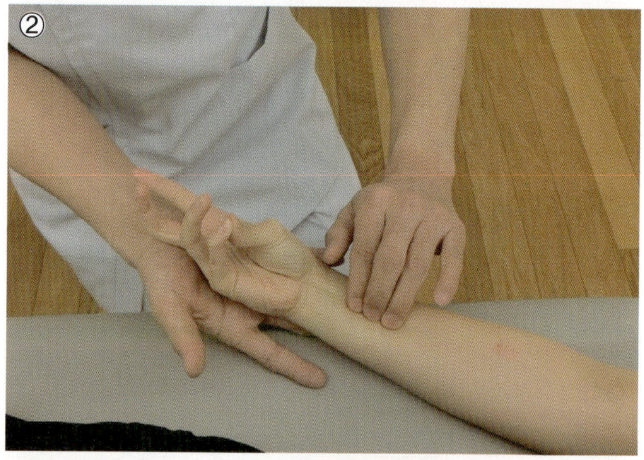

②~④: 대상자의 엄지손가락과 새끼손가락 끝을 합쳐서 움직임과 이완을 반복시켜 시행해 준다. 관리사는 다른쪽의 손가락으로 긴손바닥근의 힘줄을 확인하면서 이는 곳으로 있는 안쪽 위관절융기로 향하여 촉진을 진행한다(②). 긴손바닥근 전체길이의 중앙 정도에서 근육힘줄이음부가 있다(③). 이것에 의해서 몸쪽으로 고정이 된다(④).

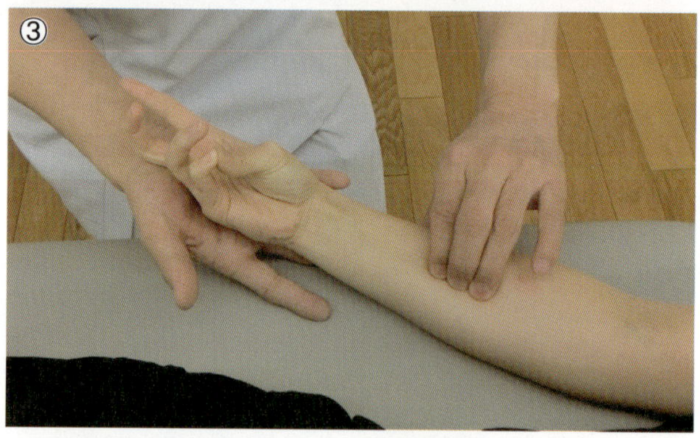

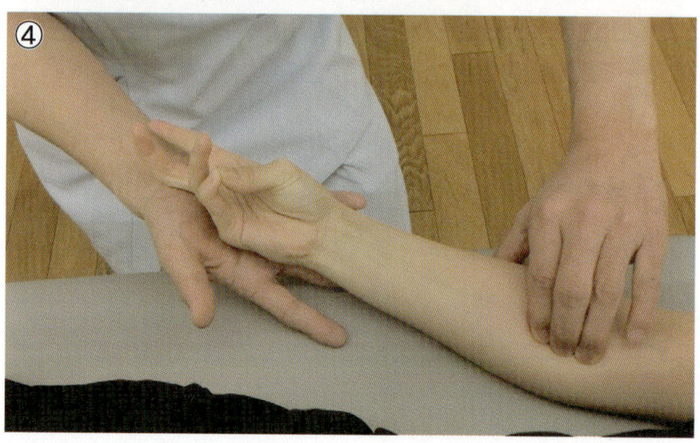

그림 1-3 긴손바닥근의 고정조작

긴손바닥근의 근육힘줄이음부의 몸쪽으로의 고정은 힘살에 통증이 발생하지 않도록 압을 줄 필요가 있다. 먼저 관리사의 엄지손가락 끝을 목표로 하는 부위에 IP관절 굽힘자세로 놓고(①), 그 후 IP관절을 폄시킨 채 손가락이 잠겨지도록 깊게 근육을 따라가면서 엄지손가락으로 힘살을 고정한다(②).

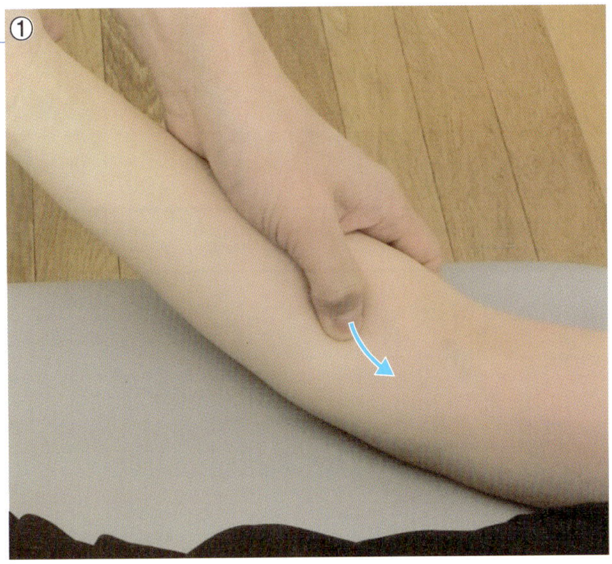

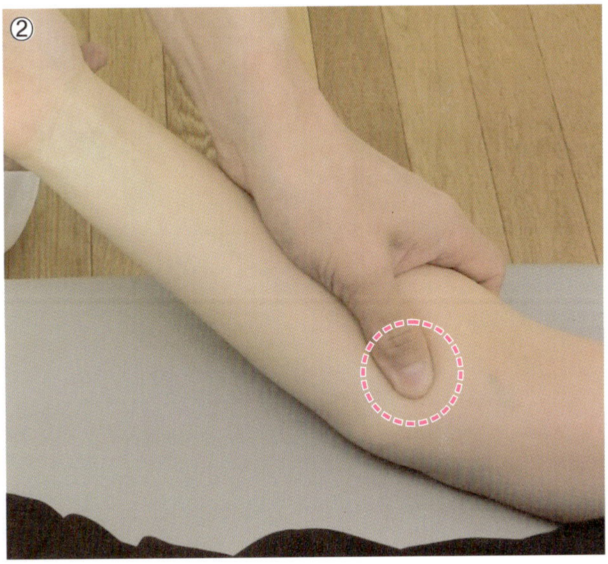

그림 1-4 긴손바닥근의 신장조작

관리사는 왼손 엄지손가락으로 긴손바닥근의 힘살 고정을 시행한 후 오른손으로 대상자의 손바닥널힘줄을 당겨서 손목관절을 손등쪽 굽힘시켜 신장시킨다.

손가락굽힘근육근의 신장을 방지하기 위해 손가락은 자연스럽게 굽힘자세 그대로 시행한다.

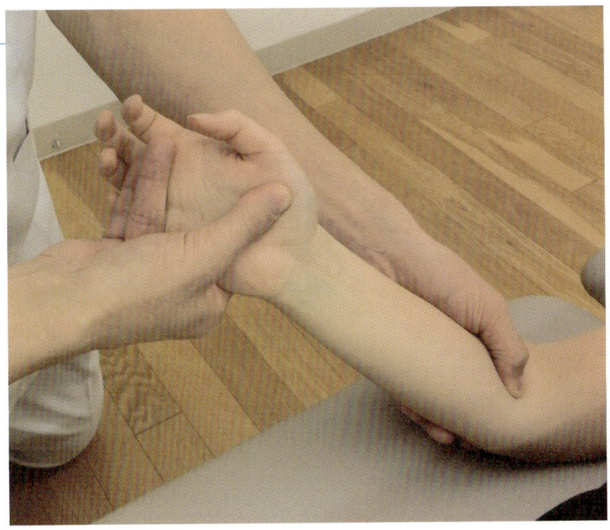

노쪽손목굽힘근(요측수근굴근) flexor carpi radialis muscle

이는곳	위팔뼈안쪽위관절융기	지배신경	정중신경
닿는곳	둘째 • 셋째 손허리뼈바닥의 바닥쪽	위치	C6 • C7

기술상의 지침

근육의 주행 • 기능	■팔꿉관절의 굽힘 • 폄축의 앞쪽을 지난다.	▶ 팔꿉관절의 굽힘(굴곡)작용을 한다.
	■위팔의 안쪽에서 아래팔의 가쪽으로 향한다.	▶ 아래팔의 엎침(회내)작용을 한다.
	■손목관절의 손바닥쪽 • 손등쪽굽힘축의 바닥쪽을 지난다.	▶ 팔목관절의 손바닥쪽굽힘(장굴)작용을 한다.
	■손목관절의 노쪽 • 자쪽굽힘 축의 노쪽을 지난다.	▶ 손목관절의 노쪽굽힘(요굴)작용을 한다.
고정 조작 포인트	■아래팔의 조작 시 위팔뼈(어깨)는 어떻게 움직이는가?	▶ 위팔은 가쪽돌림(외전)된다〔안쪽돌림(내전)방향으로 고정한다.〕
	■위팔의 어느 부위를 정지했을 때 고정하기 쉬워지는가?	▶ 위팔은 먼쪽 부위로 있는 관절융기가 잡기 쉬워진다.
신장 조작 포인트	■손목관절의 손등쪽굽힘에서는 손목뼈근위열은 어느 쪽으로 이동하는가?	▶ 손등쪽굽힘(배굴)에서는 바닥쪽으로 이동한다.

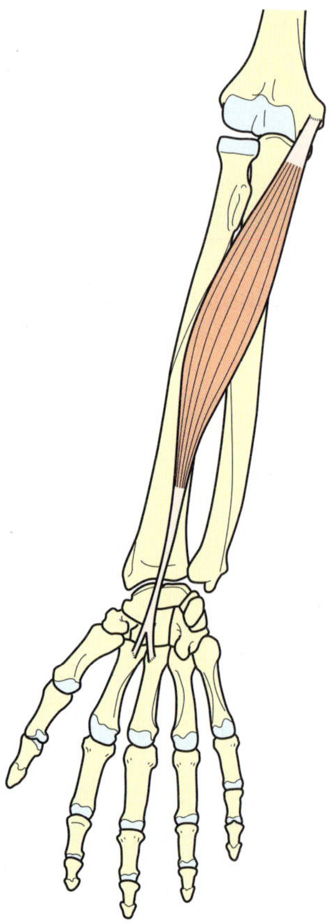

이마면

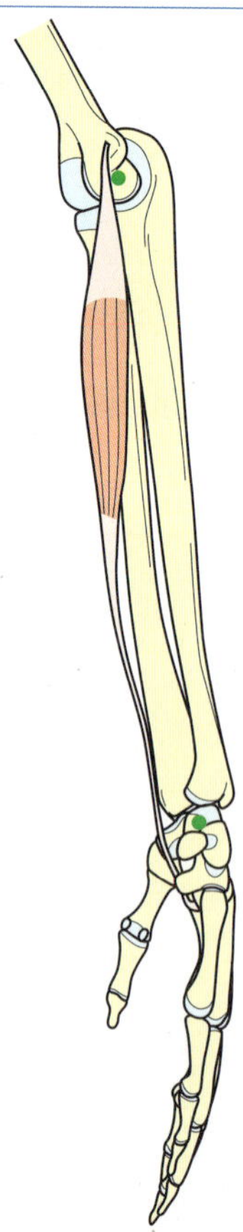

시상면

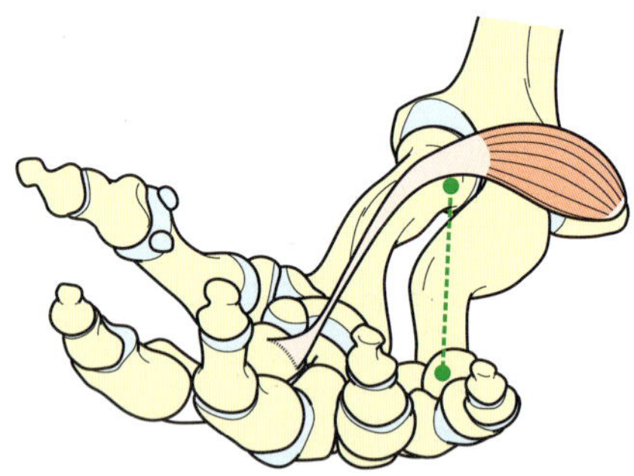

수평면

노쪽손목굽힘근은 위팔뼈 안쪽위관절융기에서 둘째 손가락 • 셋째 손허리뼈의 손바닥쪽으로 주행한다. 팔꿉관절과 손목관절을 넘어가는 이관절근(two joint muscle)이다.

팔꿉관절의 굽힘 • 폄축의 앞쪽을 아래팔엎침 • 뒤침축의 바닥쪽을 자쪽에서 노쪽으로 지나기 때문에 팔꿉관절의 굽힘 • 아래팔엎침 작용을 한다.

손목관절의 손바닥쪽 • 손등쪽굽힘축의 바닥쪽, 노쪽굽힘 • 자쪽굽힘축의 노쪽을 지나기 때문에 손바닥쪽굽힘과 노쪽굽힘작용을 한다.

그림 2-1 노쪽손목굽힘근의 스트레칭—전체 모습

신장조작인 아래팔의 뒤침조작에 의해서 위팔뼈는 어깨가쪽돌림방향으로 움직이게 되어 버린다. 따라서 관리사는 왼손으로 위팔뼈를 어깨 안쪽돌림방향으로 고정한다.

엄지두덩을 위팔뼈의 안쪽위관절융기 앞쪽에 놓고 다른 손가락은 팔꿈치머리(주두)부근에서 잡는다. 관리사는 자신의 오른손을 뒤침시키면서 잡은 위팔뼈를 안쪽돌림방향으로 고정시킨다.

신장조작에서 관리사는 왼쪽엄지손가락을 대상자의 둘째•셋째 손바닥쪽에 놓고 집게손가락•가운데 손가락의 끝을 대상자의 자뼈머리 먼쪽(몸쪽수근열 자쪽)에 놓는다. 관리사는 대상자의 팔꿉관절 폄•아래팔 뒤침, 손목관절 손등쪽굽힘•자쪽굽힘으로 조작하여 신장시킨다.

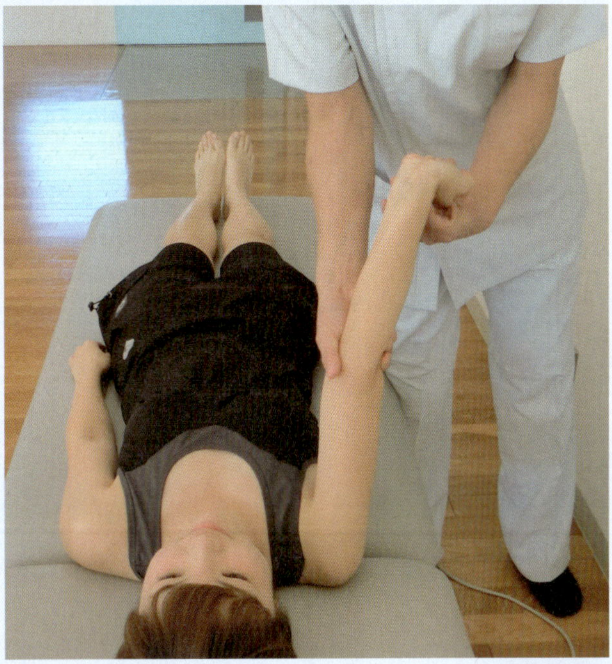

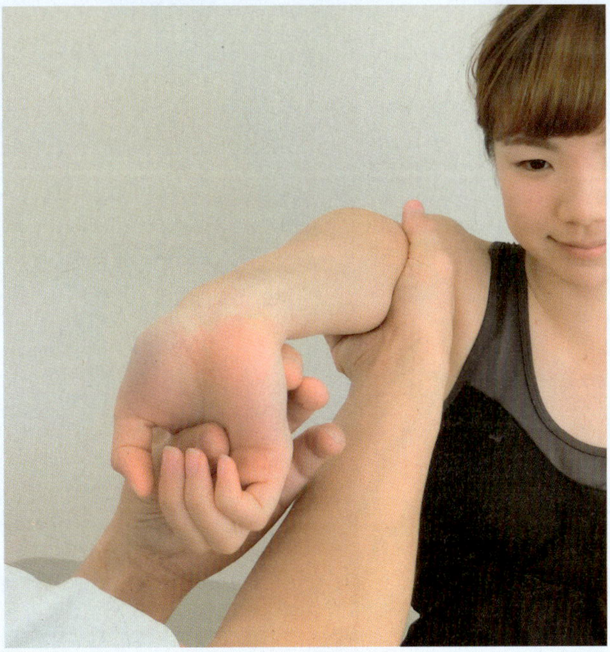

그림 2-2 노쪽손목굽힘근 (요측수근굴근)의 고정조작 (1)

신장조작인 아래팔의 뒤침조작에 의해서 위팔뼈는 어깨가쪽돌림방향으로 움직이게 되어 버린다. 따라서 관리사는 오른손으로 대상자의 위팔뼈를 어깨 안쪽돌림방향으로 고정한다.

위팔뼈사이 부위는 원통형태로 고정하기 어렵기 때문에 위팔뼈 안쪽위관절융기를 이용하여 고정한다.

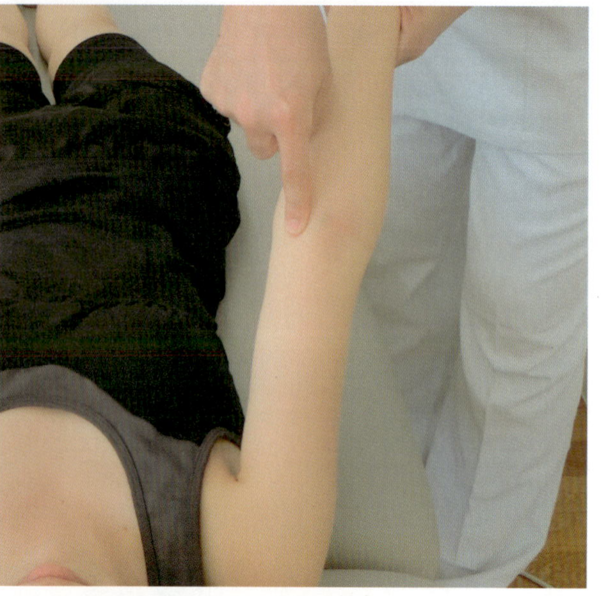

그림 2-3 노쪽손목굽힘근 (요측수근굴근)의 고정조작 (2)

관리사는 오른손의 엄지두덩을 위팔뼈 안쪽위관절융기 앞쪽에 놓고 다른 손가락은 팔꿈치머리(주두) 뒷면 부근에서 잡아준다(①). 관리사는 자신의 오른손을 아래팔 뒤침시키면서 잡아준 대상자의 위팔뼈를 어깨관절 안쪽돌림방향으로 고정한다(②).

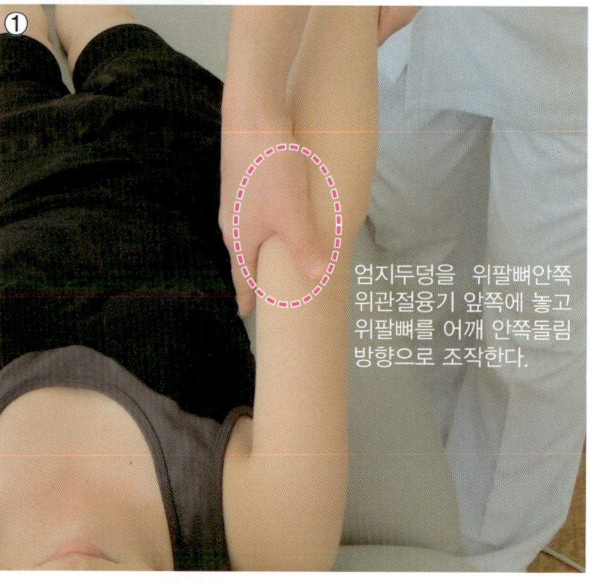

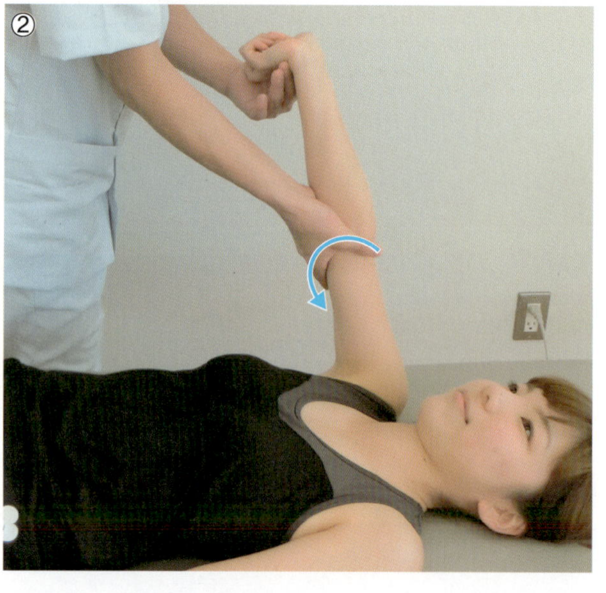

그림 2-4 노쪽손목굽힘근의 신장조작 (잡는법)

관리사는 대상자의 둘째손가락・셋째손허리뼈바닥의 손바닥쪽에서 엄지손가락을 손목뼈근위열 등쪽(및 자쪽)에 집게손가락과 가운데손가락의 손끝을 놓는다(①).

관리사는 대상자의 아래팔을 뒤침, 손목관절을 손등쪽굽힘・자쪽굽힘할 때에 손목뼈근위열을 집게 손가락과 가운데손가락의 손끝으로 등쪽에서 바닥쪽 약간 노쪽방향으로 밀어 올린다(②).

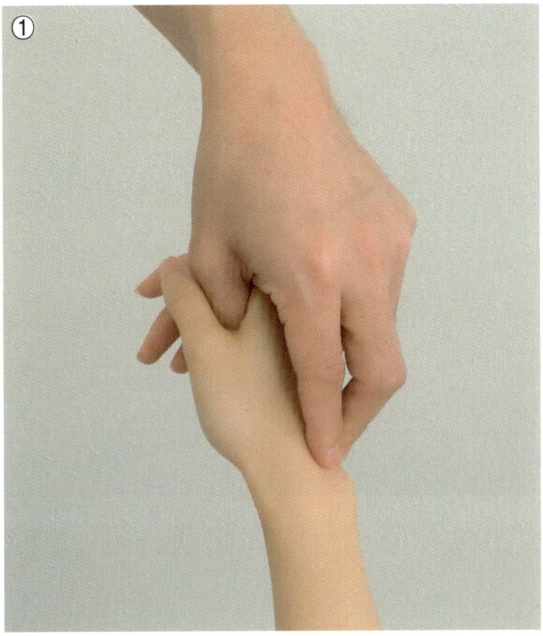

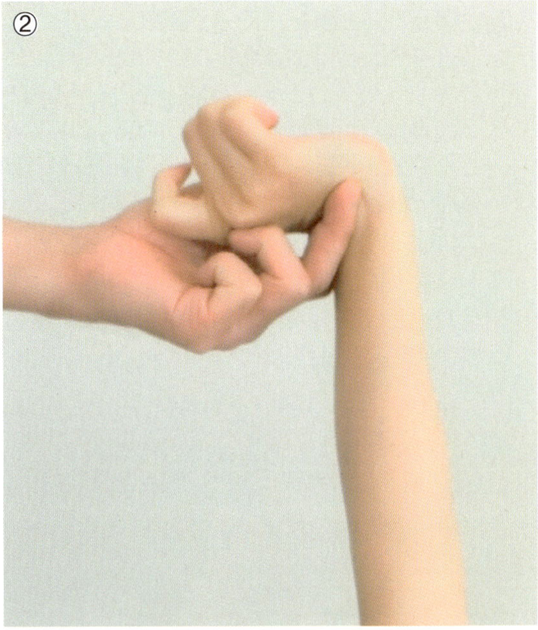

c처럼 요철법칙을 고려하지 않고 시행하면 대상자의 손목뼈근위열(proximal row)은 몸쪽・먼쪽뼈의 사이에서 압축 스트레스를 받게 된다. 또 활주거리도 충분하지 않으므로 신장거리 또한 저하된다. 그리고 노쪽・바닥쪽의 힘줄과 그 외 다른 연부조직의 국소 스트레스가 크게 되므로 경우에 따라서 통증을 초래한다.

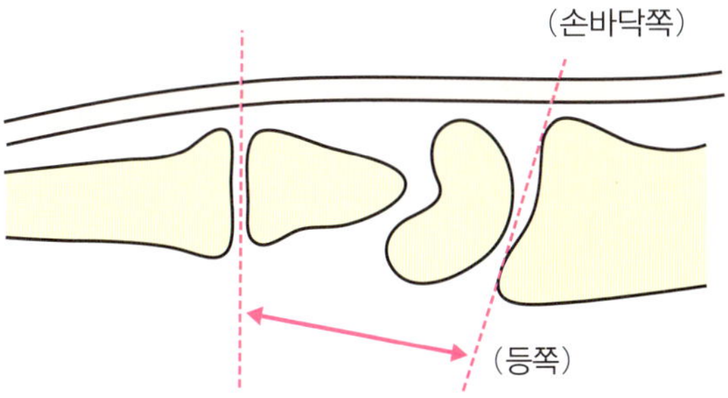

a. 신장전

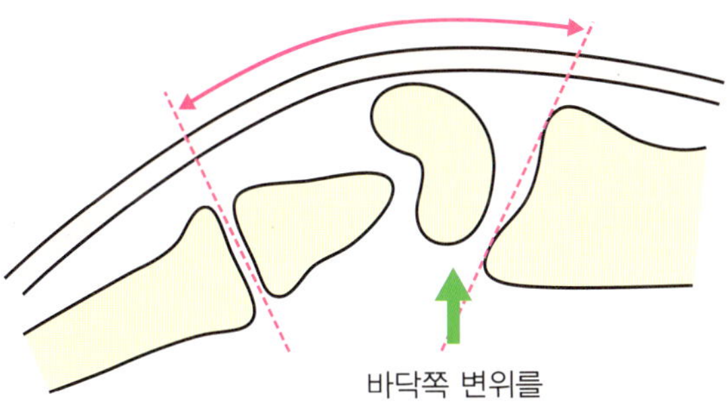

b. 요철법칙을 고려한 정확한 신장

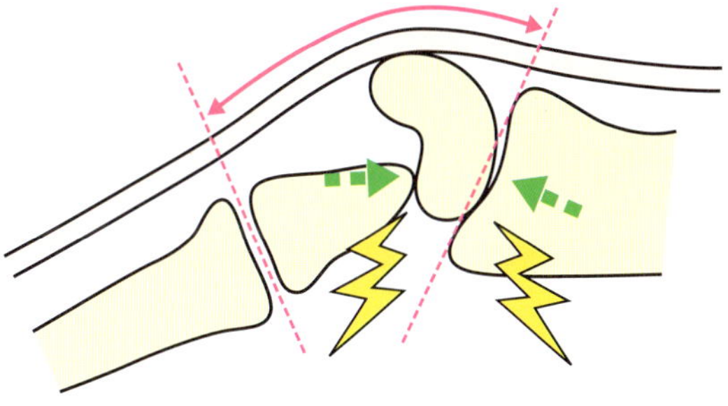

c. 요철법칙을 고려하지 않은 신장

그림 2-5 노쪽손목굽힘근의 신장조작

① 관리사는 오른손으로 확실하게 대상자의 위팔부분을 어깨뼈 안쪽돌림방향으로 고정한 다음, 왼손 조작에서 대상자의 아래팔뒤침, 손목관절을 손등쪽굽힘•자쪽굽힘조작을 하여 신장시킨다.

② 손목관절의 손등쪽굽힘과 자쪽굽힘에 의한 신장 조작은 나눠서 시행하지 않고 아래팔뒤침의 흐름 안에서 자연스럽게 시행해 준다. 관리사의 왼손의 집게손가락•가운데손가락은 대상자의 손목뼈근위열 등쪽에서 엄지손가락은 대상자의 둘째. 셋째손허리뼈 바닥쪽에 놓는다.

③ 관리사는 대상자의 손목관절을 손등쪽굽힘•자쪽굽힘할 때에 왼손 집게손가락•가운데손가락의 대상자의 손목뼈근위열을 등쪽이나 노쪽 방향으로 유도시킨다.

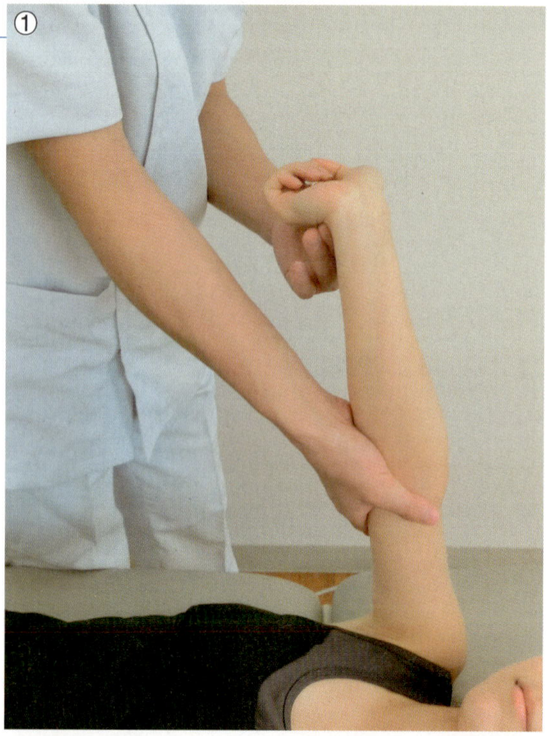

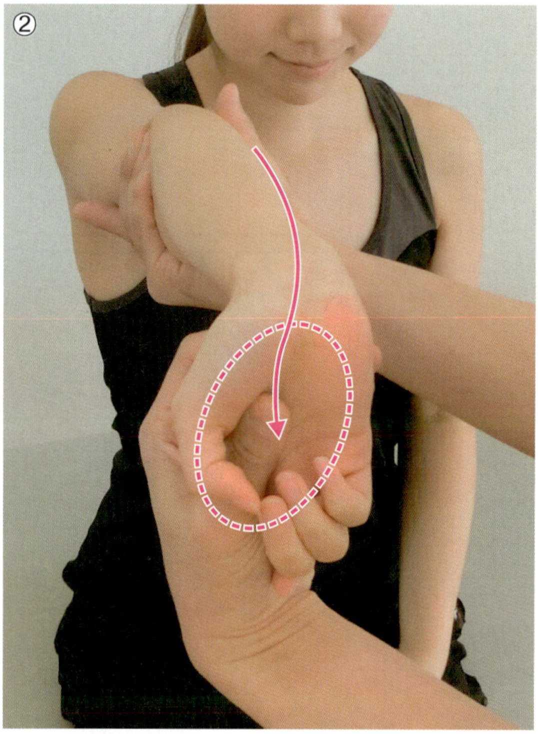

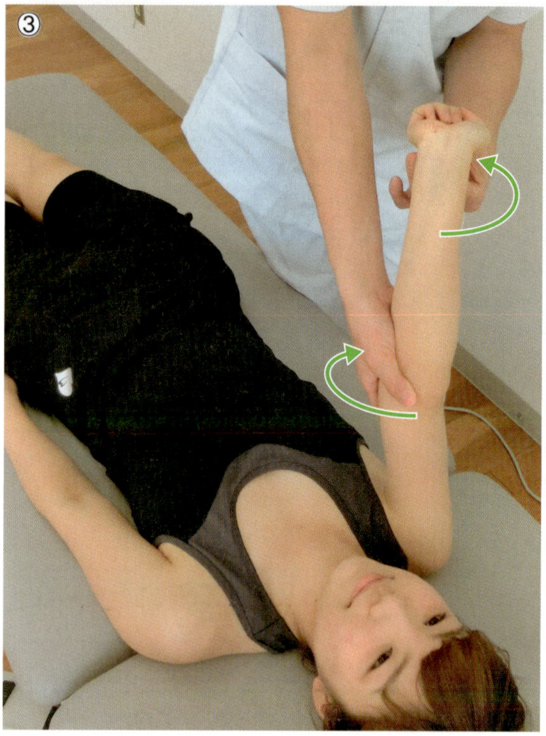

자쪽손목굽힘근(척측수근굴근) flexor carpi ulnaris muscle

이는곳	위쪽갈래: 위팔뼈안쪽위관절융기 자 갈 래: 팔꿈치머리의 안쪽면에서 자뼈뒤모서리의 몸쪽 2/3	지배신경	척골신경(자신경)
닿는곳	콩알뼈를 지나는 다섯째 손허리뼈바닥쪽, 갈고리뼈갈고리(유구골구)	위치	C8 • T1

기술상의 지침

근육의 주행 • 기능	▪ 팔꿉관절의 굽힘 • 폄축의 앞쪽을 지난다.	▶ 팔꿉관절의 굽힘작용을 한다.
	▪ 아래팔의 엎침 • 뒤침 축의 안쪽을 뒤쪽에서 앞쪽으로 향한다.	▶ 아래팔의 약간의 엎침작용을 한다.
	▪ 손목관절의 손바닥 • 손등쪽굽힘축의 바닥쪽을 지난다.	▶ 손목관절의 손바닥쪽굽힘작용을 한다.
	▪ 손목관절의 노쪽 • 자쪽굽힘축의 노쪽을 지난다.	▶ 손목관절의 자쪽굽힘작용을 한다.
	▪ 콩알뼈(두상골)에서 정지한다.	
고정 조작 포인트	▪ 아래팔의 조작에서 위팔뼈(어깨)는 어떤 식으로 움직이는가?	▶ 위팔은 가쪽돌림된다(안쪽돌림방향으로 고정된다).
	▪ 위팔은 어느 부위를 고정하면 고정하기 쉬워지는가?	▶ 위팔뼈 먼쪽 부분에 있는 관절융기에서 잡는다.
신장 조작 포인트	▪ 콩알뼈에서 신장조작을 한다.	▶ 손목관절조작을 더해주고 콩알뼈를 먼쪽 • 노쪽으로 당긴다.

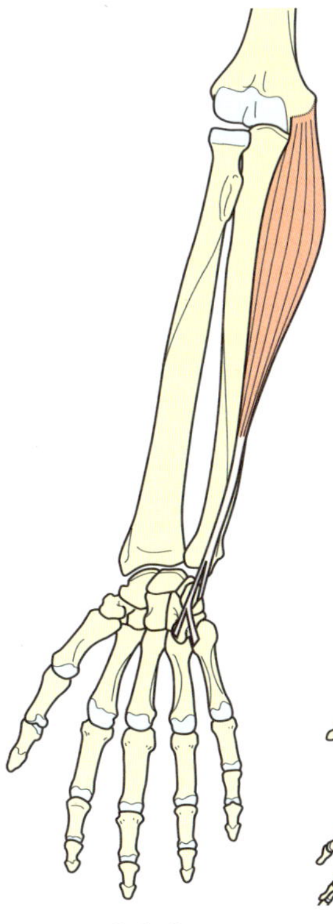

이마면

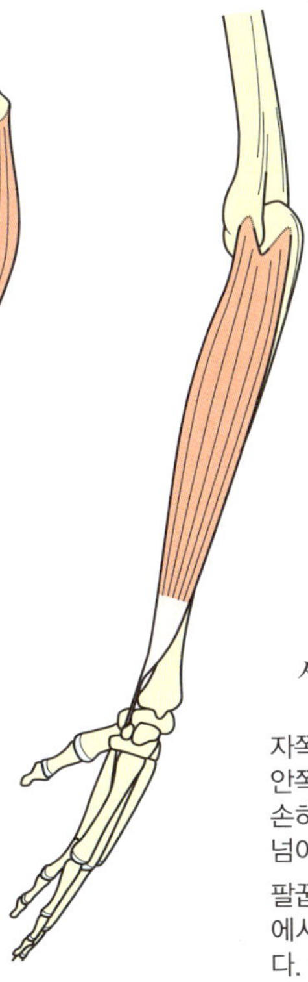

시상면

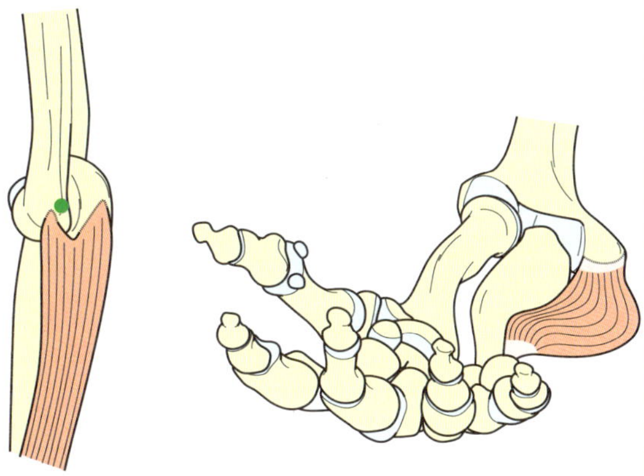

수평면

자쪽손목굽힘근의 위팔뼈안쪽위관절융기(위팔뼈머리), 팔꿈치머리의 안쪽면~자뼈의 몸쪽 2/3(자뼈머리)에서 콩알뼈를 통해 새끼손가락의 손허리뼈바닥 손바닥쪽, 갈고리뼈로 주행한다. 팔꿉관절과 손목관절을 넘어가는 이관절근(two joint muscle)이다.

팔꿉관절의 굽힘 • 폄 축의 앞쪽을 아래팔엎침 • 뒤침 축의 안쪽을 뒤쪽에서 앞쪽으로 지나기 때문에 팔꿉관절의 굽힘 • 아래팔엎침작용을 한다. 팔목관절의 손바닥 • 손등쪽굽힘 축의 바닥쪽, 노쪽굽힘 • 자쪽굽힘축의 자쪽을 지나기 때문에 손바닥쪽굽힘과 자쪽굽힘작용을 한다.

그림 3-1 자쪽손목굽힘근의 스트레칭—전체 모습

관리사는 대상자의 위팔뼈 관절융기부분을 조작하여 어깨관절 안쪽돌림방향으로 고정한다. 팔꿉관절을 폄자세, 아래팔을 뒤침자세로 한다.

관리사는 대상자의 콩알뼈를 엄지손가락으로 잡고 손목관절의 손등쪽굽힘·노쪽굽힘 방향으로 조작하여 신장한다.

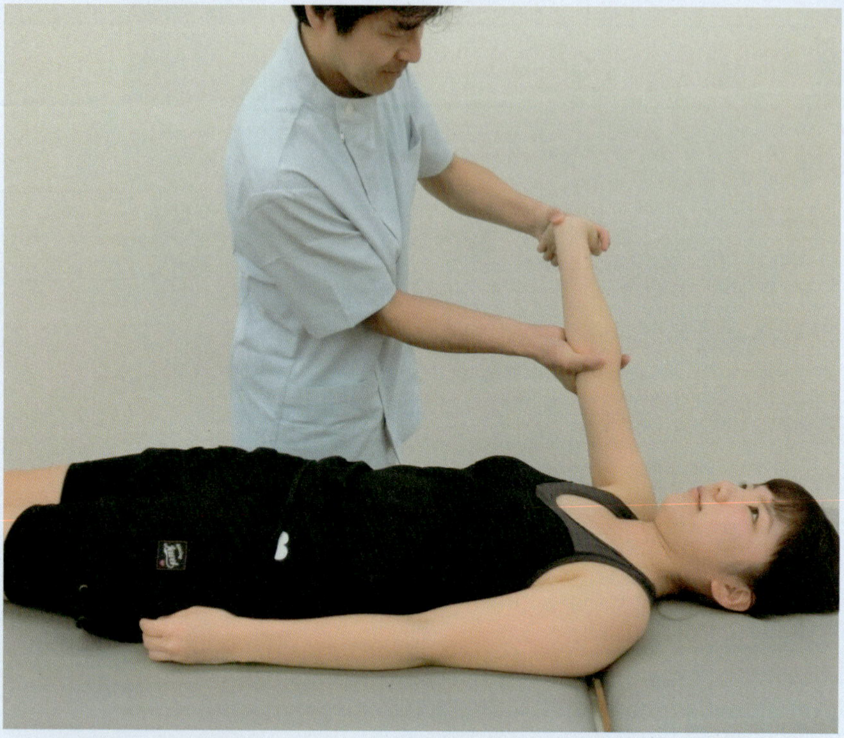

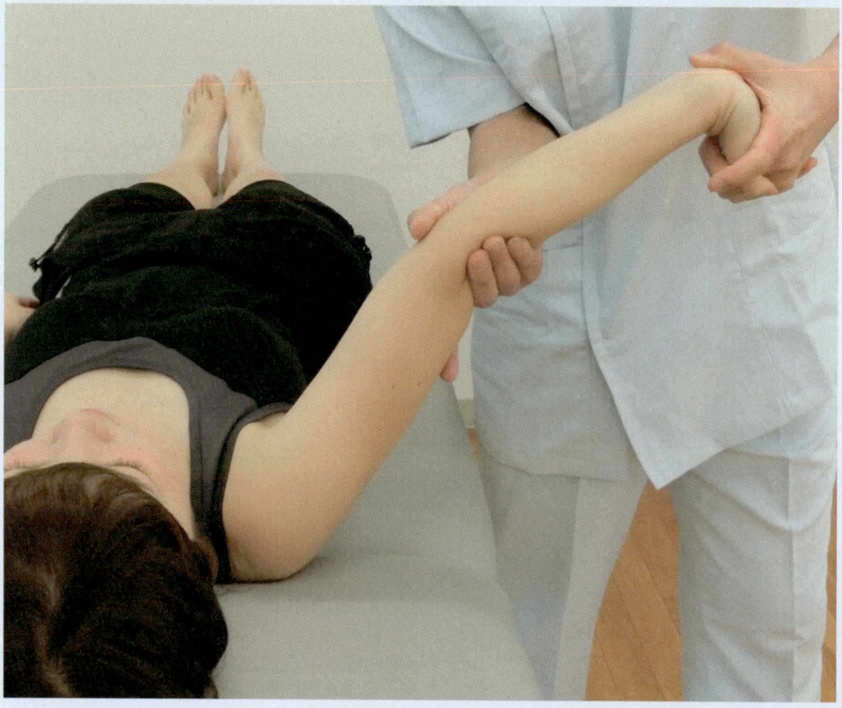

그림 3-2 자쪽손목굽힘근의 고정조작 (1)

신장조작인 아래팔의 뒤침에 의해 대상자의 위팔뼈는 어깨 가쪽돌림방향으로 움직이게 된다. 따라서 관리사는 오른손으로 대상자의 위팔뼈 관절융기를 어깨 안쪽돌림방향으로 고정한다. 관리사의 엄지두덩을 대상자의 위팔뼈 안쪽위관절융기(①) 앞쪽에 놓고 다른 손가락은 팔꿈치머리 부근에서 잡아준다. 관리사는 자신의 손을 뒤침시키면서 잡은 위팔뼈로 어깨관절안쪽돌림방향으로 고정시킨다(②).

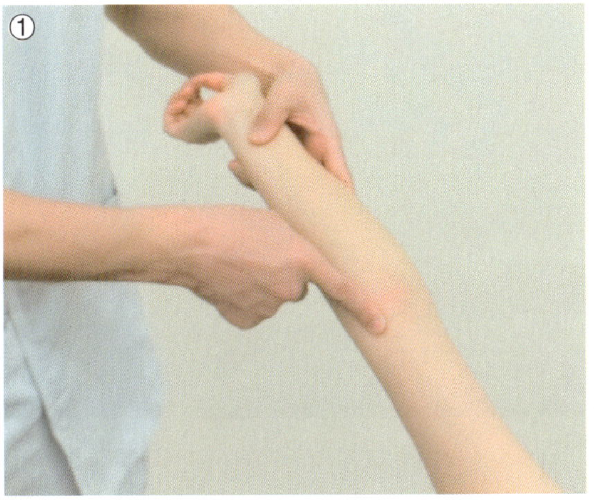

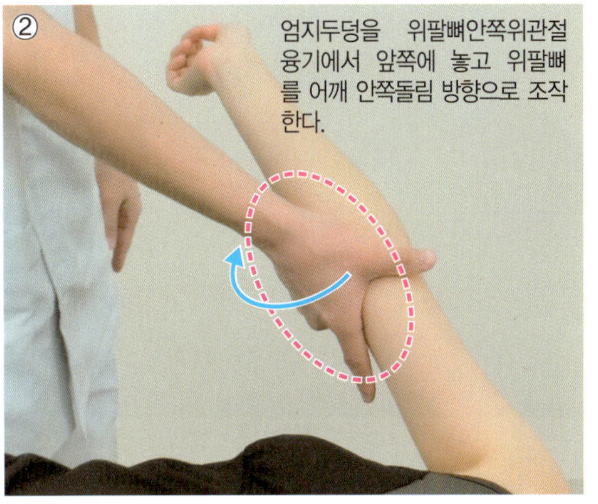

그림 3-3 자쪽손목굽힘근의 고정조작 (2)

다음의 신장조작에서 아래팔의 뒤침은 다른 아래팔 굽힘근육군과 비교하여 강하게 시행하지는 않는다. 따라서 고정조작도 의식적으로 강하게 하지 않아도 좋다.

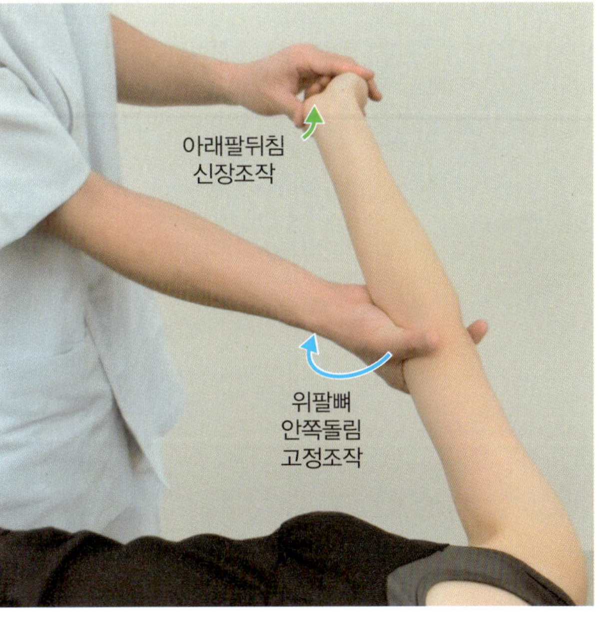

그림 3-4 자쪽손목굽힘근의 신장조작

관리사는 대상자의 위팔을 오른손으로 안쪽돌림방향으로 고정시켰으면 왼손으로 대상자의 아래팔을 뒤침・손목관절을 손등쪽굽힘・노쪽굽힘방향으로 조작한다.

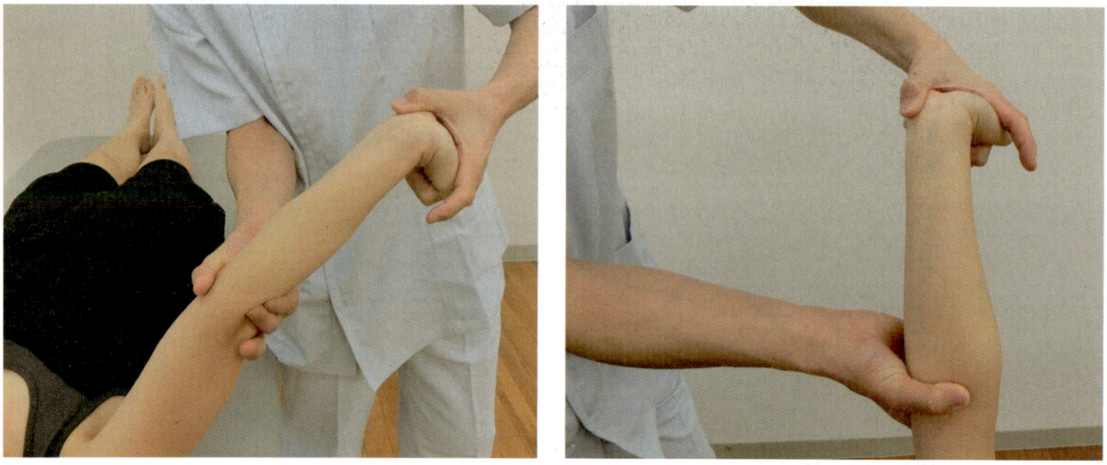

그림 3-5 자쪽손목굽힘근의 신장조작(상세)

자쪽손목굽힘근은 먼저 콩알뼈에서 정지하고 갈고리뼈갈고리(유구골구)와 넷째손허리뼈바닥에서 정지한다. 따라서 일반적인 스트레칭에서도 콩알뼈가 몸쪽으로 당겨지게 되어버리므로 신장자극이 불충분하게 된다(①). 따라서 관리사는 왼손 엄지손가락 IP관절 부분을 사용하여 대상자의 콩알뼈에서 걸어 조작한다(②). 여기가 포인트이다. 왼손으로 대상자의 아래팔을 뒤침・손목관절을 손등쪽굽힘・노쪽굽힘방향으로 조작할 때 콩알뼈를 먼쪽・노쪽으로 조작한다. 이것에 의해서 자쪽손목굽힘근이 신장되어 자극이 들어가기 쉬워진다.

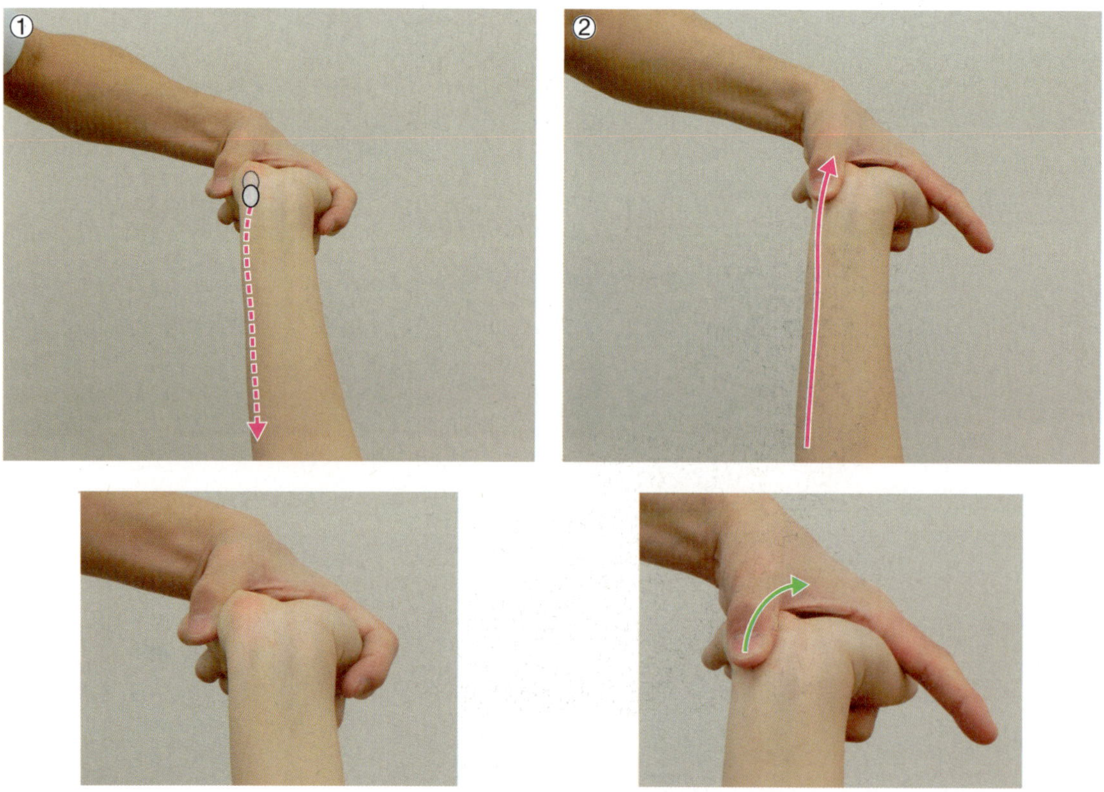

긴노쪽손목폄근(장요측수근신근) extensor carpi radialis longus muscle

이는곳	위팔뼈가쪽위관절융기에 이르기까지의 가쪽관절융기위능선	지배신경	노신경깊은가지(요골신경심지)
닿는곳	둘째 손허리뼈바닥의 등쪽	위치	C6 • C7

기술상의 지침

근육의 주행 • 기능	▪ 팔꿉관절의 굽힘 • 폄축의 앞쪽을 지난다.	▶ 팔꿉관절의 굽힘(굴곡)작용을 한다.
	▪ 위팔의 가쪽에서 아래팔의 가쪽으로 향한다.	▶ 아래팔 뒤침(회외)작용을 한다.
	▪ 손목관절의 바닥 • 손등쪽굽힘축의 등쪽을 지난다.	▶ 손목관절의 손등쪽굽힘(배굴)작용을 한다.
	▪ 손목관절의 노쪽 • 자쪽굽힘축의 노쪽을 지난다.	▶ 손목관절의 노쪽굽힘(요굴)작용을 한다.
고정 조작 포인트	▪ 아래팔 조작에서 위팔뼈(어깨)는 어떻게 움직이는가?	▶ 위팔은 안쪽돌림(내회전)됨으로 가쪽돌림(외회전)방향으로 고정한다.
	▪ 위팔은 어떤 부위를 고정하면 고정하기 쉬워지는가?	▶ 위팔뼈는 먼쪽부분에 있는 관절융기에서 잡아준다.
신장 조작 포인트	▪ 손목관절의 손바닥쪽굽힘에서는 손목뼈근위열은 어느 쪽으로 이동하는가?	▶ 손바닥쪽굽힘에서는 등쪽으로 이동한다.

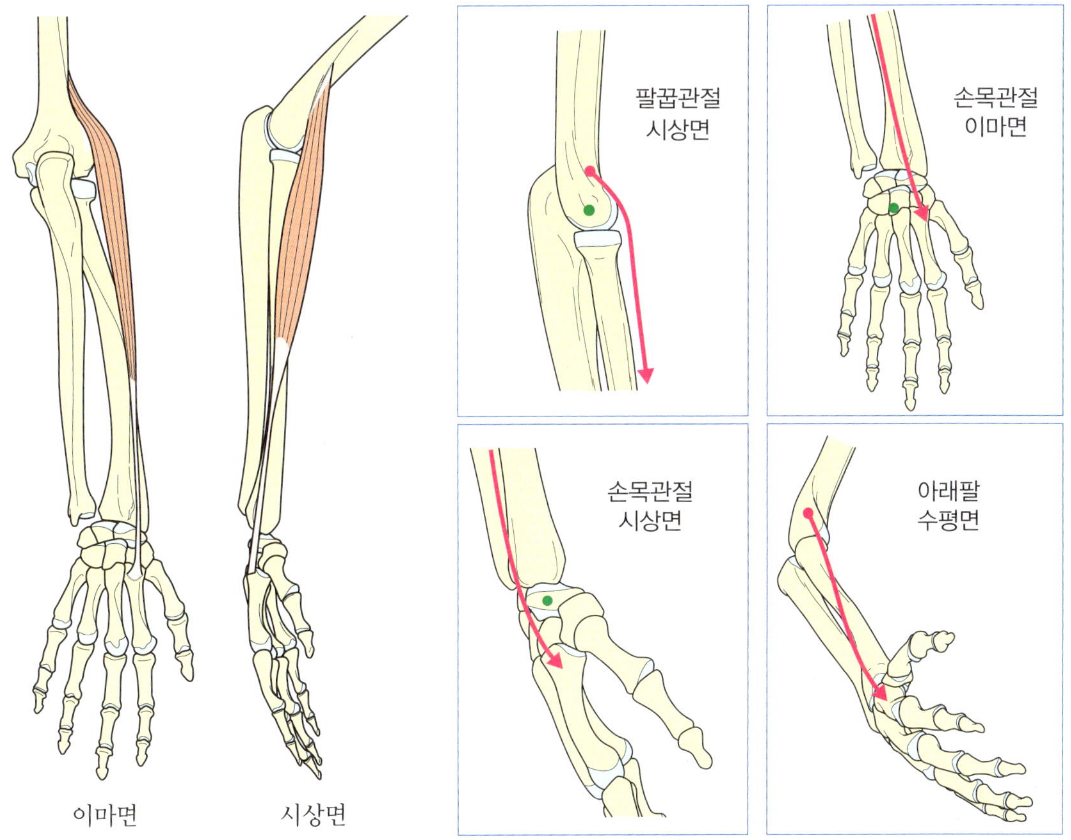

긴노쪽손목폄근은 위팔뼈가쪽위관절융기에 이르는 곳까지 가쪽위관절융기능선에서 집게손가락 손허리뼈바닥의 등쪽으로 주행한다. 팔꿉관절과 손목관절을 넘어가는 이관절근이다.

팔꿉관절의 굽힘 • 폄축의 앞쪽을, 아래팔 엎침 • 뒤침축의 등쪽을 지나기(노쪽을 뒤쪽에서 앞쪽으로) 때문에 팔꿉관절의 굽힘, 아래팔 뒤침작용을 한다. 손목관절의 바닥 • 등쪽, 노쪽굽힘 • 자쪽굽힘축의 노쪽을 지나기 때문에 손등쪽굽힘과 노쪽굽힘 작용을 한다.

그림 4-1 긴노쪽손목폄근의 스트레칭—전체 모습

신장조작의 아래팔의 엎침에 의해서 위팔뼈는 어깨 안쪽돌림방향으로 움직이게 된다. 따라서 왼손으로 위팔뼈를 어깨 가쪽돌림방향으로 고정한다.

엄지두덩을 위팔뼈의 가쪽위관절융기에서 앞쪽에 놓고 다른 손가락은 팔꿈치머리 근처에서 잡아준다. 자신의 손을 뒤침시키면서 잡아준 위팔뼈를 고정한다.

관리사의 오른쪽 가운데손가락의 가쪽면을 대상자의 손목뼈근위열에 새끼두덩을 집게손가락 손허리뼈 등쪽에 놓고 잡아준다. 대상자의 팔꿉관절을 완전히 폄자세로 하여 아래팔 엎침 • 손목관절 손바닥쪽굽힘 • 자쪽굽힘시켜 신장시킨다.

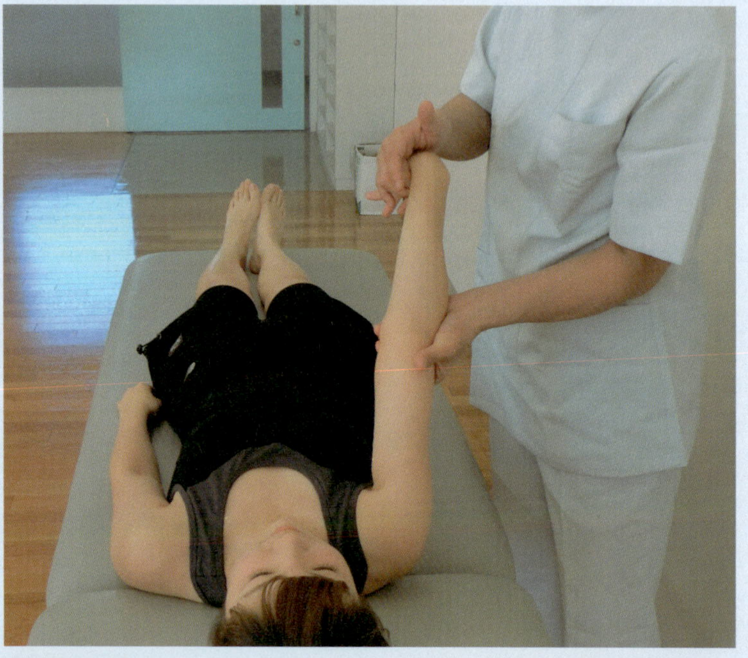

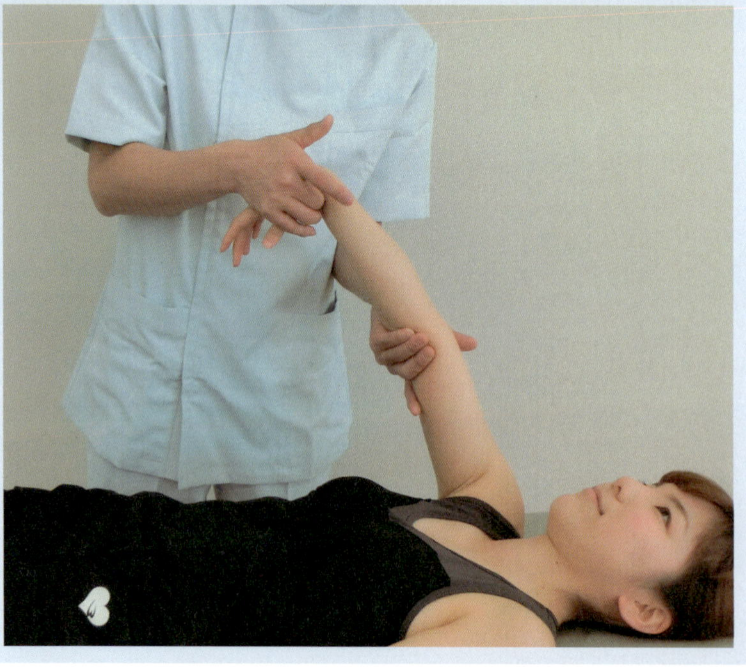

그림 4-2 긴노쪽손목폄근의 고정조작(1)

신장조작에서 아래팔의 뒤침에 의해서 대상자의 위팔뼈는 어깨 안쪽돌림 방향으로 움직이게 된다. 따라서 관리사는 왼손으로 대상자의 위팔뼈를 어깨 가쪽돌림방향으로 고정한다.

위팔뼈의 뼈사이부분은 원통형태로 고정하기 어렵기 때문에 위팔뼈 가쪽위관절융기(가쪽위관절융기~가쪽위관절융기위능선)를 이용하여 고정한다.

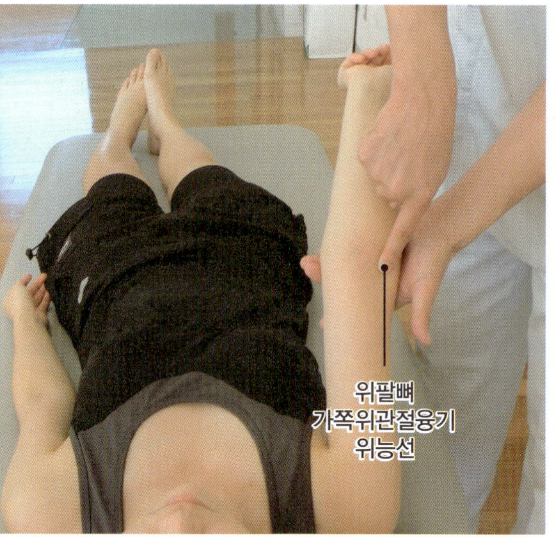

그림 4-3 긴노쪽손목폄근의 고정조작(2)

관리사는 왼손의 엄지두덩을 위팔뼈 가쪽위관절융기 위능선 앞쪽에 놓고 다른 손가락은 팔꿈치머리 뒷면 근처에서 잡아준다. 관리사는 자신의 왼손을 아래팔 엎침시키면서 잡아준 대상자의 위팔뼈를 어깨관절 가쪽돌림 방향(→)으로 고정한다. 이때 대상자의 팔꿉관절은 완전폄 자세가 되어야 한다.

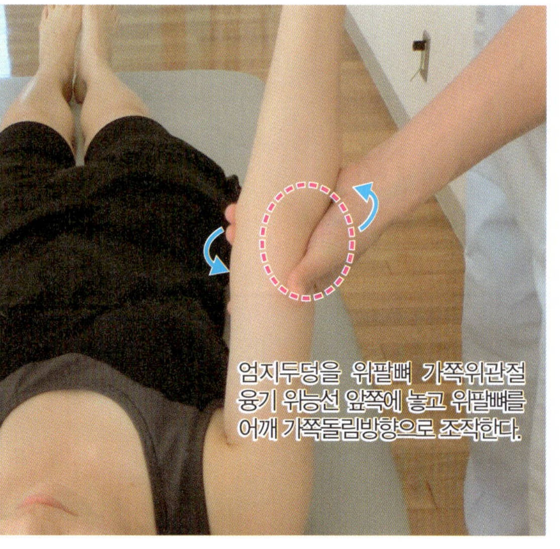

그림 4-4 긴노쪽손목폄근의 신장조작(1)

관리사의 왼손으로 확실하게 대상자의 위팔뼈부분을 어깨 가쪽돌림방향으로 고정(→)한 다음 오른손조작으로 대상자의 아래팔 뒤침, 손목관절을 손바닥쪽굽힘•자쪽굽힘조작을 하여 신장시킨다.

손목관절의 손바닥쪽굽힘과 자쪽굽힘에 의해서 신장조작은 나눠서 시행하지 않고 아래팔 엎침의 흐름안에서 자연스럽게 시행해 준다(→). 관리사의 오른손 가운데 손가락은 대상자의 손목뼈근위열(proximal row) 쪽으로 새끼손가락두덩은 대상자의 집게손가락 손허리뼈 등쪽에 놓는다. 관리사는 대상자의 손목관절의 손바닥쪽굽힘•자쪽굽힘 시 몸쪽 오른손의 가운데 손가락으로 대상자의 손목뼈근위열을 등쪽(및 노쪽) 방향으로 유도한다. 자세한 것은 다음 페이지에서 설명하겠다.

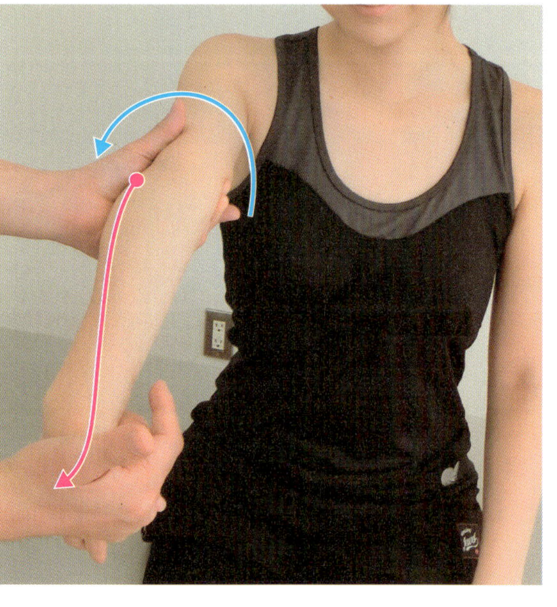

그림 4-5 긴노쪽손목폄의 신장조작 (2)

손목뼈근위열의 바닥쪽에서 가운데 손가락의 노쪽면을 놓고 새끼두덩을 집게손가락 손허리뼈의 등쪽에 놓는다.

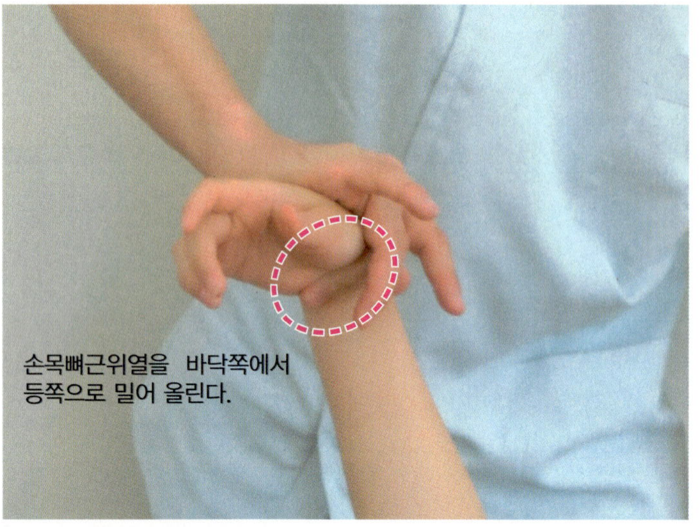
손목뼈근위열을 바닥쪽에서
등쪽으로 밀어 올린다.

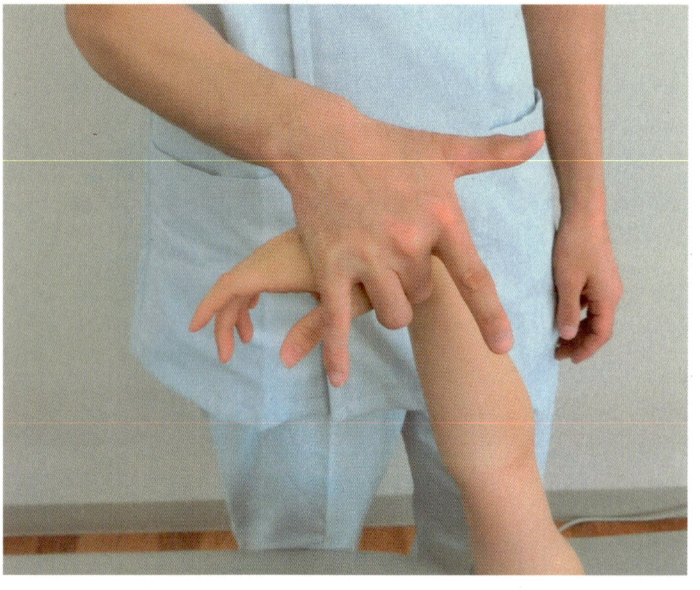

그림 4-6 긴노쪽손목폄근의 신장조작 (3)

요철법칙을 고려하여 가운데 손가락으로 손목뼈근위열의 몸쪽을 등쪽으로 밀어 올리면서 집게손가락 손허리뼈를 새끼두덩으로 손바닥쪽굽힘 • 자쪽굽힘 시킨다. 이때 새끼두덩(집게손가락손허리뼈) 쪽을 지점으로 손목뼈근위열을 등쪽 먼쪽으로 끄집어 내는 (당긴다) 이미지로 조작한다(**b**).

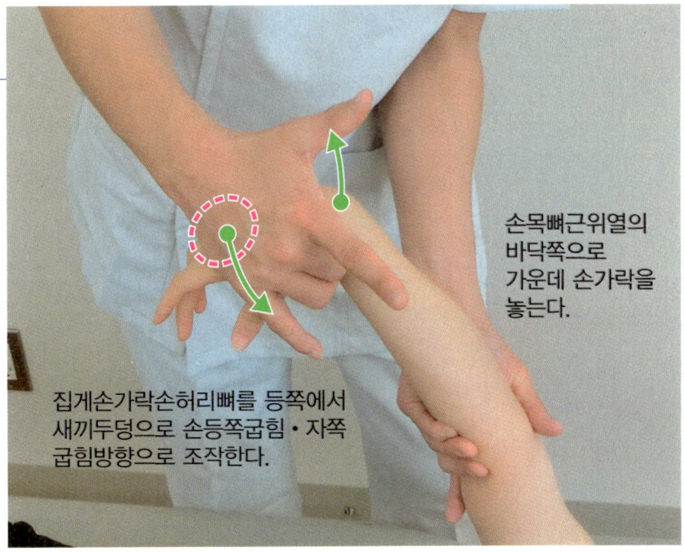

c처럼 요철법칙을 고려하지 않은 경우 대상자의 손목뼈근위열은 대상자의 몸쪽 • 먼쪽뼈의 사이에서 압축 스트레스를 받게 된다. 활주거리도 불충분하여 신장거리가 저하된다. 노뼈 등쪽에서 이 힘줄의 굴절과 그 외의 연부조직의 국소적인 신장 스트레스가 크게 되고 경우에 따라 통증을 일으킨다.

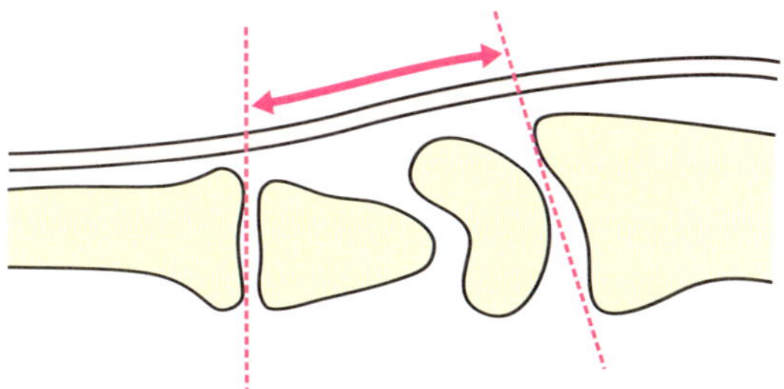

a. 신장 전

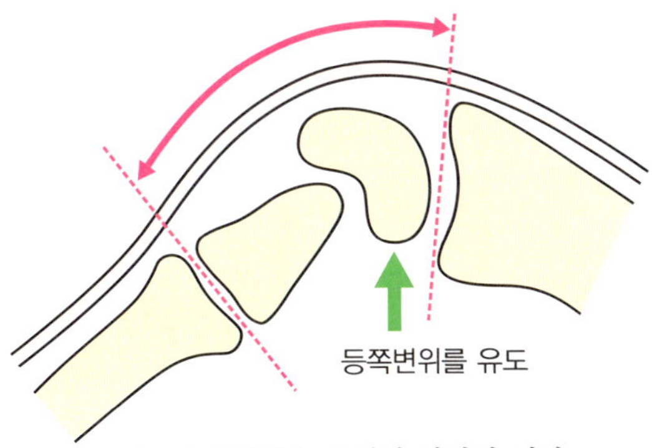

b. 요철법칙을 고려한 정확한 신장

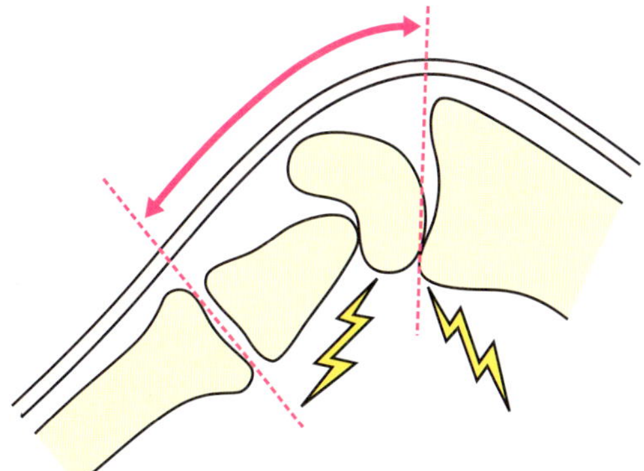

c. 요철법칙을 고려하지 않은 신장

짧은노쪽손목폄근(단요측수근신근) extensor carpi radialis brevis muscle

이는곳	위팔뼈 안쪽위관절융기, 가쪽곁인대(외측측부인대), 노뼈머리띠인대(요골윤상인대)	지배신경	노신경(요골신경)
닿는곳	셋째손허리뼈의 바닥의 등쪽면	위치	C6 • C7

기술상의 지침

근육의 주행 • 기능		
	▪팔꿉관절의 굽힘 • 폄축의 앞쪽을 지난다.	▶ 팔꿉관절의 굽힘작용을 한다.
	▪위팔의 안쪽에서 아래팔의 가쪽으로 향한다.	▶ 아래팔의 뒤침작용을 한다.
	▪손목관절의 손바닥 손등쪽굽힘 축의 등쪽을 지난다.	▶ 손목관절의 등쪽굽힘작용을 한다.
	▪손목관절의 노쪽 • 자쪽굽힘축의 노쪽을 지난다.	▶ 손목관절의 노쪽굽힘작용을 한다.

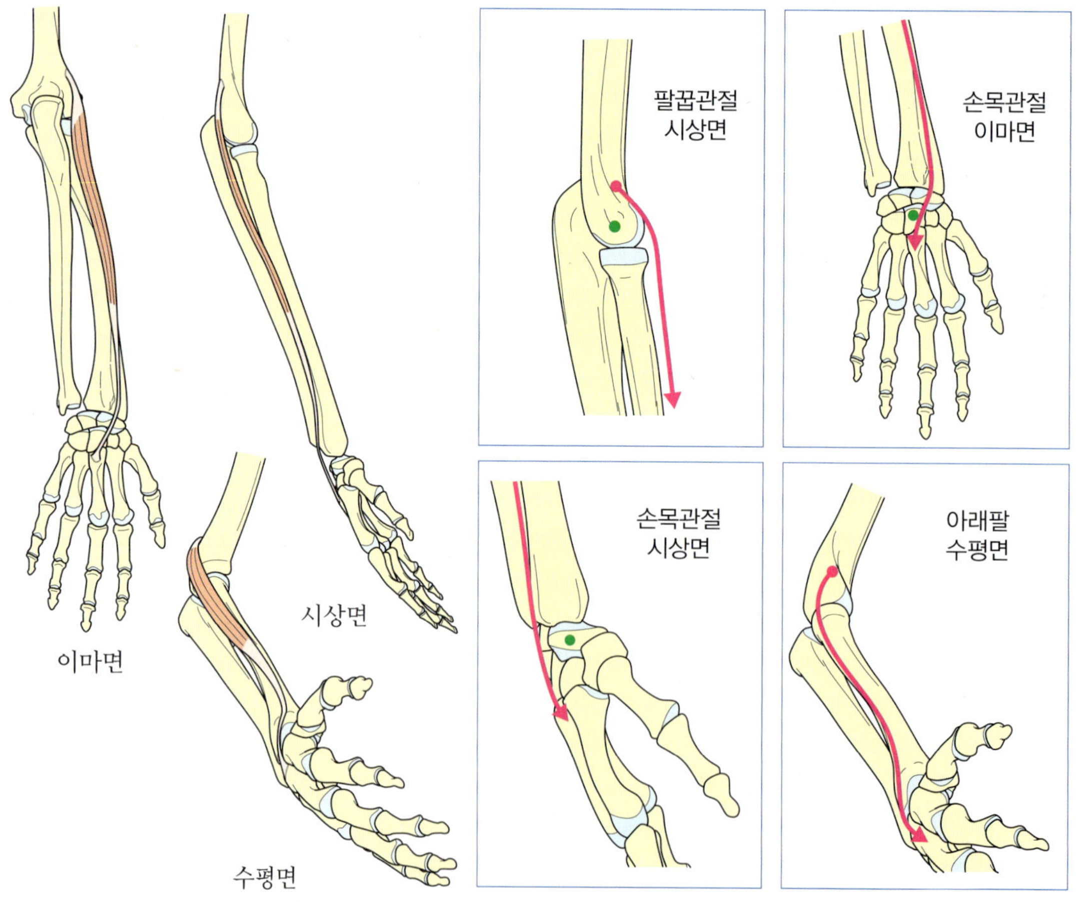

짧은노쪽손목폄근은 위팔뼈 가쪽위관절융기, 가쪽곁인대(외측측부인대), 노뼈머리띠인대(요골윤상인대)에서 셋째 손허리뼈바닥 등쪽으로 지나간다. 팔꿉관절과 손목관절을 넘어가는 이관절근이다.

팔꿉관절의 굽힘 • 폄축의 약간 앞쪽을 아래팔 엎침 • 뒤침축의 등쪽을(노쪽을 뒤쪽에서 앞쪽으로)지나기 때문에, 팔꿉관절의 굽힘, 아래팔 뒤침의 작용을 한다. 손목관절의 손바닥 • 손등쪽굽힘 축의 등쪽, 노쪽굽힘, 자쪽굽힘의 노쪽을 지나기 때문에 손등쪽굽힘과 노쪽굽힘 작용을 한다.

고정 조작 포인트	▪ 아래팔의 조작에서 위팔뼈(어깨)는 어떤 식으로 움직이는가?	▶ 위팔은 안쪽돌림된다(가쪽돌림방향으로 고정된다).
	▪ 위팔은 어느 부위를 고정하면 고정하기 쉬워지는가?	▶ 위팔뼈 먼쪽 부분에 있는 관절융기에서 잡는다.

신장 조작 포인트	▪ 손목관절의 손바닥쪽굽힘에서는 손목뼈근위열은 어느쪽으로 이동하는가?	▶ 손바닥쪽굽힘에서는 등쪽으로 이동한다.
	▪ 가쪽위관절융기와 셋째손허리뼈 바닥쪽을 멀어지는 방향으로 조작한다. 팔꿉관절의 폄, 아래팔의 엎침, 손목관절의 자쪽굽힘은 긴노쪽손목폄근과 비교하면 작고 손목관절의 손바닥쪽굽힘은 크다.	

그림 5-1 짧은노쪽손목폄근의 스트레칭—전체 모습

대상자의 팔꿉관절을 폄자세(단, 완전폄조작은 아니다)로 하여 위팔뼈 먼쪽에서 어깨관절 가쪽돌림방향으로 고정한다. 관리사는 오른쪽 가운데손가락쪽면을 대상자의 손목뼈근위열에서 오른손 새끼두덩을 셋째손허리뼈에 놓는다. 대상자의 아래팔을 약간 엎침, 손목관절을 손바닥쪽굽힘 • 약간 자쪽굽힘시켜 신장시킨다.

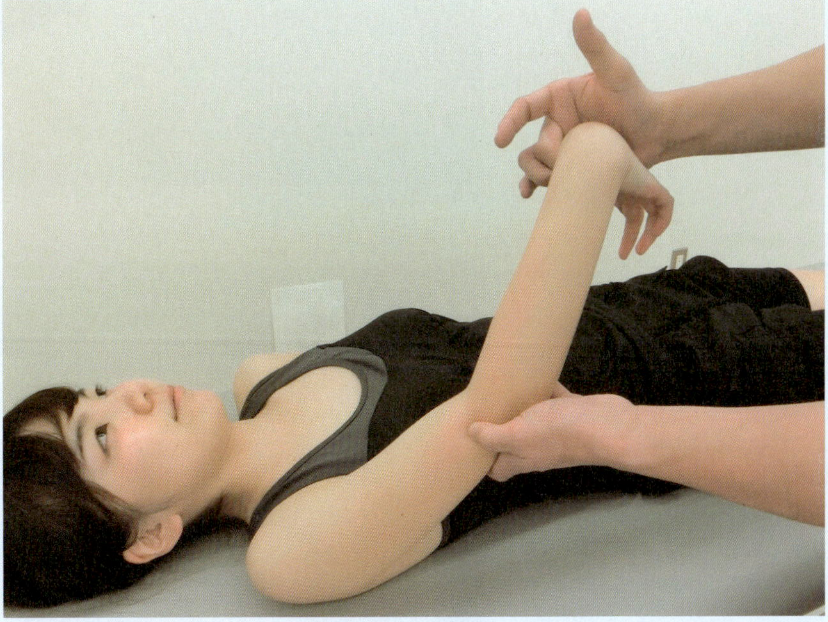

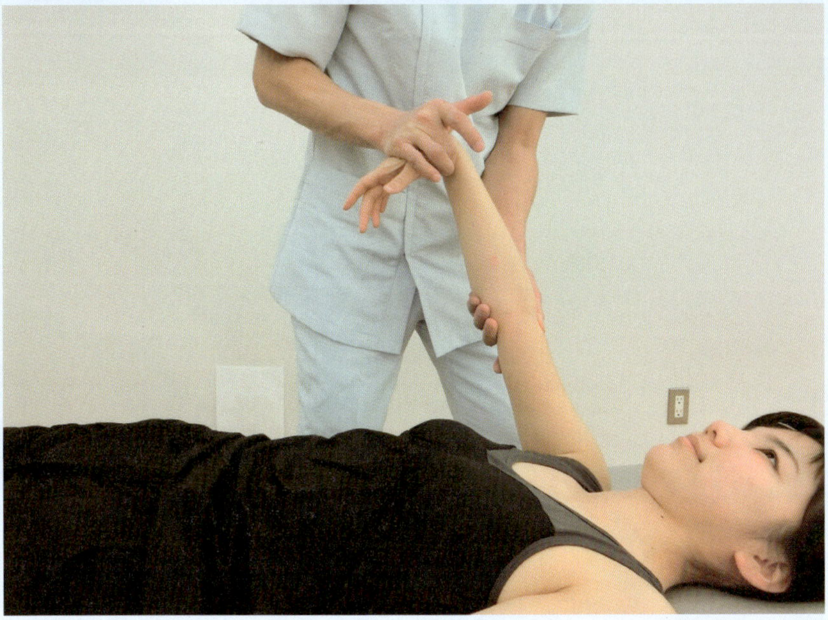

그림 5-2 짧은노쪽손목폄근의 고정조작

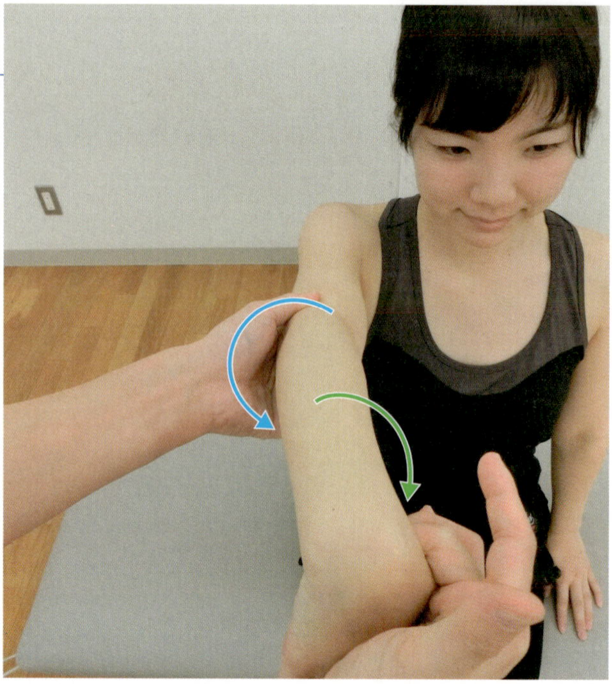

신장조작으로 있는 아래팔의 엎침(→)에 의해서 위팔뼈는 어깨 안쪽돌림방향으로 이동하게 된다. 따라서 관리사는 왼쪽 엄지손가락을 위팔뼈의 가쪽위관절융기에 놓고 어깨 가쪽돌림방향으로 고정한다(→).

팔꿉관절은 폄 자세로 고정하는데 완전 폄자세로 하면 우선적으로 긴노쪽손목폄근에서 신장되어 버리게 되므로 완전 폄되지 않을 정도로 조절해야 한다.

그림 5-3 짧은노쪽손목폄근의 신장방향

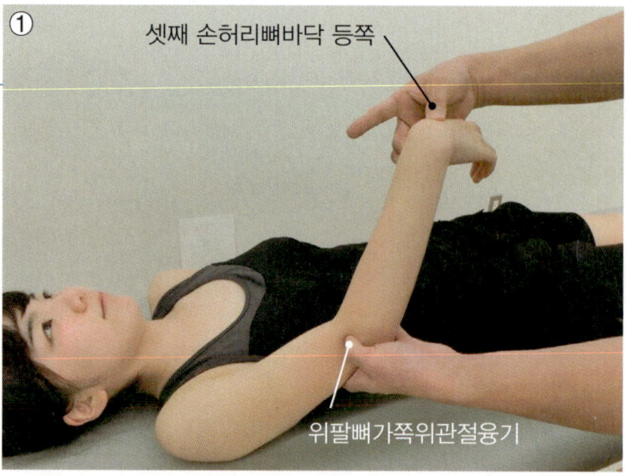

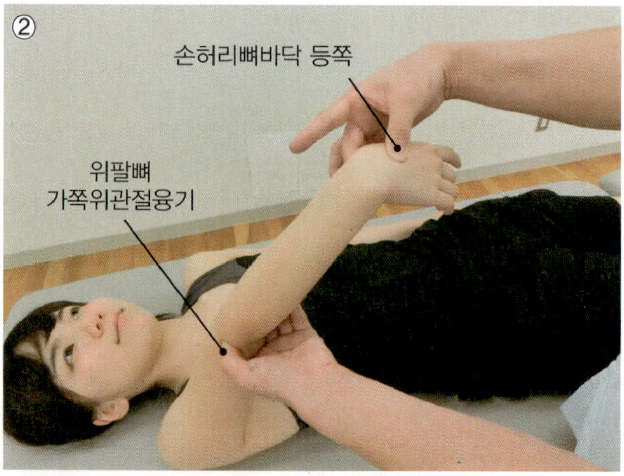

신장방향은 팔꿉관절 폄·아래팔 엎침, 손목관절 손바닥쪽굽힘·자쪽굽힘이다. 단어 그대로 시행하면 긴노쪽손목폄근의 스트레칭은 변함은 없지만 더욱 더 대각선 주행이 되는 긴노쪽손목폄근과 비교하면 아래팔 엎침과 손목관절의 자쪽굽힘을 적게 하고 손바닥쪽굽힘 요소를 많게 한다.

주요한 것은 위팔뼈 가쪽위관절융기와 셋째 손허리뼈바닥 등쪽이 3차원적으로 가장 멀어지는 방향으로 조작하는 것이다.

그림 5-4 짧은노쪽손목폄근의 신장조작

손목뼈근위열의 바닥쪽에 가운데 손가락을 노쪽에 놓고 새끼두덩을 셋째손허리뼈의 등쪽에 놓는다(①). 아래팔의 엎침 조작을 하여 가운데 손가락으로 손목뼈근위열의 몸쪽을 등쪽으로 밀어 올리면서 가운데 손가락 손허리뼈를 새끼두덩으로 손바닥쪽 굽힘·자쪽굽힘시킨다.

이때 새끼두덩(셋째손허리뼈)쪽을 지점으로 손목뼈근위열을 등쪽면 먼쪽으로 잡아당기는 이미지로 조작한다(②).

위팔뼈 가쪽위관절융기에서 셋째손허리뼈바닥 등쪽이 3차원적으로 가장 멀어질 수 있도록 아래팔의 약간 엎침, 손목관절의 손바닥쪽굽힘·약간 자쪽굽힘시켜 신장시킨다(③).

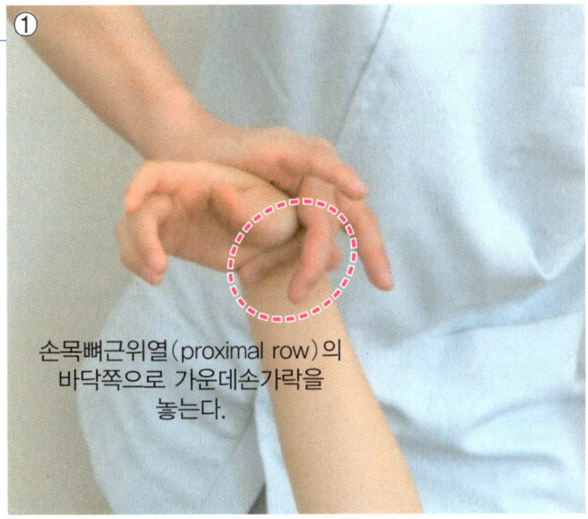

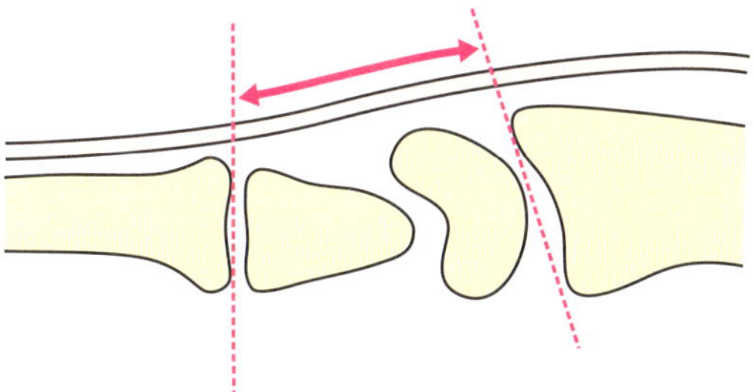

a. 신장전

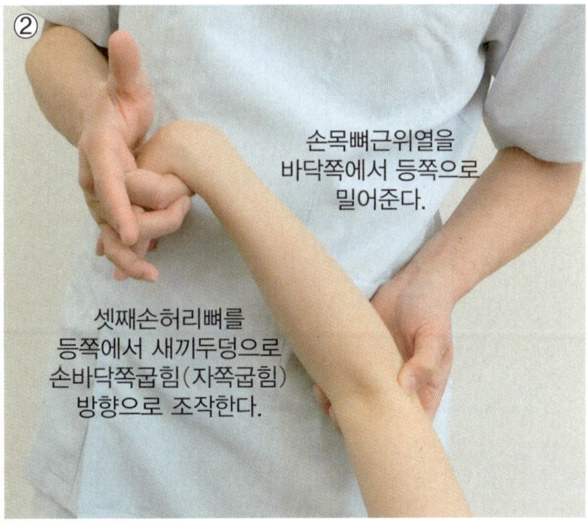

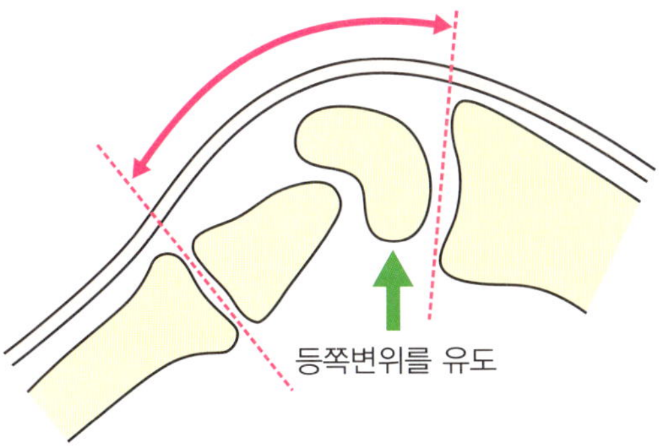

b. 요철법칙을 고려한 정확한 신장

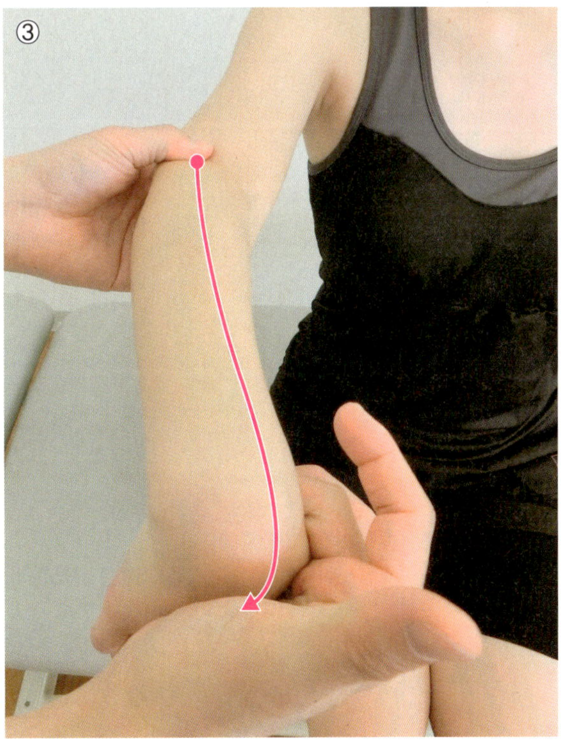

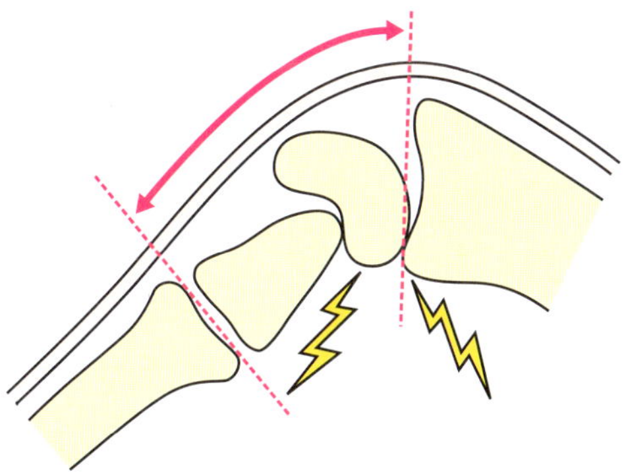

c. 요철법칙을 고려하지 않은 신장

자쪽손목폄근(척측수근신근) extensor carpi ulnaris muscle

이는곳	위팔뼈가쪽위관절융기, 자뼈 뒷면 위부분	지배신경	노신경
닿는곳	다섯째손허리뼈바닥의 등쪽	위치	C6~C8

기술상의 지침

근육의 주행·기능		
	■팔꿉관절의 굽힘·폄축의 뒤쪽을 지난다.	▶ 팔꿉관절의 폄작용을 한다.
	■엎침, 뒤침 축의 뒤쪽을 가쪽에서 안쪽으로 향한다.	▶ 아래팔의 엎침작용을 한다.
	■노뼈손목관절(RCJ, radiocarpal articulation)에서는 바닥·손등쪽굽힘축의 등쪽을 지난다. ■손목뼈중간관절(MCJ, mediocarpal joint)에서 바닥·손등쪽굽힘축의 바닥쪽을 지난다.	▶ 손목관절 위치에서 RCJ와 MCJ와 손바닥·손등쪽굽힘작용보다 약간 손등쪽굽힘작용이 유리하다.
	■손목관절의 노쪽·자쪽굽힘축의 자쪽을 지난다.	▶ 손목관절의 자쪽굽힘작용을 한다.

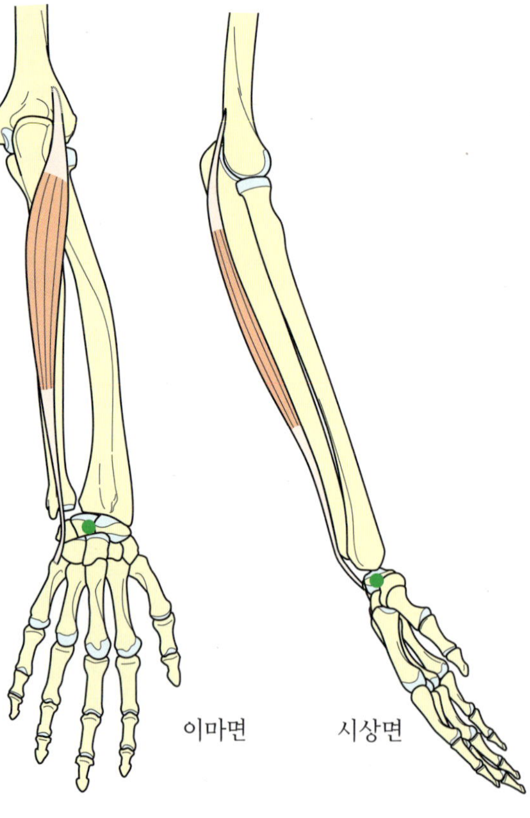

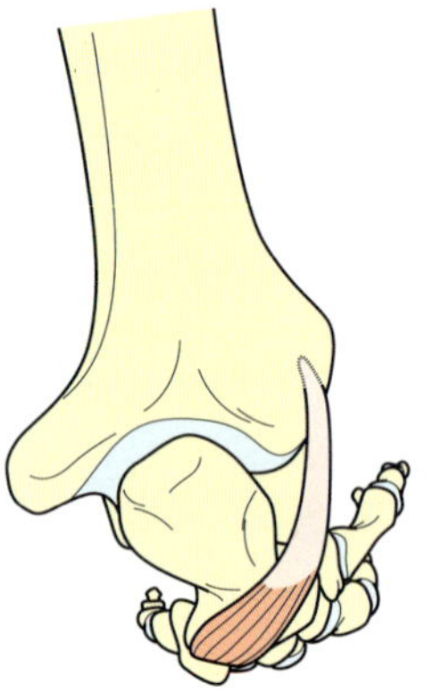

팔꿉관절의 수평면

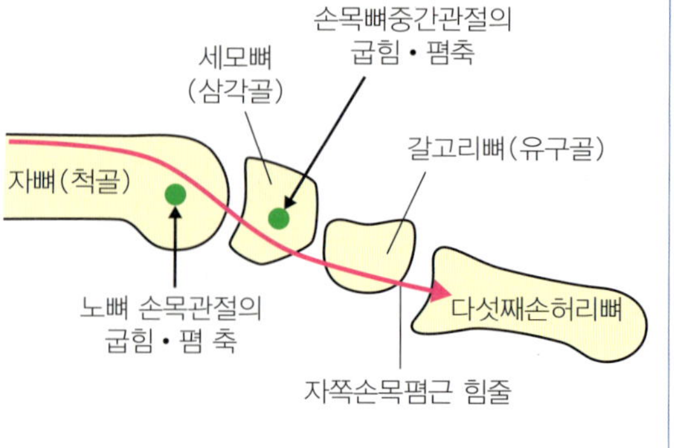

자뼈 손목폄근은 위팔뼈 가쪽위관절융기, 자뼈의 뒷면 윗부분에서 다섯째손허리뼈바닥 등쪽으로 주행한다. 팔꿉관절과 손목관절을 넘어가는 이관절근이다.

팔꿉관절의 굽힘·폄축의 뒤쪽은 아래팔 엎침·뒤침축의 등쪽을 노쪽에서 자쪽으로 지나기 때문에 팔꿉관절의 폄, 아래팔 엎침작용을 한다.

손목관절에서 노뼈 손목관절(RCJ)에서는 손바닥쪽·손등쪽굽힘 축의 등쪽을 지나고 손목뼈중간관절(MCJ)에서는 손바닥·손등쪽굽힘축의 바닥쪽을 지나기 때문에 바닥쪽굽힘·손등쪽굽힘작용보다 약간 손등쪽굽힘작용이 우위로 있다고 생각할 수 있다. 노쪽굽힘·자쪽굽힘축의 자쪽을 지나기 때문에 자쪽굽힘작용을 한다.

고정 조작 포인트	■ 아래팔의 조작에서 어깨관절은 어떻게 움직이는가?	▶ 어깨관절은 가쪽돌림한다(안쪽돌림방향으로 고정한다).
	■ 어느 부분을 고정하면 고정하기 쉬워지는가?	▶ 위팔뼈가쪽융기에서 아래팔 몸쪽부분을 감싸듯이 잡아주고 안쪽돌림방향으로 고정한다.
신장 조작 포인트	■ 손목관절의 노쪽굽힘에서 손목뼈근위열은 어느 쪽으로 이동하는가?	▶ 노쪽굽힘에서는 자쪽으로 이동한다.

그림 6-1 자쪽손목폄근의 스트레칭—전체 모습

팔꿉관절을 굽힘자세로 하고 위팔뼈 먼쪽에서 어깨관절을 안쪽돌림방향으로 고정한다. 아래팔을 뒤침자세로 하여 손목관절을 노쪽굽힘시키면서 약간 손바닥쪽굽힘하여 신장시킨다.

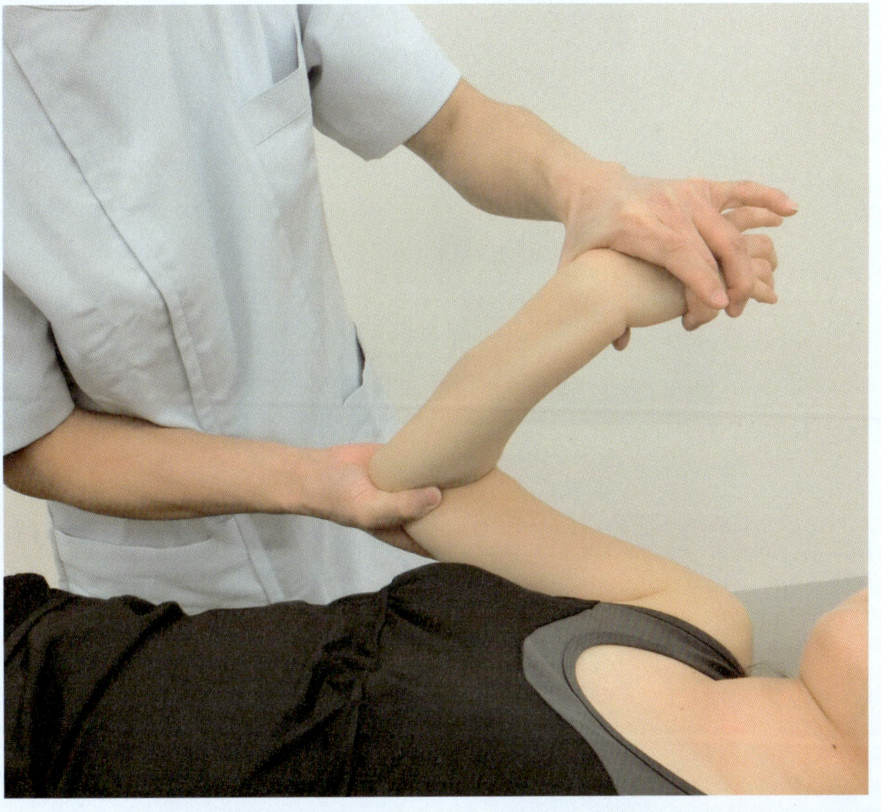

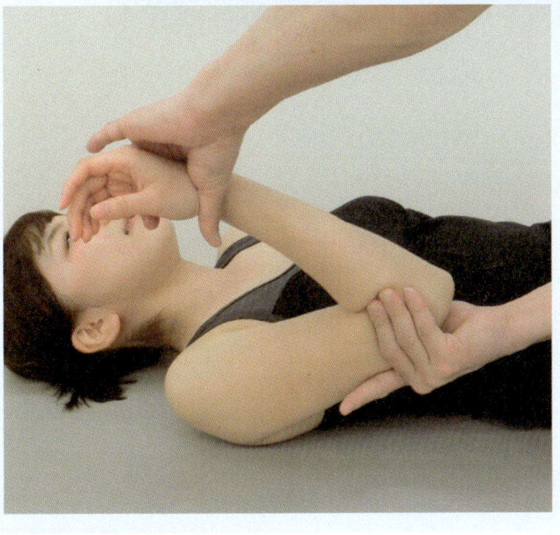

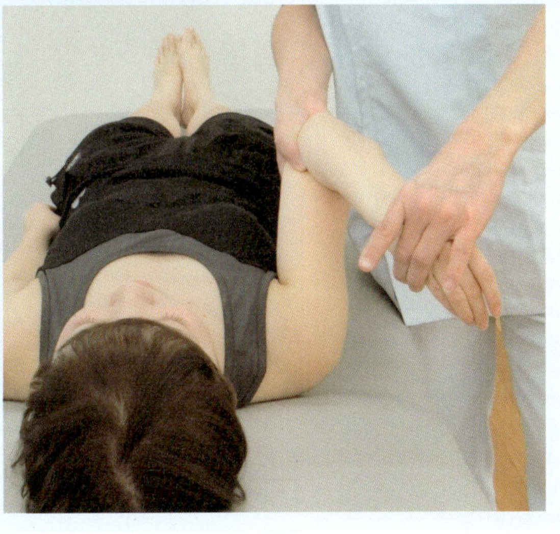

그림 6-2 자쪽손목폄근의 고정조작(신장조작에 의한 유발되어지는 움직임)

관리사가 대상자의 아래팔의 뒤침·손목관절의 노쪽굽힘조작을 할 때 고정하지 않으면 대상자의 어깨관절이 가쪽돌림자세가 되어 버린다.

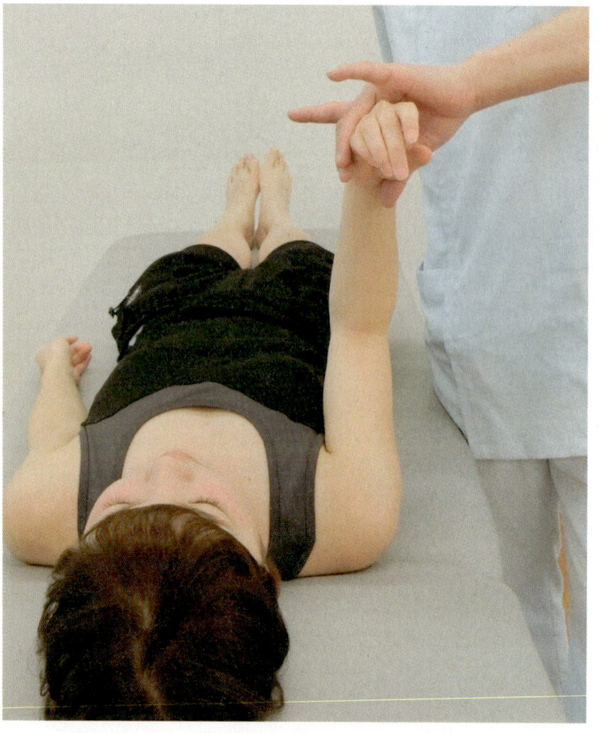

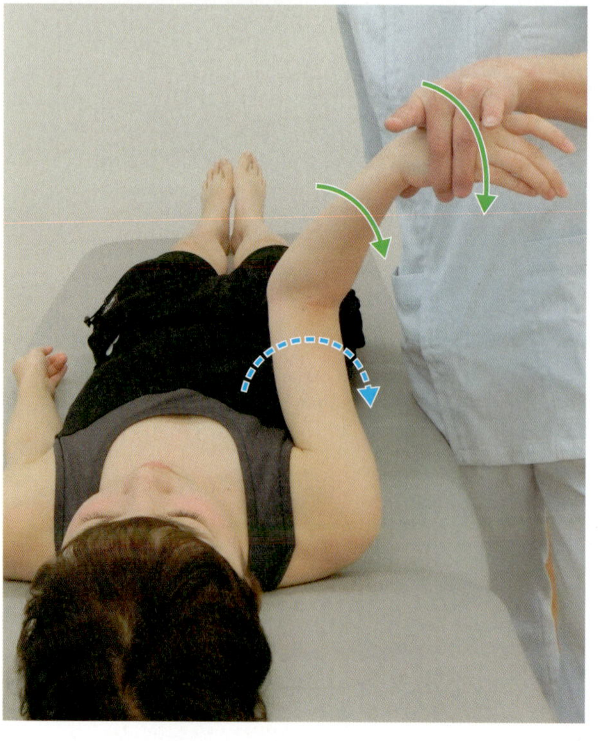

그림 6-3 자쪽손목폄근의 고정방법

관리사는 대상자의 위팔 먼쪽부분을 오른손으로 유지하고 대상자의 어깨관절을 안쪽돌림방향으로 고정한다(①). 관리사의 왼손은 뒤침방향으로 조작하는데 동시에 엄지손가락과 약간 몸쪽(엄지맞섬 및 바닥쪽 안쪽모음방향)으로 다른 손가락은 약간 먼쪽(MP관절굽힘 및 새끼손가락맞섬방향)으로 조작하는 것으로(②), 대상자의 어깨관절 안쪽돌림 고정을 능숙하게 할 수 있다.

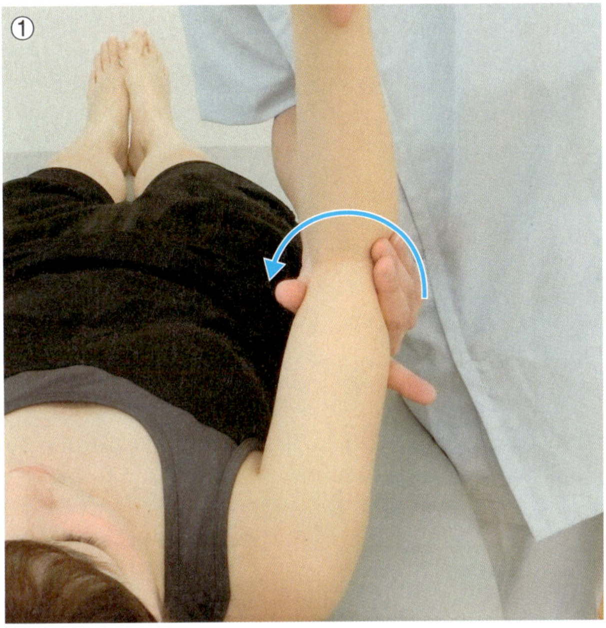

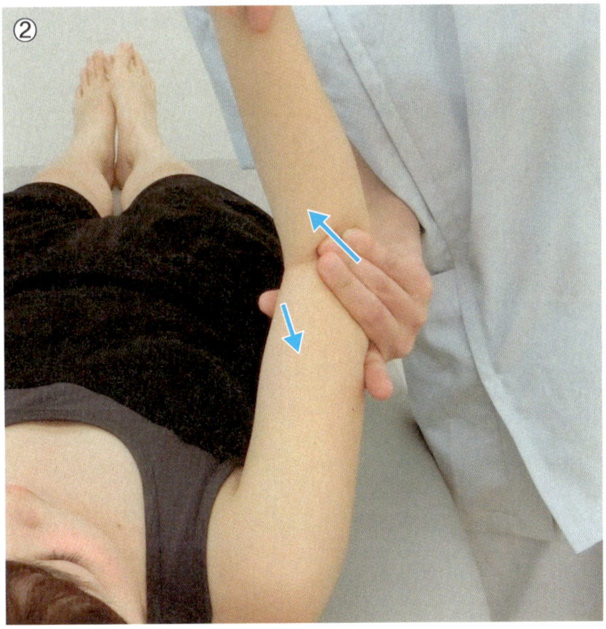

그림 6-4 자쪽손목폄근의 신장조작 (1)

관리사의 오른손을 대상자의 손목관절 손목뼈근위열의 노쪽 손배뼈(주상골)에 놓고 지점으로 한다(①). 다른 손가락으로 대상자의 새끼손가락 손허리뼈를 잡고(②), 대상자의 손목관절의 노쪽굽힘 및 약간 바닥쪽굽힘 조작을 더해준다(③➡④).

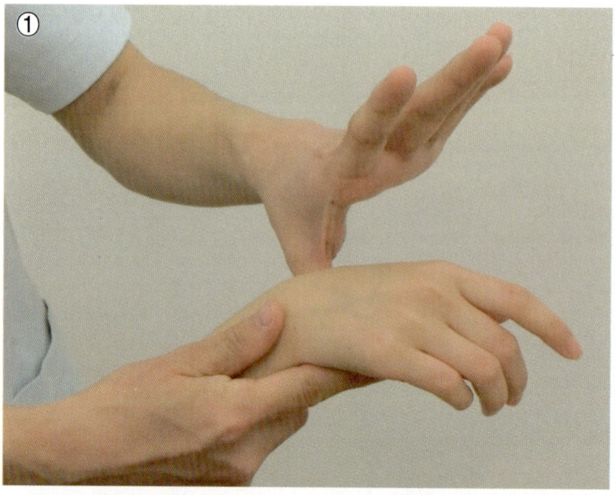

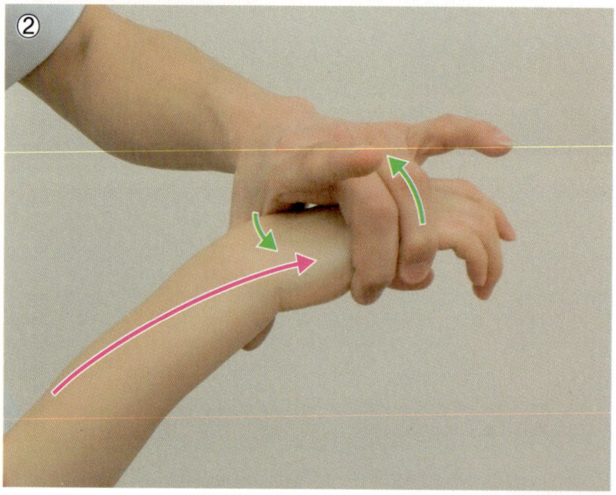

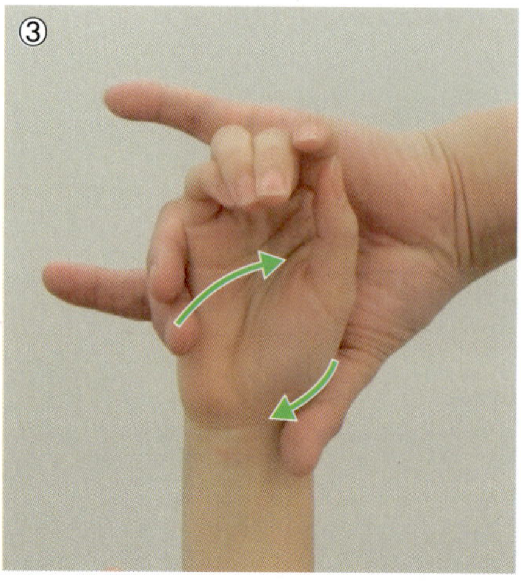

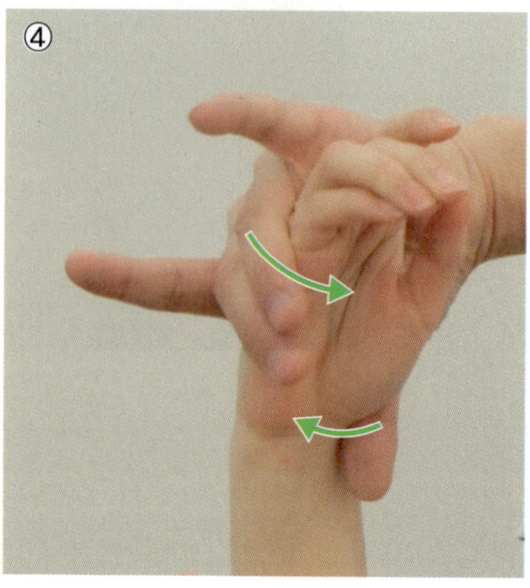

그림 6-5 자쪽손목폄근의 신장조작 (2)

손목관절의 노쪽굽힘 시 손목뼈근위열을 자쪽으로 유도한다. 요철법칙을 고려하여 움직이면 신장감을 주기 쉽다.

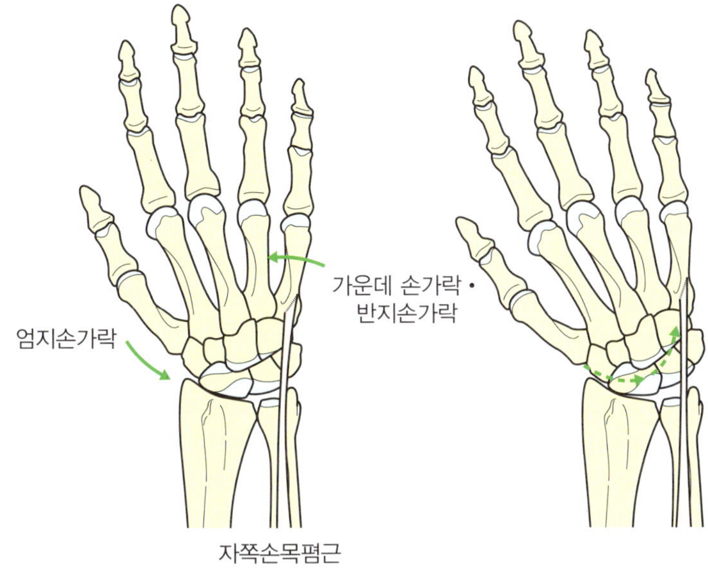

그림 6-6 자쪽손목폄근의 신장조작 (3)

아래팔은 최대 뒤침자세가 되도록 시행한다. 손목관절의 노쪽굽힘 • 바닥쪽굽힘은 그 연장선 위에서 시행하고 가쪽위관절융기와 다섯째손허리뼈바닥이 3차원적으로 멀어지도록 조작한다.

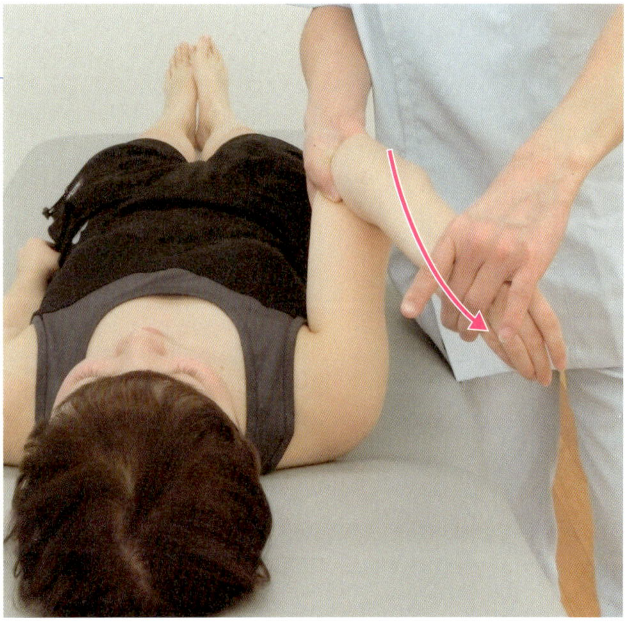

손가락폄근(총지신근) extensor digitorum muscle

이는곳	위팔뼈안쪽위관절융기, 가쪽곁인대(외측측부인대), 노뼈머리띠인대(요골윤상인대), 아래팔근막(전완근막)	지배신경	노신경
닿는곳	집게손가락-새끼손가락(둘째-다섯째의 등쪽면) 중간마디뼈 바닥, 끝마디뼈바닥(말절골저)	위치	C6~C8

기술상의 지침

근육의 주행 · 기능		
	■팔꿉관절의 굽힘·폄축의 앞쪽을 지난다.	▶ 팔꿉관절의 약간의 굽힘작용을 한다.
	■노쪽 두 손가락과 자쪽 두 손가락에서 손목관절 주행이 다르다.	▶ 노쪽은 아래팔 뒤침·손목관절의 노쪽굽힘작용을 한다. 자쪽은 아래팔 엎침·손목관절의 자쪽굽힘작용을 한다.
	■손목관절은 손바닥쪽·손등쪽굽힘축의 등쪽을 지난다.	▶ 손목관절은 손등쪽굽힘작용을 한다.
	■집게손가락~새끼손가락까지 MP관절·PIP관절·DIP관절의 등쪽으로 지난다.	▶ 집게손가락~새끼손가락까지 MP관절·PIP관절·DIP관절은 모두 폄작용을 한다.

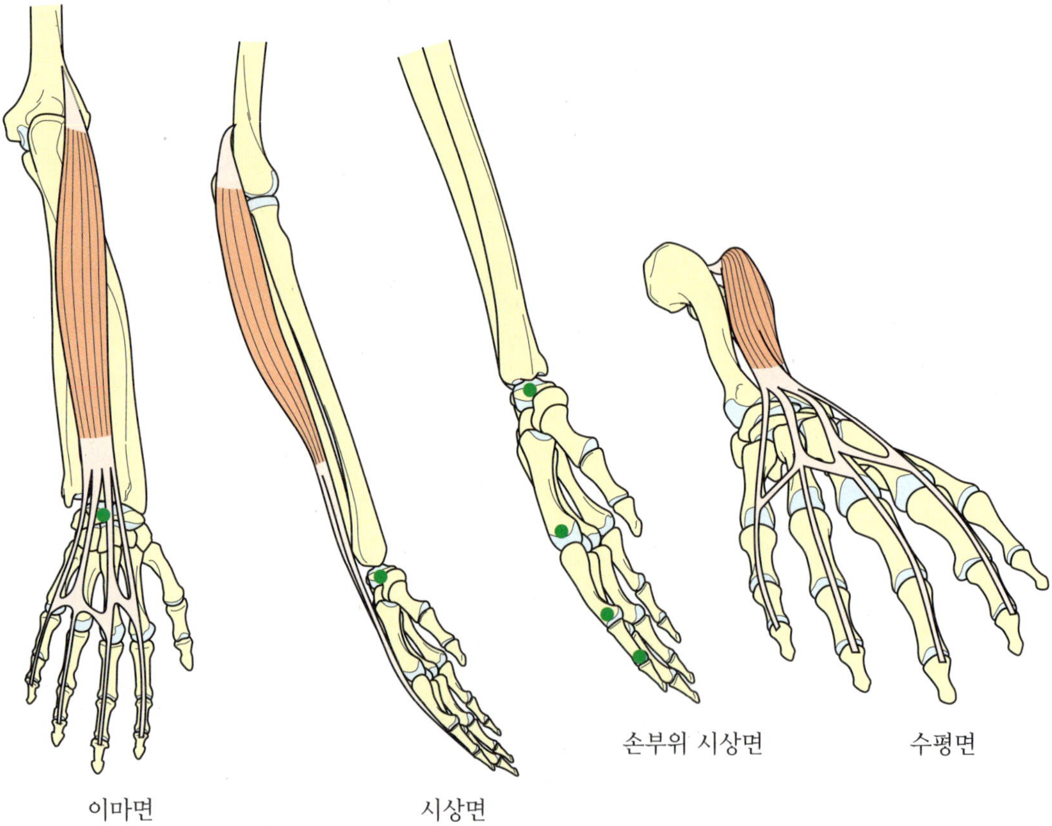

손가락폄근은 위팔뼈가쪽위관절융기, 가쪽곁인대(외측측부인대), 노뼈머리띠인대(요골윤상인대), 아래팔근막에서 집게손가락에서 새끼손가락까지 첫마디뼈바닥에서 정지 후 중심다발(중심속)이 되어 중간마디뼈바닥에서 정지한다.

중간마디뼈바닥에서 정지하기 전에 가쪽다발(외측속)으로 뻗어 종말힘줄(terminal tendon)이 되어 끝마디뼈(말절골)에서 정지한다. 팔꿉관절, 손목관절, 각 손가락의 관절을 연결하는 복합관절근이다.

전체적으로 팔꿉관절의 굽힘·폄축의 약간 앞쪽을 지나기 때문에 굽힘작용을 한다. 손목관절은 바닥·손등쪽굽힘 축의 등쪽을 지나기 때문에 손등쪽굽힘 작용을 한다. MP·PIP·DIP관절의 등쪽을 지나기 때문에 폄작용을 한다.

고정 조작 포인트		
	■노쪽 두 손가락은 아래팔의 엎침조작이 들어간다.	▶ 어깨관절은 가쪽돌림한다(안쪽돌림방향으로 고정한다).
	■자쪽 두 손가락은 아래팔의 뒤침작용이 들어간다.	▶ 어깨팔은 안쪽돌림된다(가쪽돌림방향으로 고정한다).
	■어느 부위를 부분을 고정하면 고정하기 쉬운가?	▶ 위팔뼈 관절융기에서 아래팔 몸쪽부분 가쪽을 감싸듯이 잡아주고 고정한다.

그림 7-1 손가락폄근 노쪽 두 손가락의 스트레칭-전체 모습 (1)

팔꿉관절을 폄자세로 하고 위팔뼈를 어깨 가쪽돌림방향으로 고정하면서 아래팔을 엎침시킨다. 그 다음 ① 손목관절을 손바닥굽힘, ② 집게손가락과 가운데 손가락의 MP관절의 굽힘, ③ PIP관절의 굽힘, ④ DIP관절의 굽힘 순서로 신장시켜 준다. 충분한 신장감을 얻었으면 모든 관절을 조작하지 않아도 좋다.

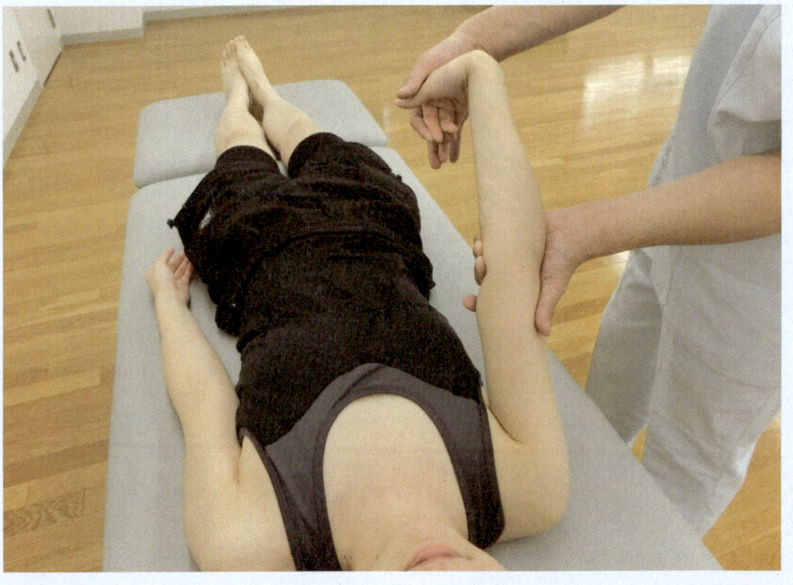

그림 7-2 손가락폄근 자쪽 두 손가락의 스트레칭-전체 모습 (2)

팔꿉관절을 폄자세로 하여 위팔뼈를 어깨 안쪽돌림방향으로 고정하면서 아래팔을 뒤침시킨다. 그 다음 ① 손목관절을 바닥쪽굽힘, ② 집게손가락과 가운데손가락의 MP관절의 굽힘, ③ PIP관절의 굽힘, ④ DIP관절의 굽힘 순서로 신장시켜 간다. 충분한 신장감을 얻었으면 모든 관절을 조작하지 않아도 좋다.

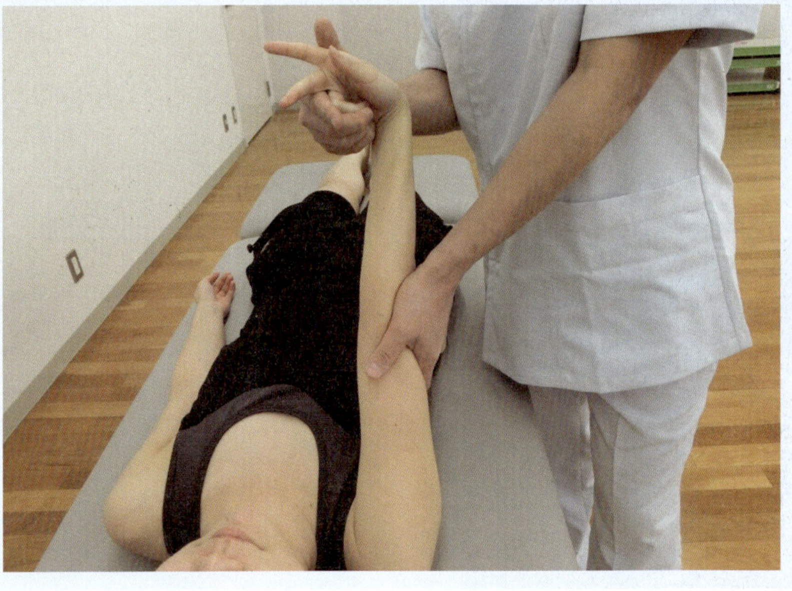

그림 7-3 손가락폄근의 노쪽 두 손가락의 신장조작과 고정조작

팔꿉관절을 폄자세로 하여 관리사의 엄지두덩을 대상자의 위팔뼈 가쪽위관절융기 부근에서 앞쪽으로 놓고(①), 어깨 가쪽돌림방향으로 고정한다. 대상자의 아래팔을 뒤침시킨다(③).

대상자의 손에 관리사의 손을 등쪽으로 놓고 손목관절을 손바닥쪽굽힘자세로 하여(④), 집게손가락과 가운데손가락의 MP관절의 굽힘(⑤), PIP관절의 굽힘, DIP관절의 굽힘 순서로 신장시켜 간다(⑥).

충분한 신장감을 얻었으면 모든 관절을 조작하지 않아도 좋다.

① 엄지두덩을 위팔뼈 가쪽위관절융기부근에 놓는다.

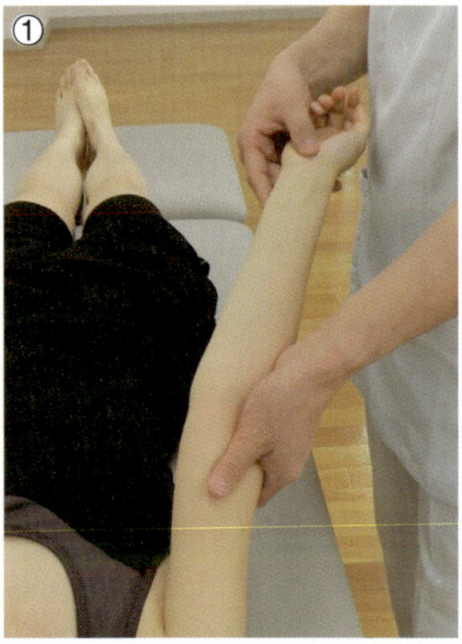

② 위팔뼈를 어깨 가쪽돌림방향으로 고정

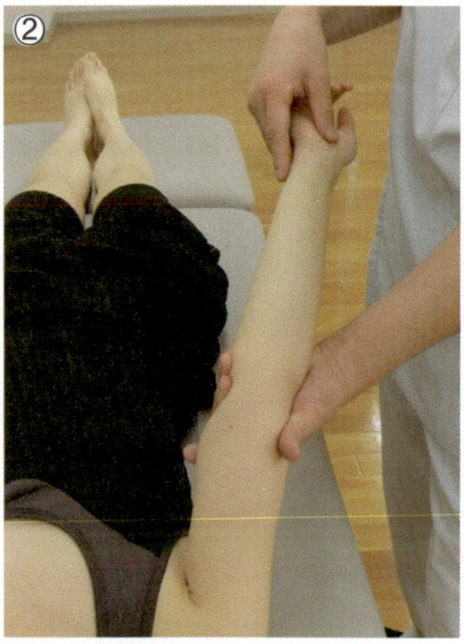

③ 아래팔을 엎침

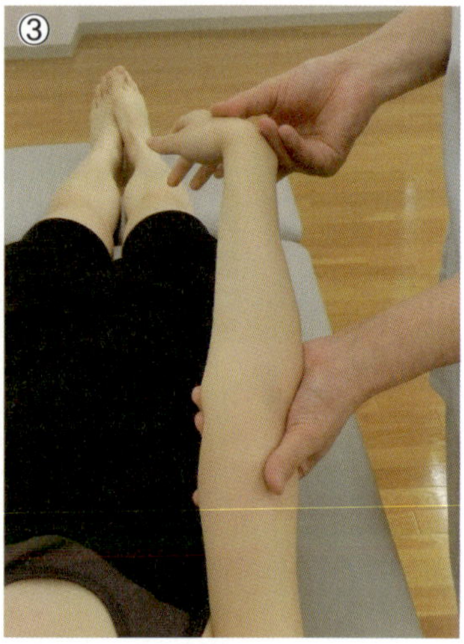

④ 손목관절은 손바닥굽힘자세로 한다.

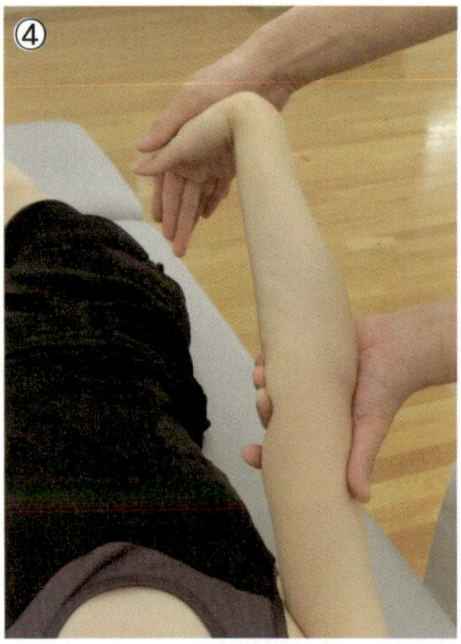

⑤ 집게손가락과 가운데손가락의 MP관절의 굽힘

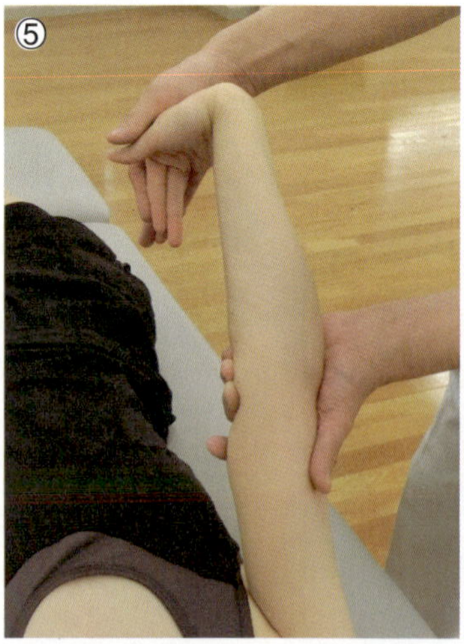

⑥ PIP →DIP 관절의 굽힘

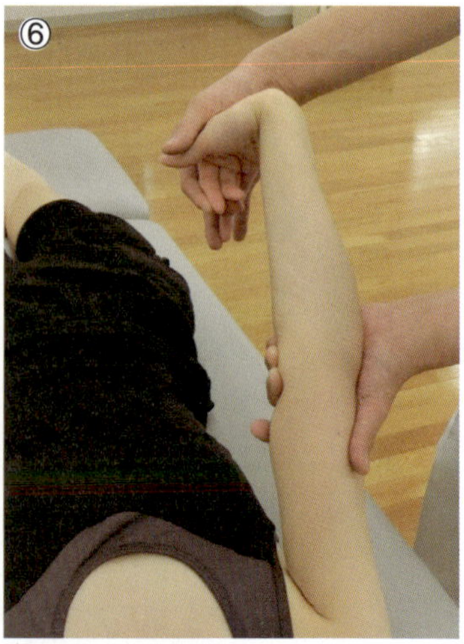

그림 7-4 손가락폄근의 자쪽 두 손가락의 신장조작과 고정조작

대상자의 팔꿉관절을 폄자세로 하고 관리사의 왼쪽 가운데 손가락~새끼손가락의 위팔뼈 안쪽위관절융기 부근에서 앞쪽에 놓고(①), 위팔뼈를 어깨관절 안쪽돌림자세 방향으로 고정한다(②).

대상자의 아래팔을 뒤침자세로 하고(③), 대상자의 손등부위에서 관리사이 오른손을 등쪽에 놓고 손목관절을 손바닥쪽굽힘자세로하여 반지손가락과 새끼손가락의 MP관절의 굽힘(④), PIP관절의 굽힘(⑤), DIP관절의 굽힘(⑥)의 순서대로 신장시켜 간다.

충분한 신장감을 얻었다면 모든 관절을 조작하지 않아도 좋다.

① 왼쪽가운데 손가락~새끼손가락을 위팔뼈 안쪽위관절융기부근의 앞쪽에 놓는다.

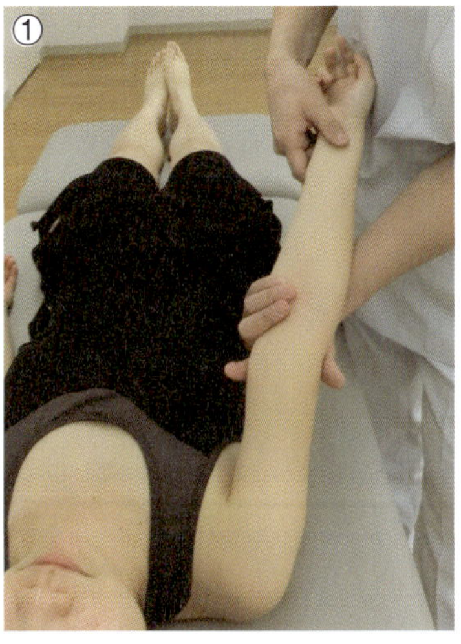

② 위팔뼈를 어깨 안쪽돌림자세 방향으로 고정

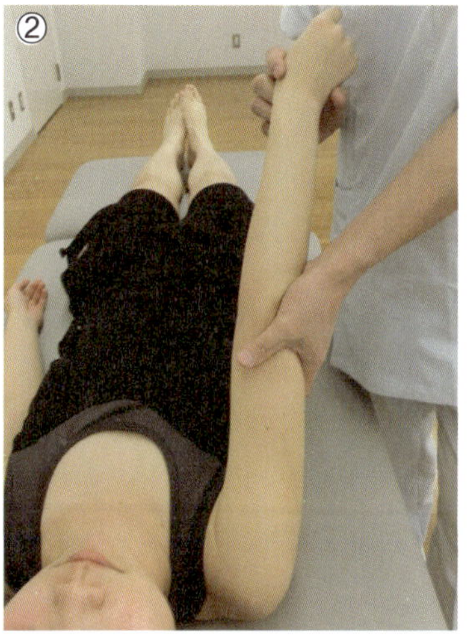

③ 대상자의 아래팔을 뒤침자세로 한다.

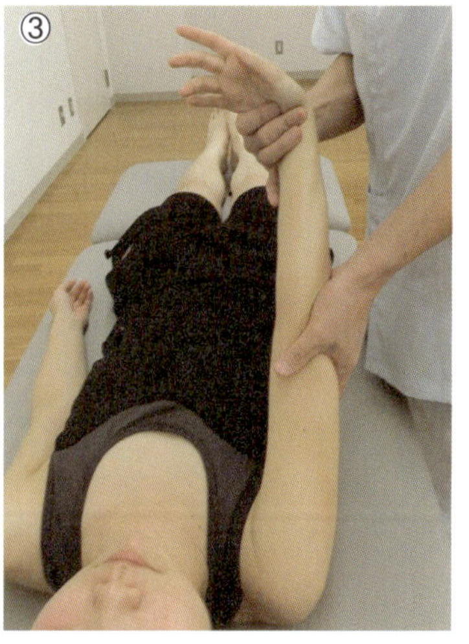

④ 반지손가락과 새끼손가락의 MP관절의 굽힘

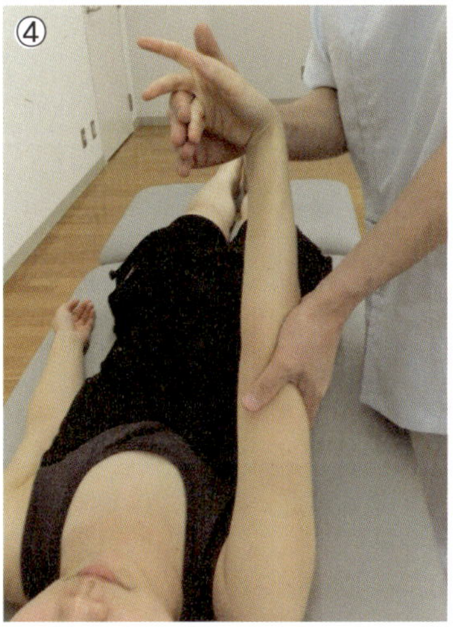

⑤ PIP관절의 굽힘

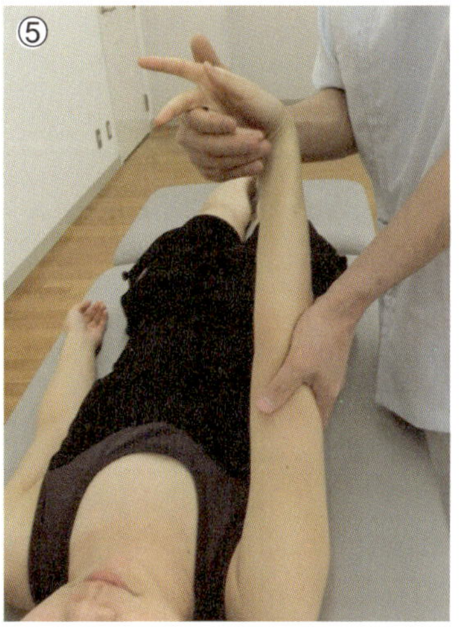

⑥ DIP관절의 굽힘

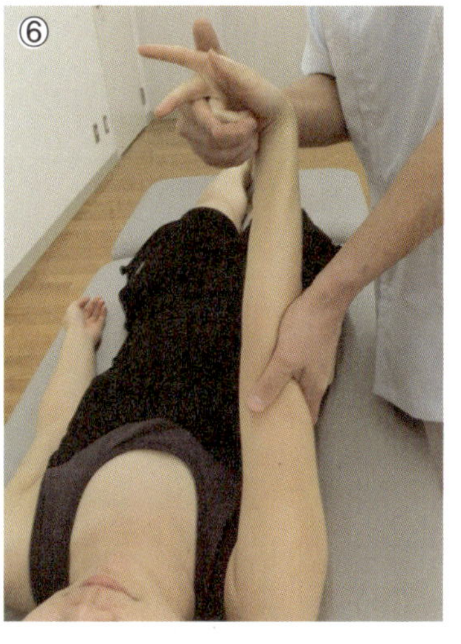

그림 7-5 손가락폄근의 신장조작: MP • PIP • DIP관절조작 순서

먼저 손가락의 MP • PIP • DIP관절을 쥐고 나서 손목관절을 손바닥쪽굽힘자세로 하면 손등부위의 손가락폄근 힘줄에 통증이 발생하기 쉽다. 따라서 손목관절을 완전히 굽힘자세로 하여 MP관절(①), PIP관절(②) • DIP관절(③)의 순서대로 손바닥쪽굽힘자세로 한다.

이때 급격하게 굽힘자세로 가지고 오게 되면 힘줄 단열(건파열, fragmentaiton(rupture) of the tendon)과 이는곳 부분에 찢김골절(박리골절, avulsion fracture) 등의 리스크가 있으므로 신장감을 느끼면서 천천히 몸쪽에서 각 관절을 굽혀준다.

	손가락폄근 노쪽 두 손가락	손가락폄근 자쪽 두 손가락
MP 관절	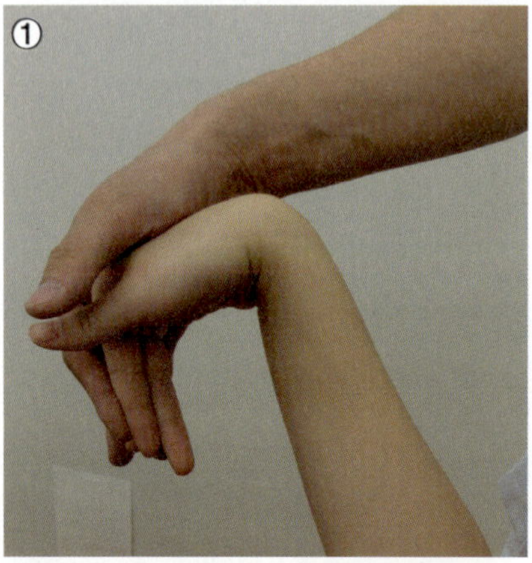	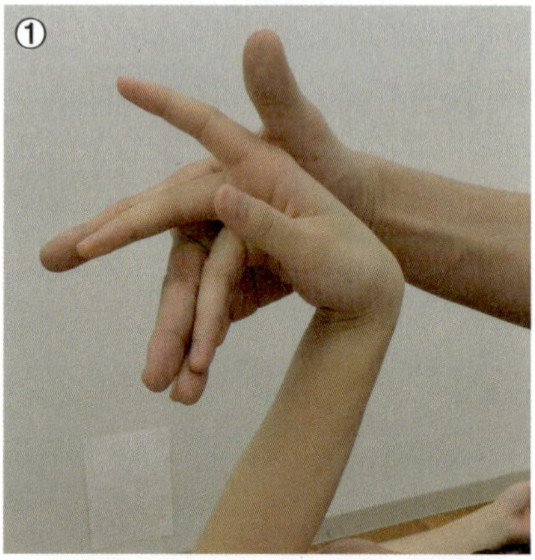
PIP 관절	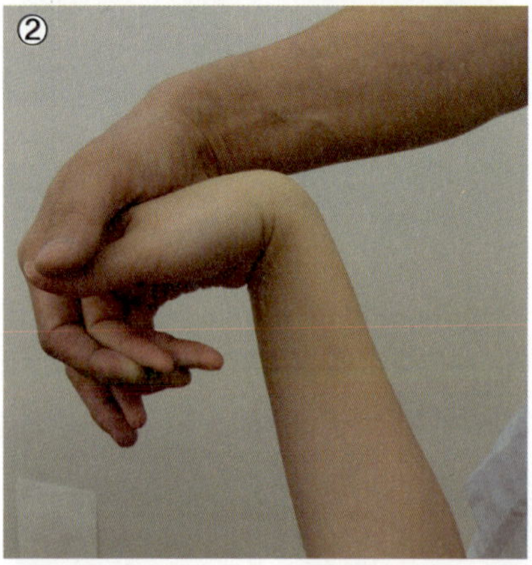	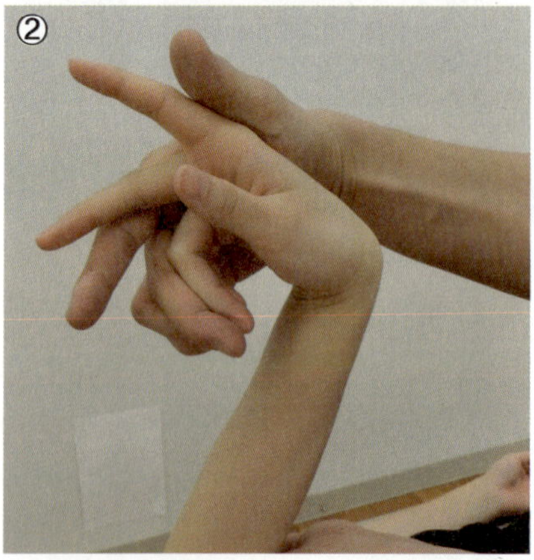
DIP 관절	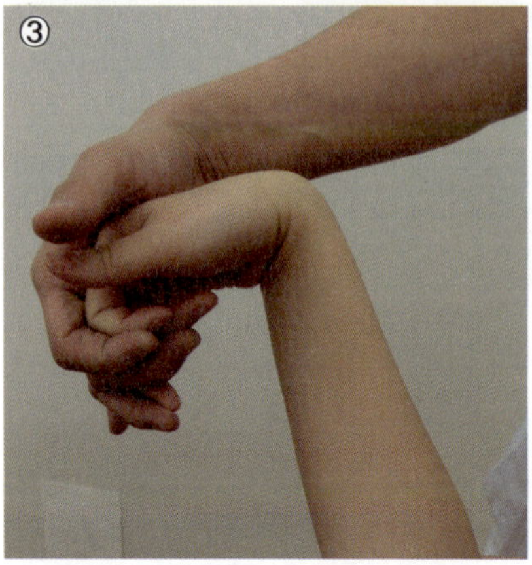	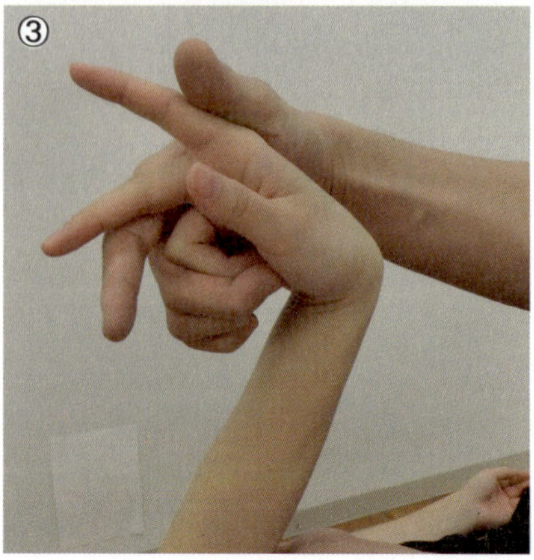

집게폄근(시지신근) extensor indicis muscle

이는곳	자뼈먼쪽뼈몸통 등쪽, 아래팔뼈사이막	지배신경	노신경
닿는곳	집게손가락으로 향하는 손가락폄근힘줄의 연장부분	위치	C6~C8

기술상의 지침

근육의 주행 · 기능	■ 손목관절의 노쪽 · 자쪽굽힘 축의 약간 노쪽을 통과한다.	▶ 손목관절의 노쪽굽힘작용을 한다.
	■ 손목관절의과 손바닥 · 손등쪽굽힘 축의 등쪽을 통과한다.	▶ 손목관절의 손등쪽굽힘작용을 한다.
	■ 엎침뒤침 축의 등쪽을 가쪽에서 안쪽으로 향한다.	▶ 아래팔의 뒤침작용을 한다.
	■ 집게손가락의 MP · PIP · DIP관절의 등쪽을 통과한다.	▶ 각 관절의 폄작용을 한다.
고정 조작 포인트	■ 팔꿈치를 굽힘자세로 해 놓으면 어깨의 보상운동이 들어가기 어렵다.	
신장 조작 포인트	■ 먼저 아래팔과 손목관절을 설정하고 나서 마지막으로 손가락을 조작하면 힘줄의 신장통을 방지할 수 있다.	
	■ 손가락 굽힘 시 관절의 끝느낌(end-feel)을 느끼면서 과격해지지 않도록 신중하게 조작한다.	

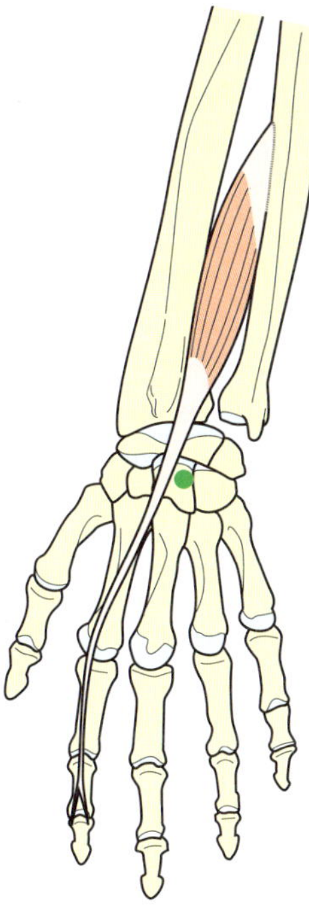

이마면(등쪽)

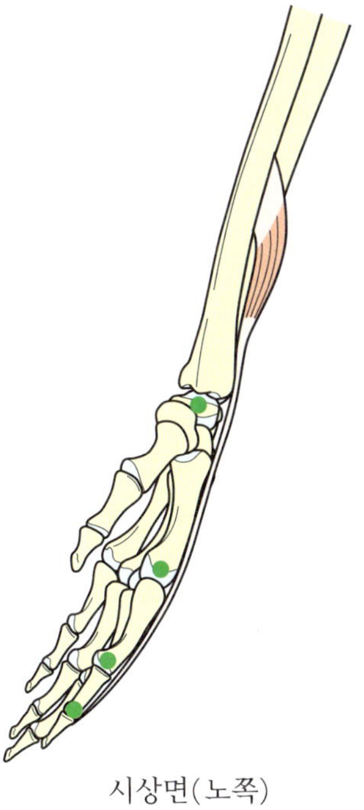

시상면(노쪽)

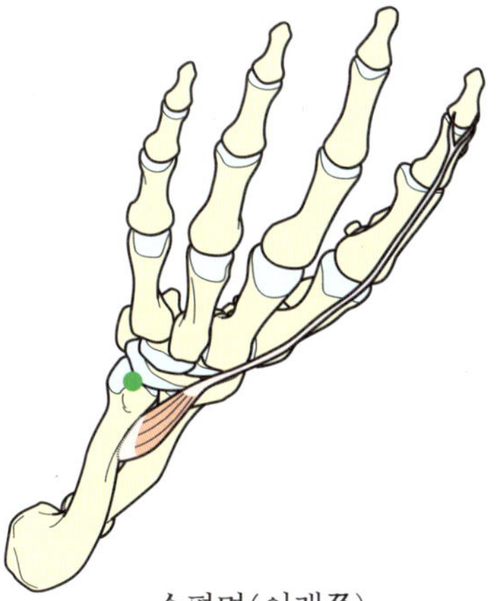

수평면(아래쪽)

집게폄근은 자뼈먼쪽뼈몸통 등쪽, 아래팔 뼈사이막에서 집게손가락으로 향하여 손가락폄근 힘줄의 연장부분으로 주행한다. 아래팔, 손목관절, 손가락관절을 넘어가는 복합관절근이다.

아래팔의 뒤침 · 엎침축의 등쪽을 자쪽에서 노쪽으로 지나기 때문에 뒤침작용을 한다.

손목관절은 손바닥쪽 · 손등쪽굽힘 축의 등쪽을 노쪽굽힘 · 자쪽굽힘축의 노쪽을 지나기 때문에 손등쪽굽힘, 노쪽굽힘 작용을 한다. MP · PIP · DIP관절의 등쪽을 지나기 때문에 폄작용을 한다.

그림 8-1 집게폄근(시지신근)의 스트레칭—전체 모습

손목관절의 굽힘자세에서 어깨관절의 안쪽돌림 방지를 고려해야 한다. 아래팔의 뒤침자세 • 손목관절의 바닥쪽 굽힘 • 가벼운 자쪽굽힘자세로 하여 집게손가락의 MP관절을 굽힘자세로 하고 나서 PIP • DIP관절을 굽혀서 신장시킨다.

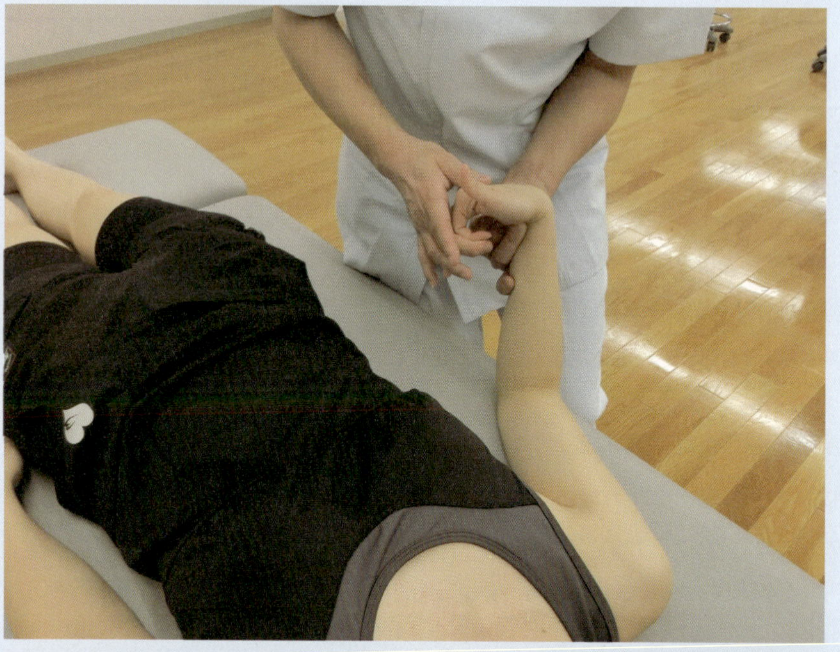

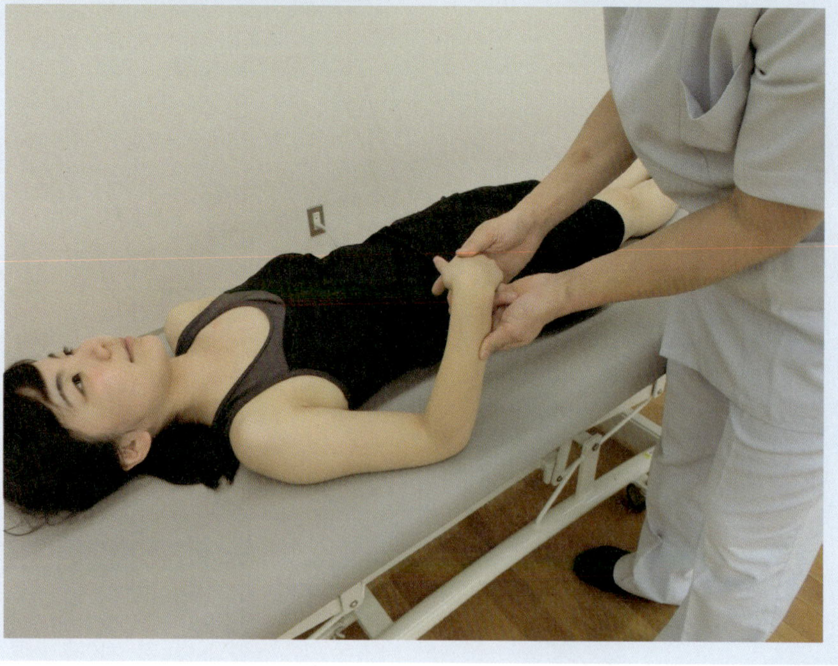

그림 8-2 집게폄근(시지신근)의 고정조작

관리사는 왼손으로 대상자의 아래팔 먼쪽 부위를 잡고 어깨관절의 안쪽돌림을 방지한다(→).

대상자의 손등부위에 관리사의 오른손 엄지손가락을 놓고(◌), 대상자의 손목관절 손바닥쪽굽힘자세로 유지한다.

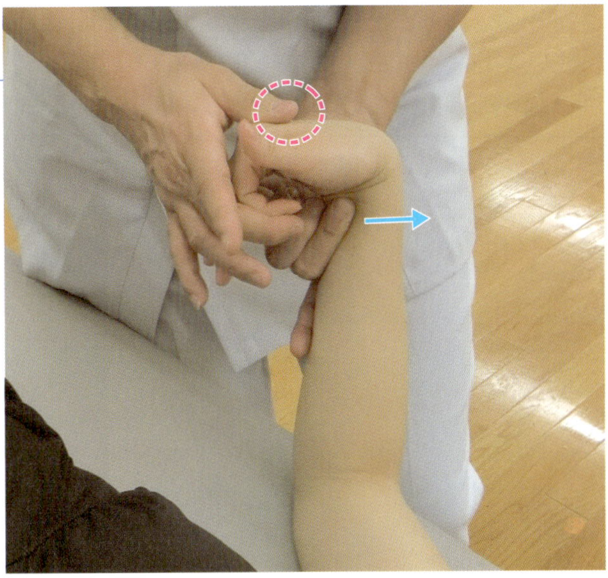

그림 8-3 집게폄근의 신장조작 (1)

이는곳에 관리사의 엄지손가락을 놓고 화살표 표시방향으로 신장방향의 이미지를 떠올리면서 아래팔의 엎침, 손목관절의・바닥쪽굽힘 방향을 결정한다.

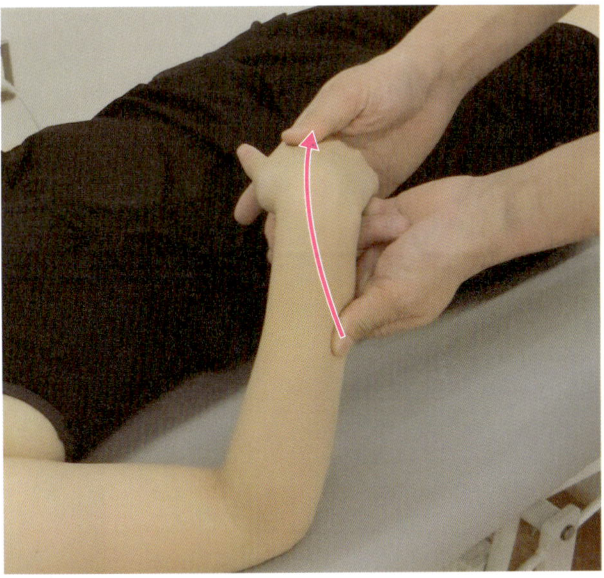

그림 8-4 집게폄근의 신장조작 (2)

관리사의 왼손으로 대상자의 위팔을 뒤침자세로 유지하고 오른손 엄지손가락으로 대상자의 손목관절을 손바닥쪽굽힘자세・약간의 자뼈굽힘자세로 하고 오른쪽 가운데손가락으로 대상자의 집게손가락 MP관절을 굽힘자세로 한다.

먼저 집게손가락의 MP・PIP・DIP관절을 굽히고 나서 손목관절을 손바닥쪽굽힘조작으로 신장을 하면 손등부위의 힘줄(건)에서 신장통이 나오기 쉬우므로 주의해야 한다.

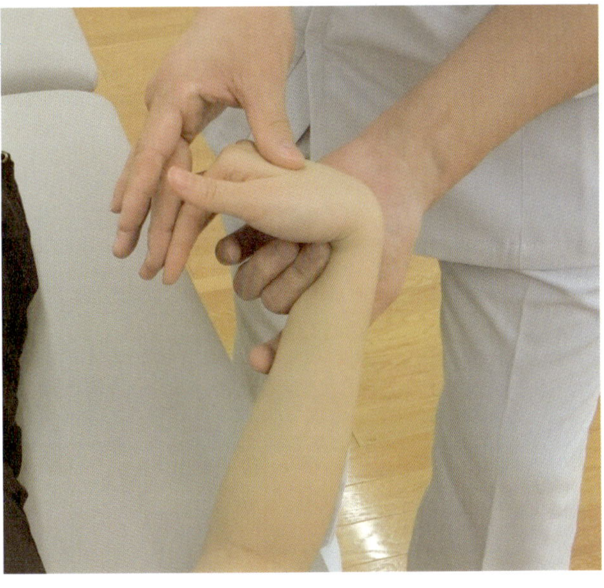

그림 8-5 집게폄근의 신장조작 (3)

계속해서 관리사는 대상자 집게손가락의 PIP・DIP관절을 굽힘조작을 시행해 준다.

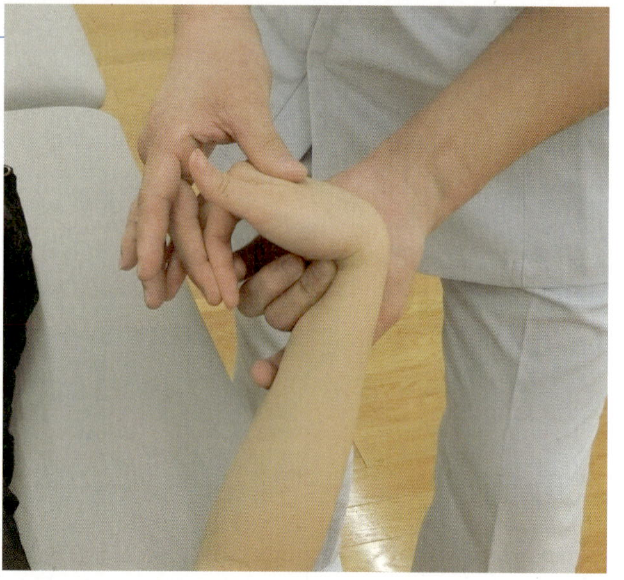

그림 8-6 집게폄근의 신장조작 (4)

PIP・DIP관절의 굽힘 정도에 따라서 신장도를 조절한다. 관절의 끝느낌에 주의하지 않고 굽힘조작을 하게 되면 통증을 유발시켜 위험하므로 대상자의 신장감과 굽힘조작에서 항상 저항감을 신경써야 한다.

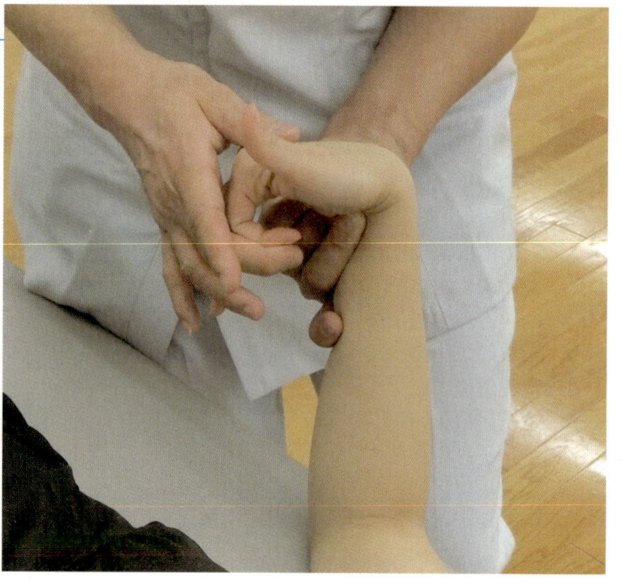

새끼폄근(새끼손가락신근) extensor digiti minimi muscle

이는곳	위팔뼈가쪽위관절융기	지배신경	노신경
닿는곳	새끼손가락으로 향하는 손가락폄근힘줄의 연장부분	위치	C6~C8

기술상의 지침

근육의 주행·기능	■ 팔꿉관절의 굽힘·폄축의 뒤쪽을 통과한다.	▶ 팔꿉관절의 폄작용을 한다.
	■ 손목관절의 노쪽·자쪽굽힘축의 자쪽을 통과한다.	▶ 손목관절의 자쪽굽힘작용을 한다.
	■ 손목관절의 손바닥쪽·손등쪽굽힘축 등쪽을 통과한다.	▶ 손목관절의 손등쪽굽힘작용을 한다.
	■ 엎침뒤침 축의 등쪽을 노쪽에서 자쪽으로 통과한다.	▶ 아래팔의 엎침작용을 한다.
	■ 집게손가락의 MP·PIP·DIP관절의 등쪽을 통과한다.	▶ 각 관절의 폄작용을 한다.
고정조작 포인트	■ 어깨관절의 가쪽돌림방지와 아래팔의 뒤침조작은 동시에 시행한다.	
신장조작 포인트	■ 먼저 팔꿈치·아래팔과 손목관절을 설정한 후, 마지막으로 손가락을 조작하면 힘줄의 신장통을 방지할 수 있다.	
	■ 손가락의 굽힘조작을 할 때는 관절의 끝느낌을 느끼면서 과격해지지 않도록 신중하게 조작을 해준다.	

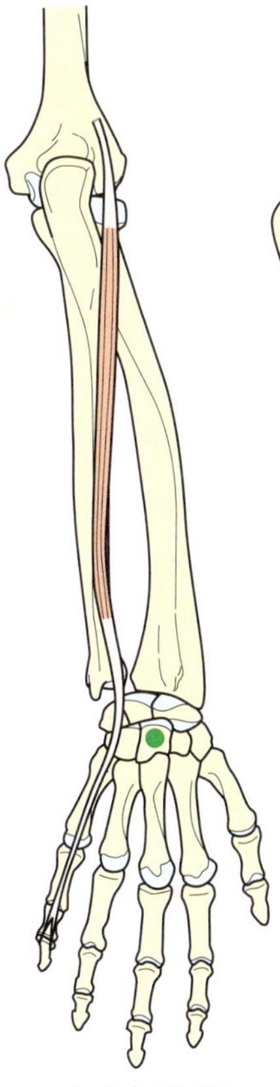
이마면(등쪽)

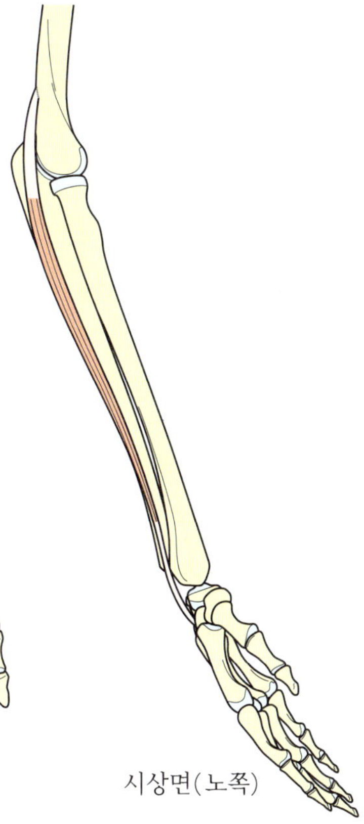
시상면(노쪽)

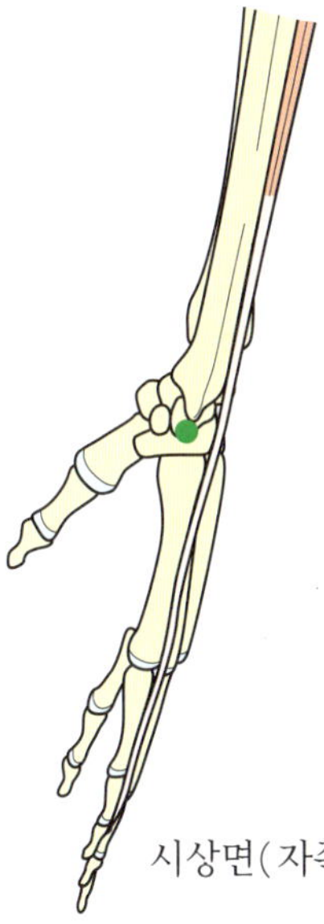
시상면(자쪽)

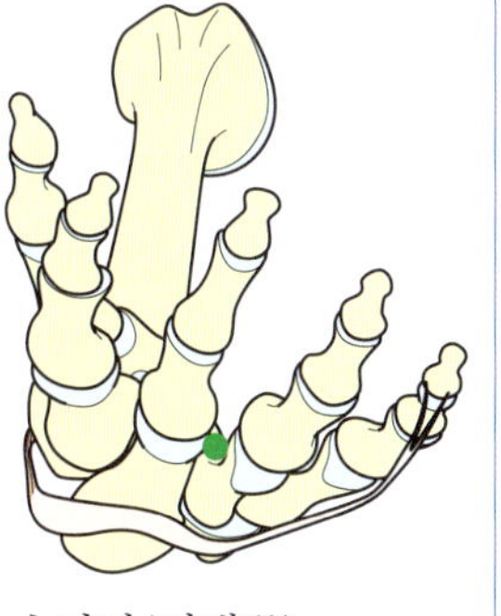
수평면(아래쪽)

새끼폄근은 위팔뼈 가쪽위관절융기에서 새끼손가락으로 향하여 손가락폄근힘줄의 연장부분으로 주행한다.
팔꿉관절, 손목관절, 새끼손가락관절을 넘어가는 복합관절근이다.
팔꿉관절은 굽힘·폄축의 뒤쪽을, 아래팔의 엎침·뒤침축의 등쪽을 노쪽에서 자쪽으로 통과하기 때문에 폄, 엎침작용을 한다.
손목관절은 손바닥·손등쪽굽힘축 등쪽을, 노쪽굽힘·자쪽굽힘축의 자쪽을 통과하기 때문에 손등쪽굽힘, 자쪽굽힘작용을 한다.
MIP·PIP·DIP관절의 등쪽을 통과하기 때문에 폄작용을 한다.

그림 9-1 새끼폄근의 스트레칭—전체 모습

관리사의 왼손으로 대상자의 팔꿉관절 굽힘자세로 아래팔 뒤침자세, 어깨관절 안쪽돌림방향으로 고정한다. 동시에 관리사는 왼손으로 대상자의 손목관절을 손바닥쪽굽힘•자쪽굽힘자세로 한다. 관리사는 오른손으로 대상자의 새끼손가락을 MP관절굽힘으로 조작한 다음 PIP관절→DIP관절의 순으로 굽혀준다.

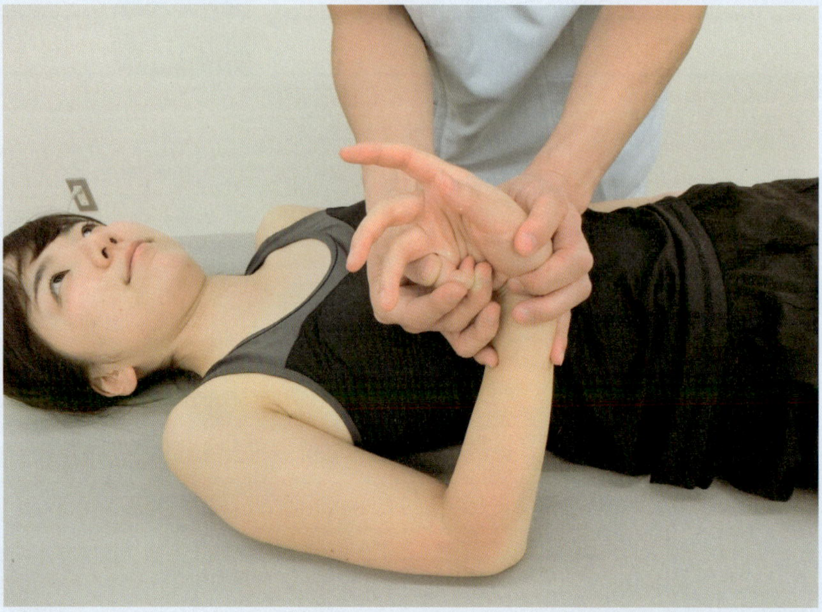

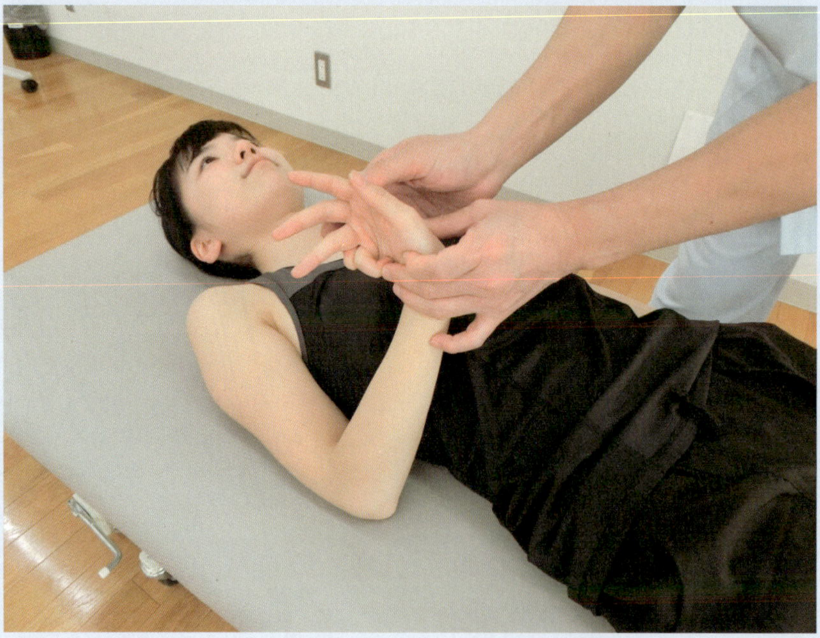

그림 9-2 새끼폄근의 스트레칭—전체 모습 (각 수기별)

이런 식의 고정 방법도 상관없다.

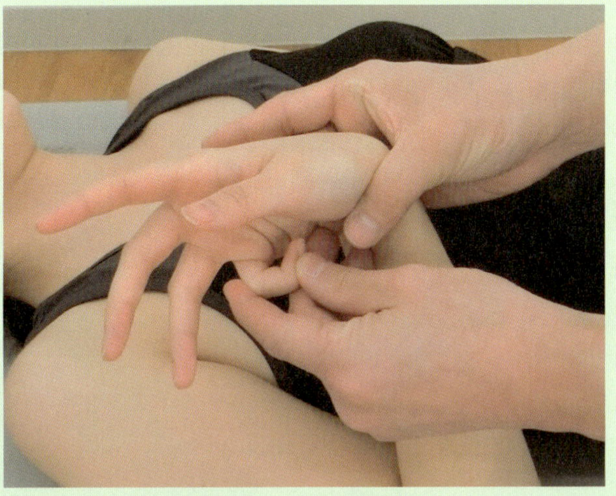

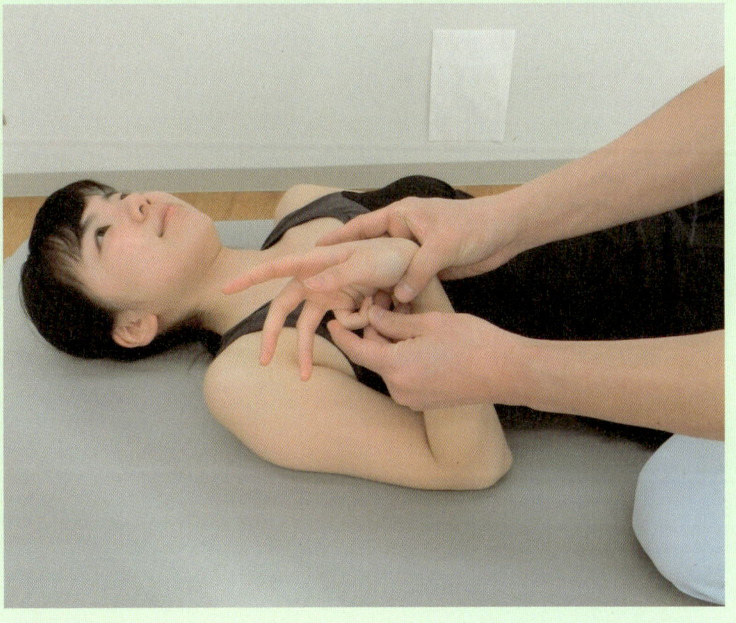

그림 9-3 새끼폄근의 고정조작

계속해서 신장조작으로 있는 아래팔의 뒤침조작에 의해서 대상자의 위팔뼈는 어깨 가쪽돌림방향으로 움직이게 되어 버린다.

따라서 관리사의 왼손으로 대상자의 손목관절부분을 잡고 대상자의 팔꿈치는 침대에 놓고(◌), 그곳을 지점으로 어깨 안쪽돌림방향으로 고정한다.

관리사의 왼쪽 가운데 손가락•반지손가락으로 노뼈를 뒤침방향으로 유지시키고 동시에 가쪽돌림을 방지한다(⟶). 관리사의 왼쪽 엄지손가락으로 대상자의 새끼손가락 손허리뼈 면쪽에 놓고 손등쪽굽힘방향으로 잡아주고 폄 자세로 유지한다.

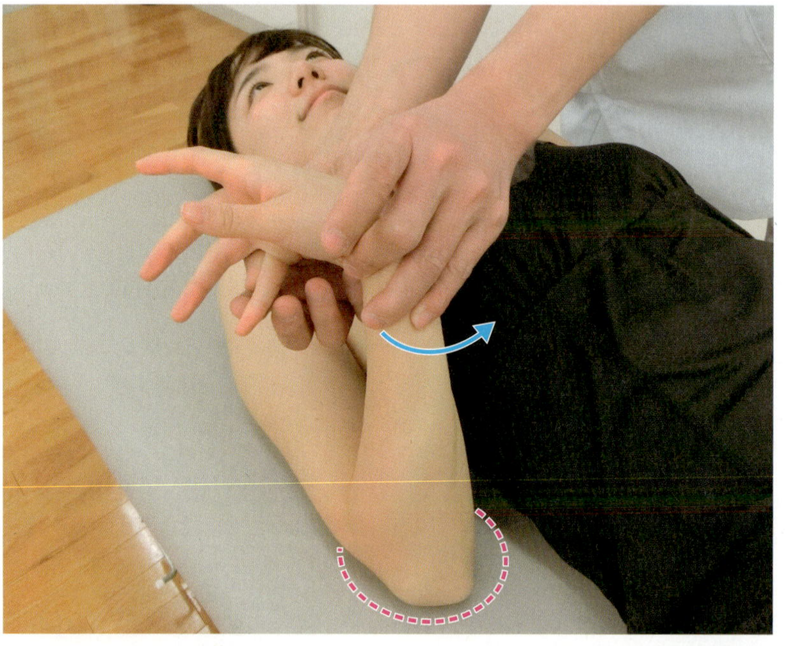

그림 9-4 새끼폄근의 신장조작

관리사는 대상자의 팔꿉관절을 굽힘자세로 하고 왼손으로 대상자의 아래팔을 뒤침자세로 하고 손목관절은 손등쪽굽힘・노쪽굽힘자세로 유지시켜서 고정한다.

관리사는 오른손의 엄지손가락 MP관절을 굽힘시키고(①), 집게손가락으로 PIP관절을 굽히고(②), 마지막으로 가운데손가락의 DIP관절을 굽힘시킨다(③).

대상자의 신장성이 낮은 경우에는 PIP관절이나 DIP관절이 충분히 굽힘자세로 가져오지 못할 가능성이 있으므로 대상자의 통증과 관절의 끝느낌(end-feel)에 신경쓰면서 조작해야 한다.

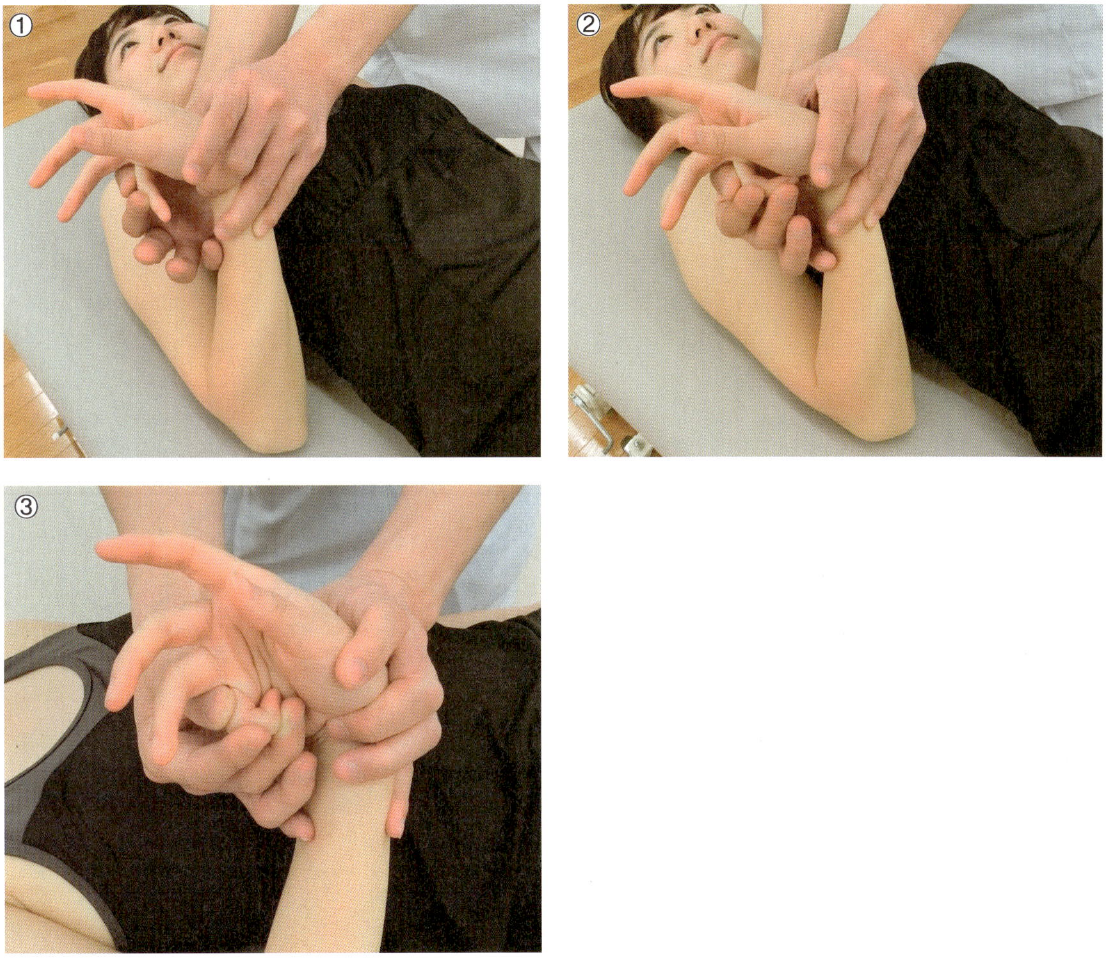

긴엄지폄근(장무지신근) extensor pollicis longus muscle

이는곳	자뼈 뼈사이 등쪽면(집게폄근과 긴엄지벌림근의 사이)	지배신경	노신경
닿는곳	엄지손가락의 끝마디뼈바닥의 등쪽	위치	C6~C7

기술상의 지침

근육의 주행 · 기능	■ 손목관절의 굽힘・폄축의 약간 뒤쪽을 통과한다.	▶ 팔꿉관절의 폄작용을 한다.
	■ 손목관절의과 손바닥쪽・손등쪽굽힘축의 등쪽을 통과한다.	▶ 손목관절의 손등쪽굽힘작용을 한다.
	■ 엄지손가락의 관절은 모든 굽힘 폄 축의 등쪽을 통과한다.	▶ 각 관절의 폄작용을 한다.
고정 조작 포인트	■ 아래팔의 조작으로 어깨관절은 어떻게 움직이는가?	▶ 어깨관절은 가쪽돌림되기 쉬워진다(안쪽돌림방향으로 고정된다).
	■ 어떻게 고정하는가?	▶ 팔꿈치를 굽힘자세로 침대 위에서 고정한다.

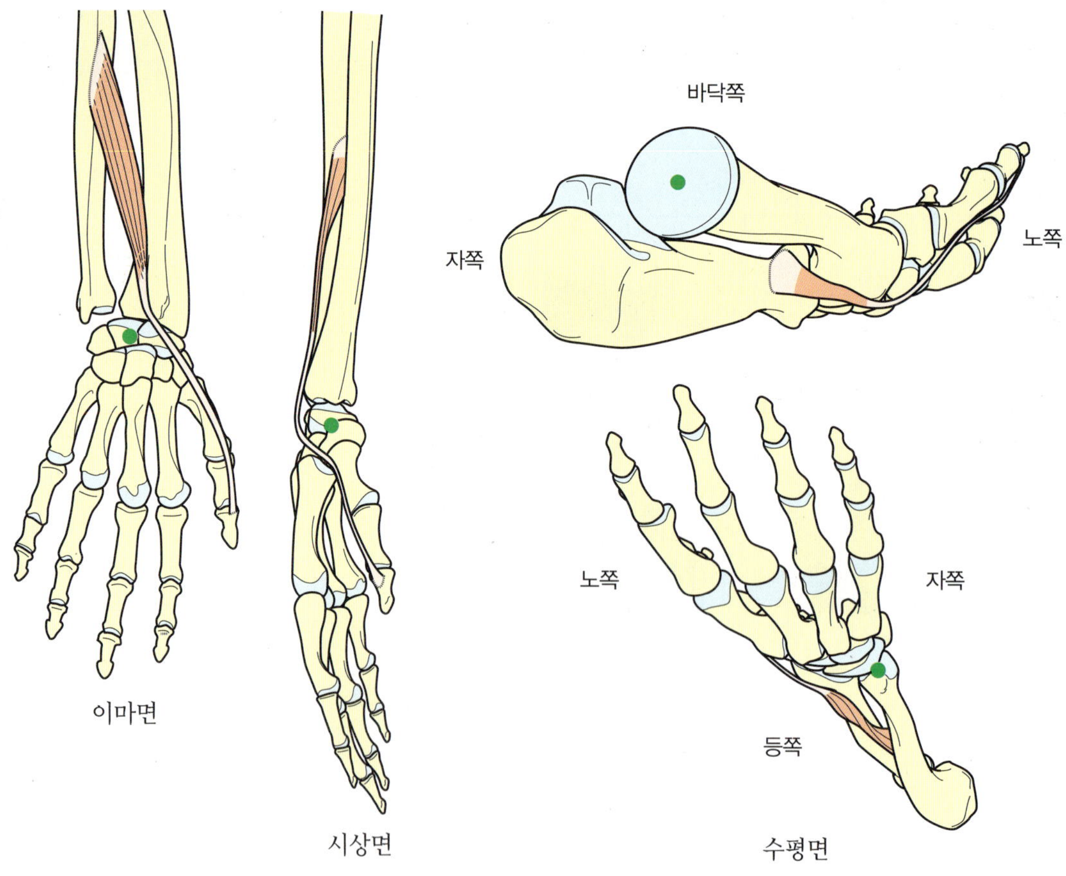

긴엄지폄근은 자뼈뼈사이 등쪽면(집게폄근과 긴엄지벌림근 사이)에서 엄지손가락의 끝마디뼈바닥의 등쪽으로 주행한다. 아래팔, 손목관절, 엄지손가락 관절을 넘어가는 복합관절근이다.

아래팔의 엎침・뒤침 축의 등쪽을 자쪽에서 노쪽으로 지나기 때문에 뒤침작용을 한다.

손목관절은 손바닥・손등쪽굽힘축의 등쪽을 노쪽굽힘・자쪽굽힘축의 노쪽을 지나기 때문에 손등쪽굽힘, 노쪽굽힘작용을 한다.

MP・IP관절의 등쪽을 지나기 때문에 폄작용을 한다.

그림 10-1 긴엄지폄근의 스트레칭-전체 모습

대상자의 팔꿈치를 굽힘자세로 하고 아래팔을 엎침자세로 한다. 그리고 손목관절을 손바닥쪽굽힘자세로 한다. 관리사의 왼손으로 그 상태를 유지하였으면 오른손을 대상자의 CM 관절의 굽힘(굴곡), MP관절의 굽힘을 하고(①), 마지막으로 IP관절을 굽힘자세로 한다(②).

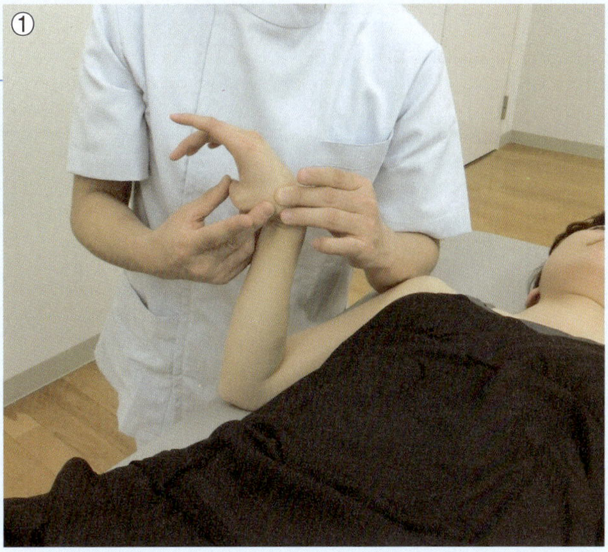

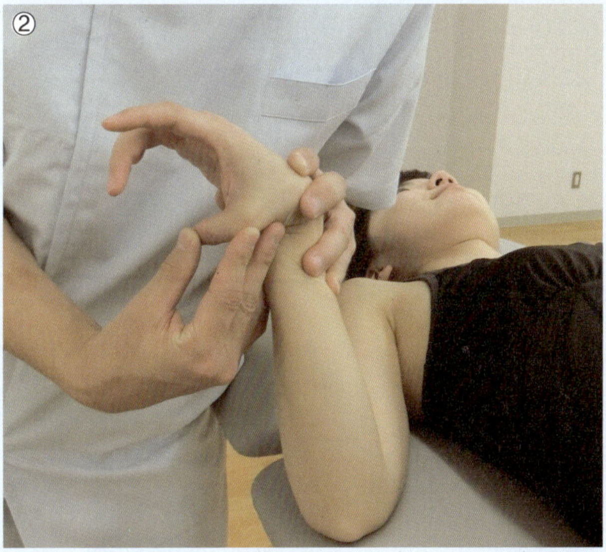

그림 10-2 긴엄지폄근의 스트레칭-전체 모습(각 수기별)

관리사의 잡는 방법, 조작방법에는 변형(Variation)이 있어도 좋다.

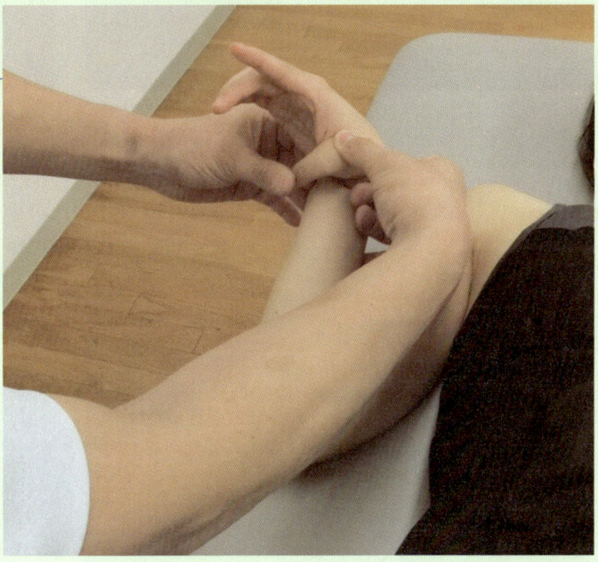

그림 10-3 긴엄지폄근의 고정조작

대상자의 팔꿈치를 굽힘자세로 하고 침대 위에서 고정한다(◌). 팔꿈치의 위치가 틀어지거나 아래팔이 오른쪽으로 기울임. 왼쪽으로의 기울임(어깨의 안쪽돌림・가쪽돌림)이 일어나지 않으면 고정으로서 충분하다.

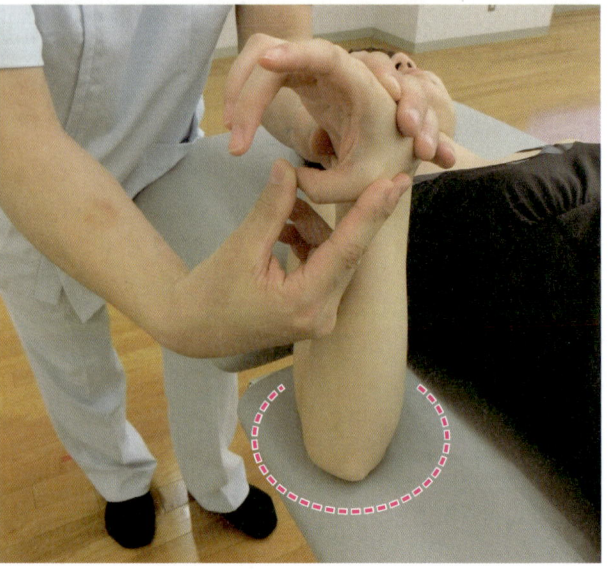

그림 10-4 긴엄지폄근의 신장조작(1)

①대상자의 팔꿉관절을 굽힘자세로 유지하고 어깨관절을 안쪽・가쪽돌림(아래팔의 안쪽기울임・가쪽기울임)이 일어나지 않도록 한다.

②대상자의 아래팔을 엎침자세로 한다.

③대상자의 손목관절을 손바닥쪽굽힘자세로 한다. 관리사는 왼손으로 자세를 유지한다.

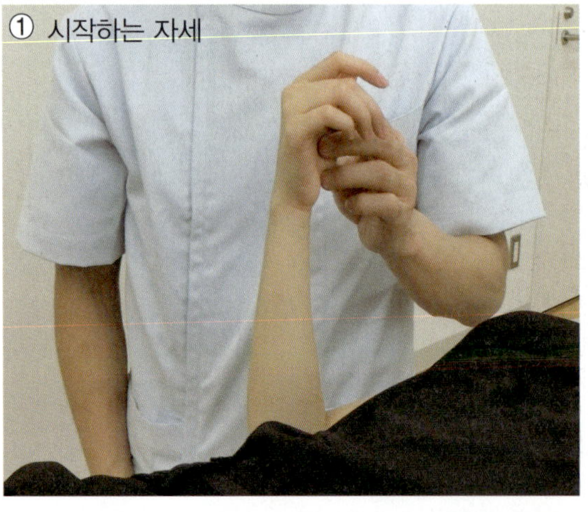

① 시작하는 자세

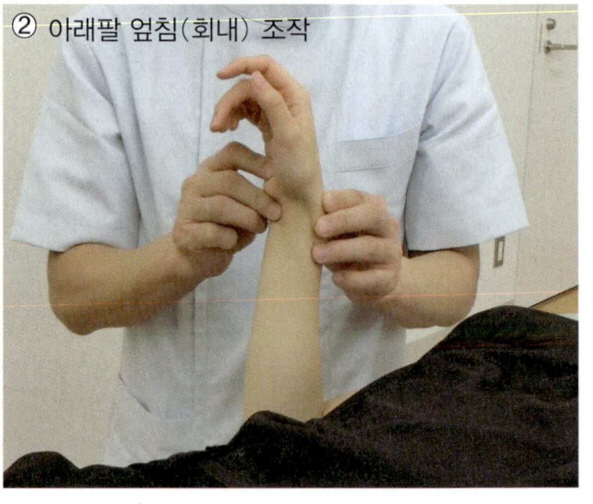

② 아래팔 엎침(회내) 조작

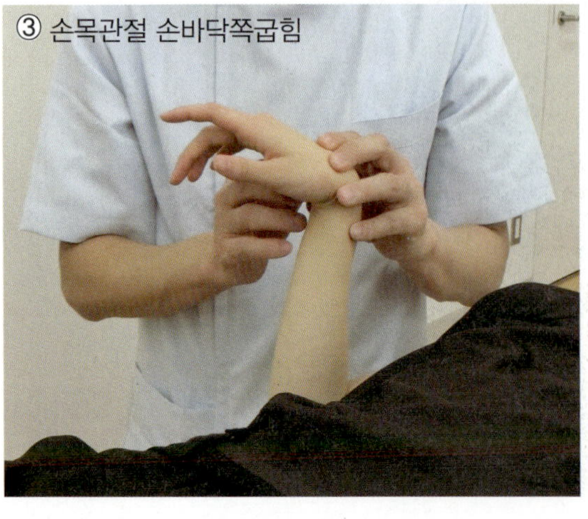

③ 손목관절 손바닥쪽굽힘

그림 10-5 긴엄지폄근의 신장조작(2)

① 대상자의 CM관절과 MP관절을 관리사의 오른손으로 굽힘자세를 한다.

② 대상자의 IP관절을 관리사의 오른쪽 엄지손가락으로 굽힘자세를 한다.

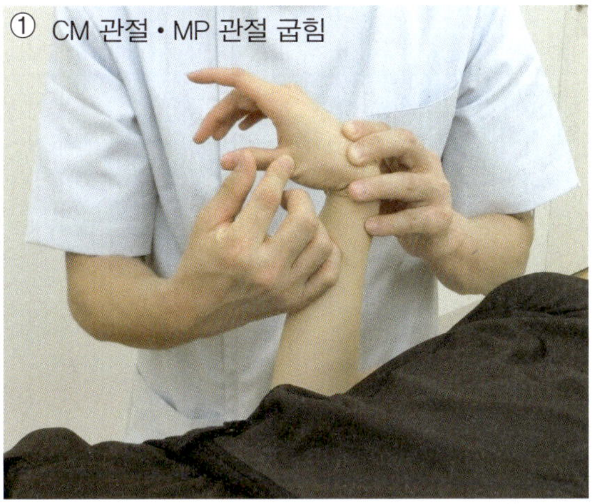

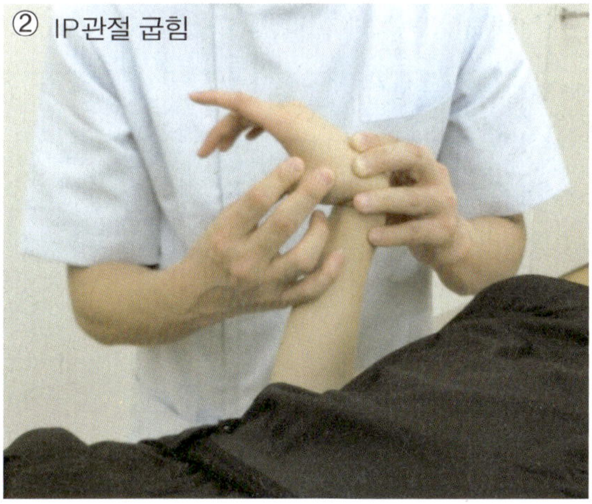

주의사항

- IP관절을 맨 마지막에 굽힘자세로 한다. 먼저 IP관절을 굽힘자세로 하고 다른 관절조작을 하면, 긴엄지폄근의 힘줄에 신장통이 생기고 근육의 신장감을 얻기 힘들다.
- 이런 관절조작을 시행할 때는 긴엄지폄근의 이는곳과 닿는곳이 3차원적으로 가장 멀어지는 자세를 하도록 한다.

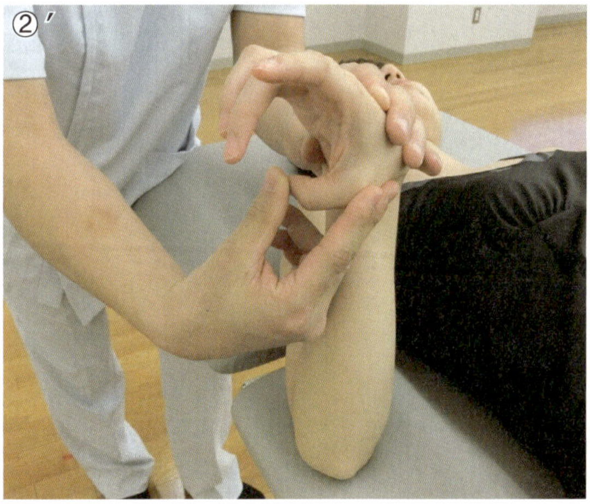

그림 10-6 긴엄지폄근의 신장방향의 확인

절차대로 신장조작을 시행했어도 모든 조작을 전체가동범위에서 움직이는 쪽이 좋다고는 할 수 없다. 최종적으로 가장 3차원적으로 신장되어 있는지 여부는 전체 조작방향을 미세조정 할 필요가 있다. 그런 의미에서 이는곳 • 닿는곳의 연결에서 3차원적인 주행의 이미지는 필수이다.

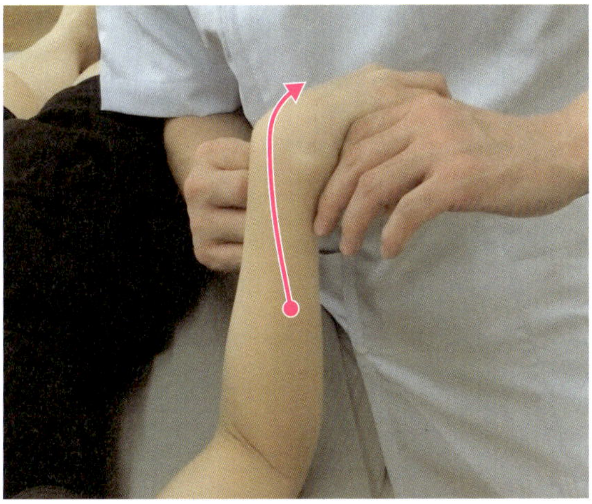

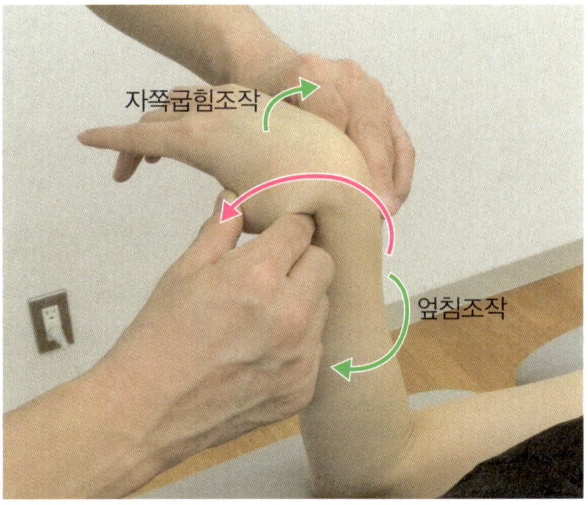

짧은엄지폄근(단무지신근) extensor pollicis brevis muscle

이는곳	자뼈 뼈몸통 등쪽 먼쪽 1/3, 아래팔뼈사이막	지배신경	노신경
닿는곳	엄지손가락 첫마디뼈 바닥 등쪽	위치	C6 • C7

기술상의 지침

근육의 주행 • 기능	▪손목관절의 손바닥쪽 • 손등쪽굽힘축의 약간 등쪽을 주행한다.	▶ 손목관절의 바닥 • 손등쪽굽힘 작용은 거의 없지만 보조적으로 손등쪽굽힘(굴곡)작용을 한다.
	▪엄지손가락 CM관절의 노쪽을 지난다.	▶ 엄지손가락의 CM관절의 노쪽벌림(외전)작용을 한다.
	▪엄지손가락 CM관절의 등쪽을 지난다.	▶ 엄지손가락의 MP관절의 폄(신전)작용을 한다.
	▪엄지손가락의 IP관절은 넘어가지 않는다.	
고정 조작 포인트	▪명확한 고정조작은 아니지만 아래팔이 엎침자세가 되지 않도록 주의해야 한다.	

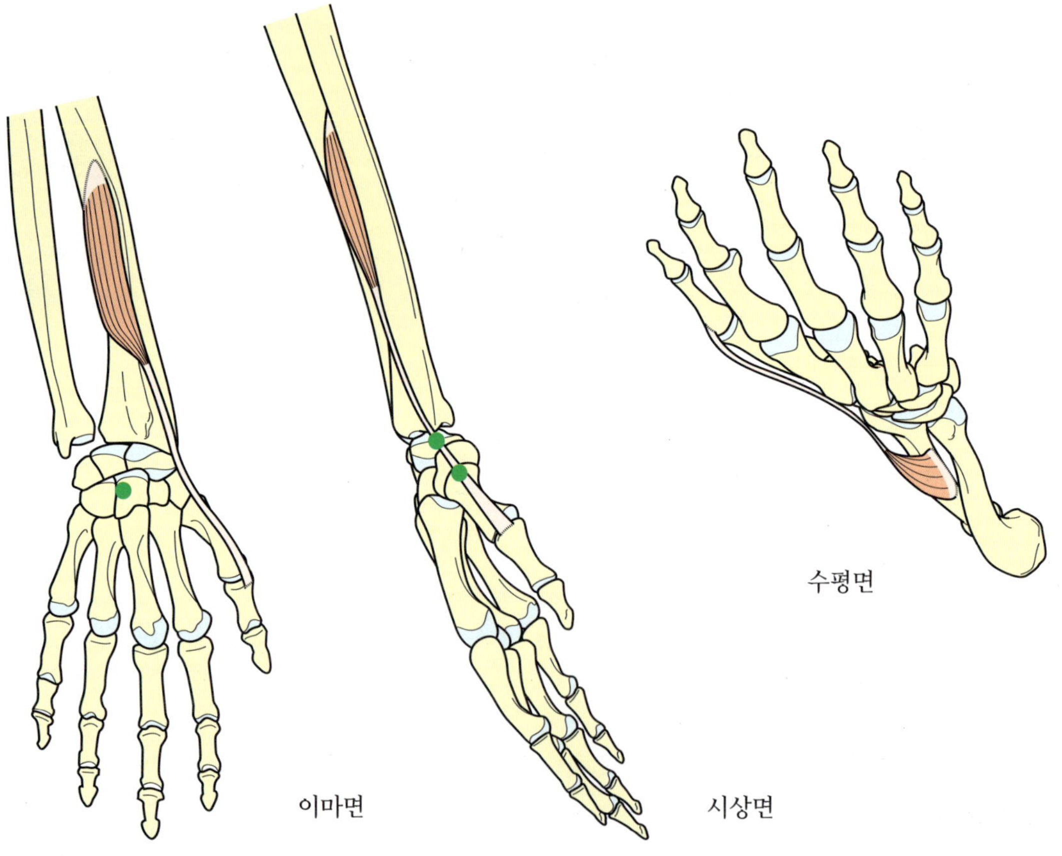

짧은엄지폄근은 자뼈 뼈몸통 등쪽 먼쪽 1/3, 아래팔뼈사이막에서 엄지손가락첫마디뼈바닥 등쪽으로 주행한다. 손목관절, 엄지손가락관절을 넘어가는 복합관절근이다.

손목관절은 손바닥 • 손등쪽굽힘 축의 등쪽을 노쪽굽힘 • 자쪽굽힘축의 노쪽을 지나기 때문에 손등쪽굽힘, 노쪽굽힘작용을 한다. CM관절의 가쪽을 지나기 때문에 벌림 작용을, MP관절의 등쪽을 지나기 때문에 폄 작용을 한다.

신장 조작 포인트	
	▪ 손목관절을 자쪽굽힘자세로 한다.
	▪ 엄지손가락 CM관절을 자쪽 모음조작으로 유지한다.
	▪ 엄지손가락 MP관절을 굽혀서 신장시킨다.
	▪ 엄지손가락 IP관절까지 굽힘조작을 하게 되면 긴엄지폄근이 신장되어 버릴 가능성이 있으므로 조작하지 않도록 신경써야 한다.

그림 11-1 짧은엄지폄근의 스트레칭—전체 모습

아래팔을 약간 엎침자세, 손목관절을 자쪽굽힘자세로 하고 엄지손가락~반지손가락 손허리뼈 부위에서 손 부위를 유지한다. 계속해서 엄지손가락의 손허리뼈를 CM관절에서 확실하게 굽힘(대립)시키고, 마지막으로 MP관절을 굴곡시켜 신장시킨다. IP관절은 굽혀지지 않도록 신경써야 한다.

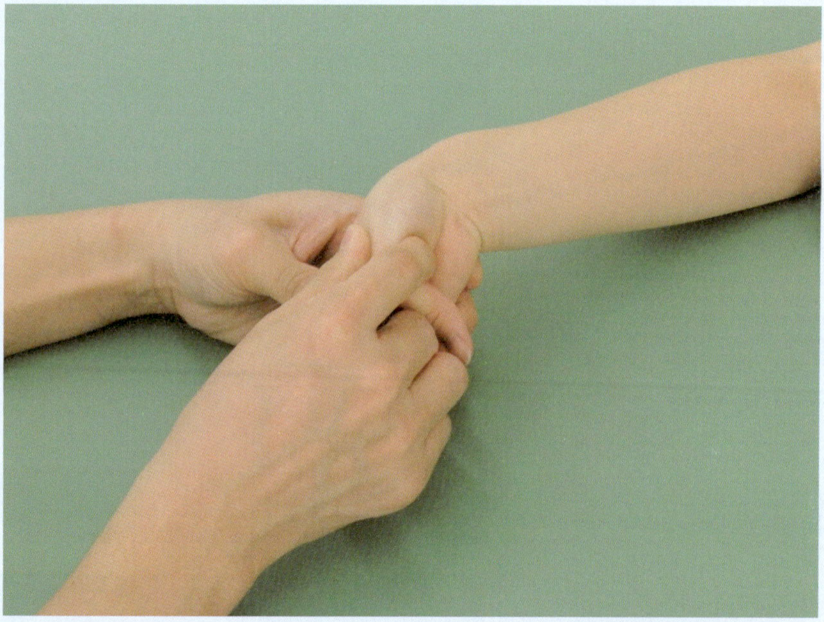

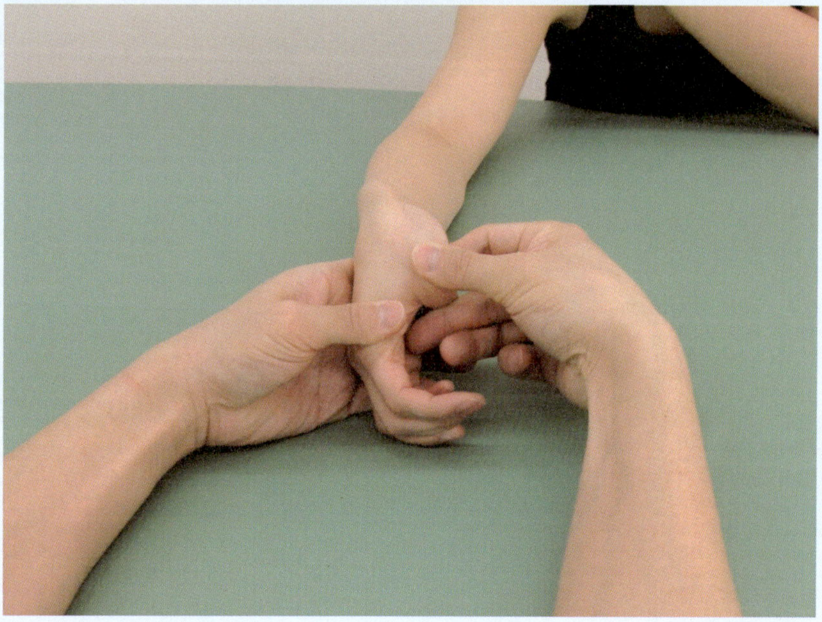

그림 11-2 짧은엄지폄근의 고정조작

관리사는 왼손으로 대상자의 손목관절을 자쪽굽힘시킨다(①②). 자쪽굽힘조작을 할 때는 대상자의 손목뼈근위열(proximal row)을 노쪽으로 유도하듯이 관리사의 왼쪽 엄지손가락을 대상자의 둘째손허리뼈에서 관리사의 집게손가락 노쪽을 대상자의 손목뼈근위열 세모뼈(삼각골)에 놓고 실시한다.

대상자의 아래팔은 거의 엎침・뒤침 중간자세가 되고 손목관절도 거의 손바닥쪽・손등쪽굽힘 중간자세가 된다(③). 대상자의 엄지손가락 손허리뼈가 자연스럽게 대립자세가 되는 위치를 시작 자세로 한다.

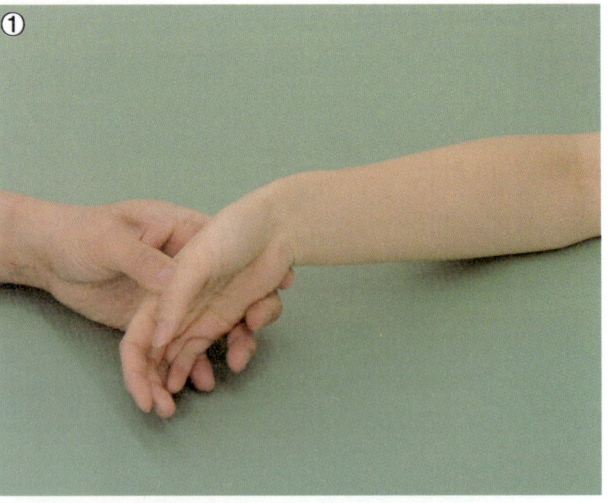

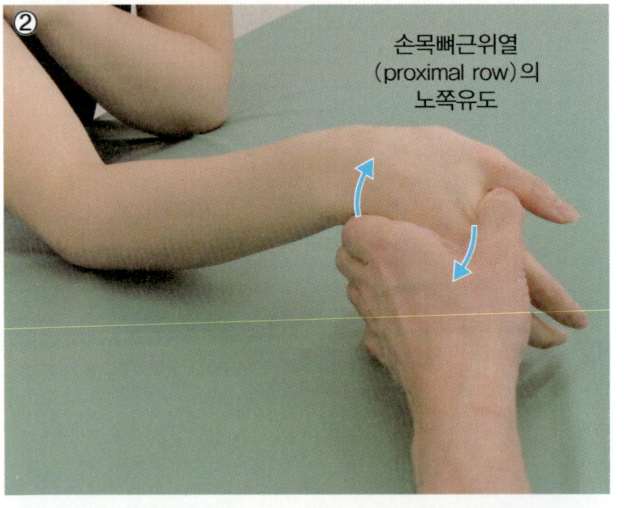

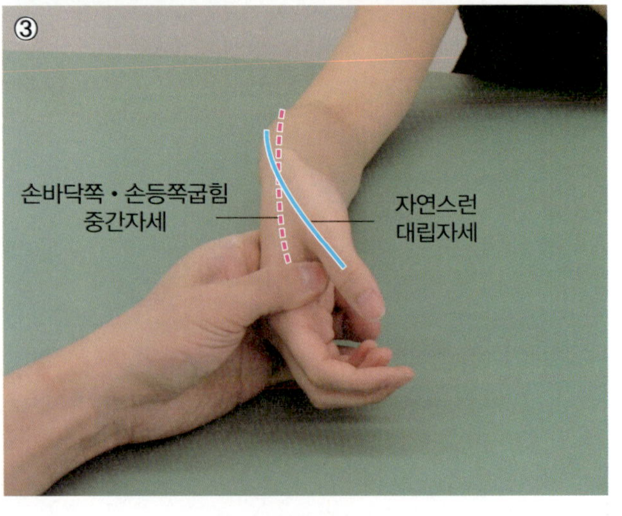

그림 11-3 짧은엄지폄의 신장조작

먼저 관리사는 왼손으로 엄지손가락과 집게손가락으로 대상자의 엄지손허리뼈(무지중수골)을 잡고 대상자의 CM관절을 대립자세로 조작한다(①).

계속해서 관리사는 오른손의 가운데손가락 등쪽을 사용하여 대상자의 엄지손가락 MP관절을 굽힘자세로 조작하고 신장시킨다(②③).

단, 엄지손가락 IP관절의 조작은 하지 않는다. 대상자의 IP 관절을 굽힘자세로 하면 긴엄지폄근이 신장되기 때문이다.

①

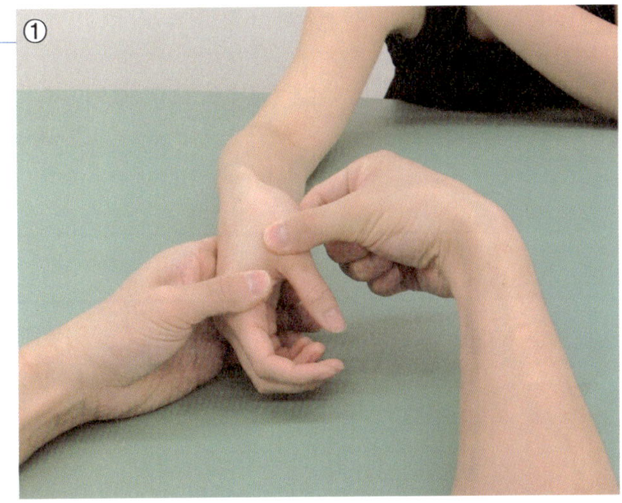

②

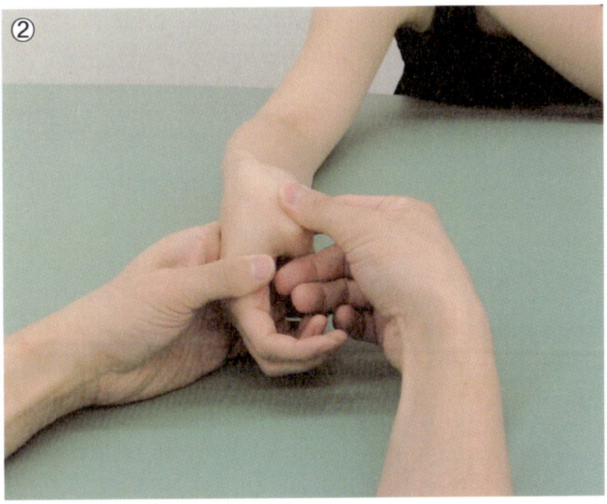

③

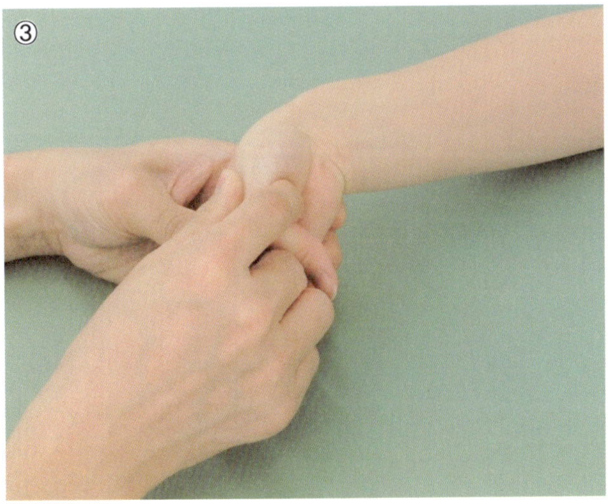

긴엄지벌림근(장무지외전근) abductor pollicis longus muscle

이는곳	자뼈 뼈몸통 등쪽(뒤침근능선의 먼쪽이고 긴엄지폄근의 몸쪽), 아래팔 뼈사이막, 노뼈 뼈몸통 등쪽	지배신경	노신경
닿는곳	엄지손가락 손허리뼈바닥의 노쪽	위치	C6 • C7

기술상의 지침

근육의 주행 • 기능		
	▪아래팔관절의 엎침(회내) • 뒤침(회외)의 뒤쪽을 자쪽에서 노쪽으로 지난다.	▶ 아래팔의 뒤침작용을 한다.
	▪손목관절의 손바닥쪽 • 손등쪽굽힘축의 약간 손바닥쪽을 지난다.	▶ 손목관절의 손바닥쪽굽힘작용을 한다.
	▪손목관절의과 노쪽 • 자쪽굽힘축의 노쪽을 통과한다.	▶ 손목관절의 노쪽굽힘작용을 한다.
	▪엄지손가락 CM관절의 손바닥쪽벌림 • 모음축의 손바닥쪽을 통과한다.	▶ 엄지손가락CM관절의 손바닥쪽벌림작용을 한다.
	▪엄지손가락의 CM관절의 노쪽 벌림 • 자쪽모음축의 노쪽을 지난다.	▶ 엄지손가락의 CM관절의 노쪽벌림작용을 한다.

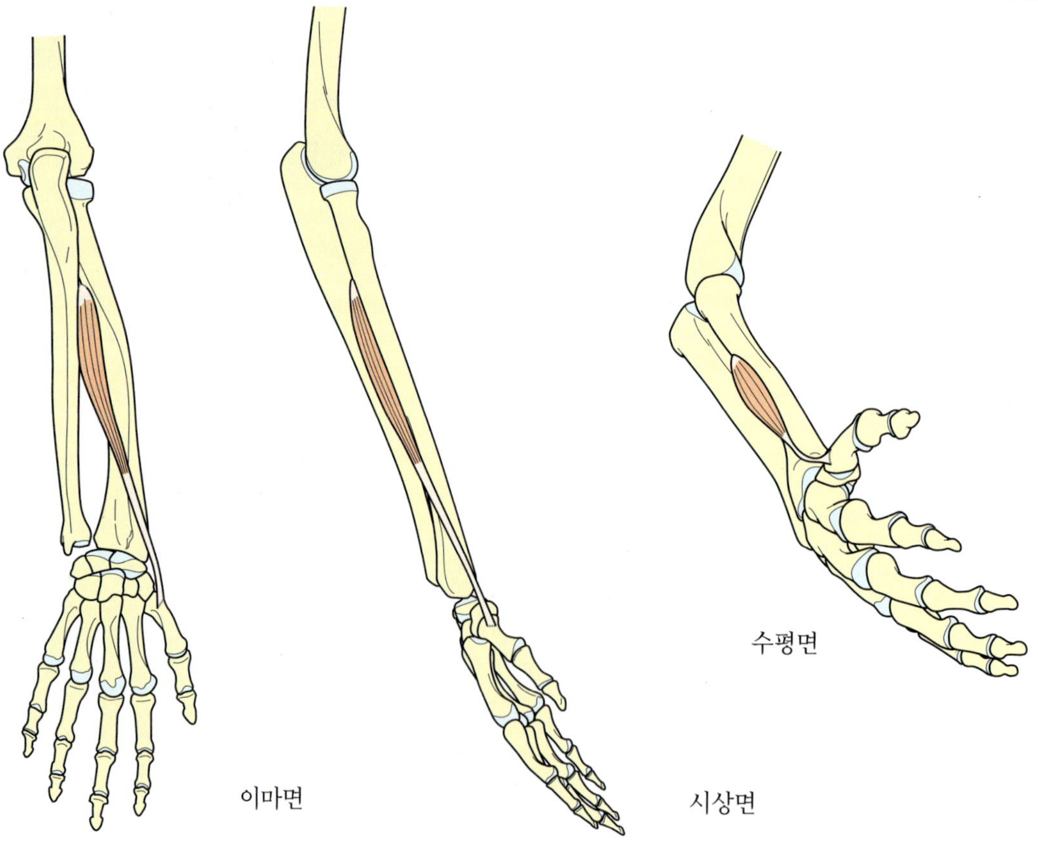

긴엄지벌림근은 자뼈 뼈몸통 등쪽(뒤침근능선의 먼쪽이고 긴엄지폄근의 몸쪽), 아래팔 뼈사이막, 노뼈 뼈몸통 등쪽에서 엄지손가락 손허리뼈바닥의 노쪽으로 주행한다.
아래팔, 손목관절, 엄지손가락 CM관절을 넘어가는 복합관절근이다.
아래팔의 엎침 • 뒤침축의 등쪽을 자쪽에서 노쪽으로 통과하기 때문에 뒤침작용을 한다.
손목관절은 노쪽굽힘 • 자쪽굽힘축의 노쪽을 통과하기 때문에 노쪽굽힘작용을 한다.
CM관절의 바닥쪽을 통과하기 때문에 바닥쪽벌림작용을 한다.

고정 조작 포인트	▪대상자의 팔꿉관절을 굽힘자세로 하고 위팔부분 뒷면을 침대에 고정한다.	
	▪대상자의 손목관절의 자쪽굽힘할 때 어깨관절이 가쪽돌림된다.	▶ 어깨관절의 안쪽돌림방향으로 고정한다.

신장 조작 포인트	▪대상자의 아래팔을 뒤침자세, 손목관절을 가볍게 손등쪽굽힘・자쪽굽힘자세로 하고 엄지손가락의 CM관절을 손바닥쪽모음・자쪽모음조작을 한다.
	▪대상자의 엄지손가락 MP관절의 모음과 굽힘조작은 하지 않는다.

그림 12-1 긴엄지벌림근의 스트레칭—전체 모습 (1)

관리사는 대상자의 아래팔을 엎침자세, 손목관절은 손바닥쪽・손등쪽굽힘을 중간자세 및 자쪽굽힘 자세로 한다.

계속해서 엄지손가락 CM관절의 자쪽모음을 시행한다.

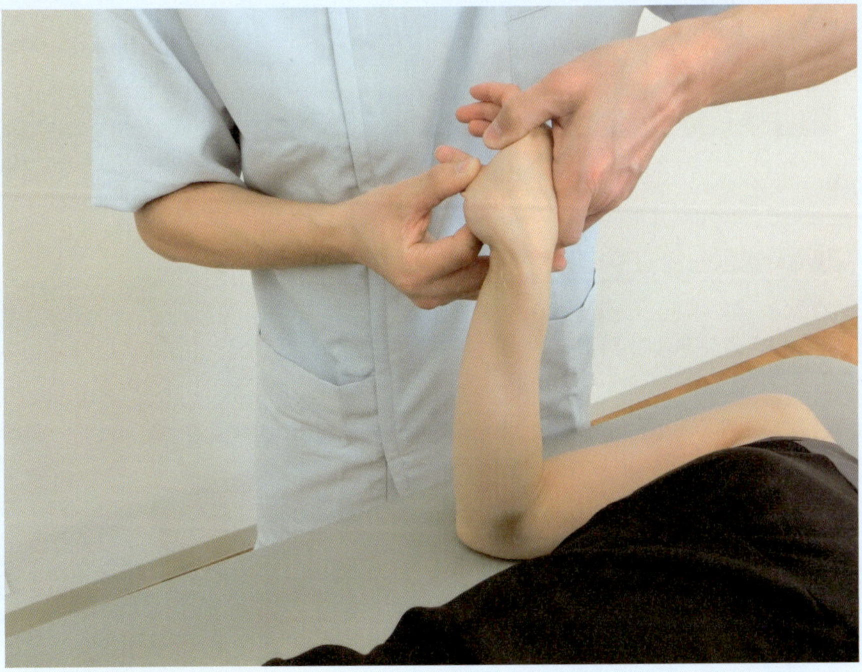

그림 12-2 긴엄지벌림근의 스트레칭—전체 모습 (2)

손목관절의 자쪽굽힘 시 손목뼈근위열을 자쪽에서 노쪽으로 밀어 넣듯이 유도하여 시행해준다.

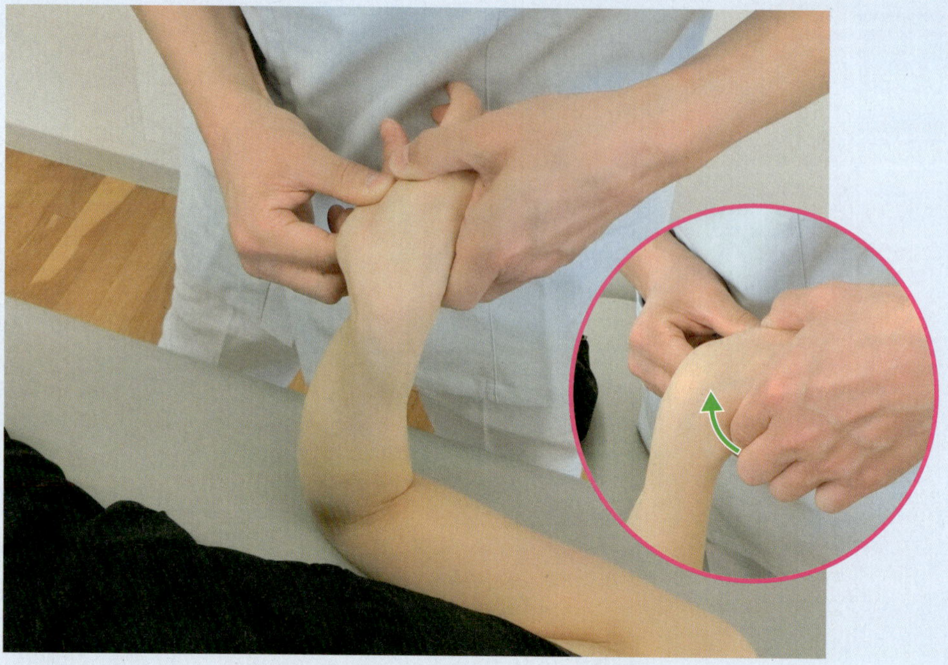

그림 12-3 긴엄지벌림근의 고정조작

대상자의 팔꿉관절을 굽힘자세로 하고 위팔뒷면을 침대로 누르는 것으로 고정된다. 계속해서 시행하는 손목관절의 자쪽굽힘조작으로 어깨관절이 가쪽돌림되지 않도록 관리사는 대상자의 아래팔에 약간 축압을 주면서 어깨관절을 안쪽돌림방향으로 조작한다.

관리사의 왼쪽 집게손가락이 대상자의 손목뼈근위열을 자쪽에서 노쪽으로 밀어 넣는 조작이 그대로 어깨관절의 안쪽돌림방향으로 조작(가쪽돌림방지의 고정)이 된다.

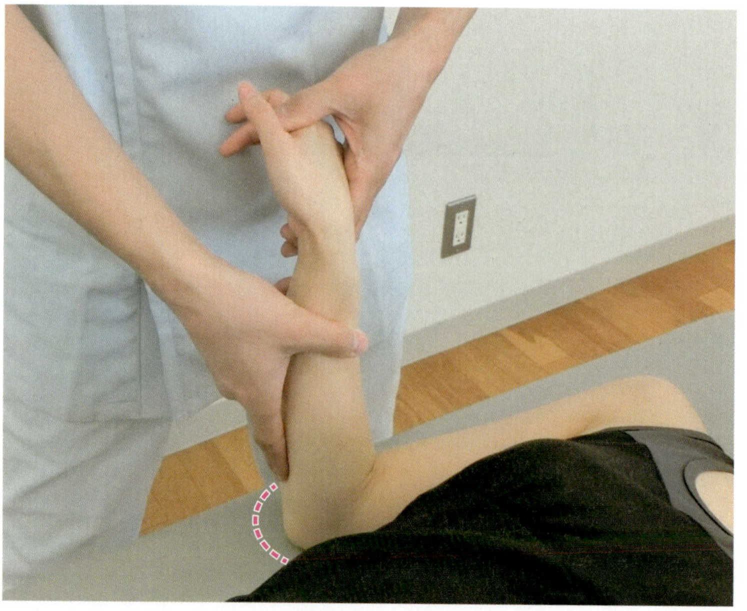

그림 12-4 긴엄지벌림근의 신장조작

시작하는 자세(①)는 관리사는 대상자의 아래팔을 엎침시킨다(②). 관리사는 왼손으로 대상자의 엄지손가락 이외의 손을 잡아주고 손목관절은 손바닥쪽•손등쪽굽힘 중간자세 그대로 자쪽굽힘자세로 조작한다(③).

관리사는 오른손의 집게손가락을 대상자의 엄지손가락CM관절 먼쪽(손허리뼈바닥쪽)에 놓고(④), 엄지손가락으로 대상자의 엄지손가락 MP관절 몸쪽(손허리뼈머리 등쪽)을 누르고(⑤), CM관절 자쪽 모음을 시행하여 신장시킨다(⑥).

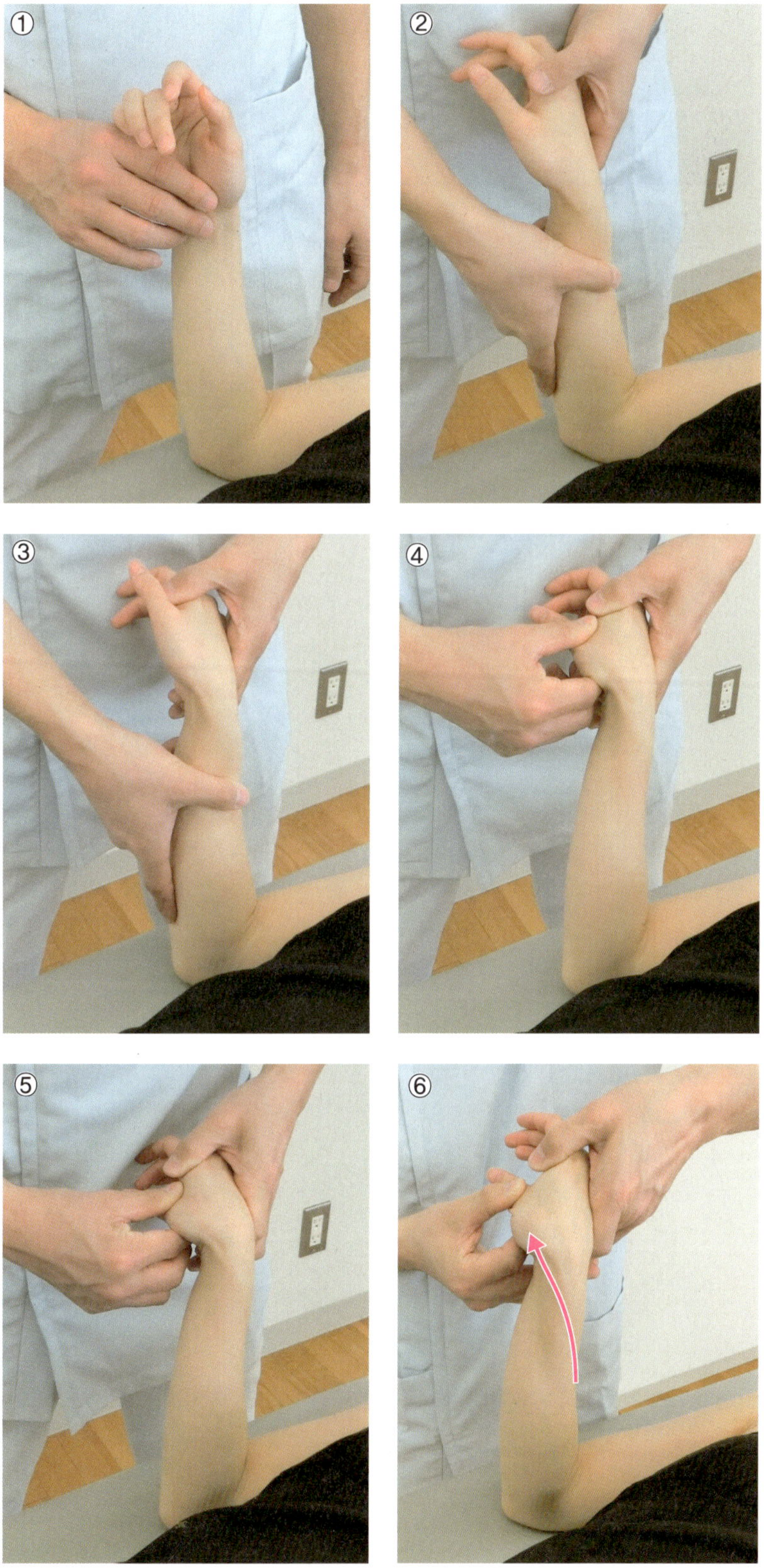

얕은손가락굽힘근(천지굴근) flexor digitorum superficialis muscle

이는곳	위팔뼈: 안쪽위 관절융기 자 뼈: 거친면 노 뼈: 몸쪽앞면	지배신경	정중신경
닿는곳	집게손가락에서 새끼손가락 중간마디뼈바닥의 바닥면	위치	C7~T1

기술상의 지침

근육의 주행 · 기능		
	팔꿉관절의 굽힘 • 폄축의 앞쪽을 통과한다.	▶ 팔꿉관절의 굽힘작용을 한다.
	노뼈 앞면에서 기시한다.	▶ 아래팔의 엎침작용을 한다.
	손목관절의 손바닥쪽 • 손등쪽굽힘축의 약간 바닥쪽을 지난다.	▶ 손목관절의 손바닥쪽굽힘작용을 한다.
	MP관절, PIP관절의 손바닥쪽 • 손등쪽굽힘축의 바닥쪽을 지난다.	▶ MP관절 • PIP관절의 굽힘작용을 한다.
	깊은손가락굽힘근(심지굴근)의 영향은 어떻게 할 것인가?	▶ DIP관절에 조작을 하지 않는다.

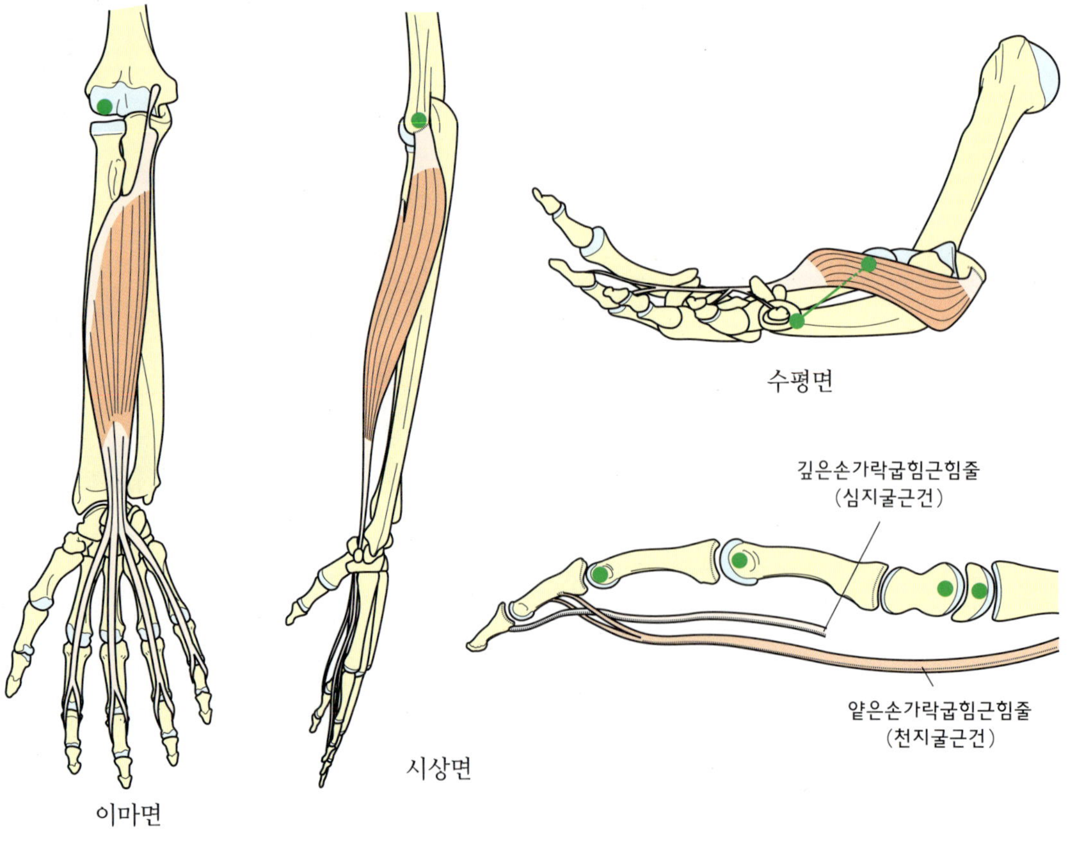

얕은손가락굽힘근 위팔뼈의 안쪽위관절융기, 자뼈거친면, 노뼈 몸쪽 앞면에서 집게손가락~새끼손가락까지 중간마디뼈 바닥쪽으로 주행한다.
팔꿉관절, 손목관절, 각 손가락의 관절을 넘어가는 복합관절근이다.
팔꿉관절의 굽힘 • 폄축의 앞쪽을 아래팔 엎침 • 뒤침축의 손바닥쪽을 자쪽에서 노쪽으로 지나가기 때문에 팔꿉관절의 굽힘, 아래팔 엎침작용을 한다.
손목관절을 손바닥쪽 • 손등쪽굽힘축의 바닥쪽으로 지나기 때문에 손바닥쪽굽힘작용을 한다.
집게손가락에서 새끼손가락까지 MP • PIP관절의 손바닥을 통과하기 때문에 굽힘작용을 한다.

고정 조작 포인트	■ 아래팔의 뒤침에서 위팔뼈는 어떻게 움직이는가?	▶ 어깨관절에서 가쪽돌림한다(안쪽돌림방향으로 고정한다).
신장 조작 포인트	■ 어떤 조작을 우선적으로 시행해야 하는가?	▶ 손가락의 조작은 어렵게 때문에 우선적으로 시행하고 아래팔 · 손목관절을 그 다음에 시행한다.

그림 13-1 얕은손가락굽힘근의 스트레칭—전체 모습

관리사의 오른손으로 대상자의 위팔 먼쪽부위 안쪽을 잡고 대상자의 어깨관절을 안쪽돌림하는 방향으로 고정시킨다. 관리사의 왼손은 대상자의 MP관절 폄자세, PIP관절 폄자세로 하고, DIP관절은 가능한 폄자세가 되지 않도록 신경쓰면서 잡아준다.

관리사는 잡고 있는 왼손으로 대상자의 손목관절의 손등쪽굽힘 • 아래팔뒤침 방향으로 조작하여 신장시킨다.

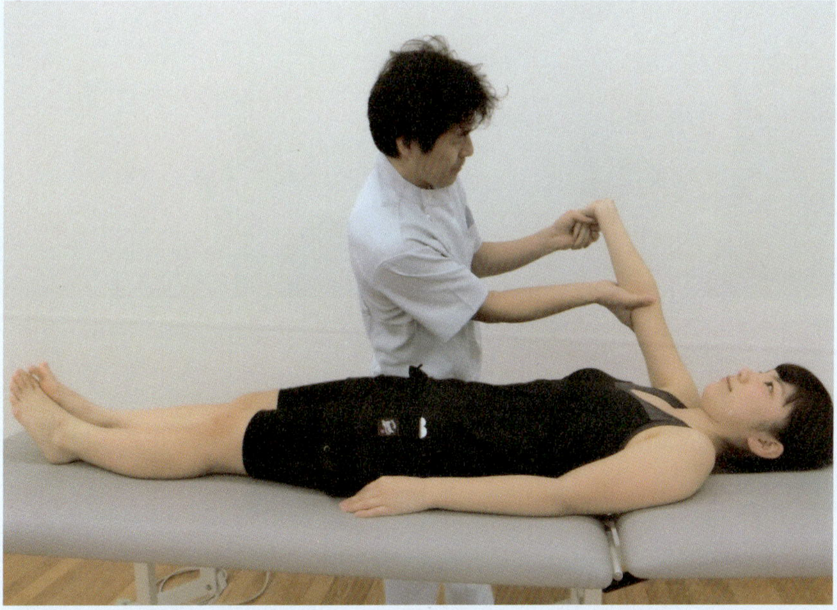

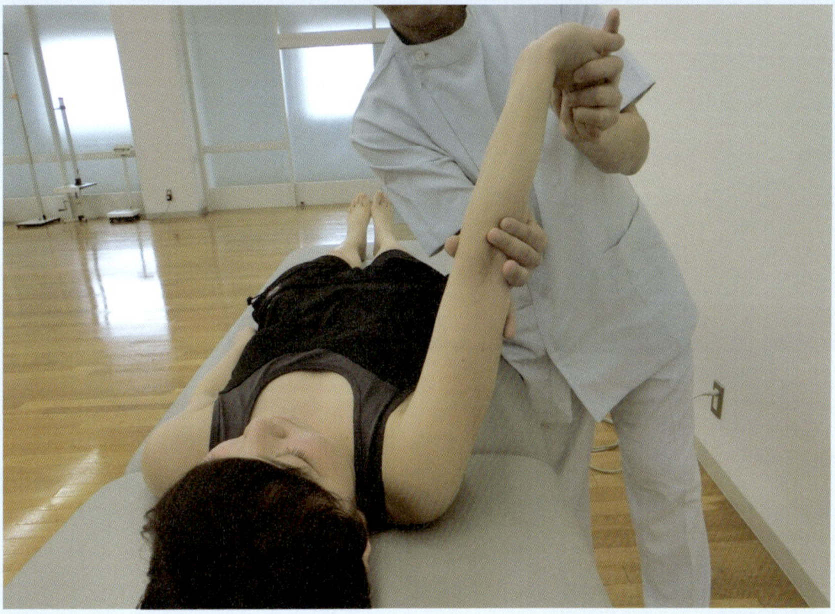

그림 13-2 얕은손가락굽힘근의 고정조작

고정이 충분하지 않으면 신장조작에서 아래팔의 뒤침에 의해 대상자의 위팔뼈는 어깨 가쪽돌림방향으로 움직이게 되어 버린다(**a**). 따라서 왼손으로 위팔뼈를 어깨 가쪽돌림방향으로 고정한다(**b**). 엄지두덩을 위팔뼈 안쪽위관절융기의 앞쪽에 놓고 다른 손가락은 팔꿈치 머리부근에서 잡아준다(**c**).

관리사는 자신의 손을 뒤침(및 바닥쪽굽힘)시키면서 잡아준 대상자의 위팔뼈를 고정시킨다. 잡고 있는 관리사 손은 대상자의 팔꿈치를 비틀듯이 잡아주는 것이 아니라 안쪽에서 팔꿈치의 형태에 맞춰서 잡으면 고정하기 쉬워진다.

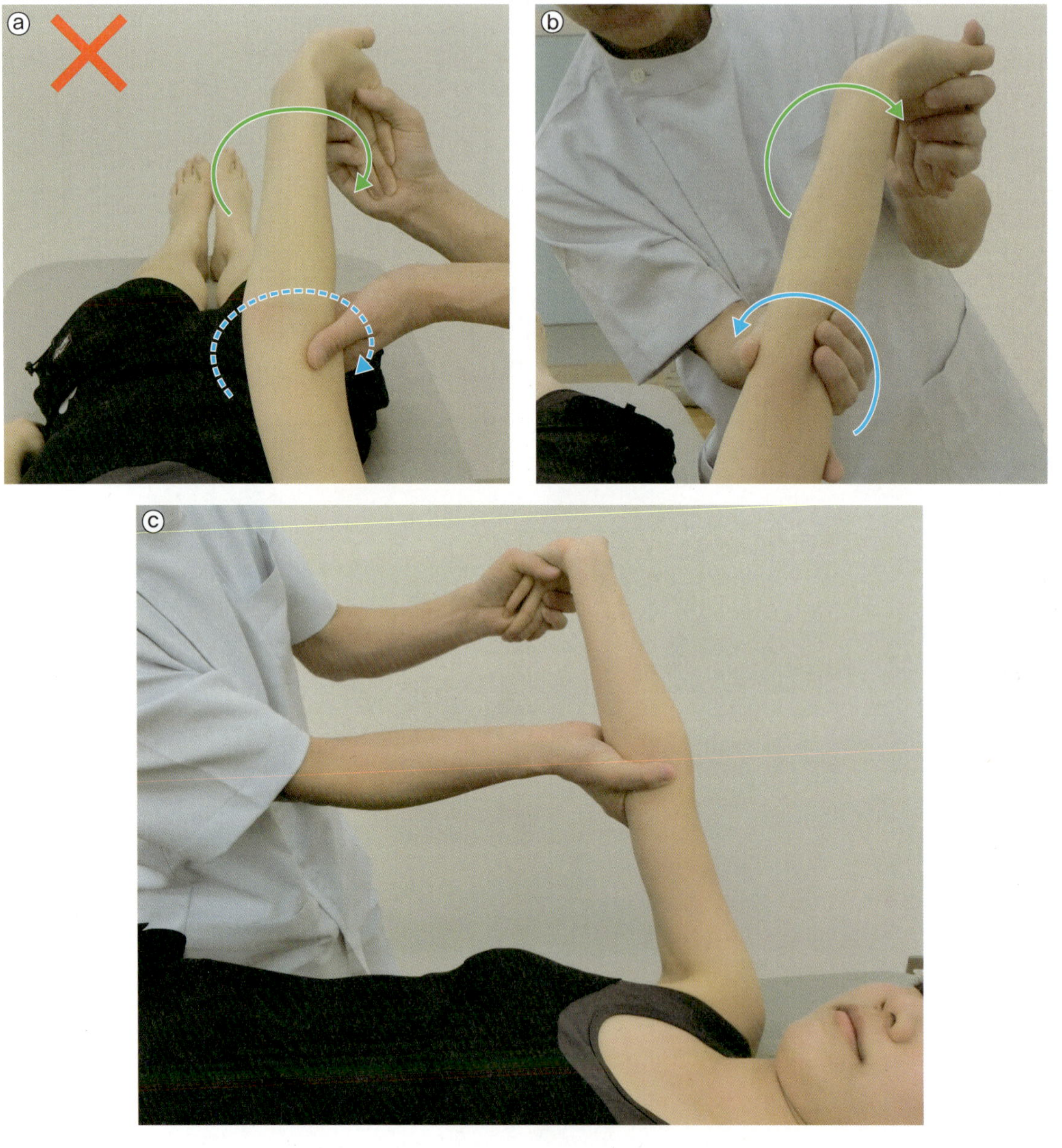

그림 13-3 얕은손가락굽힘근의 신장조작(잡는 방법)

관리사는 왼손으로 대상자의 오른손을 사진처럼 잡아준다. 최대한 모든 손가락의 MP관절 폄자세, PIP관절폄자세가 되도록 잡아준다. 단 손가락의 길이기 각각 다르기 때문에 모든 손가락의 완전한 조작은 어렵다. 필요에 따라서 각 손가락을 선택적으로 신장시킨다.

DIP관절은 깊은손가락굽힘근의 폄방지를 위해서 굽힘자세를 하는 것이 이상적인데 기술적으로 곤란하다. 따라서 고정을 하지 않는 것으로 깊은손가락굽힘근에 최대한 긴장이 들어가지 않도록 한다.

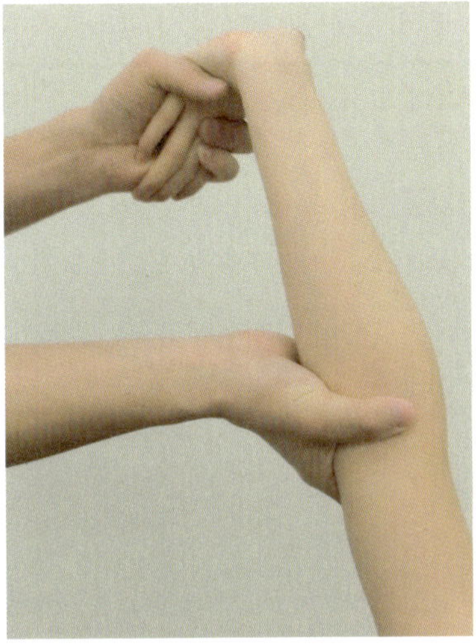

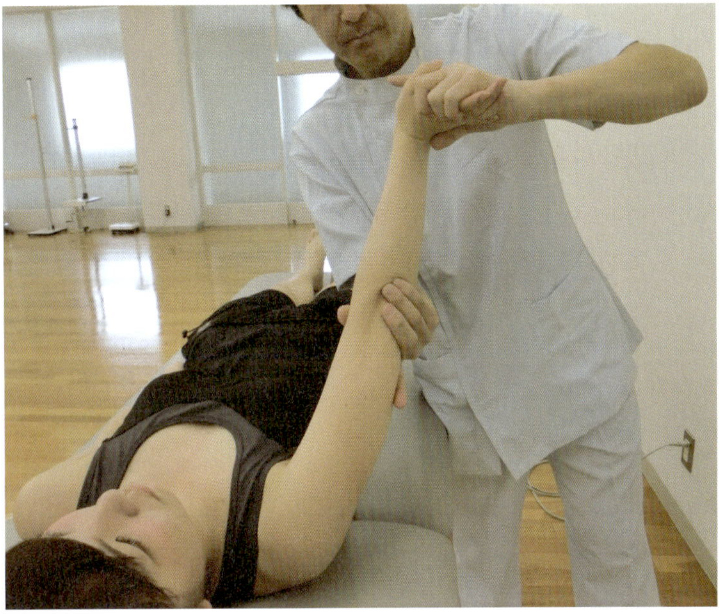

그림 13-4 얕은 손가락의 신장조작

관리사의 왼손으로 대상자의 오른손을 잡았으면(①), 손목관절의 손등쪽굽힘(②), 아래팔의 뒤침조작(③)을 시행하여 신장시킨다.

대상자의 손가락은 앞에서 서술했듯이 MP관절, PIP관절은 폄자세. DIP관절은 고정되지 않도록 잡아준다. 대상자의 위팔은 어깨관절 가쪽돌림자세가 되지 않도록 관리사의 오른손으로 안쪽돌림자세로 고정시킨다.

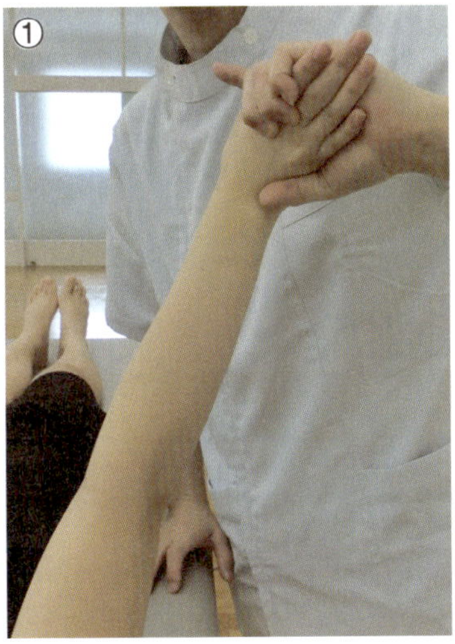

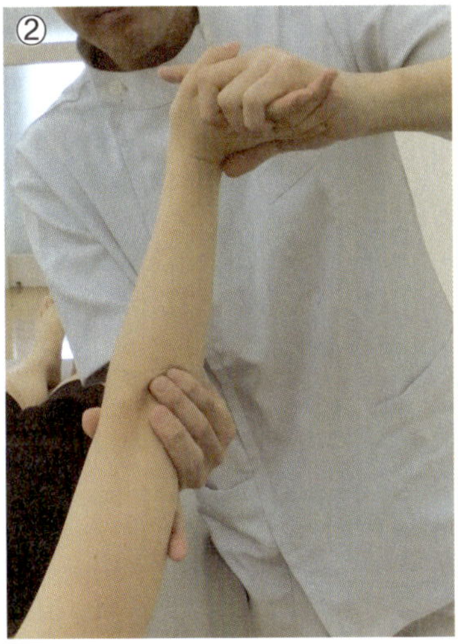

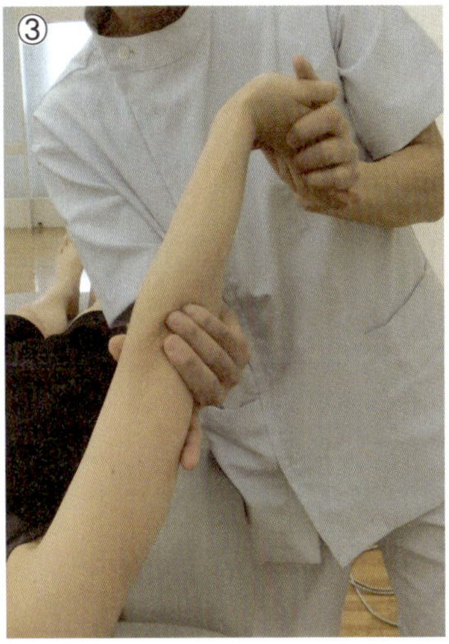

깊은손가락굽힘근(심지굴근) flexor digitorum profundus muscle

이는곳	자뼈 안쪽면, 아래팔뼈사이막	지배신경	정중신경(노쪽 두 손가락, C7, C8, T1) 자신경(자쪽 두 손가락, C8,T1)
닿는곳	집게손가락에서 새끼손가락까지의 끝마디뼈바닥	위치	C7~T1

기술상의 지침

근육의 주행·기능	▪팔꿉관절은 넘어가지 않는다.	▶ 팔꿉관절은 굽혀서 얕은손가락굽힘근의 긴장을 잡는다.
	▪아래팔뼈사이막에서 기시한다.	▶ 아래팔은 뒤침자세로 하여 이는 곳으로 있는 뼈사이막을 신장시킨다.
	▪손목관절의 손바닥·손등쪽굽힘축의 바닥쪽을 지난다.	▶ 손목관절의 바닥쪽굽힘작용을 한다.
	▪MP관절, PIP관절, DIP관절의 손바닥·손등쪽굽힘축의 바닥쪽을 지난다.	▶ MP관절, PIP관절, DIP관절의 모든 굽힘작용을 한다.
고정 조작 포인트	▪손목관절이나 손가락의 관절의 폄조작에서 팔꿉관절은 어떻게 움직이는가?	▶ 팔꿉관절은 신장시킨다(굽힘방향으로 고정된다).
	▪아래팔은 뒤침자세로 고정한다.	▶ 손목·손가락관절의 조작에서 뒤침자세로 하여 느슨해지지 않도록 한다.
신장 조작 포인트	▪손가락의 각 관절은 전체적으로 활처럼 휘도록 신장자세를 만들어 준다.	

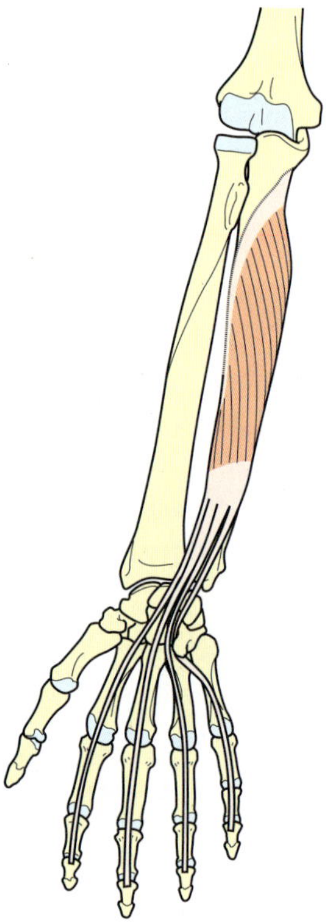

이마면

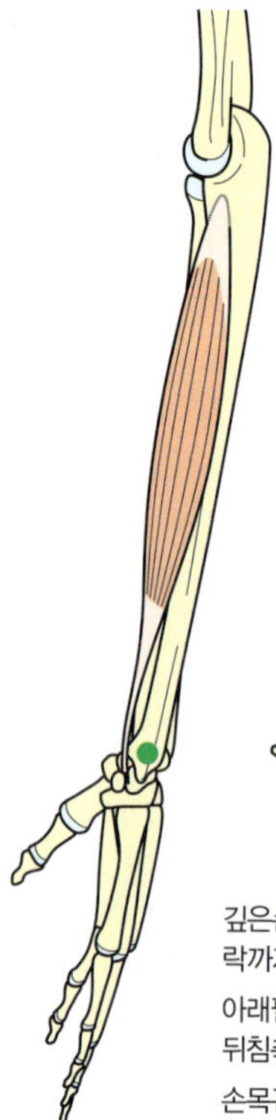

시상면

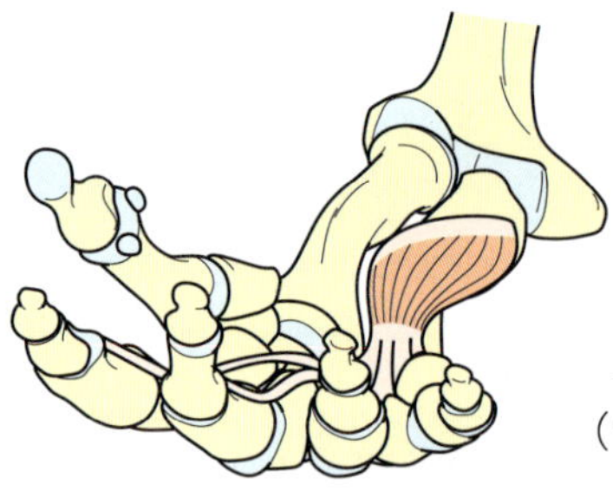

수평면
(아래쪽)

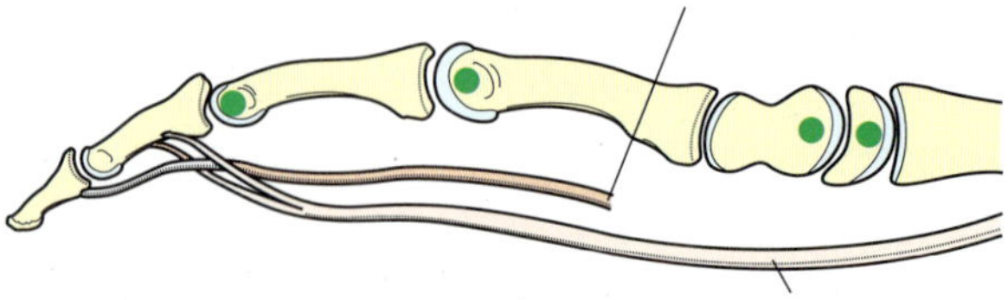

깊은손가락굽힘근은 자뼈 안쪽면, 아래팔뼈사이막에서 집게손가락~새끼손가락까지의 끝마디뼈 바닥쪽으로 주행한다.

아래팔, 손목관절, 각 손가락의 관절을 넘어가는 복합관절근이다. 아래팔엎침·뒤침축의 바닥쪽을 자쪽에서 노쪽으로 통과하기 때문에 아래팔엎침작용을 한다.

손목관절의 바닥·손등쪽굽힘축의 바닥쪽을 지나기 때문에 바닥쪽굽힘작용을 한다. 집게손가락에서 새끼손가락까지 MP·PIP·DIP관절의 바닥쪽을 지나기 때문에 굽힘작용을 한다.

그림 14-1 깊은손가락굽힘근의 스트레칭 –전체 모습

시작하는 자세는 팔꿈치를 굽히고 아래팔을 뒤침자세로 한다. 관리사는 위팔 먼쪽 뒷면을 왼손으로 유지하는데 침대에 놓고 고정시킨다.

계속해서 대상자의 손목관절을 손등쪽굽힘하는 것이 팔꿈치가 폄되지 않도록 신경쓴다(한층 더 팔꿈치 굽힘을 증가되는 정도도 가능).

집게손가락에서 새끼손가락까지 MIP관절 • PIP관절 • DIP관절을 순서대로 폄 자세로 하여 신장시킨다.

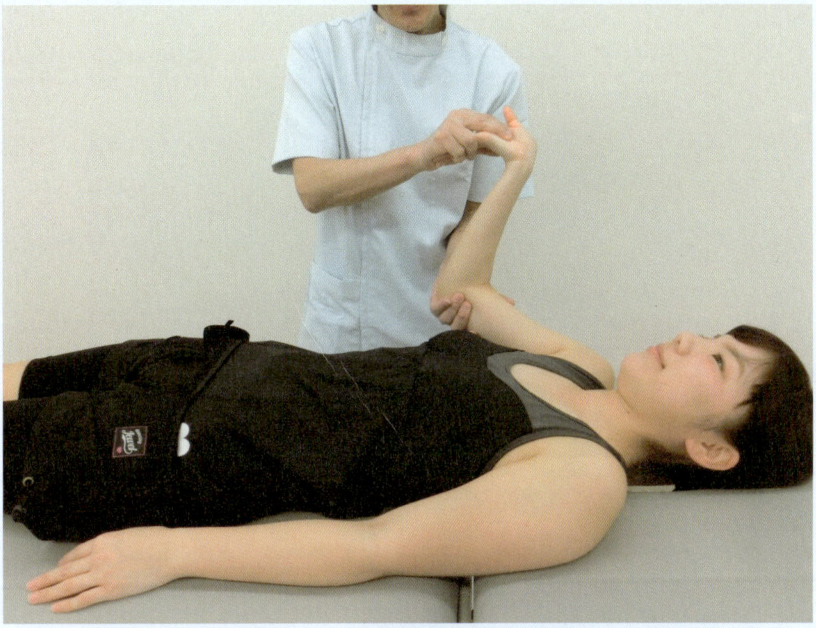

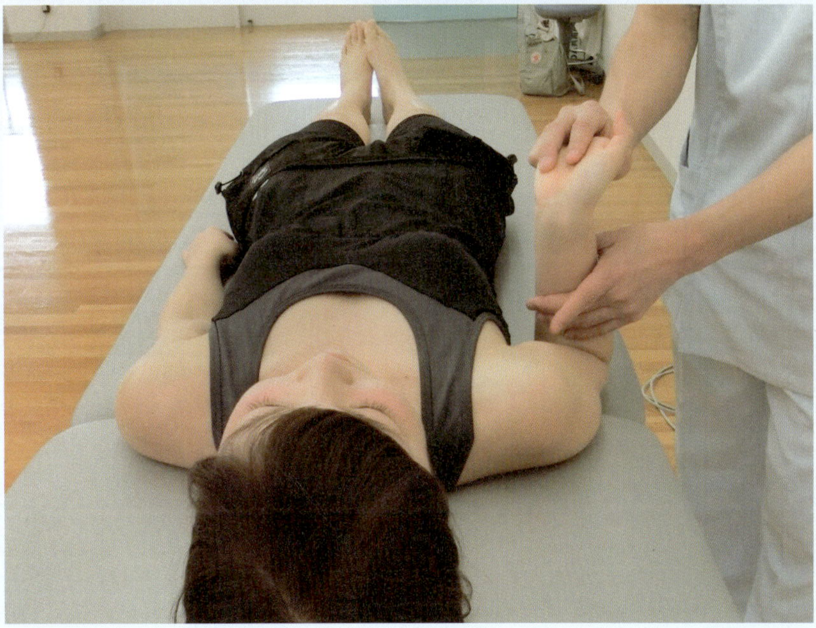

그림 14-2 깊은손가락굽힘근의 고정조작

깊은손가락굽힘근이나 노쪽손목폄근(요측수근신근) 같은 팔꿉관절 앞쪽을 통과하는 아래팔굽힘근육군을 느슨하게 하기 위해서 대상자의 팔꿉관절을 굽힘자세로 한다.

계속해서 신장조작으로 있는 손목관절의 손등쪽굽힘을 시행할 때는 팔꿉관절 폄이 일어나지 않도록 위팔 뒷면을 관리사의 왼손으로 고정하거나(**a**), 침대에서 고정시킨다(**b**).

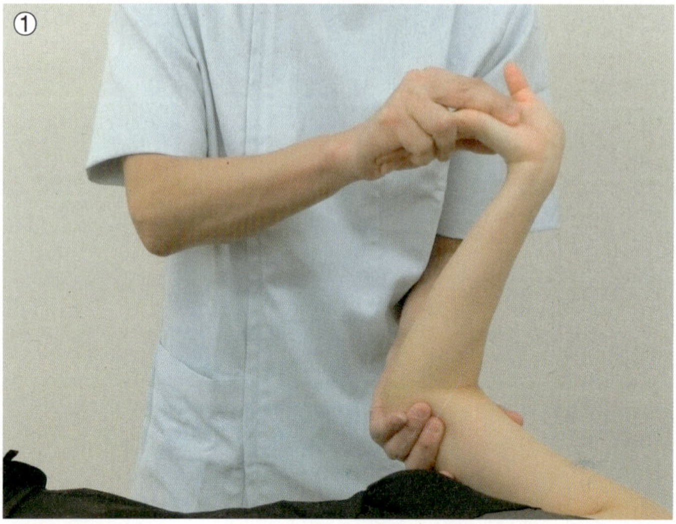

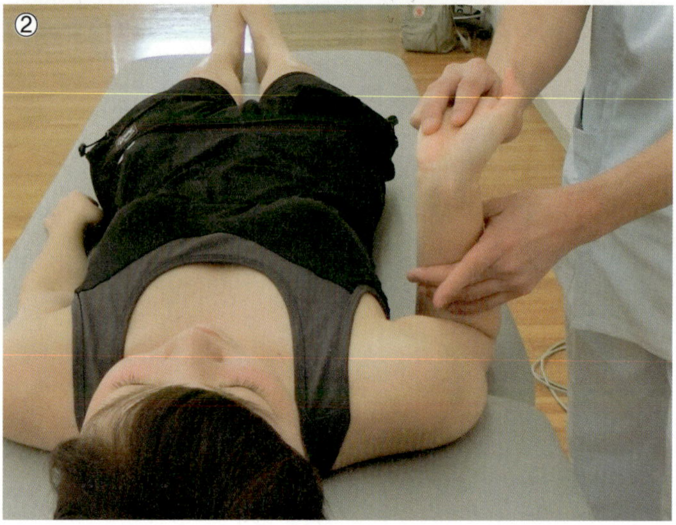

그림 14-3 깊은손가락굽힘근의 신장조작

관리사는 오른손으로 대상자의 오른손을 바닥쪽에서 잡아준다. 이때 관리사는 집게손가락과 가운데 손가락을 폄자세로 하고 대상자의 손바닥에 놓고 손목관절을 손등쪽굽힘자세로 한다.

관리사의 엄지손가락은 대상자의 집게손가락 MP관절을 새끼손가락과 반지손가락은 대상자의 새끼손가락쪽에서 MP관절을 폄 자세로 한다(①). 마지막으로 대상자의 집게손가락~새끼손가락까지 PIP・DIP관절을 관리사의 손바닥쪽면에서 폄 자세로 하는데 이런 조작에서 대상자의 팔꿉관절이 폄 자세가 되지 않도록 반대로 굽힘 방향으로 조작한다(②③).

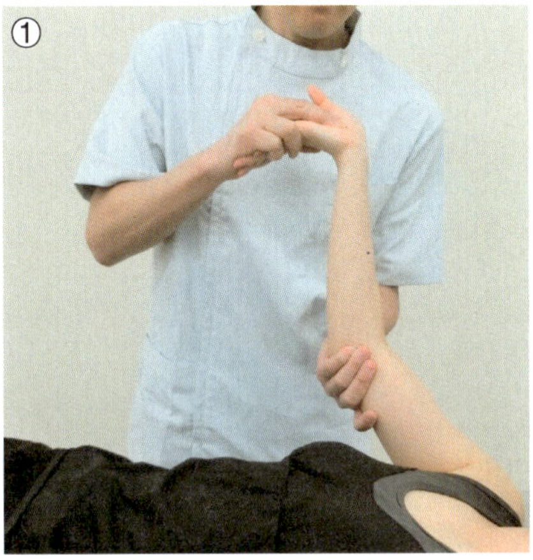

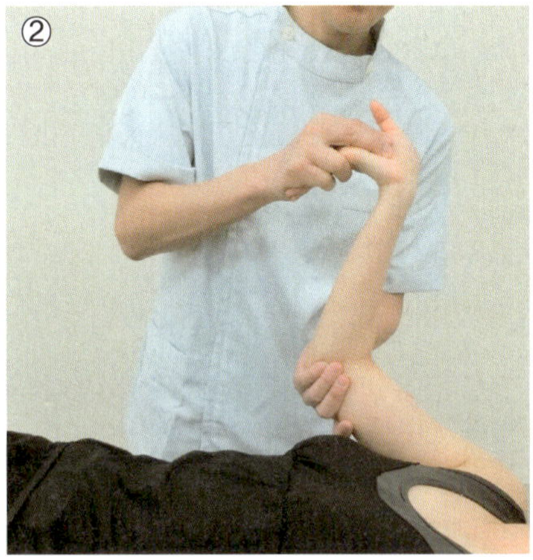

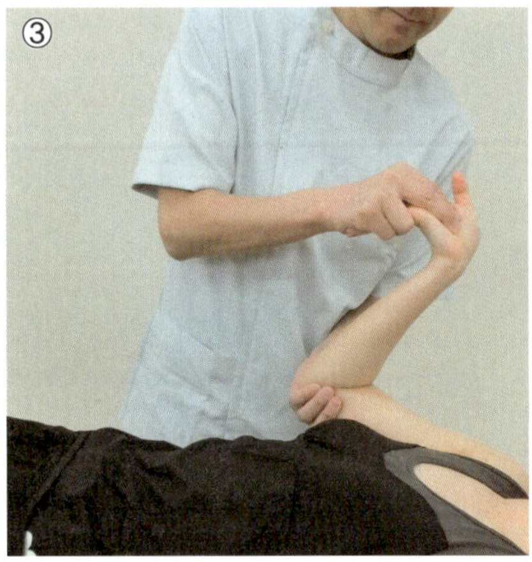

대상자의 MP・PIP・DIP관절의 폄 조작에서는 전체적으로 활처럼 휘도록 조작한다(왼쪽).
예각으로 접어서 굽히는 조작은 관절로 부담이 크게 되므로 주의해야 한다(오른쪽).

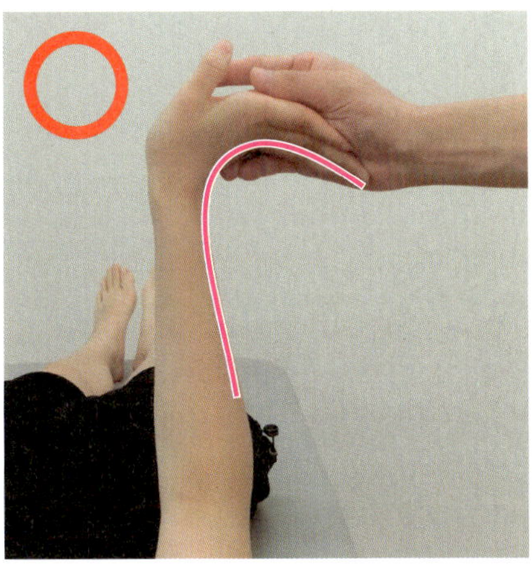

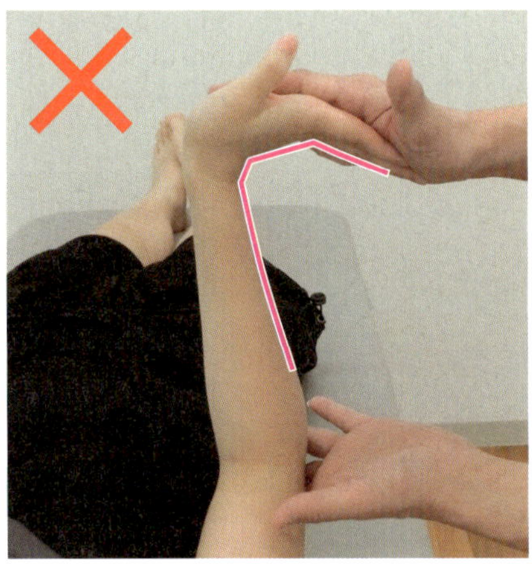

긴엄지굽힘근(장무지굴근) flexor pollicis longus muscle

이는곳	노뼈 뼈몸통부분의 앞면, 아래팔뼈사이막	지배신경	정중신경
닿는곳	엄지손가락의 끝마디뼈바닥쪽	위치	C8 • T1

기술상의 지침

근육의 주행 • 기능	▪ 아래팔뼈사이막에서 시작한다.	▶ 아래팔은 뒤침자세로 기시하고 있는 뼈사이막을 신장시킨다.
	▪ 손목관절의 손바닥쪽 • 손등쪽굽힘축의 바닥쪽을 지난다.	▶ 손목관절의 바닥쪽굽힘작용을 한다.
	▪ 엄지손가락의 MP관절, IP관절의 손바닥 • 손등쪽굽힘축의 바닥쪽을 지난다.	▶ MP관절, IP관절의 굽힘작용을 한다.
고정 조작 포인트	▪ 손목관절이나 손가락관절의 신장조작으로 팔꿉관절은 어떤 식으로 움직이는가?	▶ 어깨관절은 가쪽돌림된다(안쪽돌림방향으로 고정된다). 팔꿉관절은 폄된다(굽힘방향으로 고정한다).
	▪ 아래팔은 뒤침자세로 고정한다.	▶ 손목 • 손가락관절의 조작에서 뒤침자세로 하여 느슨해지지 않도록 한다.
신장 조작 포인트	▪ 신장 순서는 손목관절, CM관절, MP관절, IP관절의 순서대로 시행한다.	

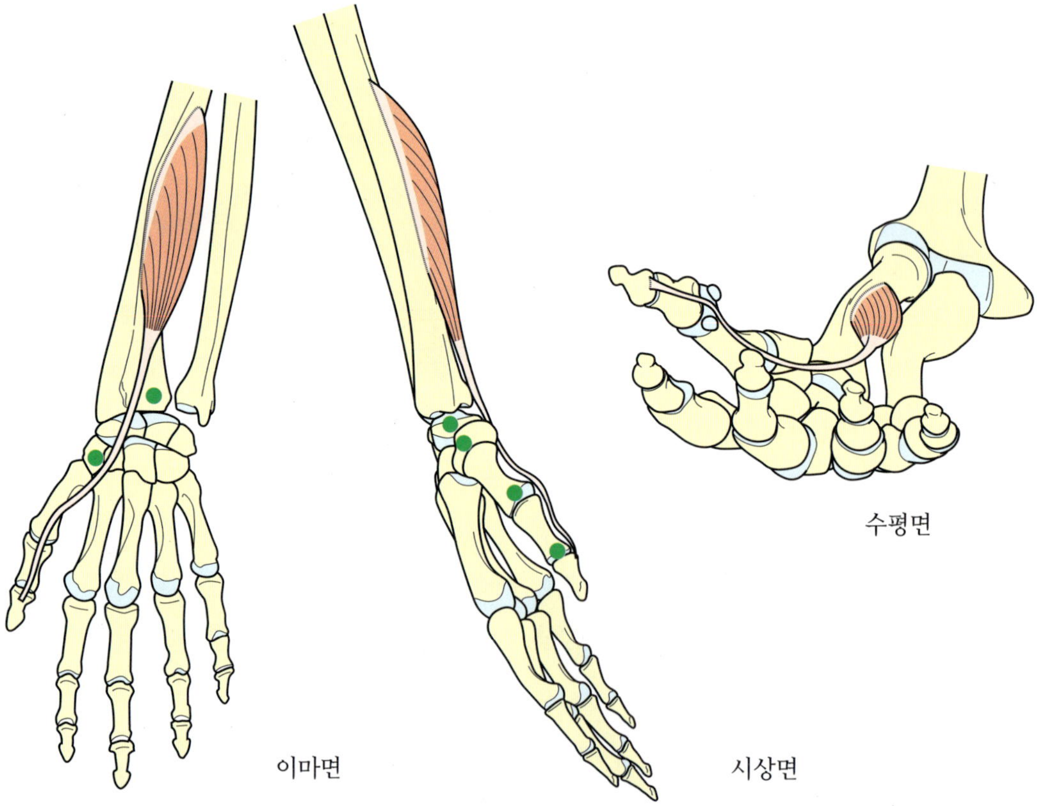

긴엄지굽힘근은 노뼈 뼈몸통부분의 앞면, 아래팔뼈사이막에서 엄지손가락의 끝마디뼈 바닥쪽으로 주행한다.
손목관절, 엄지손가락관절을 넘어가는 복합관절근이다.
아래팔뼈사이막에서 시작하고 있기 때문에 뒤침자세로하여 아래팔뼈사이막을 당기면 이는곳이 안정되기 쉽다.
손목관절은 손바닥 • 손등쪽굽힘축의 바닥쪽을 노쪽굽힘 • 자쪽굽힘축의 노쪽을 통과하기 때문에 바닥쪽굽힘, 노쪽굽힘작용을 한다.
MP • IP관절의 바닥쪽을 지나기 때문에 굽힘작용을 한다.

그림 15-1 긴엄지굽힘근의 스트레칭—전체 모습

아래팔을 뒤침자세로 고정하고 손목관절을 손등쪽굽힘자세, CM관절을 벌림자세, MP관절을 폄자세로 하고 나서 마지막으로 IP관절을 폄시켜 신장시킨다.

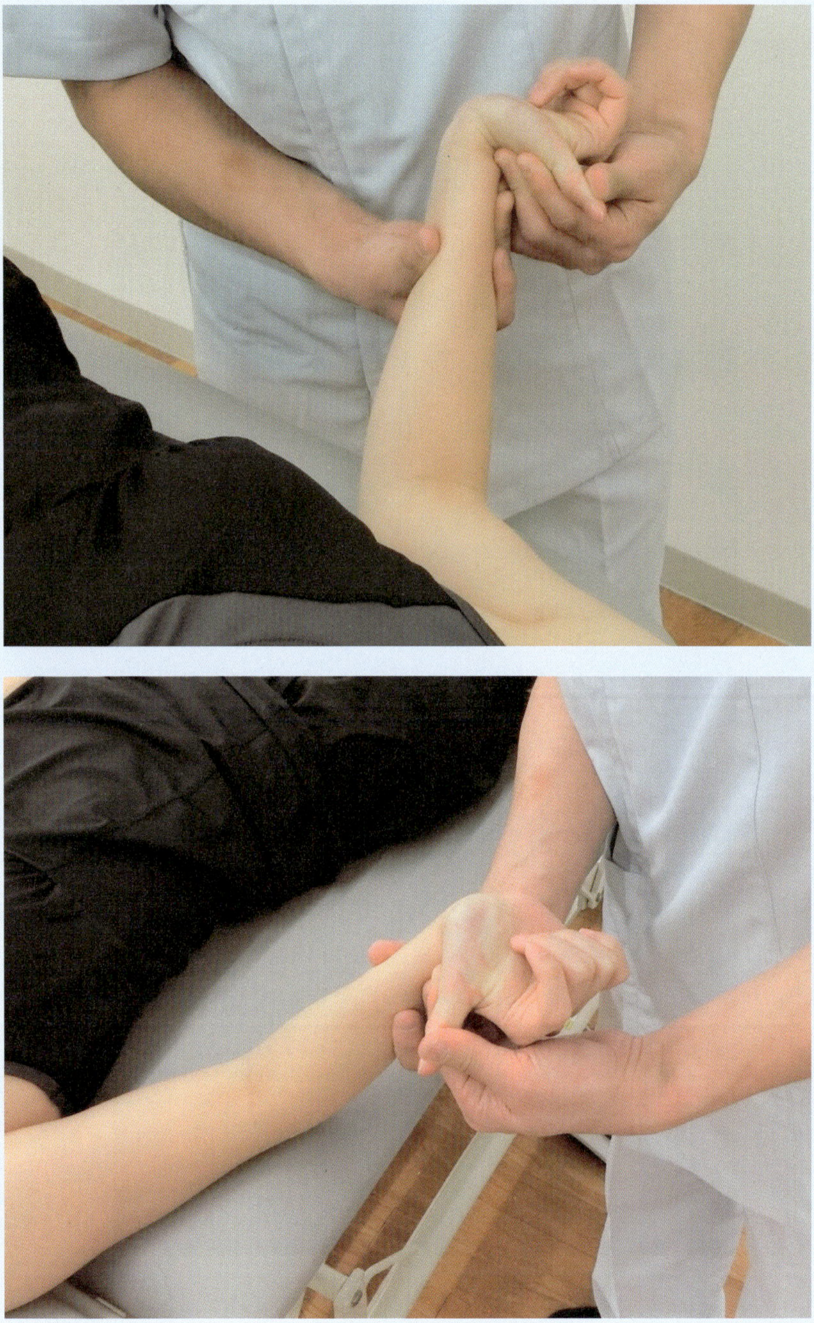

그림 15-2 긴엄지굽힘근의 신장조작(1): 고정조작을 포함하여

아래팔을 뒤침자세로 하고 어깨관절의 가쪽돌림과 팔굽관절의 폄이 일어나지 않도록 고려해준다(①). 손목관절을 손등쪽굽힘자세, CM관절을 벌림자세, MP관절을 폄자세로 하여, IP관절을 폄시켜 신장시킨다(②).

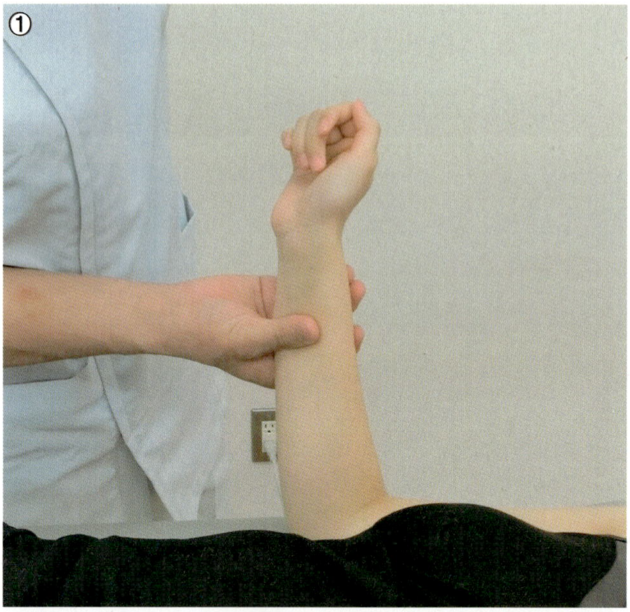

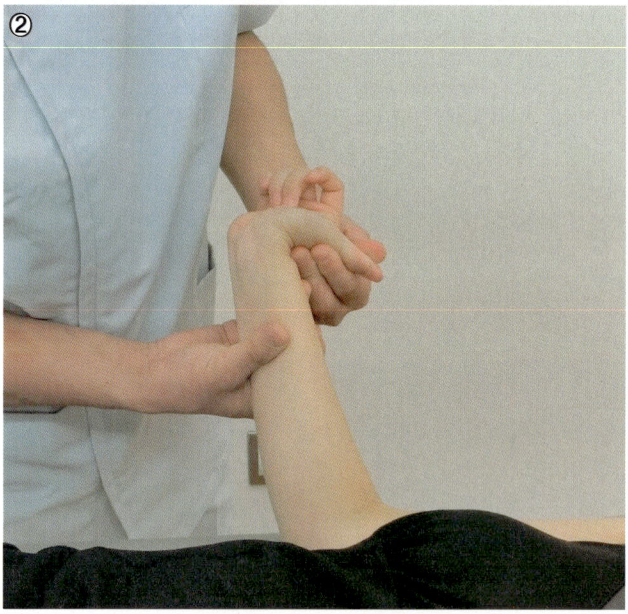

그림 15-3 긴엄지굽힘근의 신장조작(2)

IP관절을 마지막으로 폄시키는 것으로 긴엄지굽힘근으로 긴장감이 얻어진다. 사진 ②~④처럼 관리사는 대상자의 첫마디뼈바닥쪽으로 놓은 손가락을 미끌어지듯이 IP관절을 넘어가 끝마디뼈까지 미끄러지듯이 신장시킨다.

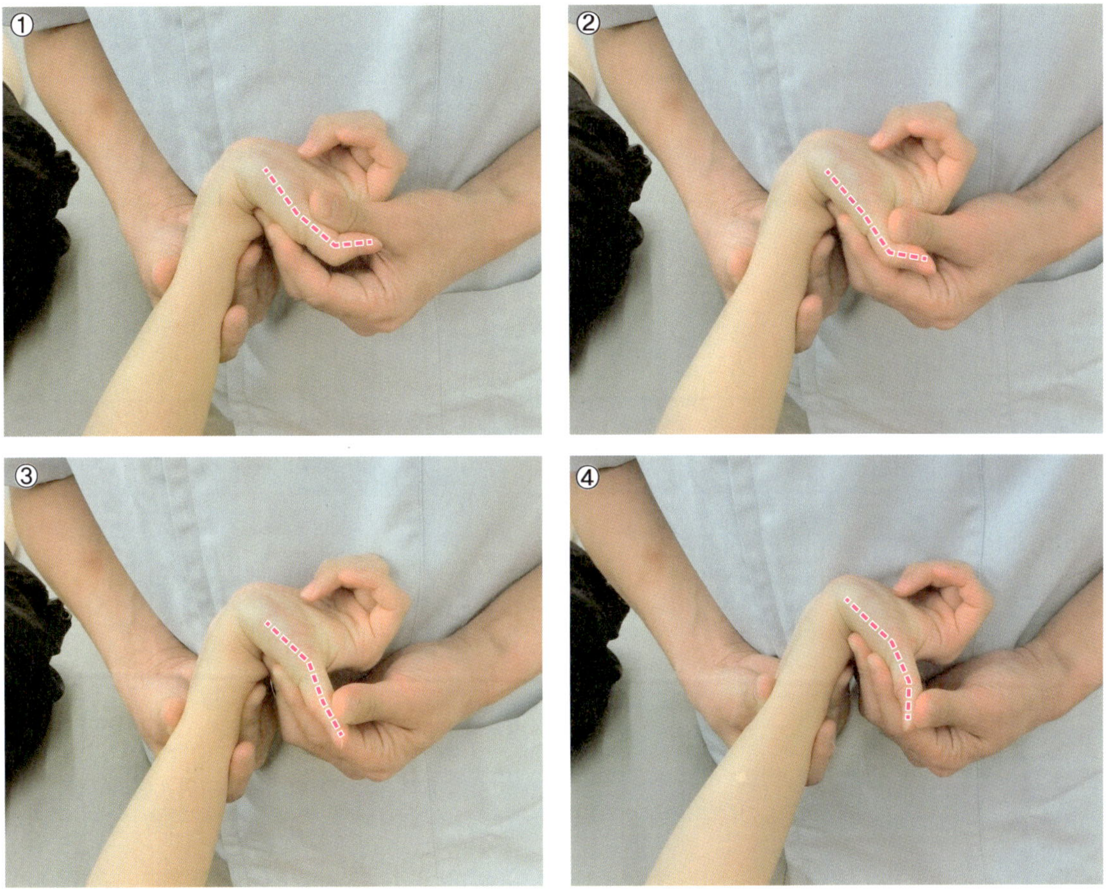

짧은엄지굽힘근(단무지굴근) flexor pollicis brevis muscle

얕은갈래(천두)

이는곳	굽힘근지지띠(굴근지대)	지배신경	정중신경
닿는곳	엄지손가락의 끝마디뼈바닥 및 노쪽에 있는 종자뼈(종자골)	위치	C6 • C7

깊은갈래(심두)

이는곳	큰마름뼈(대능형골), 작은마름뼈(소능형골), 알머리뼈(유두골)	지배신경	자신경
닿는곳	엄지손가락의 첫마디뼈 및 노쪽에 있는 종자뼈(종자골)	위치	C8 • T1

기술상의 지침

근육의 주행 • 기능	■손목관절은 넘어가지 않는다.	▶ 손목관절은 손등쪽굽힘시키고 수외근의 긴장을 잡는다.
	■엄지손가락의 CM관절 • MP관절의 바닥쪽을 지난다.	▶ CM관절 • MP관절의 굽힘작용을 한다.
고정 조작 포인트	■손목관절을 손바닥쪽굽힘자세(장굴위)로 한다.	▶ 몸쪽손목뼈(원위수근골)와의 사이에서 부동의 제2 • 3손허리뼈(중수골)로 고정시킨다.
	■CM관절의 등쪽에서 바닥쪽으로 향하게 누르고 지점을 만들어 준다.	
신장 조작 포인트	■IP관절의 폄(신전)조작은 하지 않는다.	

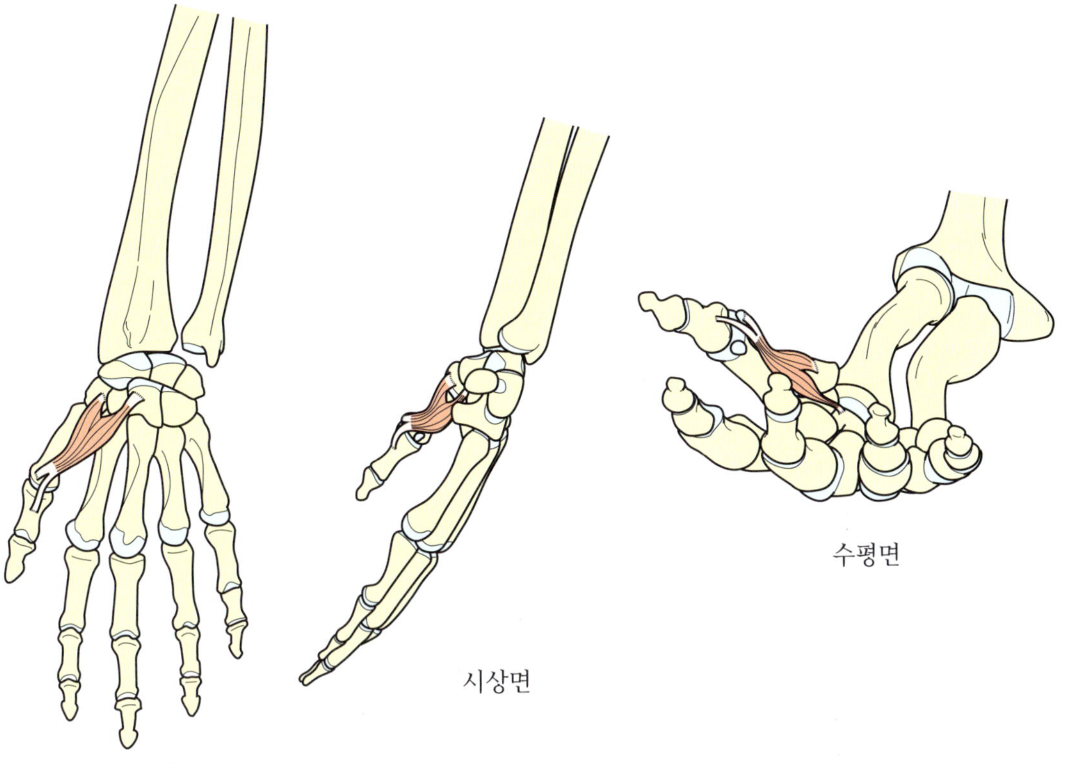

짧은엄지굽힘근 얕은 갈래는 굽힘근지지띠에서 엄지손가락의 첫마디뼈바닥 및 노쪽에 있는 종자뼈로 주행한다.

짧은엄지굽힘근의 깊은 갈래는 큰마름뼈・작은마름뼈, 갈고리뼈에서 엄지손가락의 첫마디뼈 및 노쪽에 있는 종자뼈로 주행한다.

손목관절은 넘어가지 않는 손의 내재근(hand intrinsic muscle)이다.

엄지손가락의 CM・MP관절을 넘어가는 근육이다.

CM・MP관절의 바닥쪽을 지나기 때문에 굽힘작용을 한다.

그림 16-1 짧은엄지굽힘근의 스트레칭—전체 모습 (1)

손목관절을 굽힘자세로 하고, 손의 외재근(extrinsic muscles)(손목관절의 바닥쪽굽힘근육군)을 느슨하게 한다. 제2・3손허리뼈를 고정하고 엄지손가락의 CM관절의 폄・MP관절의 폄을 시행하여 신장시킨다.

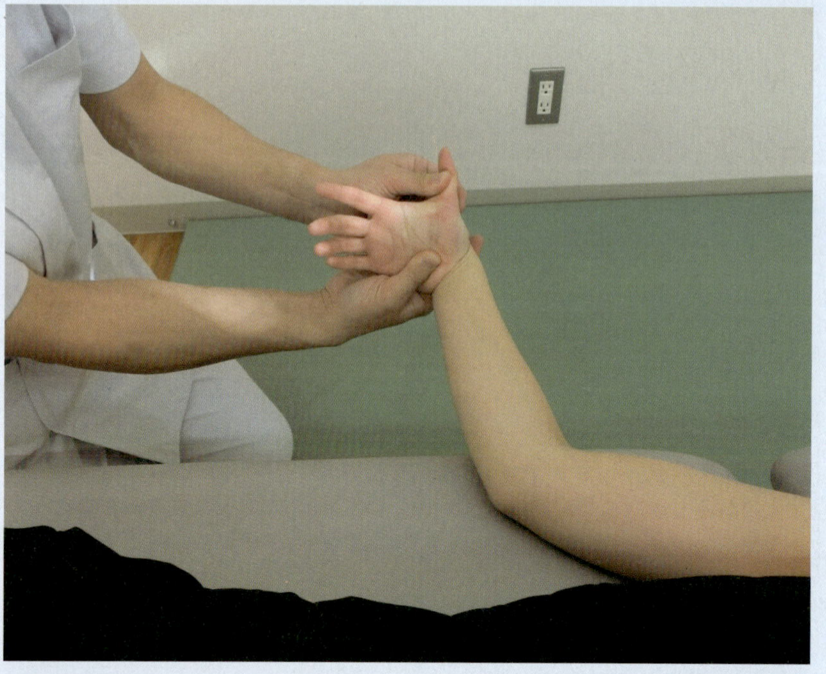

그림 16-2 짧은엄지굽힘근의 스트레칭—전체 모습 (2)

엄지손가락의 IP관절의 조작을 시행하지 않도록 엄지손가락 끝마디뼈는 접촉하지 않도록 한다. 엄지손가락 첫마디뼈에서 폄조작을 한다.

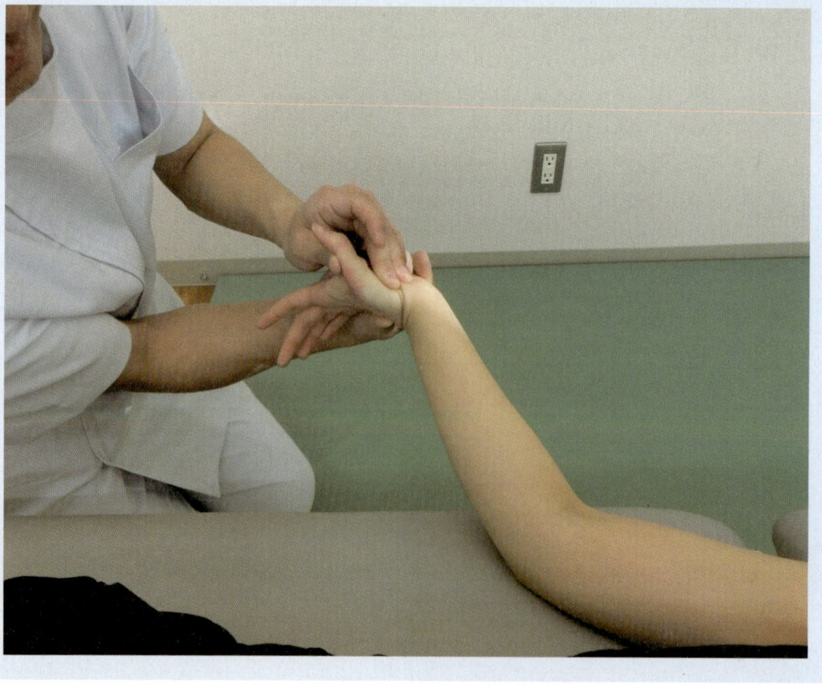

그림 16-3 짧은엄지굽힘근의 고정조작

관리사는 대상자의 손목관절을 바닥쪽굽힘·엎침자세로 하고 긴엄지굽힘근을 이완시킨다. 관리사의 오른손으로 대상자의 제2·3손허리뼈를 등쪽으로 고정시키고(◌), 손목관절 손등쪽굽힘방향으로 움직이지 않도록 한다.

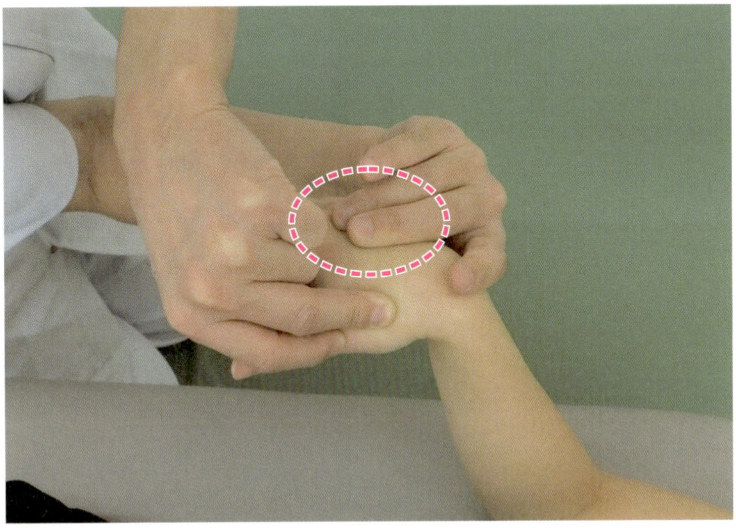

그림 16-4 짧은엄지굽힘근의 신장조작 (1)

관리사는 왼손가운데 손가락을 대상자의 큰마름뼈(대능형골)를 등쪽에 놓고 지점을 만들어 준다. 관리사의 오른손으로 대상자의 제 2·3손허리뼈를 등쪽에서 고정하고(→), 손목관절 손등쪽굽힘 방향으로 움직이지 않도록 한다. 관리사의 왼쪽 엄지손가락은 대상자의 첫마디뼈를 MP관절 손등쪽굽힘 방향으로 조작한다(→).

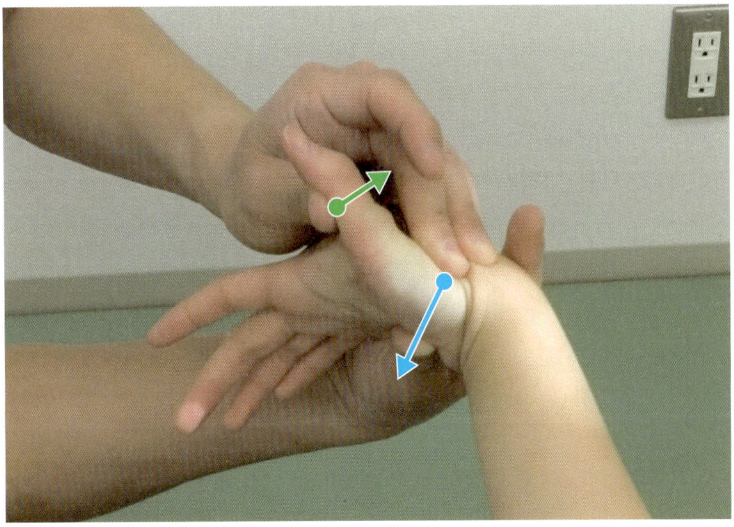

그림 16-5 짧은엄지굽힘근의 신장조작(2)

짧은엄지굽힘근(**a**)과 짧은엄지벌림근(**b**)으로 조작방향의 차이를 확인한다.

a: 짧은엄지굽힘근의 스트레칭에서는 엄지손가락 MP관절의 폄방향 그대로 조작하기 위해서 자연스럽게 엄지손가락 손허리뼈와 둘째 손허리뼈의 사이는 열어 놓는다.

b: 짧은엄지벌림근의 스트레칭에서는 바닥쪽 모음 때문에 엄지손가락 손허리뼈는 둘째 손허리뼈에 가까워지는 방향으로 조작한다.

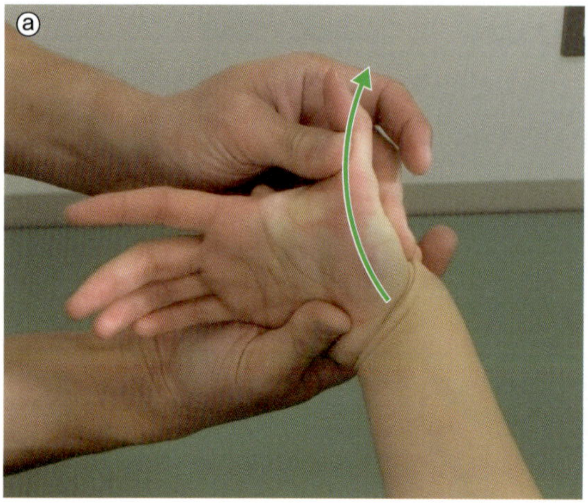

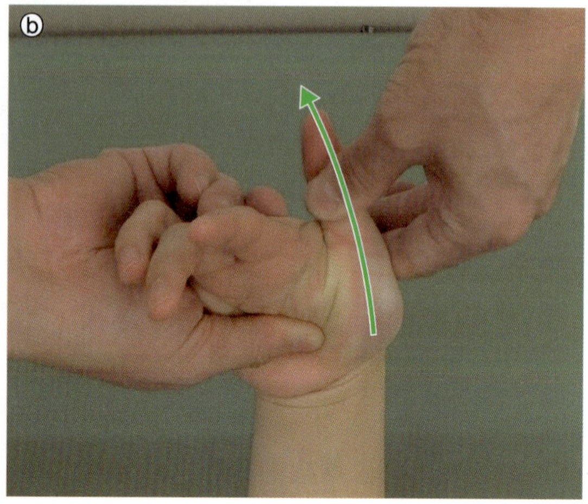

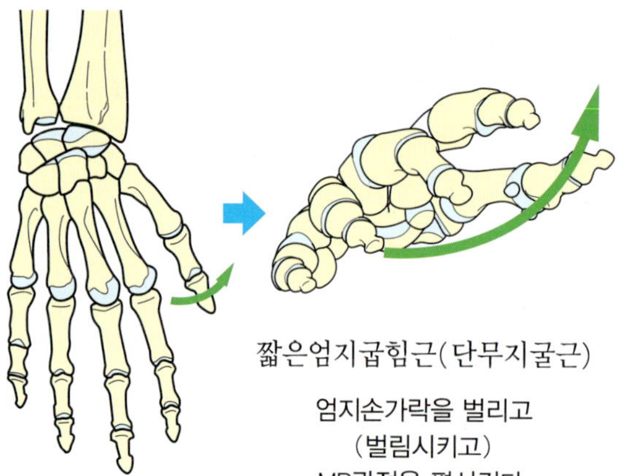

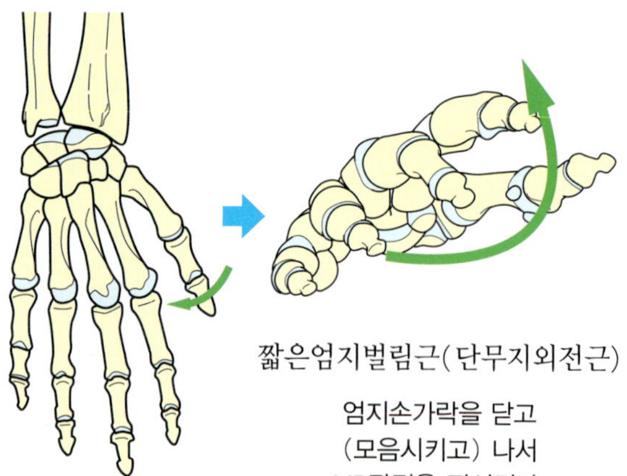

짧은엄지벌림근(단무지외전근) abductor pollicis brevis muscle

이는곳	손배뼈결절(주상골결절), 큰마름뼈, 굽힘근지지띠의 노뼈앞면	지배신경	정중신경
닿는곳	엄지손가락의 첫마디뼈바닥 및 노쪽에 있는 종자뼈	위치	C6 • C7

기술상의 지침

근육의 주행 • 기능		
	■ 손목관절은 넘어가지 않는다.	▶ 손목관절은 바닥쪽굽힘시키고 아래팔 굽힘근육군의 긴장을 잡는다.
	■ 엄지손가락CM관절의 가쪽 • 바닥쪽을 주행한다.	▶ 엄지손가락의 CM관절의 노쪽벌림 • 바닥쪽벌림작용을 한다.
	■ 엄지손가락의 MP관절의 굽힘 • 폄 축의 바닥쪽을 지난다.	▶ MP관절의 굽힘작용을 한다.

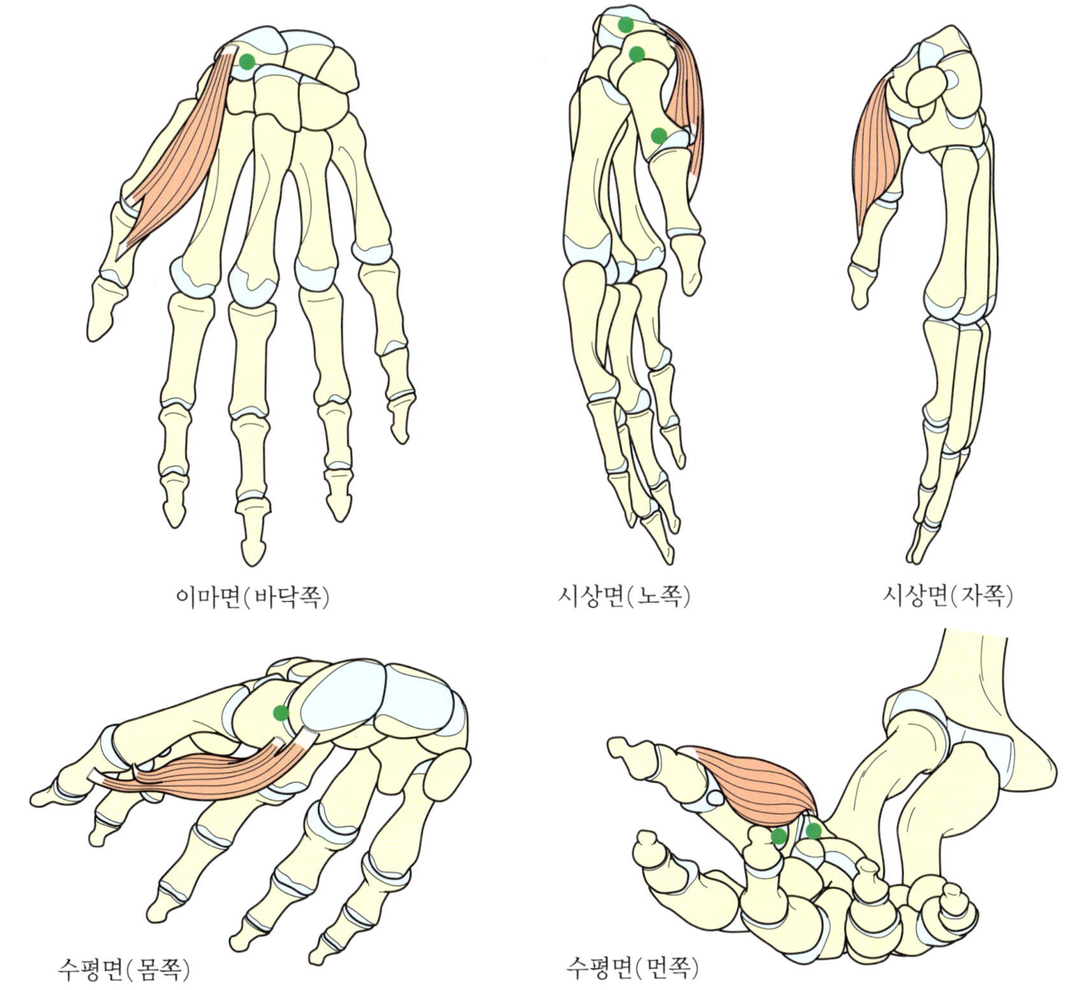

짧은엄지벌림근은 손배뼈결절, 큰마름뼈, 굽힘근지지띠의 노뼈 앞면에서 엄지손가락의 첫마디뼈 및 노쪽에 있는 종자뼈로 주행한다.
손목관절은 넘어가지 않는 손의 내재근이다.
엄지손가락의 CM • MP관절을 넘어가는 근육이다.
CM관절의 자쪽, 바닥쪽을 지나기 때문에 노쪽 벌림 • 바닥쪽벌림의 작용을 한다.
MP관절의 바닥쪽을 지나기 때문에 굽힘작용을 한다.

고정 조작 포인트	■ 손목관절을 손바닥쪽굽힘자세로 한다.
	■ 제 2·3손허리뼈를 등쪽에서 바닥쪽 굽힘방향으로 잡아준다.

신장 조작 포인트	■ 엄지손가락 CM관절의 바닥쪽모음에서 자쪽모음요소를 더해주고 신장시킨다.
	■ 엄지손가락 MP관절의 폄 요소를 더해주고 신장시킨다.

그림 17-1 짧은엄지벌림근의 스트레칭—전체 모습

손목관절의 손등쪽굽힘자세로 하여 손의 외재근(extrinsic muscles)(손바닥쪽굽힘근)을 느슨하게 하고 엄지손가락 CM관절로의 바닥쪽모음, 엄지손가락의 MP관절의 폄 조작으로 신장시킨다. 기본적으로는 CM관절의 바닥쪽모음방향을 기준으로 한다.

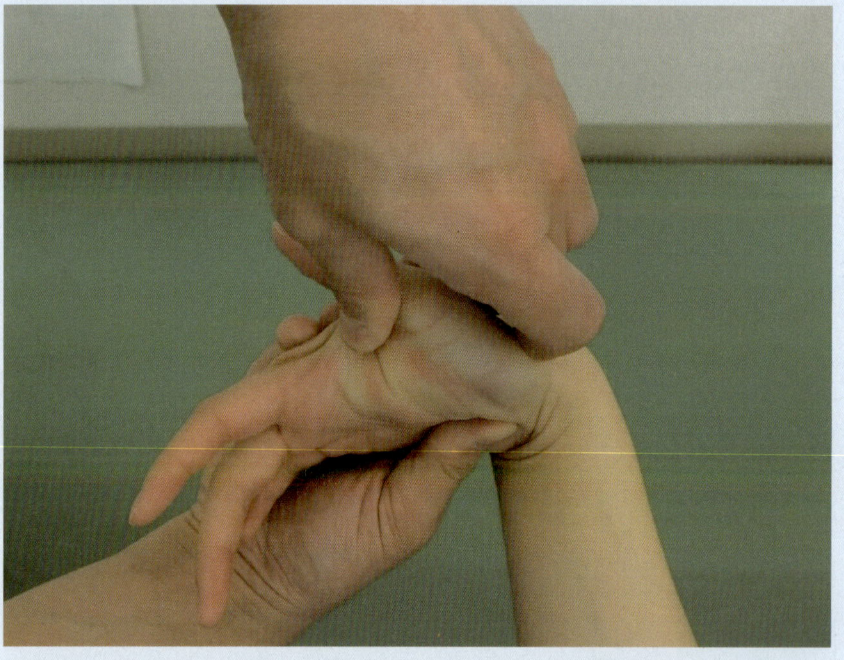

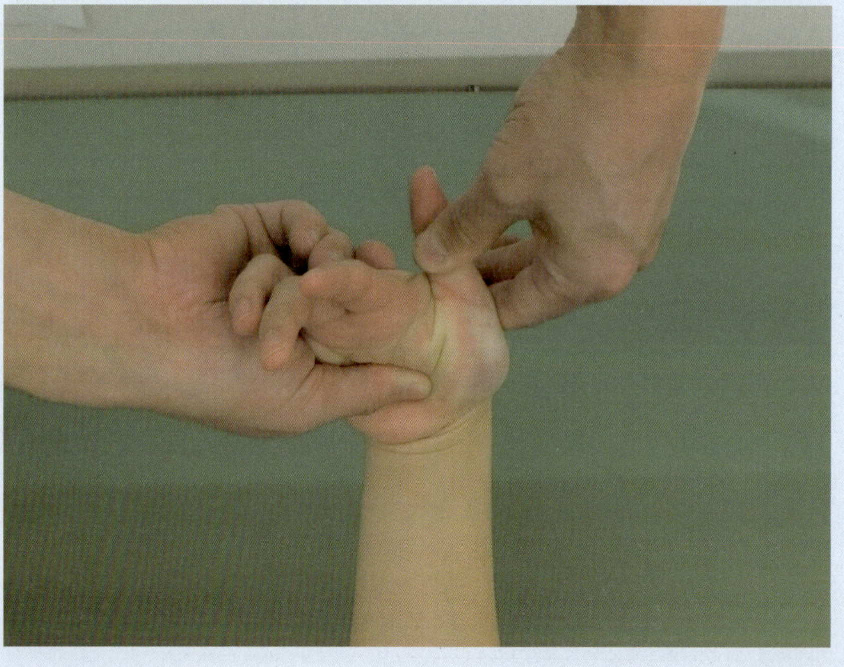

그림 17-2 짧은엄지벌림근의 고정조작

손의 외재근(손바닥쪽굽힘근)을 느슨하게 하는 목적으로 대상자의 손목관절을 손바닥쪽굽힘자세로 한다. 관리사는 오른손으로 대상자의 손 부위를 고정한다.

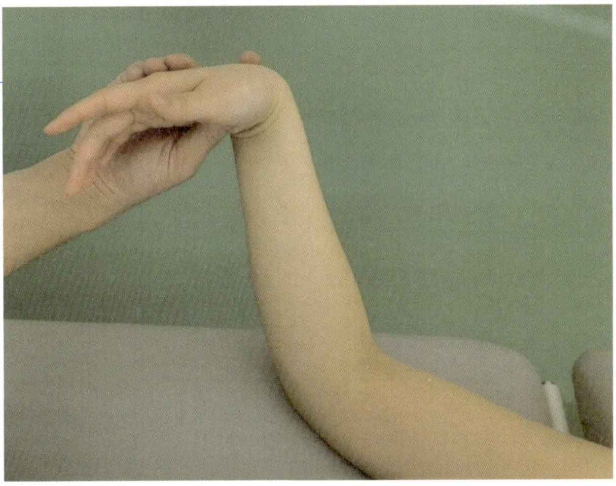

그림 17-3 짧은엄지벌림근의 신장조작

대상자의 손목관절을 손바닥쪽굽힘자세로 고정을 시킨 채 관리사는 왼손으로 대상자의 엄지손가락 손허리뼈를 조작하고 CM관절로 바닥쪽 모음시킨다(①➡②). 이때에 관리사의 왼쪽 가운데 손가락은 대상자의 제 2 손허리뼈 등쪽근처에 놓고 지점으로 한다.

계속해서 관리사의 왼쪽 엄지손가락은 대상자의 엄지손가락 첫마디뼈바닥쪽까지 먼쪽으로 조금씩 미끌어져 대상자의 엄지손가락의 MP관절의 폄 조작을 한다(③➡④). 엄지손가락 CM관절의 바닥쪽모음과 MP관절의 폄에서는 방향이 조금씩 다르기 때문에 주의 할 필요가 있다.

①
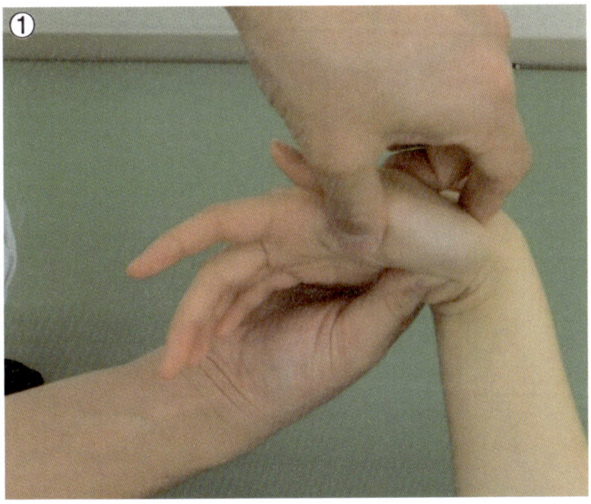

②
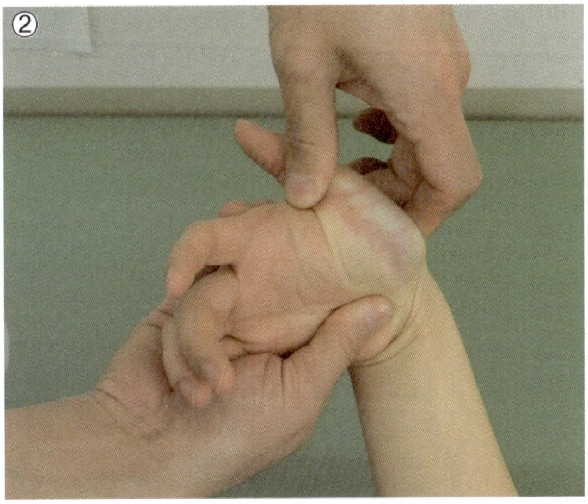

③
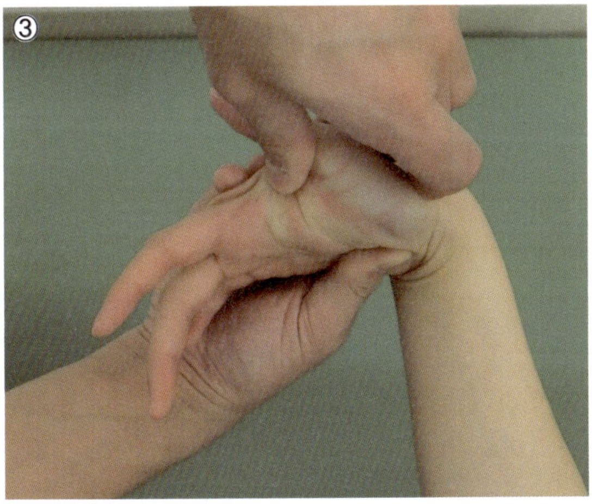

④
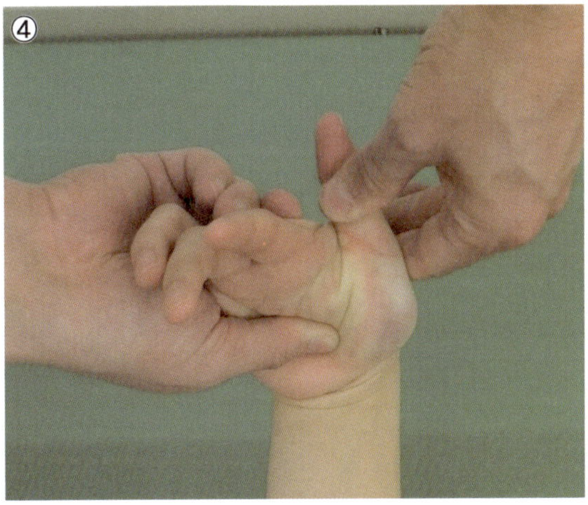

엄지모음근(무지내전근) adductor pollicis muscle

빗갈래(사두) adductor pollicis oblique

이는곳	알머리뼈, 둘째~셋째 손허리뼈 바닥쪽	지배신경	자신경
닿는곳	엄지손가락의 첫마디뼈 및 자쪽에 있는 종자뼈	위치	C8 • T1

가로갈래(횡두) adductor pollicis transverse

이는곳	셋째 손허리뼈의 뼈몸통바닥면	지배신경	자신경
닿는곳	엄지손가락의 첫마디뼈바닥 및 자쪽에 있는 종자뼈	위치	C8 • T1

기술상의 지침

근육의 주행 • 기능	▪ 손목관절은 넘어가지 않는다.	▶ 손목관절은 손바닥쪽굽힘자세로 한다.
	▪ 엄지손가락의 CM관절과 MP관절을 넘어간다.	▶ IP관절의 조작을 하지 않는다.
	▪ 엄지손가락 CM관절의 안쪽 • 바닥쪽을 지난다.	▶ 엄지손가락 CM관절의 모음 • 굽힘작용을 한다.
	▪ 엄지손가락 MP관절의 모음 • 벌림축의 안쪽을 지난다.	▶ 엄지손가락 MP관절의 벌림작용을 한다.
고정 조작 포인트	▪ 손목관절을 손바닥쪽굽힘자세를 잡는다.	
	▪ 둘째~넷째 손허리뼈를 고정하고 손목관절의 손등쪽굽힘을 방지한다.	
신장 조작 포인트	▪ 엄지손가락 CM관절의 바닥쪽벌림 • 노쪽벌림(손바닥면에 대하여 약 60° 시상면 방향)으로 신장시킨다.	

빗갈래(사두)

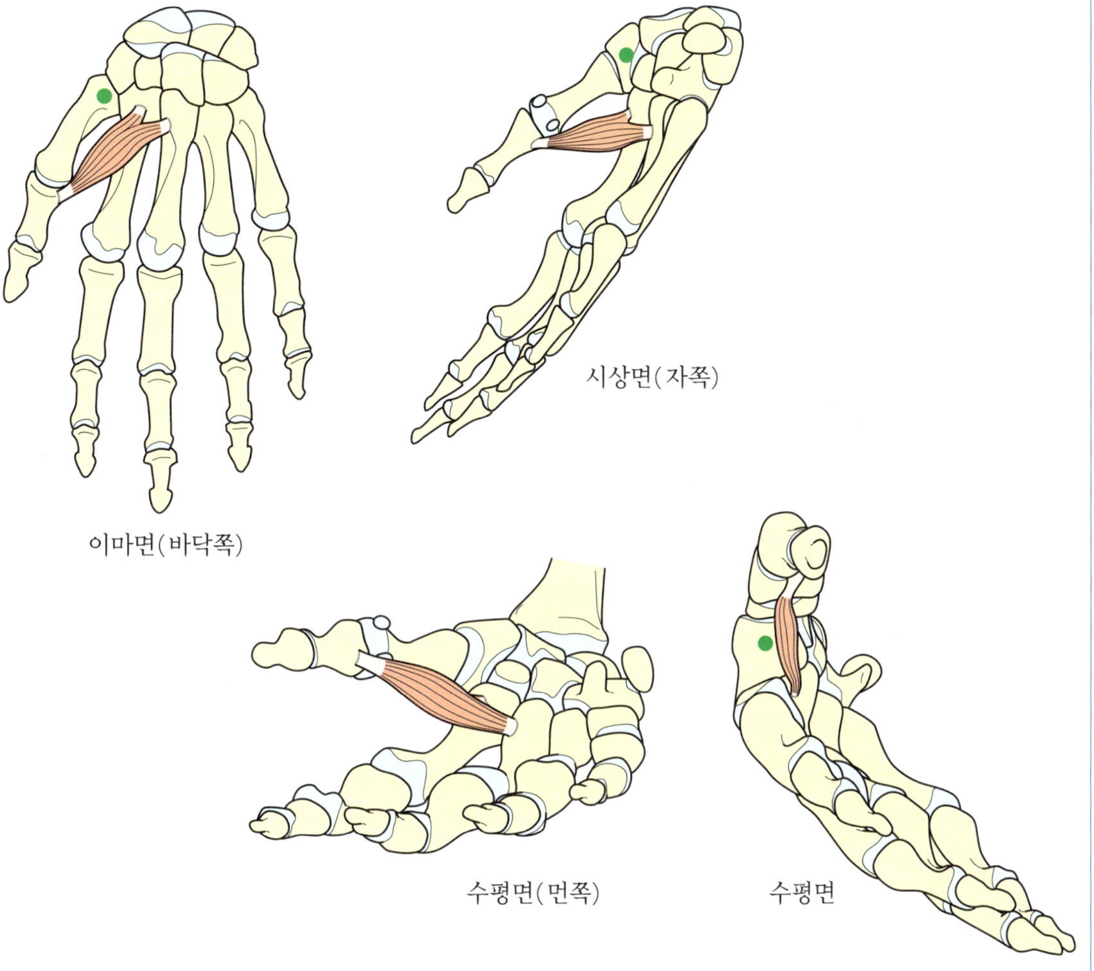

엄지모음근 빗갈래는 알머리뼈, 둘째~셋째손허리뼈바닥면에서 엄지손가락 첫마디뼈바닥 및 자쪽에 있는 종자뼈로 주행한다.

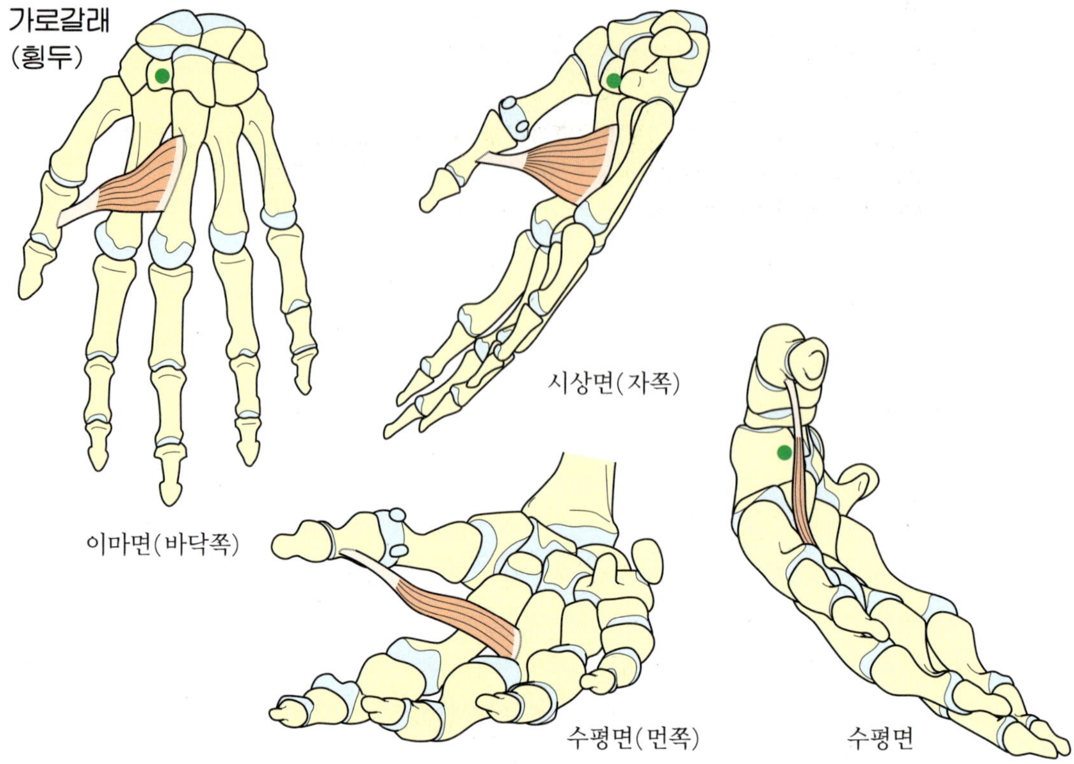

엄지모음근 가로갈래는 셋째손허리뼈의 골간장측면에서 엄지손가락의 첫마디뼈바닥 및 자쪽에 있는 종자뼈로 주행한다.
손목관절은 넘어가지 않는 손의 내재근(hand intrinsic muscle)이다.
엄지손가락 CM • MP관절을 넘어가는 근육이다.
CM관절의 노쪽, 바닥쪽을 지나기 때문에 노쪽벌림 • 바닥쪽벌림의 작용을 한다.
MP관절의 자쪽을 넘어가기 때문에 모음작용을 한다.

그림 18-1 엄지모음근의 스트레칭—전체 모습

손목관절을 손바닥쪽굽힘자세로 하여 손의 외재근(손바닥쪽굽힘근)을 느슨하게 하고 엄지손가락 CM관절에서 바닥쪽 벌림, 엄지손가락 MP 관절의 벌림조작으로 신장시킨다. 기본적으로는 CM관절의 바닥쪽벌림 방향을 기준으로 한다.

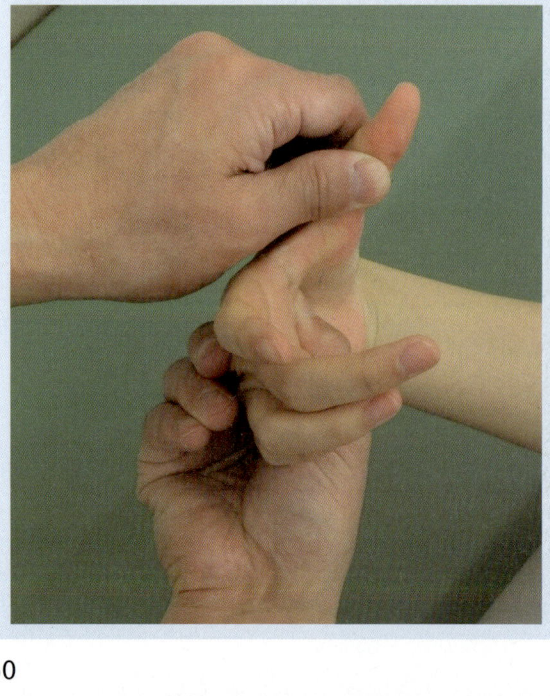

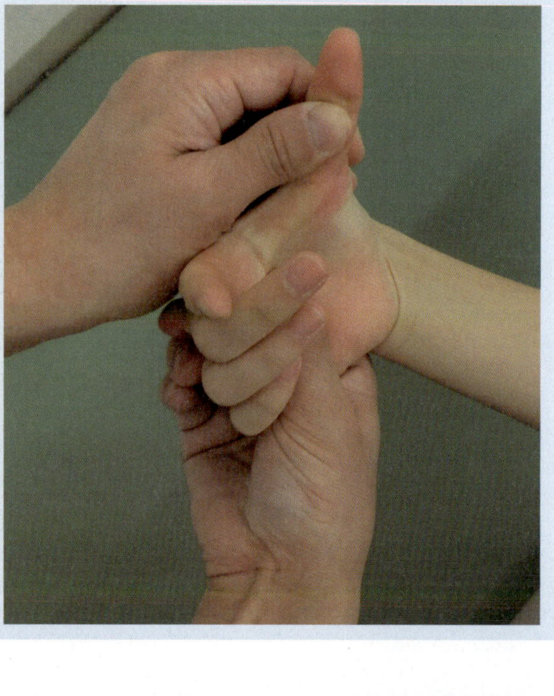

그림 18-2 엄지모음근의 고정조작

대상자의 손목관절을 손바닥쪽굽힘자세로 하고(①), 관리사는 오른손으로 둘째·셋째 손허리뼈를 잡고 고정시킨다(②).

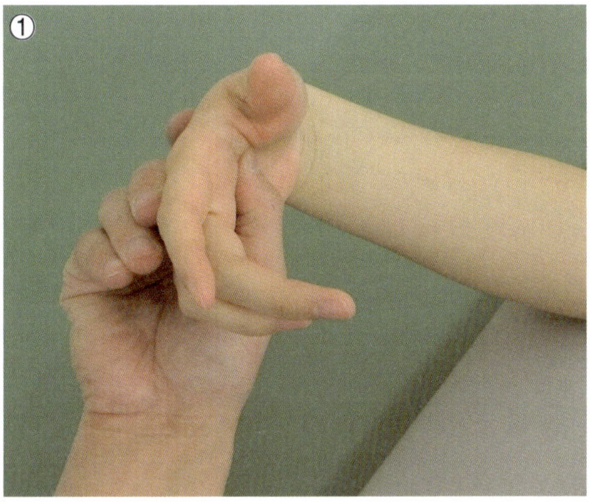

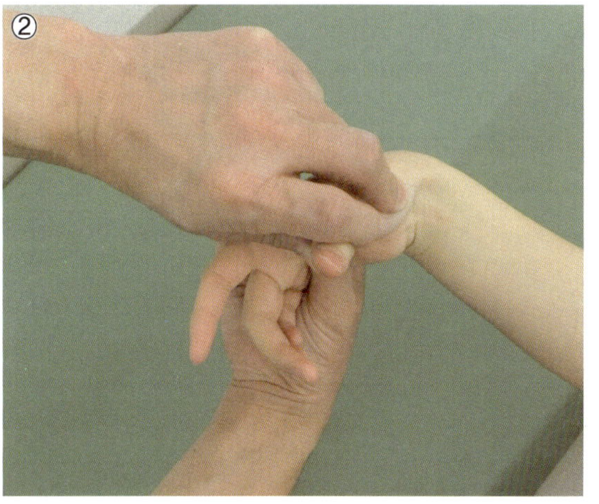

그림 18-3 엄지모음근의 신장조작

관리사는 왼손으로 대상자의 무지 첫마디뼈를 잡고(①), 바닥쪽벌림(가벼운 노쪽벌림) 방향으로 신장조작을 한다(②).

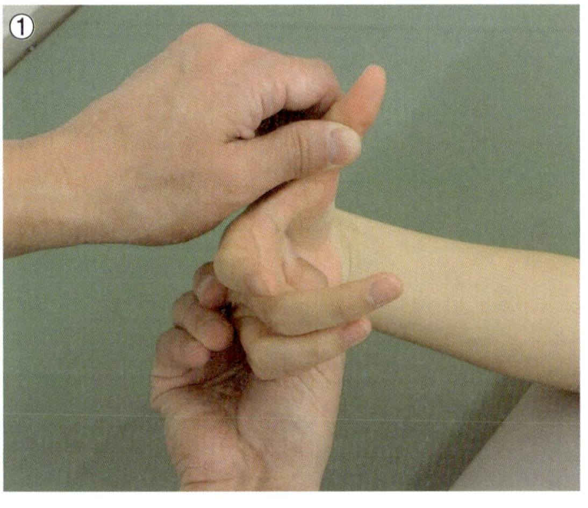

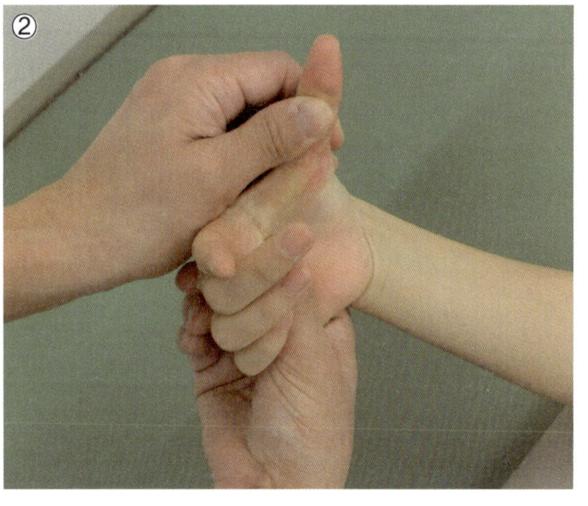

그림 18-4 엄지모음근의 스트레칭-신장방향

다른 손가락에 대해서 엄지손가락은 60° 각도로 한다. 그 방향으로 신장조작을 시행한다.

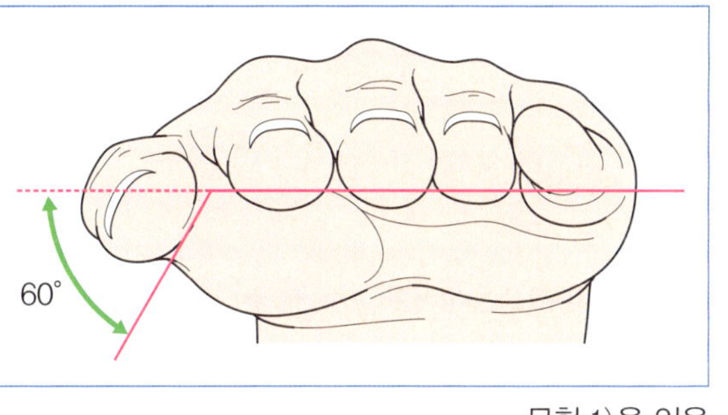

문헌 1)을 인용

■引用文献

1) ユッタ・ホッホシールド：からだの構造と機能 I 上肢と上部体幹(丸山仁司 監), 170-217, ガイアブックス, 2011.

엄지맞섬근(무지대립근) opponens pollicis muscle

이는곳	큰마름뼈(대능형골), 굽힘근지지띠	지배신경	정중신경
닿는곳	엄지손가락의 손허리뼈의 노쪽모서리	위치	C6 • C7

기술상의 지침

근육의 주행 • 기능	■ 손목관절은 넘어가지 않는다.	▶ 손목관절은 손바닥쪽굽힘자세로 한다.
	■ 엄지손가락의 CM관절과 MP관절을 넘어간다.	▶ MP관절의 조작을 하지 않는다.
	■ 엄지손가락 CM관절의 모음•벌림축의 안쪽을 지난다.	▶ 엄지손가락 CM관절의 모음작용을 한다.
	■ 엄지손가락 CM관절의 굽힘•폄축 바닥쪽을 지난다.	▶ 엄지손가락 CM관절의 굽힘작용을 한다.
	■ 엄지손가락 CM관절의 안쪽•가쪽돌림축 바닥쪽을 지난다.	▶ 엄지손가락 CM관절의 뒤침작용을 한다.
고정 조작 포인트	■ 손목관절을 손바닥쪽굽힘자세를 잡는다.	
	■ 둘째~넷째(특히, 둘째) 손허리뼈를 고정하고 손목관절의 손등쪽굽힘을 방지한다.	
신장 조작 포인트	■ 엄지손가락 CM관절의 벌림•폄•엎침으로 신장된다.	

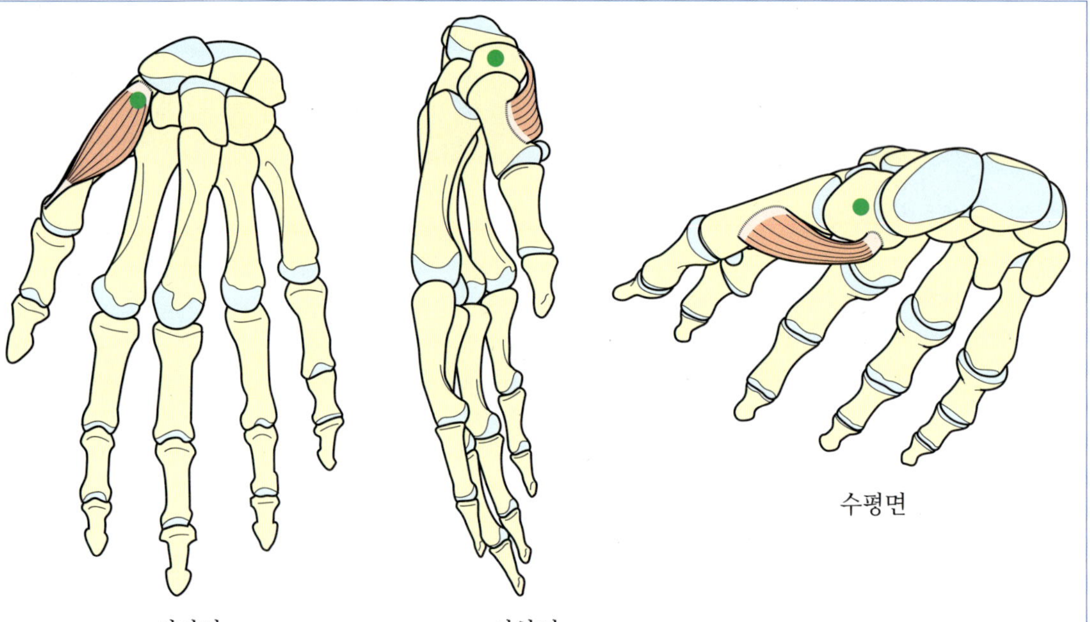

엄지맞섬근은 큰마름뼈, 굽힘근지지띠에서 엄지손가락의 손허리뼈의 노쪽모서리로 주행한다.
손목관절은 넘어가지 않는 손의 내재근(hand intrinsic muscle)이다.
엄지손가락의 CM관절만을 넘어가는 근육이다.
CM관절의 자쪽, 바닥쪽, 앞쪽을 지나기 때문에 모음, 굽힘, 뒤침작용을 한다.
스트레칭을 할 때는 손허리뼈에서 신장조작을 시행한다.

그림 19-1 엄지맞섬근의 스트레칭—전체 모습

손목관절의 손바닥쪽굽힘자세로 하여 손의 외재근(손바닥쪽굽힘근)을 느슨하게 하고 엄지손가락의 손허리뼈를 잡고 엄지손가락의 CM관절에서 노쪽벌림 • 폄 • 엎침조작에서 신장된다.

MP관절을 넘어가는 첫마디뼈의 조작은 하지 않도록 하고 반드시 엄지손가락의 손허리뼈에서 조작한다.

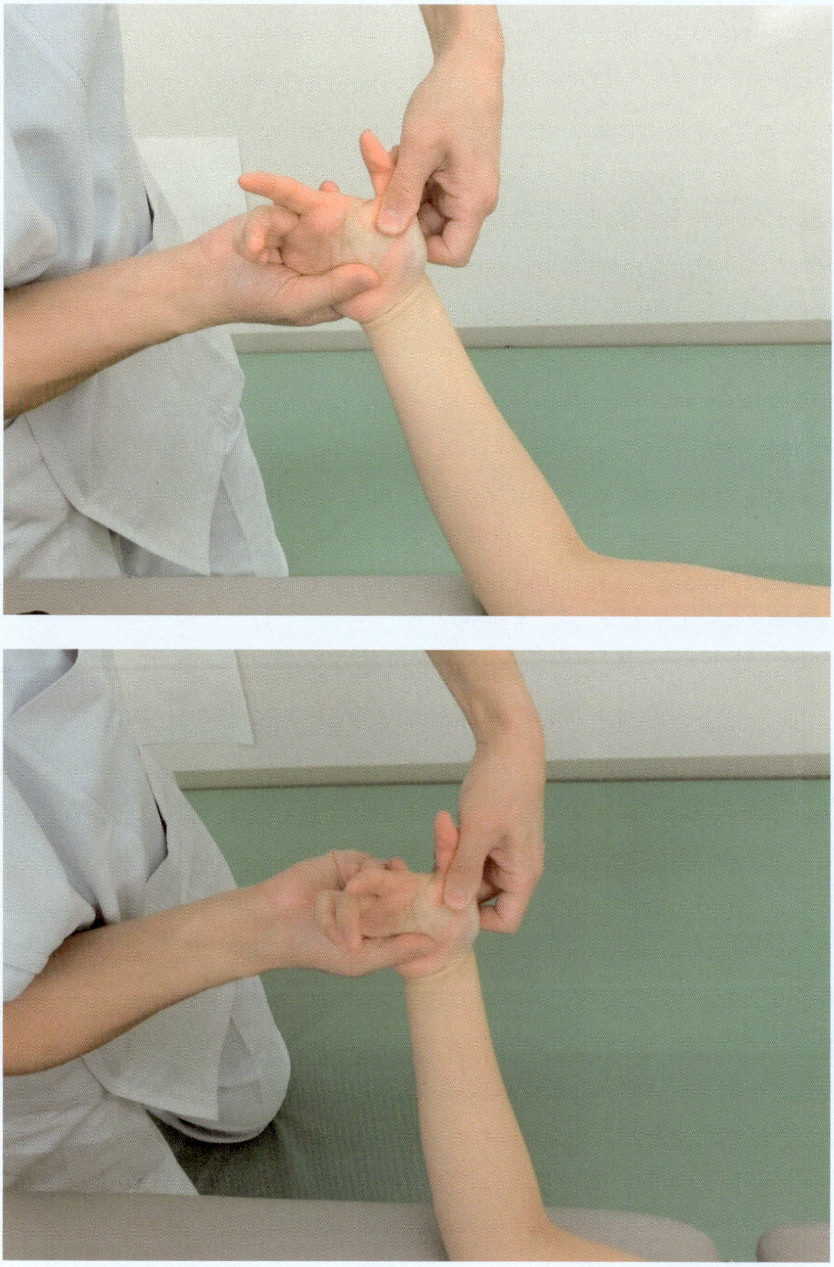

그림 19-2 엄지맞섬근의 고정조작

관리사는 오른손으로 대상자의 둘째~다섯째 손허리뼈 근처를 잡아주고 고정시킨다.

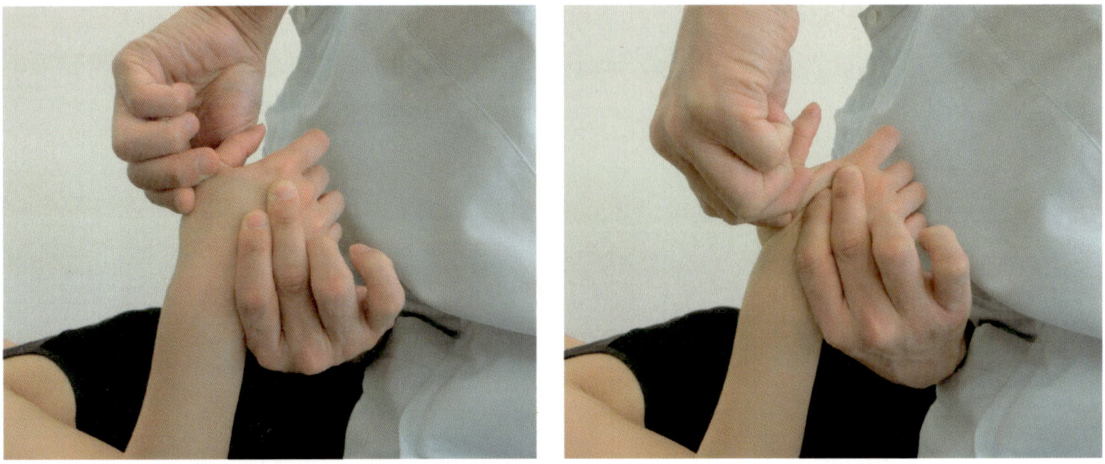

그림 19-3 엄지맞섬근의 신장조작

관리사는 대상자의 손목관절을 손바닥쪽굽힘자세로 하여 손의 외재근(손바닥쪽굽힘근)을 느슨하게 하고(①), 오른손으로 대상자의 둘째~다섯째 손허리뼈 근처를 유지하여 고정시킨다(②).

관리사는 왼손으로 대상자의 엄지손가락의 손허리뼈를 잡고 엄지손가락 CM관절에서 노쪽 벌림·폄·엎침조작(대상운동의 반대조작)으로 신장시킨다(③).

첫마디뼈로 조작하면 MP관절의 움직임이 들어가게 되므로 반드시 엄지손허리뼈만 조작한다(④⑤).

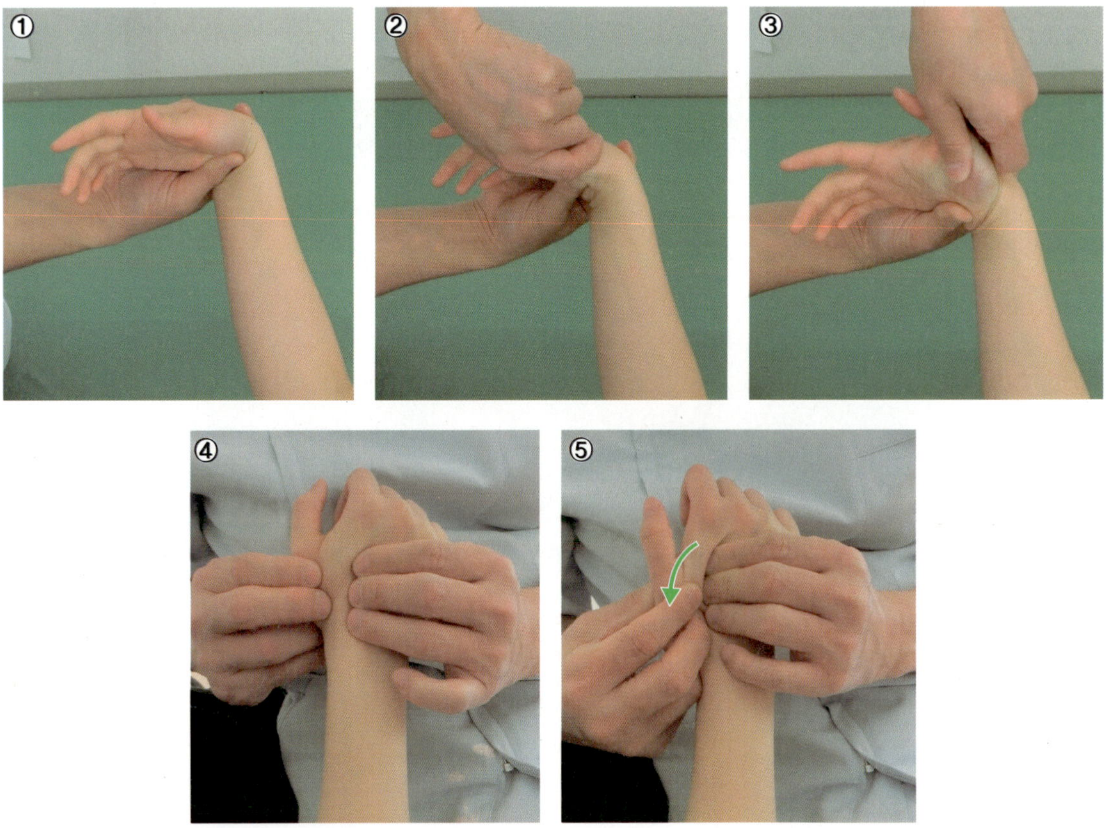

새끼벌림근(소지외전근) abductor digiti minimi muscle

이는곳	콩알뼈(두상골), 굽힘근지지띠	지배신경	자신경
닿는곳	새끼손가락의 첫마디뼈바닥 자쪽	위치	C8 • T1

기술상의 지침

근육의 주행 • 기능	▪ 콩알뼈에서 기시하고 있다.	▶ 작은 콩알뼈가 움직이지 않도록 한다.
	▪ 새끼손가락의 MP관절의 가쪽(자쪽)으로 주행한다.	▶ 새끼손가락 MP관절의 벌림작용을 한다.
	▪ 새끼손가락 MP관절의 약간 바닥쪽을 주행한다.	▶ 새끼손가락 관절의 가벼운 굽힘작용을 한다.
고정 조작 포인트	▪ 콩알뼈는 신장조작으로 먼쪽 • 자쪽으로 이동된다.	▶ 콩알뼈를 몸쪽 • 노쪽으로 고정한다.
신장 조작 포인트	▪ 새끼손가락 CM관절을 폄 • 모음시킨다.	▶ 새끼손가락을 반지손가락의 뒤쪽으로 교차되는 위치에 놓는다.
	▪ 새끼손가락의 신장조작에서는 첫마디뼈로 조작한다. PIP관절을 넘어가지 않도록 신경을 써야 한다.	

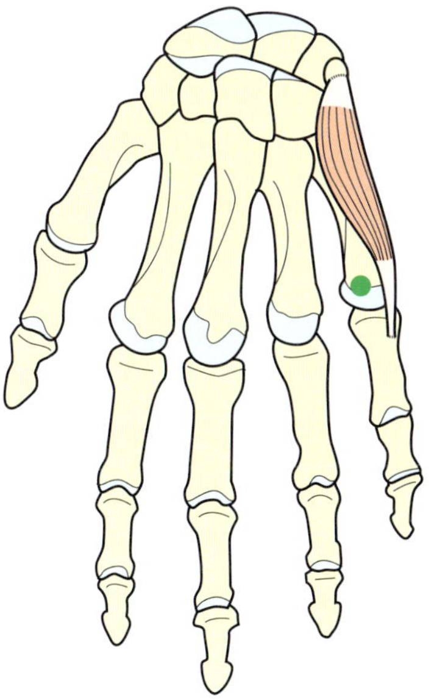

이마면

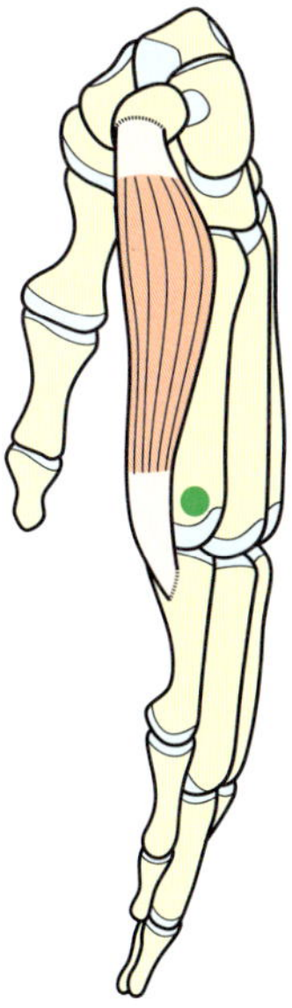

시상면

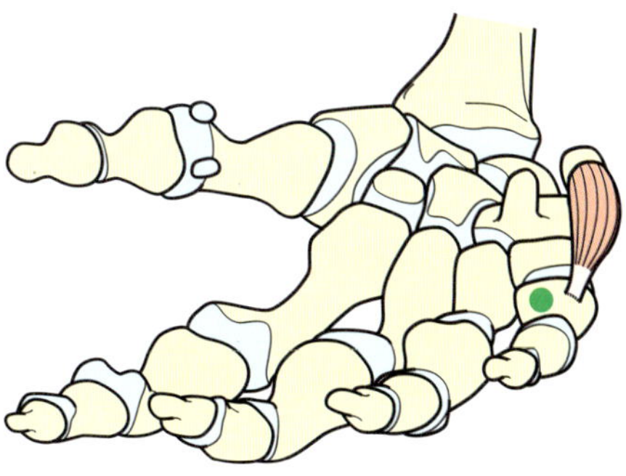

수평면

새끼벌림근은 콩알뼈, 굽힘근지지띠에서 새끼손가락의 첫마디뼈바닥 자쪽으로 주행한다.
손목관절은 넘어가지 않는 손의 내재근(hand intrinsic muscle)이다.
새끼손가락의 CM • MP관절을 넘어가는 이관절이다.
MP관절의 자쪽, 약간 바닥쪽을 지나기 때문에 벌림과 약간의 굽힘작용을 한다.
콩알뼈에서 기시하고 있기 때문에 스트레칭할 때 콩알뼈의 고정이 필요하다.

그림 20-1 새끼벌림근의 스트레칭—전체 모습

콩알뼈를 먼쪽(약간 자쪽)에서 고정시키고 새끼손가락의 MP관절을 모음·약간 폄방향으로 조작한다.

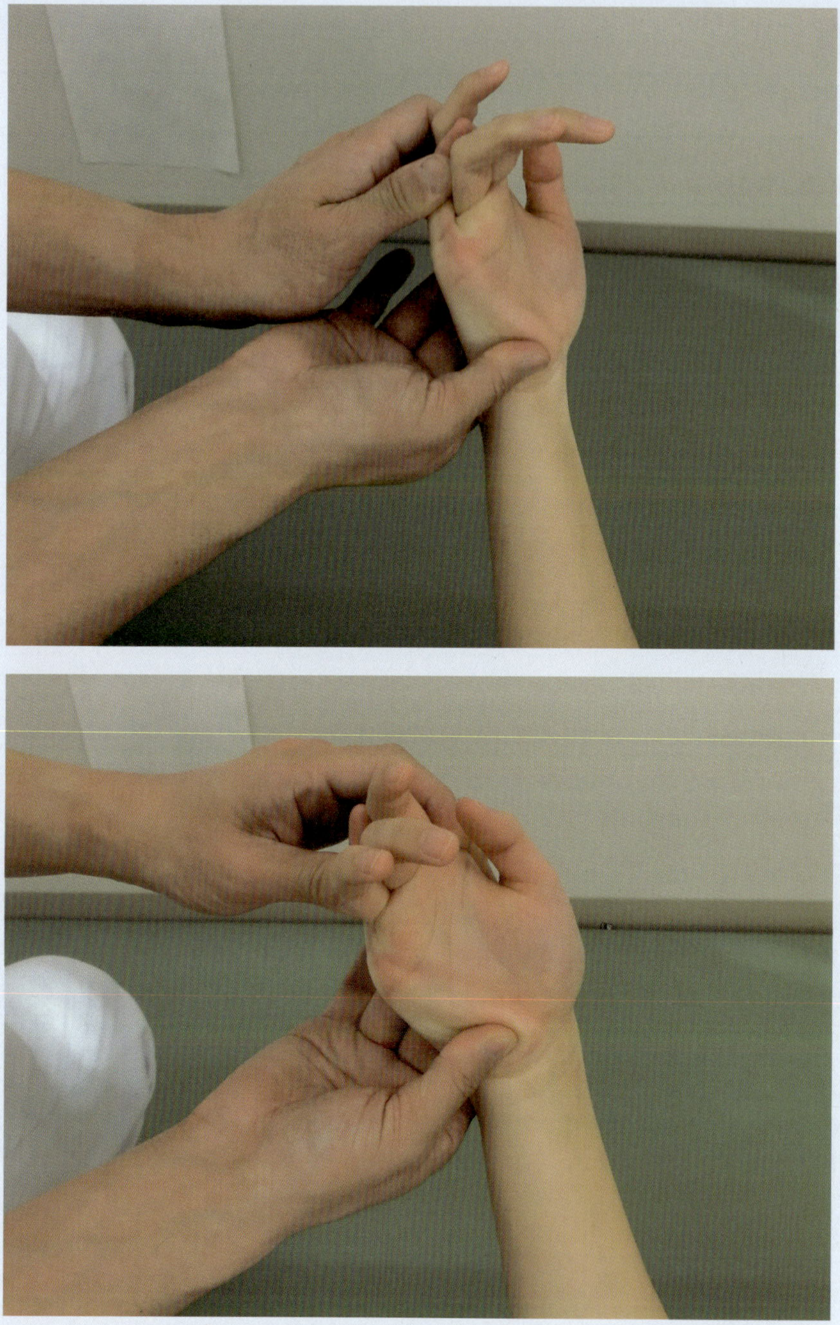

그림 20-2 새끼벌림근의 고정조작

콩알뼈의 위치를 확인하고(①), 관리사는 오른손의 엄지손가락으로 먼쪽(약간 자쪽)에서 몸쪽·정중방향으로 콩알뼈를 고정한다(②).

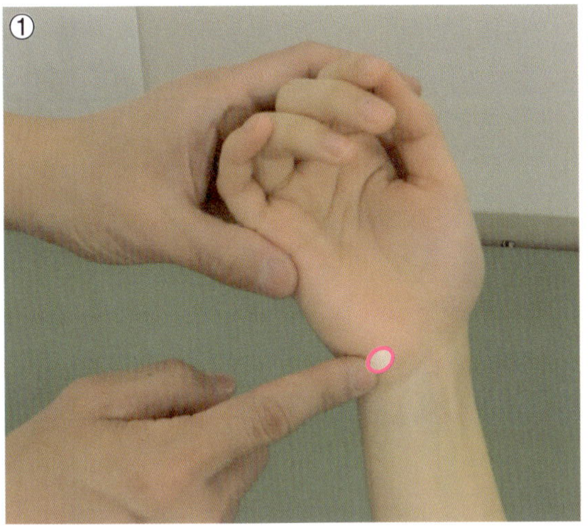

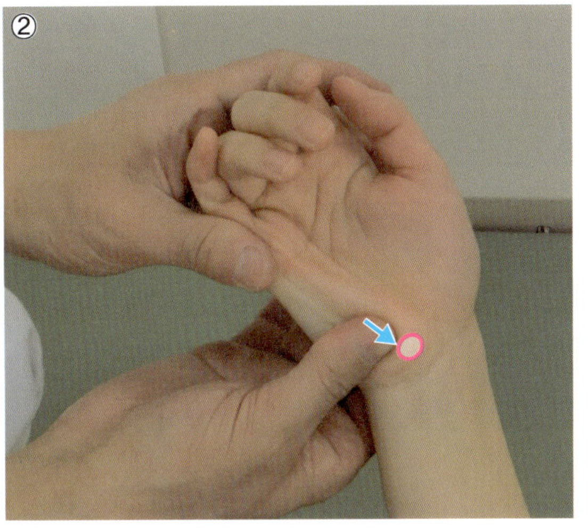

그림 20-3 새끼벌림근의 신장조작

관리사는 오른쪽 엄지손가락으로 대상자의 콩알뼈를 고정한 다음 왼손의 엄지손가락을 대상자의 새끼손가락의 손허리뼈 먼쪽부분 자쪽에 놓는다. 그 왼쪽 엄지손가락을 손허리뼈 먼쪽부분에서 MP관절을 넘어가서 첫마디뼈의 자쪽·바닥쪽으로 미끌어지듯이 이동시킨다(①②). 이것에 의해서 대상자의 새끼손가락 MP관절의 모음·폄 조작을 시행한다(③). IP관절은 넘어가지 않도록 신경써야 한다.

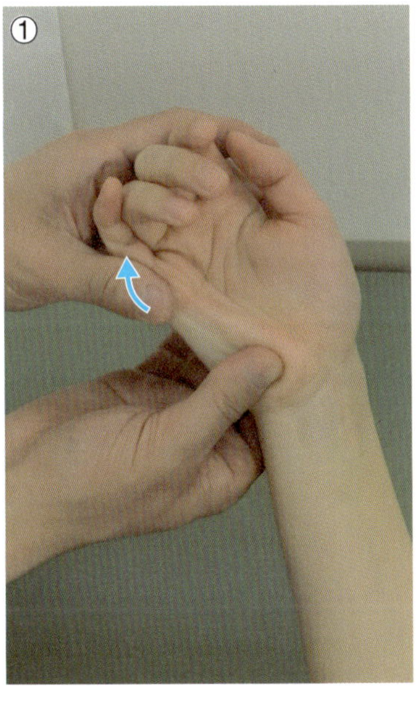

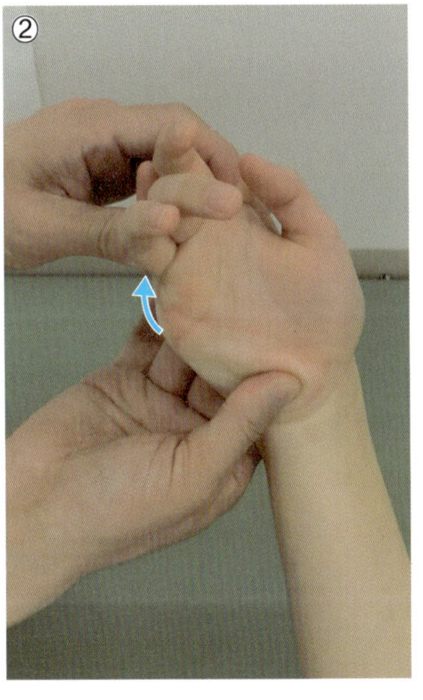

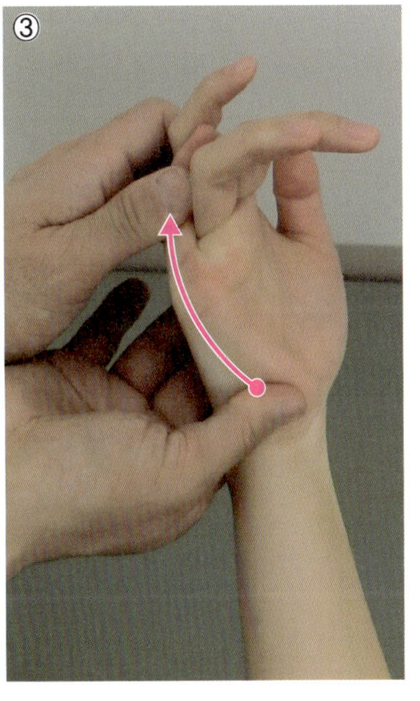

짧은새끼굽힘근(단소지굴근) flexor digiti minimi brevis muscle

이는곳	갈고리뼈갈고리(유구골구), 굽힘근지지띠	지배신경	자신경
닿는곳	새끼손가락의 첫마디뼈바닥쪽	위치	C8 • T1

기술상의 지침

근육의 주행 • 기능	▪손목관절은 넘어가지 않는다.	▶ 팔꿉관절은 손바닥쪽굽힘자세로 하여 손의 외재근(extrinsic muscles)의 긴장을 잡는다.
	▪CM관절, MP관절의 바닥 • 손등쪽굽힘축의 바닥쪽을 지난다.	▶ CM관절 • MP관절의 굽힘작용을 한다.
고정 조작 포인트	▪MP관절만 펌되지 않도록 CM관절에서도 폄자세로 고정한다.	
신장 조작 포인트	▪CM관절, MP관절의 순서로 폄조작으로 신장된다.	
	▪PIP관절, DIP관절은 폄자세가 되지 않도록 관절조작을 하지 않는다.	

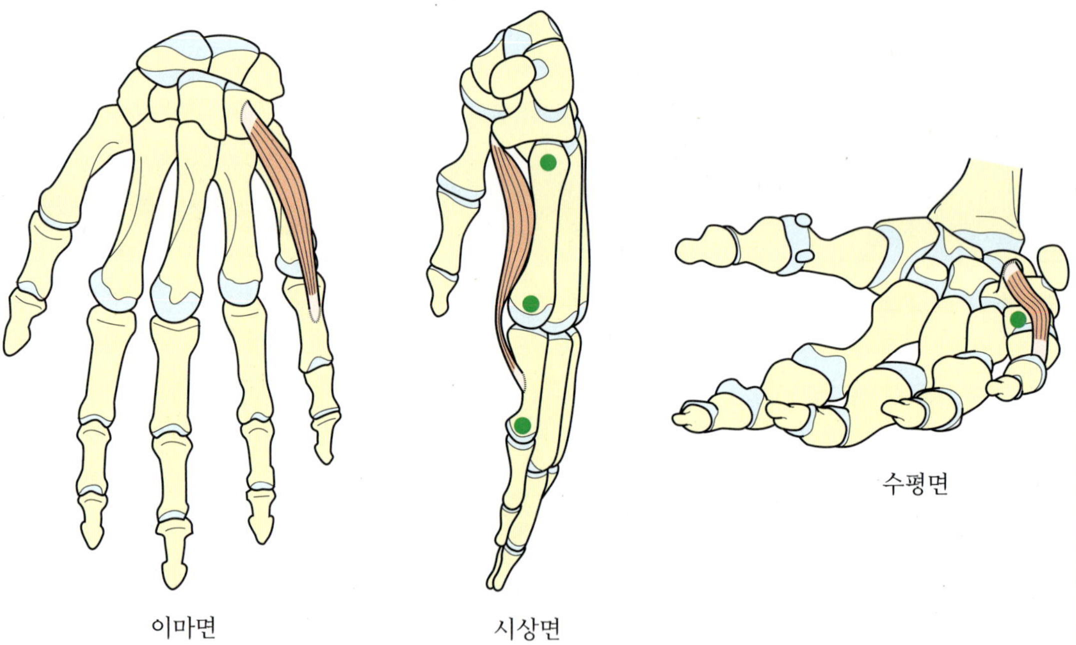

짧은새끼굽힘근은 갈고리뼈갈고리, 굽힘근지지띠에서 새끼손가락의 첫 마디뼈 바닥쪽으로 주행한다.
손목관절은 넘어가지 않는 손의 내재근(hand intrinsic muscle)이다.
새끼손가락의 CM관절만을 넘어가는 근육이다.
CM • MP관절의 바닥쪽을 지나기 때문에 폄작용을 한다.

그림 21-1 짧은새끼굽힘근의 스트레칭—전체 모습

손목관절을 손바닥쪽굽힘자세로 하여 새끼손가락의 MP관절을 폄시킨다. 이때 새끼손가락의 첫마디뼈에서 조작하고 PIP관절과 DIP관절의 폄이 일어나지 않도록 신경써야 한다.

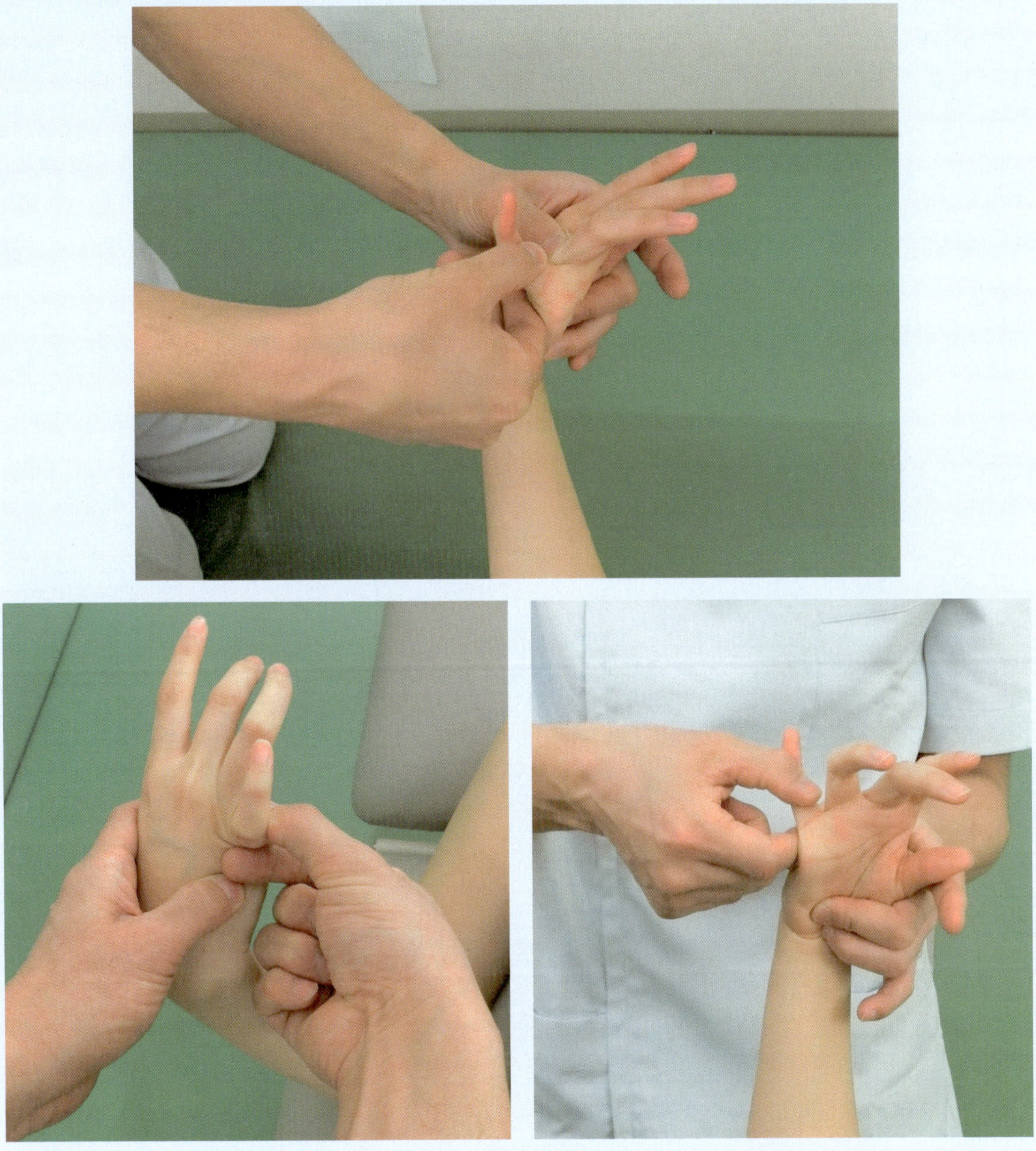

그림 21-2 짧은새끼굽힘근의 스트레칭—전체 모습

먼저 관리사는 대상자의 손목관절을 왼손으로 손바닥쪽굽힘자세로 한다.

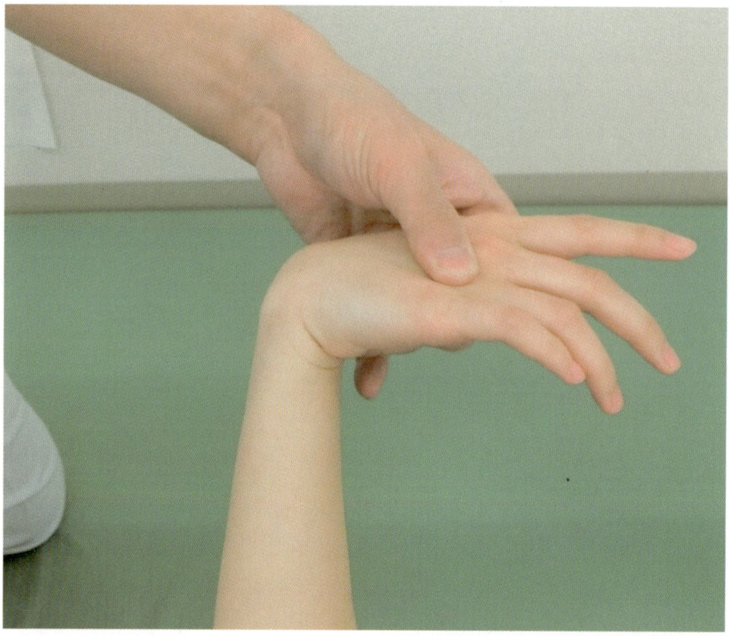

그림 21-3 짧은새끼굽힘근의 고정조작

관리사는 왼손의 가운데 손가락 • 반지손가락을 대상자의 갈고리뼈 갈고리에 놓고 잡아준다. 계속해서 오른손의 집게손가락을 대상자의 새끼손가락 손허리뼈 먼쪽에서 등쪽에 놓고 대상자의 새끼손가락 손허리뼈 먼쪽에서 등쪽에서 놓고 고정시킨다.

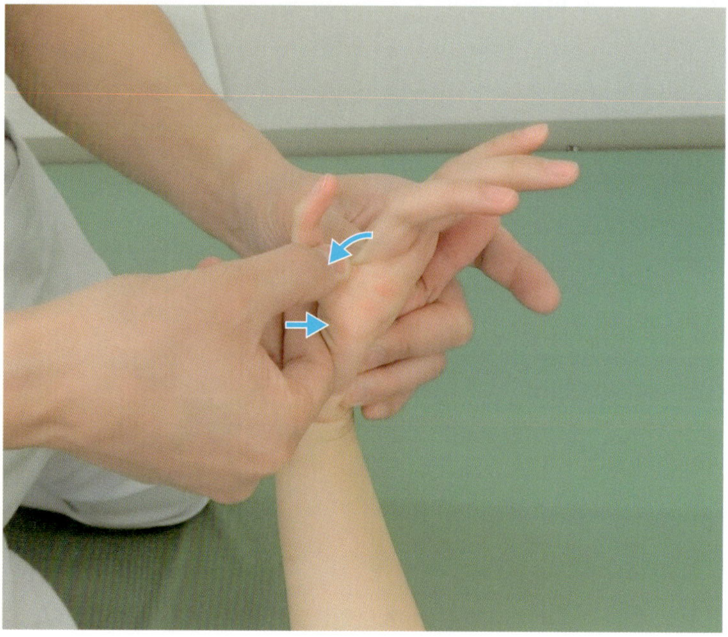

그림 21-4 짧은새끼굽힘근의 신장조작

관리사는 오른손의 집게손가락에서 대상자의 새끼손가락 손허리뼈 먼쪽을 고정시킨 채, 엄지손가락을 대상자의 새끼손가락 첫마디뼈의 바닥쪽에 놓고 MP관절의 폄 조작을 한다.

이때에 관리사는 대상자의 첫마디뼈에 놓은 엄지손가락이 대상자의 새끼손가락 중간마디뼈와 끝마디뼈에 밀려서 PIP관절과 DIP관절 조작이 일어나지 않도록 신경써야 한다.

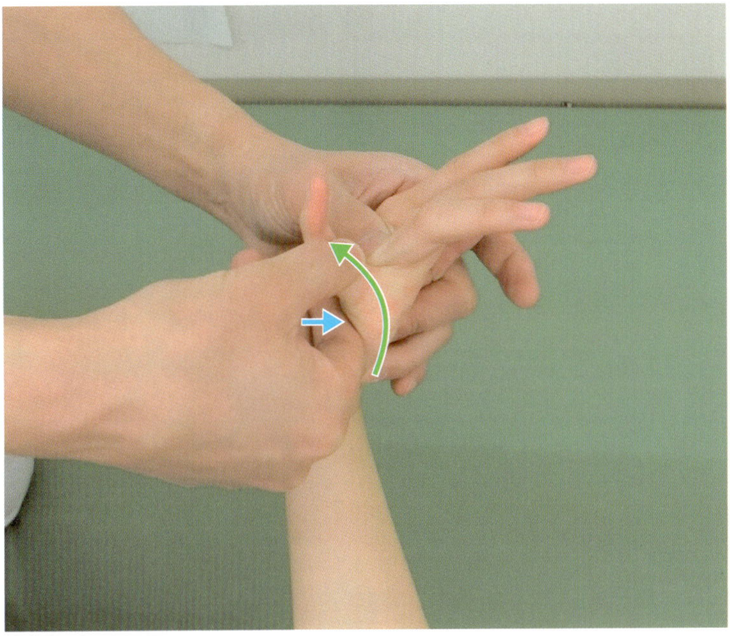

새끼맞섬근(소지대립근) opponens digiti minimi muscle

이는곳	갈고리뼈갈고리, 굽힘근지지띠	지배신경	자신경
닿는곳	새끼손가락 손허리뼈의 자쪽모서리	위치	C8 • T1

기술상의 지침

근육의 주행 • 기능	■ 손목관절은 넘어가지 않는다.	▶ 손목관절이 손등쪽굽힘자세가 되지 않도록 한다.
	■ 새끼손가락의 CM관절만을 넘어간다.	▶ MP관절 등의 조작을 하지 않는다.
	■ 새끼손가락의 CM관절의 모음 • 벌림축의 안쪽을 통과한다.	▶ 새끼손가락의 CM관절의 모음작용을 한다.
	■ 새끼손가락의 CM관절의 굽힘 • 폄축의 바닥쪽을 통과한다.	▶ 새끼손가락의 CM관절의 굽힘작용을 한다.
	■ 새끼손가락의 CM관절의 안쪽 • 가쪽돌림축의 바닥쪽을 통과한다.	▶ 새끼손가락의 CM관절의 뒤침작용을 한다.
고정 조작 포인트	■ 손목관절의 폄을 방지한다.	
	■ 둘째~넷째(특히 넷째) 손허리뼈를 고정시키고 손목관절의 손등쪽굽힘을 방지한다.	
신장 조작 포인트	■ 새끼손가락의 CM관절의 벌림 • 폄 • 엎침조작으로 신장된다.	

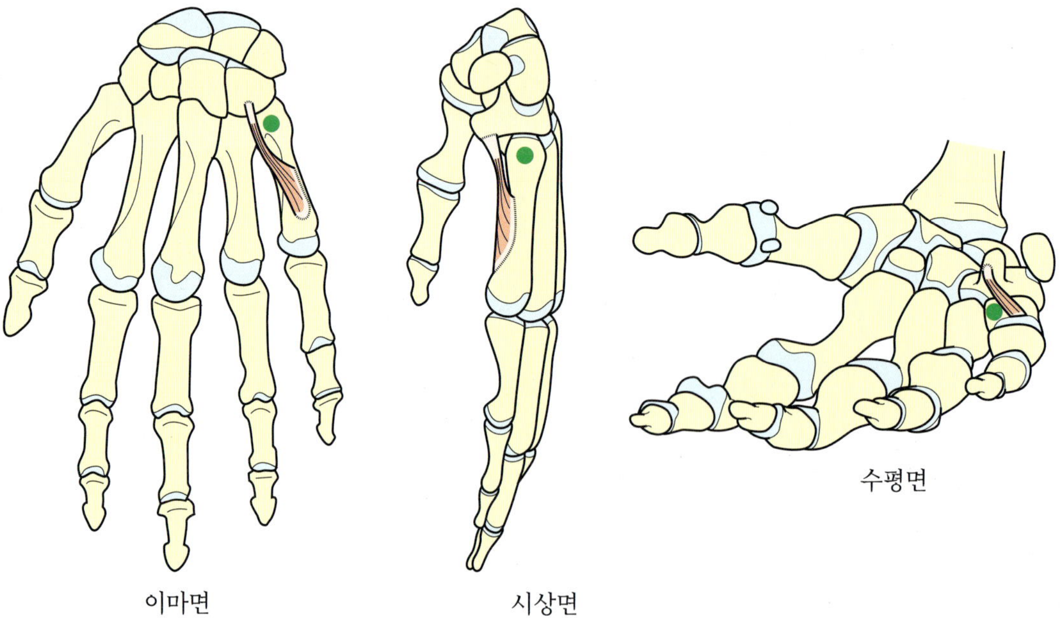

새끼맞섬근은 갈고리뼈 갈고리, 굽힘근지지띠에서 다섯째 손허리뼈의 자쪽모서리로 주행한다.
손목관절은 넘어가지 않는 손의 내재근(hand intrinsic muscle)이다.
새끼손가락의 CM관절만을 넘어가는 근육이다.
CM관절의 노쪽, 바닥쪽, 앞쪽을 지나기 때문에 모음, 굽힘, 뒤침작용을 한다.
스트레칭을 할 때 손허리뼈로 신장조작을 시행해 준다.

그림 22-1 새끼맞섬근의 스트레칭-전체 모습

관리사는 대상자의 둘째~넷째를 고정·잡아주고, 새끼손가락 CM관절의 폄·벌림방향으로 조작을 계속하고 맞섬조작과 반대방향(다섯째손허리뼈의 엎침)으로 조작해 준다.

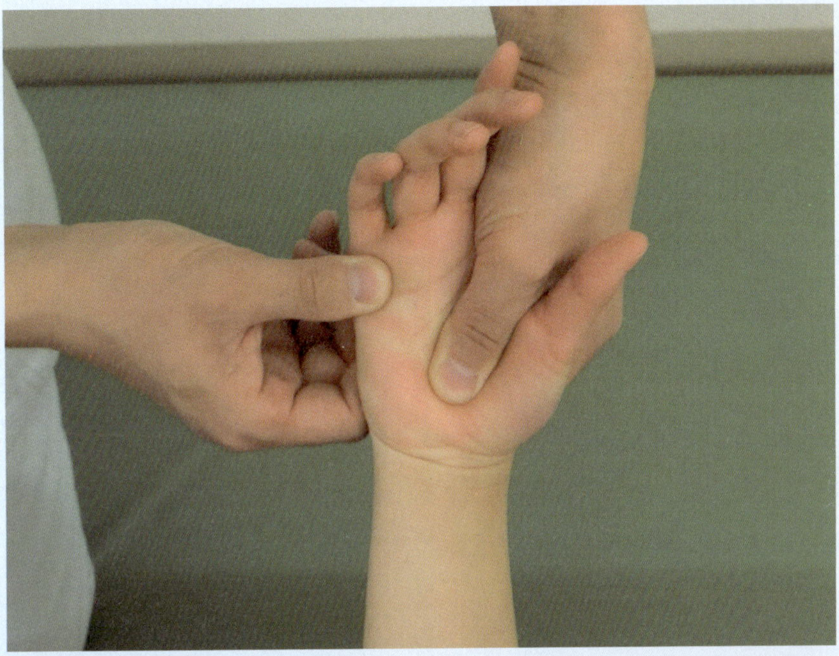

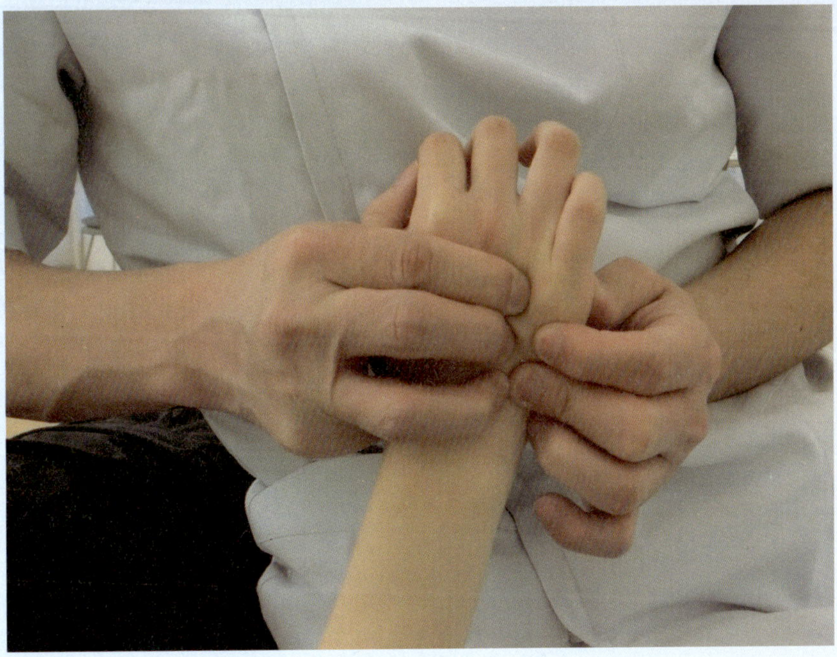

그림 22-2 새끼맞섬근의 신장조작

관리사는 ①③처럼 엄지손가락에서 바닥쪽부터 다른 손가락의 등쪽에서 대상자의 둘째~넷째 손허리뼈를 고정・잡아준다. 새끼손가락의 CM관절의 폄・벌림방향으로 조작을 계속하고 대립동작과 반대방향(다섯째손허리뼈를엎침)으로 조작을 시행한다. 신장조작에 의해서 대상자의 제 둘째~넷째 손허리뼈는 등쪽에서 이동하기 때문에 이것을 고정시키듯이 등쪽에서 둘째~넷째 손가락을 놓는다(③④).

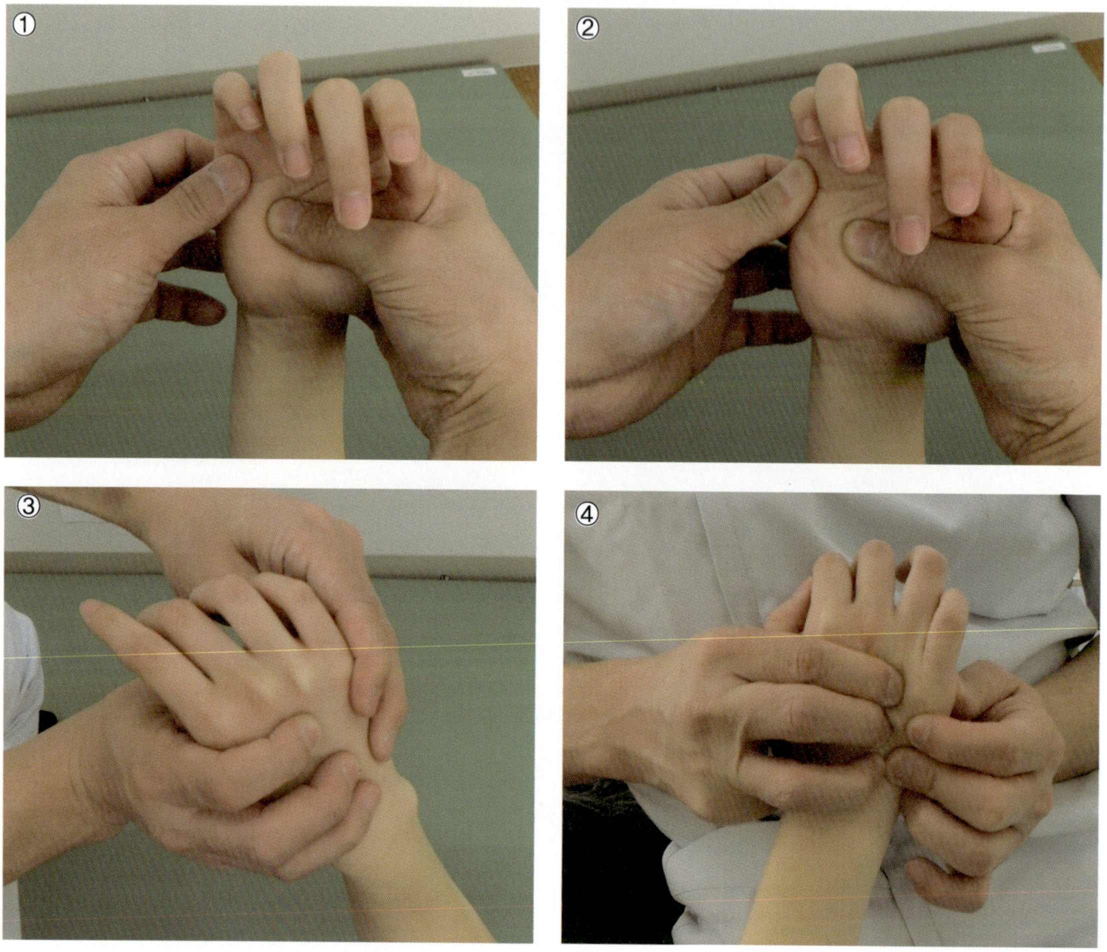

그림 22-3 새끼맞섬근의 스트레칭-신장조작의 흐름

관리사는 왼손으로 대상자의 둘째~넷째 손가락을 고정•잡아준다. 오른손으로 대상자의 다섯째 손허리뼈를 잡고 새끼손가락 CM관절의 폄•벌림방향으로 조작을 하고 맞섬방향과 반대방향(다섯째 손허리뼈의 엎침)으로 조작을 시행한다.

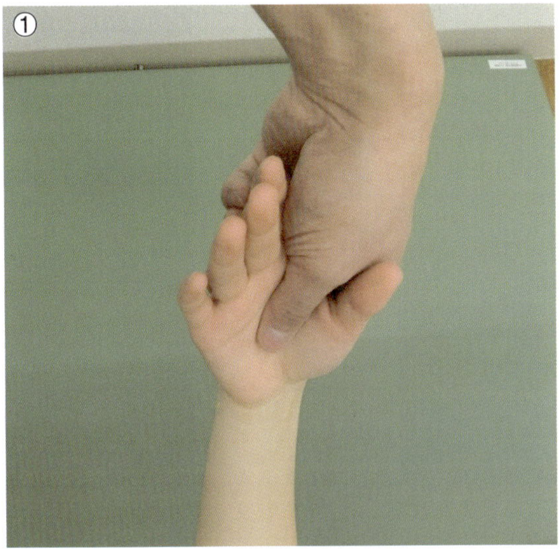

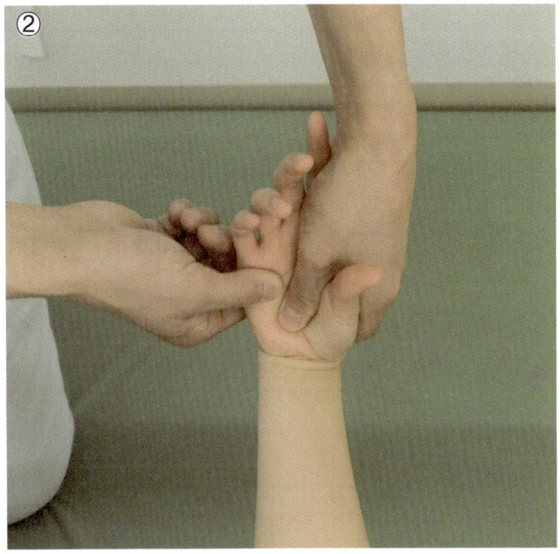

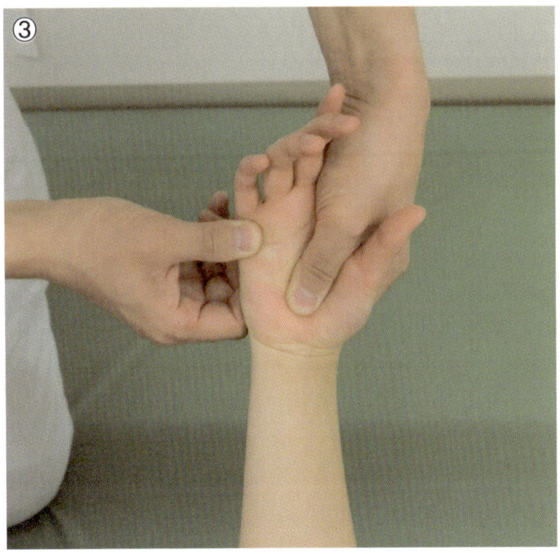

벌레근(충양근) lumbrical muscle

이는곳	깊은손가락굽힘근힘줄(심지굴근건)	지배신경	❶ 정중신경 ❷ 자신경
닿는곳	손가락폄근힘줄에서부터 갈린 곁다발(측삭)에 합류하여 끝마디뼈바닥	위치	❶ C6 • C7 ❷ C8 • T1

등쪽뼈사이근(배측골간근) dorsal interosseous muscle

이는곳	엄지손가락에서 새끼손가락의 손허리뼈가 마주보는 면	지배신경	자신경
닿는곳	손가락폄근힘줄에서 갈린 곁다발에 합류되는 끝마디뼈바닥	위치	C8 • T1

바닥쪽뼈사이근(장측골간근) palmar interosseous muscle

이는곳	집게손가락 손허리뼈의 자쪽, 반지손가락 • 새끼손가락 손허리뼈의 노쪽	지배신경	자신경
닿는곳	손가락폄근힘줄에서 갈린 곁다발에 합류된 끝마디뼈바닥	위치	C8 • T1

기술상의 지침

근육의 주행 • 기능	▪ MP관절의 바닥쪽 PIP • DIP관절의 등쪽을 지나간다.	▶ MP관절의 굽힘, PIP • DIP관절의 폄작용을 한다.
	▪ 벌레근은 깊은손가락굽힘근힘줄에서 시작한다.	▶ 깊은손가락굽힘근힘줄의 긴장변화에 의한 손의 내재근(hand intrinsic muscle)을 각각 선택적으로 신장할 수 있다.
	▪ 벌레근은 깊은손가락굽힘근힘줄에서 시작한다.	▶ 벌레근을 신장할 때는 손목관절을 손등쪽굽힘시킨다.
	▪ 벌레근은 깊은손가락굽힘근힘줄에서 시작한다.	▶ 뼈사이근육군을 신장할 때는 손목관절을 바닥쪽굽힘시킨다.
	▪ 바닥쪽뼈사이근은 MP관절의 모음 • 벌림축의 안쪽을 주행한다.	▶ MP관절에서는 벌림으로 신장된다.
	▪ 배측골간은 MP관절의 모음 • 벌림축의 가쪽을 주행한다.	▶ MP관절에서는 벌림으로 신장된다.
신장 조작 포인트	▪ PIP • DIP관절을 우선 굽힘자세로 하고 MP관절은 마지막에서 폄조작을 한다.	

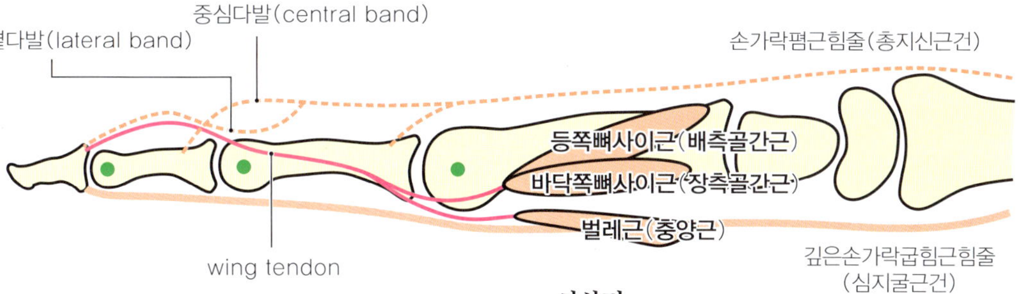

시상면

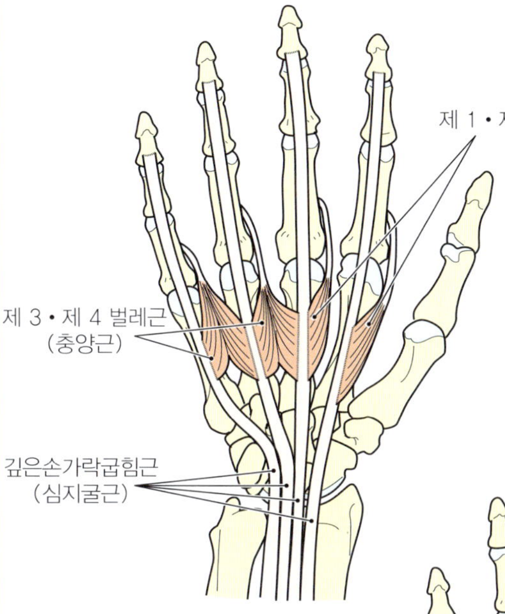

이마면(바닥쪽)

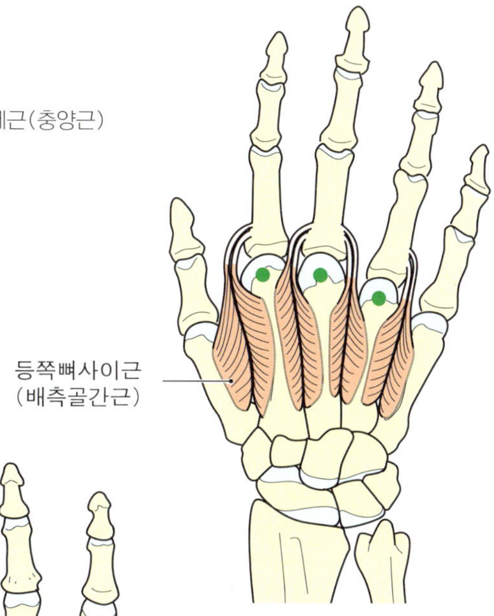

이마면(등쪽)

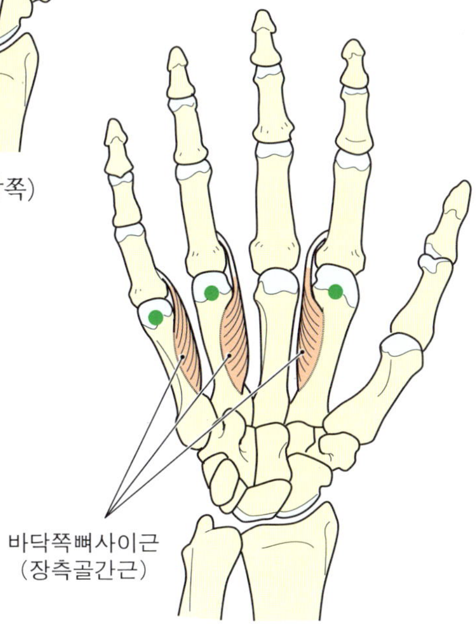

이마면(바닥쪽)

벌레근은 깊은손가락굽힘근힘줄에서 손가락폄근힘줄로 나뉘어져 곁다발로 합류되어 끝마디뼈바닥로 주행한다.
등쪽뼈사이근은 엄지손가락에서 새끼손가락의 손허리뼈가 마주보는 면에서 손가락폄근힘줄에서 나눠진 곁다발로 합류된 끝마디뼈바닥으로 주행한다.
바닥쪽뼈사이근은 집게손가락손허리뼈의 자쪽, 반지손가락・새끼손가락의 손허리뼈의 노쪽에서 손가락폄근힘줄로 나눠진 곁다발로 합류된 끝마디뼈바닥으로 주행한다.

3개의 근육을 합쳐서 「손의 내재근(hand intrinsic muscle)」이라 불리기도 한다. MP・PIP・DIP관절을 넘어가는 복합관절근이다.
손의 내재근은 모든 MP관절의 바닥쪽, PIP관절의 등쪽, DIP관절의 등쪽을 통과하기 때문에 MP관절의 굽힘, PIP・DIP관절의 폄작용을 갖고 있다.
벌레근은 깊은손가락굽힘근힘줄에서 시작하기 때문에 깊은손가락굽힘근힘줄의 긴장에 의해 안정되기 쉽다.
벌레근은 집게・가운데 손가락・새끼손가락의 MP관절의 노쪽을 주행하기 때문에 노쪽굽힘작용을 한다.
등쪽뼈사이근은 집게・가운데손가락의 MP관절의 노쪽을 가운데・반지손가락의 MP관절의 자쪽을 주행하기 때문에 MP관절의 벌림작용을 갖고 있다.
바닥쪽뼈사이근은 집게손가락 MP관절의 자쪽을 반지・새끼손가락의 MP관절의 노쪽을 주행하기 때문에 MP관절의 모음작용을 한다.

그림 23-1 손의 내재근(hand intrinsic muscle)의 스트레칭-생각법

손을 모두 쥐었을 때는 손가락폄근은 신장되지만 손의 내재근은 신장되지 않는다. 손의 내재근은 MP관절의 바닥쪽, PIP관절의 등쪽, DIP관절의 등쪽을 주행한다. 따라서 손의 내재근의 스트레칭은 MP관절의 폄, PIP • DIP관절의 굽힘으로 신장된다.

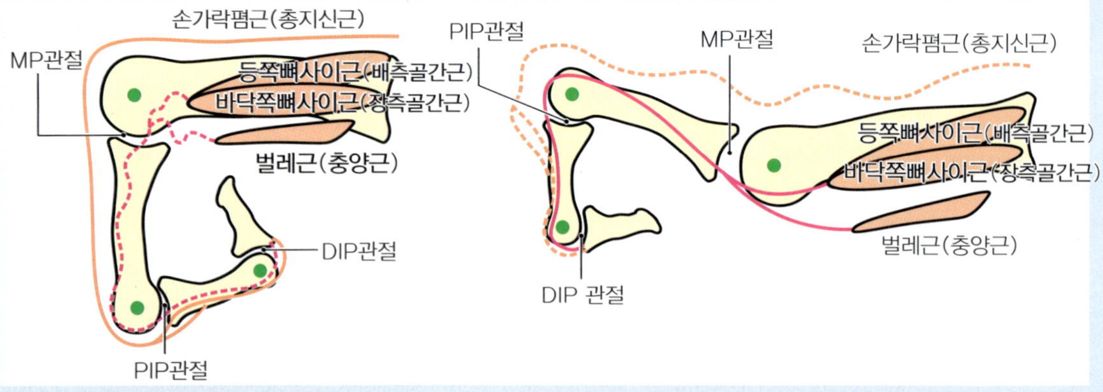

그림 23-2 벌레근스트레칭—전체 모습

벌레근의 신장 시 손목관절을 손등쪽굽힘자세로 한다. 벌레근의 이는곳으로 있는 깊은손가락굽힘근힘줄은 PIP • DIP관절의 굽힘에 의해서 이완되는데 손목관절의 바닥쪽을 주행하고 있기 때문에 손등쪽굽힘자세로 하는 것에 의해서 어느 정도 긴장이 회복된다.

이는곳 부분이 몸쪽으로 당겨진 벌레근은 뼈사이근육군과 비교하면 우선적으로 신장된다.

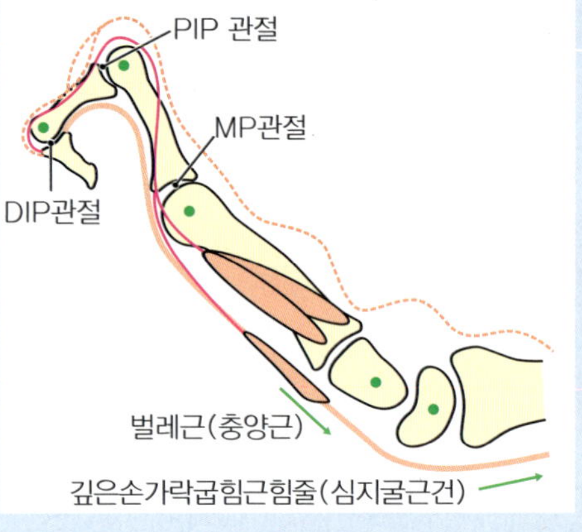

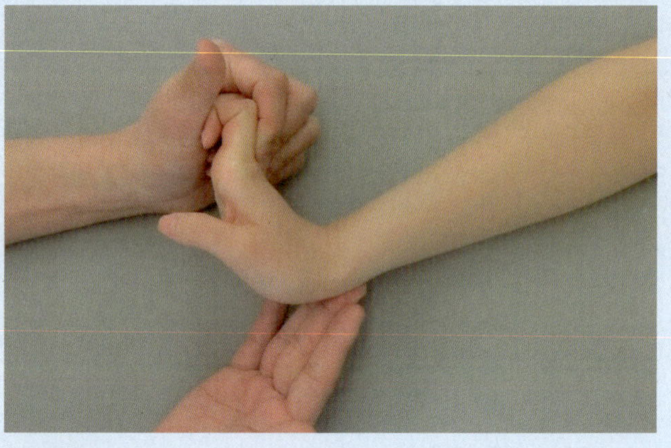

그림 23-3 뼈사이근육군의 스트레칭—전체 모습

뼈사이근육군의 신장 시에는 손목관절을 손바닥쪽굽힘자세로 한다. 벌레근의 이는곳으로 있는 깊은손가락굽힘근힘줄은 손목관절의 바닥쪽에 의해서 이완된다. 이는곳 부분이 느슨해져 먼쪽으로 당겨지기 쉬운 벌레근은 신장되기 어렵게 된다. 따라서 뼈사이근육군이 우선적으로 신장된다.

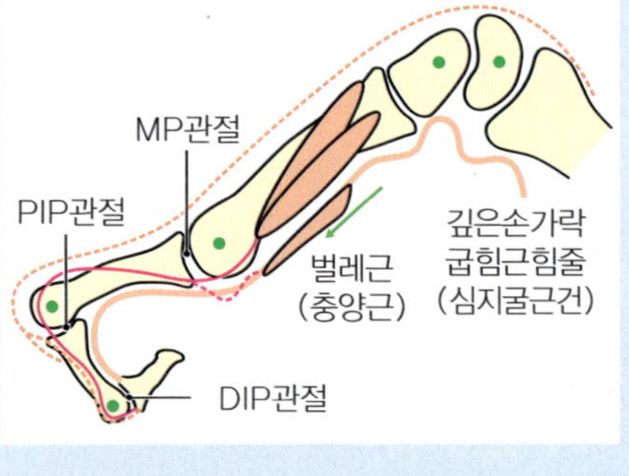

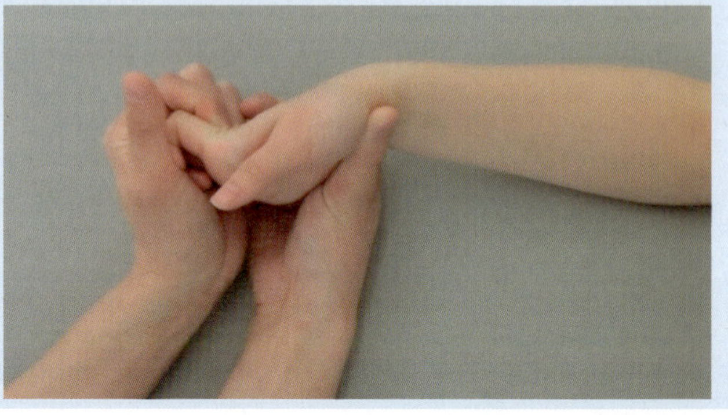

그림 23-4 **집게손가락의 손의 내재근의 스트레칭: 손의 내재근을 전체적으로 늘려준다.**

손목관절을 바닥·손등쪽굽힘 중간자세로 하여 손의 내재근을 전체적으로 신장시킨다. 관리사는 엄지손가락을 사용하여 대상자의 PIP·DIP관절을 굽힘자세로 하여 MP관절을 폄 조작을 한다.

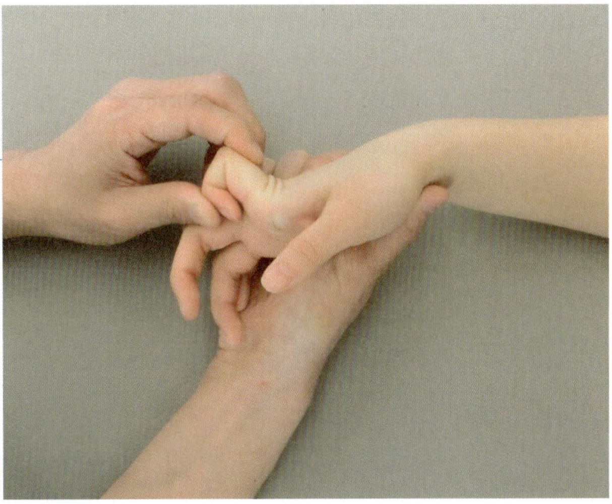

그림 23-5 **집게손가락의 손의 내재근의 스트레칭: 벌레근을 우선적으로 늘려준다.**

손목관절을 손등쪽굽힘자세로 하여 벌레근을 우선적으로 신장시킨다. 관리사는 오른손으로 대상자의 손목관절을 손등쪽굽힘자세로 유지한다.

계속해서 관리사는 엄지손가락을 사용하여 대상자의 PIP·DIP관절을 굽힘자세로 하고 MP관절을 폄 조작을 한다.

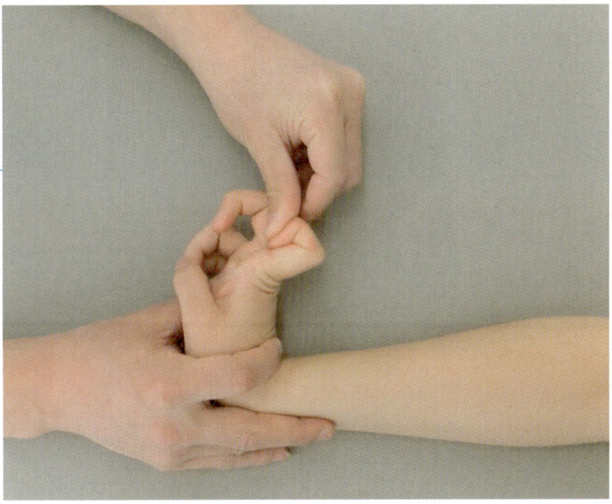

그림 23-6 **집게손가락의 손의 내재근의 스트레칭: 벌레근을 우선적으로 늘려준다.**

손목관절을 손바닥쪽굽힘자세로 하여 벌레근을 이완시킨다. 관리사는 오른손으로 대상자의 손목관절을 손바닥쪽굽힘자세로 유지한다.

계속해서 관리사는 대상자의 PIP·DIP관절을 굽힘자세로 하고 MP관절을 폄 조작을 한다.

MP관절의 폄조작을 할 때에는 대상자의 손목관절 굽힘자세가 손등쪽굽힘되어 느슨해지지 않도록 오른손의 엄지손가락으로 둘째손허리뼈 먼쪽을 등쪽으로 고정시킨다.

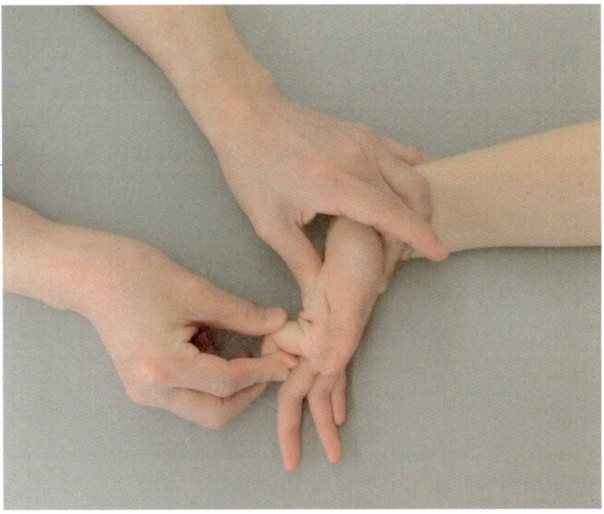

그림 23-7 집게손가락 뼈사이근육군의 스트레칭

이 시점에서는 뼈사이근육군에서 스트레칭으로 바닥쪽뼈사이근과 등쪽뼈사이근의 선택적인 스트레칭이 불가능하다.

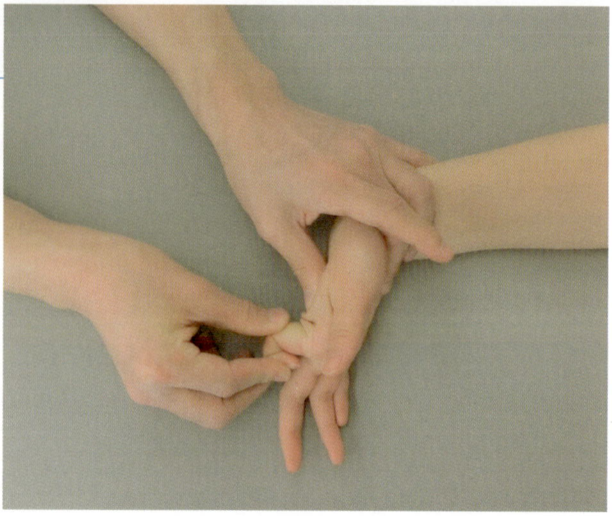

그림 23-8 집게손가락의 바닥쪽뼈사이근의 스트레칭

우선 앞에서 설명한 뼈사이근육군의 신장조작을 한다. 계속해서 관리사는 손목관절을 손바닥쪽굽힘자세로 유지한 채 집게손가락의 MP관절을 벌림조작한다.

손의 잡는 방법은 신장조작 • 고정과 함께 대상자의 손목관절 손바닥쪽굽힘자세 • MP관절 폄자세 • PIP 및 DIP관절굽힘자세로 유지할 수 있다면 잡기 쉬운 방법으로 시행해도 좋다.

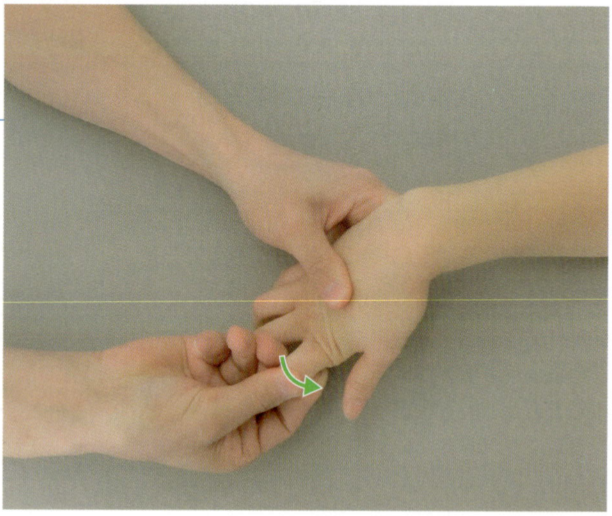

그림 23-9 집게손가락의 배측골간의 스트레칭

먼저 앞에서 서술한 뼈사이근육군의 신장조작을 한다. 계속해서 관리사는 손목관절을 손바닥쪽굽힘자세로 유지시킨 채 집게손가락 MP관절을 모음조작을 한다. 손의 잡는 방법은 신장조작 • 고정과 함께 대상자의 손목관절 손바닥쪽굽힘자세 • MP관절폄자세 • PIP 및 DIP관절 굽힘자세로 유지할 수 있다면 잡기 쉬운 방법으로 시행해도 좋다.

대상자의 엄지손가락 CM관절을 바닥쪽벌림자세로 유지할 수 있다면 신장감이 얻기 쉬워진다.

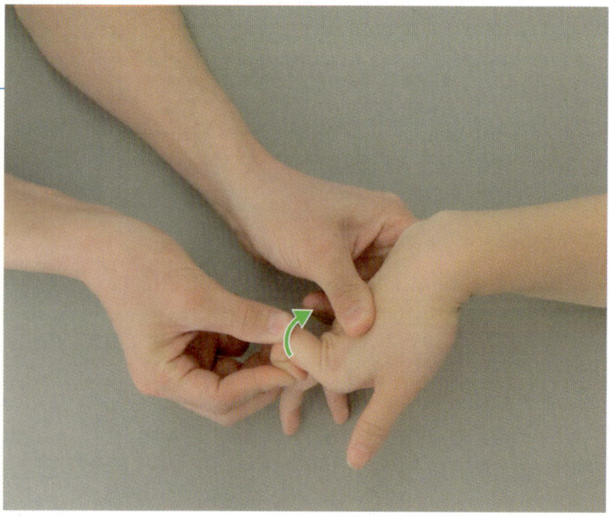

위팔근(상지근)의 이는곳 • 닿는곳 일람

			이는곳	닿는곳	참조
1 어깨가슴우리관절의 근육	등세모근 위섬유		뒤통수뼈위목덜미선, 바깥뒤통수뼈융기, 목덜미인대	빗장뼈가쪽 1/3 뒤모서리	P20
	등세모근 중간섬유		제 1 – 6 등뼈가시돌기	봉우리의 안쪽, 어깨뼈가시 위모서리	P25
	등세모근 아래섬유		제 7~제 12 등뼈가시돌기	어깨뼈가시 세모부분	P31
	큰마름근		제 2~제 5 등뼈가시돌기	어깨뼈가시 세모부분에서 아래각에 이르는 안쪽모서리	P36
	작은마름근		제 7 목뼈 가시돌기, 제 1 등뼈가시돌기	어깨뼈가시삼각부분의 밑변을 구성하는 안쪽모서리	P36
	어깨올림근		제 1~ 제 4 목뼈 가로돌기	어깨뼈위각의 안쪽모서리	P45
	작은가슴근		제 2~ 제 5 갈비뼈 앞면	어깨뼈부리돌기	P51
	앞톱니근		제 1~ 제 9 갈비뼈 측면	어깨뼈갈비뼈면의 안쪽모서리의 전체길이	P56
2 어깨위팔관절의 근육	어깨세모근 앞부분 섬유		빗장뼈가쪽 1/3 앞모서리	위팔뼈 중앙가쪽의 어깨세모근 거친면	P69
	어깨세모근 중간섬유		봉우리의 가쪽모서리	위팔뼈 중앙가쪽의 어깨세모근 거친면	P73
	어깨세모근 뒤섬유		어깨뼈가시의 아래모서리	위팔뼈 중앙가쪽의 어깨세모근 거친면	P77
	큰가슴근 빗장뼈부분 섬유		빗장뼈 안쪽 1/2 앞면	위팔뼈 큰결절능선	P84
	큰가슴근 복장갈비부분 섬유		복장막, 제 2~제 6 갈비연골	위팔뼈큰결절능선	P90
	큰가슴근 배부분 섬유		배곧은근집 가장 위부분의 앞층(전엽)	위팔뼈큰결절능선	P96
	가시위근		어깨뼈가시위오목	위팔뼈큰결절능선의 윗면	P101
	가시아래근		어깨뼈가시위오목	위팔뼈 큰결절능선의 중간면	P111
	큰원근		작은원근의 아래쪽에서 어깨뼈 아래각의 뒷면	위팔뼈작은결절능선	P119
	어깨밑근		어깨뼈갈비뼈면의 어깨뼈밑오목	위팔뼈 작은결절능선	P123
	작은원근		어깨뼈뒷면의 가쪽모서리 몸쪽 2/3	위팔뼈큰결절능선의 아래면	P130
	넓은등근		1. 아래쪽 6개의 등뼈가시돌기 • 허리뼈가시돌기(요추극돌기) 2. 엉덩뼈능선 3. 정중엉치뼈능선 4. 아래갈비뼈 5. 어깨뼈아래각	위팔뼈작은결절능선	P134
	부리위팔근		부리돌기	작은결절의 연장선상의 위팔뼈 중앙 안쪽앞면	P142
3 팔꿉관절의 근육	위팔두갈래근	긴갈래	어깨뼈의 관절위결절, 위쪽관절순테두리	노뼈거친면, 아래팔굽힘근널힘줄	P147
		짧은갈래	어깨뼈부리돌기	노뼈거친면, 아래팔굽힘근널힘줄	P153
	위팔근		위팔뼈바닥쪽면 먼쪽 1/2	노뼈거친면, 팔꿉관절 앞쪽 관절주머니	P158
	위팔노근		위팔뼈 가쪽위관절융기 위능선의 몸쪽 2/3	노뼈붓돌기의 위쪽	P162
	위팔세갈래근	긴갈래	어깨뼈관절아래결절	자뼈팔꿈치머리	P166
		가쪽갈래	위팔뼈 몸쪽 등쪽면에서 노신경고랑보다 몸쪽	자뼈팔꿈치머리	P172
		안쪽갈래	위팔뼈 몸쪽 등쪽면에서 노신경고랑보다 먼쪽	자뼈팔꿈치머리	P172
	원엎침근		위팔뼈안쪽위관절융기	노뼈중앙가쪽	P179

			이는곳	닿는곳	참조
4 손목관절 및 손가락의 근육	긴손바닥근		위팔뼈안쪽위관절융기	손바닥널힘줄(수장건막)	P184
	노쪽손목굽힘근		위팔뼈안쪽위관절융기	둘째・셋째 손허리뼈바닥의 바닥쪽	P188
	자쪽 손목 굽힘근	위쪽갈래:	위팔뼈안쪽위관절융기	콩알뼈를 지나는 다섯째 손허리뼈바닥쪽, 갈고리뼈갈고리	P193
		자갈래:	팔꿈치머리의 안쪽면에서 자뼈뒤모서리의 몸쪽 2/3		
	긴노쪽손목폄근		위팔뼈가쪽위관절융기에이르기까지의 가쪽관절융기위능선	둘째 손허리뼈바닥의 등쪽	P197
	짧은노쪽손목폄근		위팔뼈안쪽위관절융기, 가쪽곁인대, 노뼈머리띠인대	셋째 손허리뼈의 바닥의 등쪽면	P202
	자쪽손목폄근		위팔뼈가쪽위관절융기, 자뼈 뒷면 위부분	다섯째 손허리뼈바닥의 등쪽	P206
	손가락폄근		위팔뼈안쪽위관절융기, 가쪽곁인대, 노뼈머리띠인대, 아래팔근막	집게손가락-새끼손가락(둘째-다섯째의 등쪽면) 중간마디뼈 바닥, 끝마디뼈바닥	P212
	집게폄근		자뼈먼쪽뼈몸통 등쪽, 아래팔뼈사이막	집게손가락으로 향하는 손가락폄근힘줄의 연장부분	P217
	새끼폄근		위팔뼈가쪽위관절융기	새끼손가락으로 향하는 손가락폄근힘줄의 연장부분	P221
	긴엄지폄근		자뼈 뼈사이 등쪽면	엄지손가락의 끝마디뼈바닥 등쪽	P226
	짧은엄지폄근		자뼈 뼈몸통 등쪽 먼쪽 1/3, 아래팔뼈사이막	엄지손가락의 첫마디뼈바닥 등쪽	P230
	긴엄지벌림근		자뼈 뼈몸통 등쪽(뒤침근 능선의 먼쪽이고 긴엄지폄근의 몸쪽), 아래팔 뼈사이막, 노뼈뼈몸통 등쪽	엄지손가락 손허리뼈바닥의 노쪽	P234
	얕은손가락굽힘근		위팔뼈: 안쪽위관절융기 자뼈: 거친면 노뼈: 몸쪽앞면	집게손가락에서 새끼손가락 중간마디뼈바닥의 바닥면	P238
	깊은손가락굽힘근		자뼈안쪽면, 아래팔뼈사이막	집게손가락에서 새끼손가락까지의 끝마디뼈바닥	P242
	긴엄지굽힘근		노뼈뼈몸통부분의 앞면, 아래팔뼈사이막	엄지손가락의 끝마디뼈바닥쪽	P246
	짧은 엄지 굽힘근	얕은갈래(천두):	굽힘근지지띠	엄지손가락의 첫마디뼈 및 노쪽에 있는 종자뼈	P250
		깊은갈래(심두):	큰마름뼈, 작은마름뼈, 알머리뼈		
	짧은엄지벌림근		손배뼈결절(주상골결절), 큰마름뼈, 굽힘근지지띠의 노뼈앞면	엄지손가락의 첫마디뼈바닥 및 노쪽에 있는 종자뼈	P255
	엄지 모음근	빗갈래:	알머리뼈, 둘째~셋째 손허리뼈 바닥쪽	가로갈래: 엄지손가락의 첫마디뼈바닥 및 자쪽에 있는 종자뼈	P258
		가로갈래:	셋째 손허리뼈의 뼈몸통바닥면		
	엄지맞섬근		큰마름뼈(대능형골), 굽힘근지지띠	엄지손가락의 손허리뼈의 노쪽모서리	P262
	새끼벌림근		콩알뼈(두상골), 굽힘근지지띠	새끼손가락의 첫마디뼈바닥 자쪽	P265
	짧은새끼굽힘근		갈고리뼈갈고리(유구골구), 굽힘근지지띠	새끼손가락의 첫마디뼈바닥쪽	P268
	새끼맞섬근		갈고리뼈갈고리, 굽힘근지지띠	새끼손가락 손허리뼈의 자쪽모서리	P272
	벌레근		깊은손가락굽힘근힘줄	손가락폄근힘줄에서부터 갈린 곁다발에 합류하여 끝마디뼈바닥	P276
	등쪽뼈사이근		엄지손가락에서 새끼손가락의 손허리뼈가 마주보는 면	손가락폄근힘줄에서 갈린 곁다발에 합류되는 끝마디뼈바닥	P276
	바닥쪽뼈사이근		집게손가락 손허리뼈의 자쪽, 반지손가락 ・새끼손가락 손허리뼈의 노쪽	손가락폄근힘줄에서 갈린 곁다발에 합류된 끝마디뼈바닥	P276

찾아보기

로마자

A

B

C

D

E

F

I

L

ㅈ

ㅊ

ㅋ

ㅌ

ㅍ

ㅎ